歯科における
しびれと痛みの臨床

歯科治療による神経損傷後の感覚神経障害
その対応とメカニズム

福田謙一／一戸達也／金子　譲　編

クインテッセンス出版株式会社　2011

Tokyo, Berlin, Chicago, London, Paris, Barcelona, Istanbul, Milano, São Paulo, Moscow, Prague, Warsaw, New Delhi, Beijing, and Bukarest

Prologue 刊行にあたって

　本書は，神経損傷に関する臨床を主体として，その理解のために痛みの生理をバックボーンに構成した．したがって，一般の歯科医師から痛みの専門外来に従事する歯科医師まで幅広く役立つことを意図した．なかでも「Chapter 2　症例検討」では30症例を提示することで，原因が確定できない痛みに遭遇したときに該当する提示症例を探し出せるようにした．とくに対象とした症例は，本書の副題となっているように歯科治療によって神経損傷で発生した感覚神経障害に焦点を定めた．ともすると，これらは医療事故として法的な問題に派生する可能性を内在している．しかし，後述する抜髄のように神経損傷が治療目的である医療行為では，その後の治癒過程で痛みが生じたからといって抜髄をした歯科医師に責任があるとは筆者には考えられない．現在の医療水準に準拠した行為であったにもかかわらず神経障害性疼痛が生じるのは，きわめて稀だからである．一方，避けなければならない行為が歯科医師の不注意で避け得なかったという事故では，司法的な解決に委ねられることになるであろう．

　提示症例は，すべて東京歯科大学の水道橋病院と千葉病院の歯科麻酔科外来に設置してある「口腔顔面痛みセンター」（水道橋病院）と「慢性の痛み・しびれ外来」（千葉病院）での自験例から選択した．編者の一人である福田謙一准教授がセンター長を務めている水道橋病院では，痛み外来を開始してすでに12年が経ち，最近では年間に新患症例365例，延べ数4,079例（平成22年度）という多さである．大変多くの患者が歯科医師から「原因不明」といわれ，「気のせいではないですか」ともいわれ，見えない痛みに苛まされ，不安のなかで生活をされていることがわかる．

　歯科では，抜髄処置や抜歯などは日常的な処置である．この行為では末梢神経を切断することを目的とし，あるいは随伴的に末梢神経が切断される．切断された中枢側神経に特段の配慮を術後にせずとも，通常後遺症なしに創傷治癒がもたらされる．しかし，つねに通常の治癒形態をとるとは限らないのが生体である．なぜ通常の治癒過程をその神経は経ないのか，逆説的にいえば神経は切断されたのになぜ後遺症なく治癒してしまうのか．このように通常の抜髄処置であり，また抜歯創は治癒しているのに痛みが後遺している例では，稀であるがゆえに歯科医師の理解を超えた症状として，患者への共感とならない態度をとりがちになる．

　さらに，近年激増している口腔インプラント処置後に生じるしびれや痛みは，原因が医源性ということから歯科医師と患者の良好な関係は崩れやすい．下歯槽神経や舌神経の損傷，とくに神経幹では部分的な切断の場合でさえ，完全治癒に至った例は自験例からはない．持続したしびれに痛みが加わってくる例では，痛みの管理でさえ困難な場合が少なくない．三叉神経幹には，四肢の運動神経のみの神経幹とは異なり，痛み・温度・触れるなど数種類の感覚神経が走行していることから，切断面が治癒過程で同一の性質をもつ感覚神経と接続するわけではない．また，切断神経は過剰接

合をして神経瘤をつくったりすることから，神経障害性の異常感覚や痛みを発生するという複雑性をもっている．したがって，治療としての神経接合術は，そうした三叉神経の特徴のなかでの外科処置であり，運動神経接合ほどの良好な結果を得にくいということになる．

　感覚神経障害による慢性的なしびれでさえ，患者のQOLを著しく障害することは，歯科医師自身が下歯槽神経伝達麻酔でしびれの体験をしてみると確実に理解できる．この異常感覚が毎日連続して続くのである．神経損傷による後遺症はその損傷内容によるので，つねに時間経過によって治癒されるというのは歯科医師の希望的観測であり，幻想である．

　口腔粘膜の慢性痛を訴える症例では，当該部に異常を見出せなく，これも歯科医師を困らせる．仕事中の無意識のくいしばりや，睡眠中の歯ぎしりなど生活習慣が原因となっている口腔顔面の痛みは少なくない．開閉口筋・咀嚼筋の過緊張がまったく違った部位に痛みを起こす．関連痛といわれている痛みであり，痛み外来症例としては多い．関連痛は，保存補綴治療後の咬合異常による痛みであることもあり，歯科にとって重要ではあるが，歯科治療によった神経損傷ではないので，本書では脳腫瘍，帯状疱疹そして三叉神経に起因した痛みなどとともに取り扱っていない．読者諸氏におかれては，これらの原因をも考慮されて痛みの診療にあたってくださることを蛇足ながら追記しておきたい．

　さて，痛みの診断・治療は，近年著しく進展している．痛みと遺伝子との関係でも研究が進んでいるが，なお痛みという生命維持のための警告装置は警告だけにとどまらず，過剰な苦痛を慢性的に与えることから，患者の生活は破綻しがちである．痛みは不安・恐怖をともなうことから精神的な健全性を損ない「うつ病」の原因ともなるし，逆に痛みが精神疾患の一症状であることも精神科では普通にみられることである．したがって，痛みという警告装置は，局所的な原因と精神疾患が原因になっていて，さらに痛みの程度や時間的な要因が負荷されることから，その原因探求には，身体的なのか精神的なのかを十分意識して鑑別しなければならない．原因が不確かであれば，しばらく様子をみるということではなく，専門医に紹介するのがその方策である．

　本書が，患者のしびれや痛みの苦痛を取り除くために多くの歯科医師が誠意をもって診療することのお役に立てれば幸いである．

2011年10月　東京歯科大学名誉教授　**金子　譲**

CONTENTS

Prologue 刊行にあたって　金子　譲　　2

Chapter 1 図解 歯科臨床における神経損傷後のしびれと痛み　福田謙一　13

1）神経損傷後，何が起きるのか／14　　2）しびれはなぜ発生するか／24
3）痛みはなぜ発生するか／25　　4）歯科領域における神経障害の種類と様式／27

Chapter 2 症例検討　31

1．症例検討にあたって　福田謙一／32

[症例提示]

1 局所麻酔針による損傷後

- **症例1** 舌神経支配領域のしびれと痛み　福田謙一／34
  －半年経て，軽快しているものの後遺している症例（56歳・女性）－

- **症例2** オトガイ神経支配領域のしびれ　齋田菜緒子／36
  －半年間治療，軽快しているものの後遺している症例（33歳・女性）－

- **症例3** 頬神経支配領域のしびれと痛み　笠原正貴／38
  －1年経て後遺している症例（48歳・女性）－

- **症例4** 舌神経支配領域のしびれと痛み　福田謙一／40
  －除痛に難渋した症例（38歳・女性）－

2 根管治療後

- **症例5** オトガイ神経支配領域のしびれ　一戸達也／42
  －数か月で完全回復した症例（36歳・男性）－

- **症例6** オトガイ神経支配領域のしびれと痛み　福田謙一／44
  －除痛に難渋した症例（42歳・女性）－

- **症例7** オトガイ神経支配領域のしびれと痛み　松浦信幸／46
  －除痛に難渋した症例（57歳・女性）－

CONTENTS

3 智歯抜歯後

症例8 オトガイ神経支配領域のしびれと痛み　福田謙一／48
－数週間で完全回復した症例（31歳・女性）－

症例9 オトガイ神経支配領域のしびれと痛み　福田謙一／50
－数週間でほぼ完全回復した症例（38歳・女性）－

症例10 オトガイ神経支配領域のしびれと痛み　福田謙一／52
－半年経て，治療，軽快しているものの後遺している症例（44歳・女性）－

症例11 舌神経支配領域のしびれと痛み　福田謙一／54
－半年経て，軽快しているものの後遺している症例（39歳・男性）－

症例12 舌神経支配領域のしびれと痛み　半田俊之／56
－神経縫合術を行い予後が良好な症例（33歳・女性）－

4 口腔インプラント埋入手術後

症例13 オトガイ神経支配領域のしびれと痛み　福田謙一／58
－数か月で完全回復した症例（48歳・女性）－

症例14 オトガイ神経支配領域のしびれと痛み　福田謙一／60
－数か月で完全回復した症例（ブレード型インプラントの沈下）（51歳・女性）－

症例15 オトガイ神経支配領域のしびれと痛み　福田謙一／62
－3年経て後遺している症例（72歳・女性）－

症例16 オトガイ神経支配領域のしびれと痛み　柴原孝彦／64
－神経縫合手術を施行した症例（62歳・女性）－

症例17 オトガイ神経支配領域のしびれ　高崎義人／66
－早期神経修復手術適応により良好な経過を示した一例（60代・女性）－

症例18 オトガイ神経支配領域のしびれと痛み　松浦信幸／68
－インプラント埋入術後に感覚脱失した症例（58歳・女性）－

5 外傷後

症例19 骨折後のオトガイ神経支配領域のしびれと痛み　半田俊之／70
－除痛に難渋した症例（32歳・男性）－

症例20 骨折後の眼窩下神経支配領域のしびれ　半田俊之／72
－数か月で完全回復した症例（28歳・男性）－

6 腫瘍切除後

症例21 オトガイ神経支配領域のしびれと痛み　福田謙一／74
－6年後に再発した症例（68歳・男性）－

症例22 悪性腫瘍切除術後のオトガイ神経支配領域のしびれと痛み　福田謙一／76
－除痛に難渋していた症例（59歳・女性）－

症例23 悪性腫瘍切除術後のオトガイ神経支配領域のしびれと痛み　笠原正貴／78
－除痛に難渋した症例（70歳・女性）－

症例24 良性腫瘍切除術後の顔面のしびれと痛み　笠原正貴／80
－除痛に難渋した症例（73歳・男性）－

7 義歯装着後

症例25 義歯によるオトガイ神経支配領域のしびれと痛み　福田謙一／82
－除痛に難渋していた症例（78歳・女性）－

8 顎矯正手術後

症例26 オトガイ神経支配領域のしびれと痛み　半田俊之／84
－良好な経過をたどった症例（24歳・女性）－

症例27 オトガイ神経支配領域のしびれと痛み　齋田菜緒子／86
－半年経て，治療，軽快しているものの後遺している症例（33歳・女性）－

症例28 下顎枝矢状分割術術後のオトガイ神経支配領域のしびれと痛み　半田俊之／88
－除痛に難渋した症例（17歳・女性）－

9 抜歯後の異常痛

症例29 上顎小臼歯抜歯後のしびれ・かゆみ・痛み　福田謙一／90
－除痛に難渋していた症例（63歳・女性）－

症例30 下顎大臼歯抜歯後の痛み　福田謙一／92
－除痛に難渋していた症例（55歳・男性）－

Chapter 3　感覚神経損傷後の臨床的評価・予後診断　95

1．評価の目的と予後診断　今村佳樹／96

1）評価の目的と患者への説明の必要性／96
2）感覚神経障害後に生じうる感覚の変化／96　　3）何を評価するか／97
4）いつ評価するか／98

CONTENTS

2．感覚鈍麻の評価　椎葉俊司／99

はじめに／99　　1）感覚検査の基本／99
2）感覚検査の実際 －開業歯科医院でできる検査－／99
3）感覚検査の実際 －より専門的な検査－ 特別な機器を用いて行う検査法／103

3．異常感覚の評価　瀬尾憲司／105

はじめに／105　　1）異常感覚の種類／105　　2）異常感覚の評価／106
おわりに／108

4．痛みの評価　福田謙一／109

はじめに／109　　1）問診／109　　2）痛みの強さの測定／110
3）薬理学的疼痛機序判別試験（ドラッグチャレンジテスト）／111
4）各種検査／112

5．口腔顔面の末梢神経の画像評価　照光　真／113

1）可視化：見えるということ／113
2）末梢神経障害の画像化に要求される条件／113
3）MR Neurography（MRN）／114
4）高磁場（3.0Tesla）MRIによる高解像度Neurography（3DVR-MRN）の試み／115
5）3DVR-MRNによる病的所見／116　　6）MRIの他撮像法との併用／117
まとめ／117

Chapter 4　感覚神経損傷後の治療法の選択および予後説明　119

1．治療法の選択および予後説明　今村佳樹／120

はじめに／120　　1）症状の自然寛解の観察期間は受傷後1週まで／120
2）神経傷害後1か月以内に行うべき対応／121
3）神経傷害後1か月以降に行うべき対応／122

2．星状神経節ブロック　一戸達也／124

1）星状神経節／124　　2）星状神経節ブロックの目的／124
3）星状神経節ブロックの術式／124　　4）星状神経節ブロック施行後の症状／126
5）星状神経節ブロックの適応症／126
6）星状神経節ブロック時の組織血流量の変化／126
7）星状神経節ブロック後の神経損傷の回復／127

3．薬物療法　一戸達也／129

はじめに／129　　1）しびれの薬物療法／129　　2）痛みの薬物療法／130
おわりに／133

4．薬物の局所療法　福田謙一／134

1）局所療法に使用する薬剤／134　　2）口腔内ステント療法／134

5．外科的治療　高崎義人／136

1）神経損傷に対する外科的治療には何があるか？／136
2）神経修復手術の適応症は？／136
3）手術適応時期は？／137　　4）神経修復手術はどのように行われるか？／138

6．光線療法　半田俊之／143

はじめに／143　　1）各種光線療法の特徴／143　　2）光線療法の作用機序／145
3）光線療法の実際／146　　まとめ／147

7．漢方療法　笠原正貴／148

はじめに／148　　1）歯科におけるしびれと痛みに直接効果のある漢方製剤の例／150
2）歯科におけるしびれと痛みに間接効果のある漢方製剤の例／150

8．鍼灸治療　渋谷　鉱／153

はじめに／153　　1）鍼灸治療／153　　2）鍼灸の適応疾患／155
3）経路・経穴／155　　4）鍼灸の作用機序／156　　おわりに／157

Chapter 5　心身医学的療法　嶋田昌彦　159

1）診察および検査／160　　2）心身医学的療法の適応／160
3）心理療法／160　　4）薬物療法／162

Chapter 6　医療事故対応　佐久間泰司　165

はじめに／166　　1）法的責任とその対応／166　　2）法的責任以外への対応／167
3）しびれや痛み：事前対応／168　　4）しびれや痛み：事故直後の対応／168

CONTENTS

Chapter 7　予防とインフォームドコンセント　171

1．智歯抜歯前の対応　髙野正行／172

はじめに／172　　1）智歯と下顎管の解剖学的位置関係の確認／172
2）説明責任とインフォームドコンセント／173
3）障害の予防 － 適切な抜歯操作の修得／178　　まとめ／179

2．口腔インプラント埋入手術前の対応　武田孝之／180

1）インプラント治療の目的と合併症が落とす影／180　　2）神経障害の現状／180
3）神経損傷を回避するための予防策／182　　4）術前の患者説明のポイント／186

Chapter 8　歯科における感覚神経の臨床解剖　阿部伸一　井出吉信　189

はじめに／190　　1）上顎神経／191　　2）下顎神経／195

Chapter 9　歯科における感覚神経の臨床生理　澁川義幸　市川秀樹　201

はじめに／202　　1）感覚機能を理解するための神経機能／202
2）顎顔面口腔機能を理解するための臨床神経生理学／206
3）神経細胞（ニューロン）によって感覚情報は運ばれる／209
4）感覚とは何か：生体恒常性を維持し制御する生体センサー／212
5）感覚障害の臨床生理と感覚機能の評価／217

Chapter 10　歯科領域における神経損傷後治癒過程の様式　221

1．神経損傷・回復の病態生理　田﨑雅和／222

はじめに／222　　1）口腔粘膜に分布する感覚神経終末と電気生理学的応答／223
2）感覚神経線維の変性と再生／226　　まとめ／230

2．神経損傷・回復の分子生物学　金銅英二／232

はじめに／232　　1）中枢性感作(central sensitization)／232
2）末梢性感作(peripheral sensitization)／233
3）損傷や炎症による細胞内の変化(遺伝子発現)／233
4）グリア細胞と慢性疼痛／235　　5）自律神経と慢性疼痛／236
6）サイトカインと痛み／236
7）抑制性介在神経と脱抑制(cl⁻チャネル，KCC2コトランスポーター)／237
まとめ／238

3．神経損傷・回復の電気生理　岩田幸一　篠田雅路／240

はじめに／240　　1）歯根膜における感覚受容器の再生／240
2）下歯槽神経切断後に発症する異常疼痛行動／240
3）再生下歯槽神経の電気生理学的性質／242
4）三叉神経脊髄路核尾側亜核ニューロンの電気生理学的性質／246
5）グリア細胞の動態とニューロン活動の変調／247　　おわりに／247

Epilogue　今後の課題　一戸達也　250

執筆者一覧 （五十音順・敬称略）

阿部伸一
東京歯科大学 解剖学講座

市川秀樹
東京歯科大学 生理学講座
東京都立大塚病院 口腔科

一戸達也
東京歯科大学 歯科麻酔学講座

井出吉信
東京歯科大学 解剖学講座

今村佳樹
日本大学歯学部 口腔診断学講座

岩田幸一
日本大学歯学部 生理学教室

笠原正貴
慶應義塾大学医学部 医化学教室

金子　譲
東京歯科大学名誉教授

金銅英二
松本歯科大学 口腔解剖学第一講座
松本歯科大学大学院 歯学独立研究科 顎口腔機能制御学講座
生体調節制御学ユニット

齋田菜緒子
東京歯科大学 口腔健康臨床科学講座 歯科麻酔学分野
東京歯科大学 水道橋病院 歯科麻酔科・口腔顔面痛みセンター

佐久間泰司
大阪歯科大学 歯科麻酔学講座

椎葉俊司
九州歯科大学 歯科侵襲制御学分野

篠田雅路
日本大学歯学部 生理学教室

柴原孝彦
東京歯科大学 口腔外科学講座

澁川義幸
東京歯科大学 生理学講座

渋谷　鉱
日本大学松戸歯学部 歯科麻酔学講座

嶋田昌彦
東京医科歯科大学大学院 医歯学総合研究科
口腔機能再建学講座 疼痛制御学分野

瀬尾憲司
新潟大学大学院 医歯学総合研究科 歯科麻酔学分野

高崎義人
独立行政法人 国立病院機構 高崎総合医療センター
歯科口腔外科

髙野正行
東京歯科大学 口腔健康臨床科学講座 口腔外科学分野
東京歯科大学 水道橋病院 口腔外科

武田孝之
東京都千代田区開業・武田歯科医院

田﨑雅和
東京歯科大学 生理学講座

照光　真
新潟大学大学院 医歯学総合研究科 歯科麻酔学分野

半田俊之
東京歯科大学 口腔健康臨床科学講座 歯科麻酔学分野
東京歯科大学 水道橋病院 歯科麻酔科・口腔顔面痛みセンター

福田謙一
東京歯科大学 口腔健康臨床科学講座 歯科麻酔学分野
東京歯科大学 水道橋病院 歯科麻酔科・口腔顔面痛みセンター

松浦信幸
東京歯科大学 歯科麻酔学講座

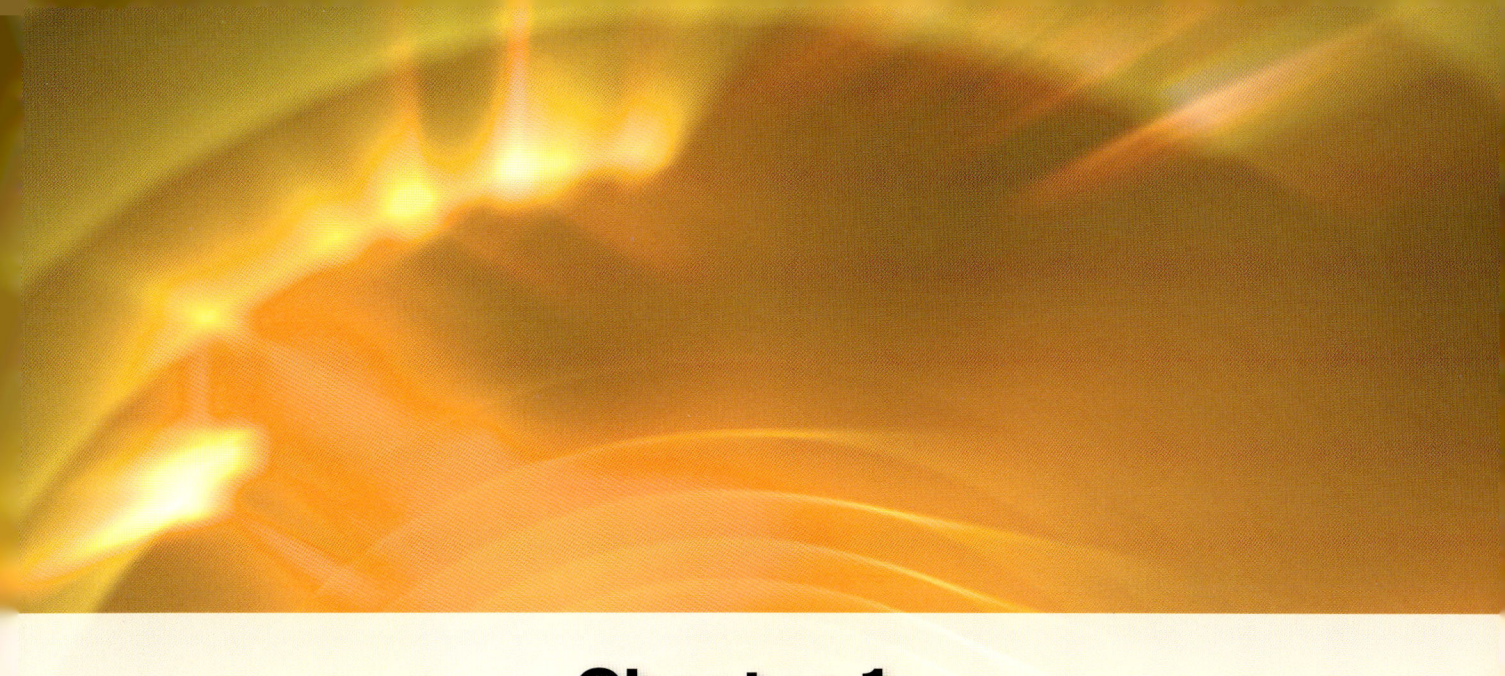

Chapter 1
図解 歯科臨床における神経損傷後のしびれと痛み

福田謙一
東京歯科大学 口腔健康臨床科学講座 歯科麻酔学分野
東京歯科大学 水道橋病院 歯科麻酔科・口腔顔面痛みセンター

Chapter 1

図解 歯科臨床における神経損傷後のしびれと痛み

福田謙一

1 神経損傷後，何が起きるのか

　下歯槽神経や舌神経が損傷されると，感覚神経伝導に異常が生じ，何らかの感覚の異常が必ず出現する．インプラント埋入時にインプラント体が下歯槽神経線維を損傷させたとき，損傷部位の組織はどのようになっているのか？　どのような経過をたどって神経が回復していくのか？　そして患者はどのように感じているのか？

　ある代表的な症例を提示して，臨床経過を追ってみたい．

> **症例**　20△▲年〇月●日，B歯科医院にて，患者Aは，歯を失った左側下顎臼歯部に口腔インプラント体1本の埋入手術を歯科医師Bから受けた．

患者Aの思い

[手術翌日]

起床時
左の唇がおかしい？　感覚がない！
まだ，麻酔が効いているのかなあ…

洗顔時
ビリビリする！　触ると電気が走る！

食事がおいしくないなあ…
食欲がわかないなあ…

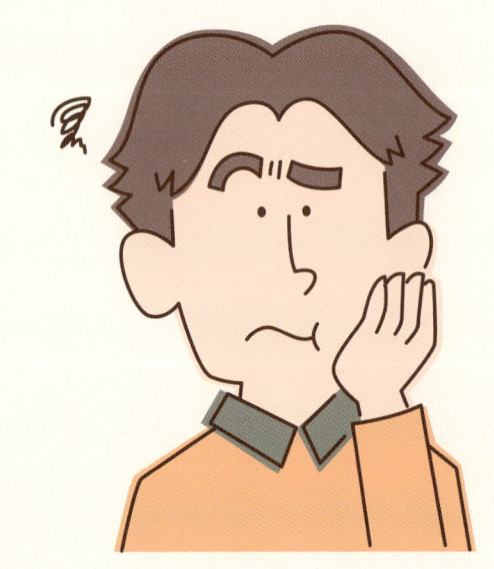

B歯科医院にて

[手術翌日]

患者A：左の唇が変です．しびれていますが…

歯科医師B：（パノラマエックス線写真をみながら）レントゲンをみると，インプラントが神経に接触しているようです．一度抜いて，治ったら，また入れましょう

患者A：インプラントを取ると，しびれは治りますか？

歯科医師B：すぐ取れば，治りますよ

　そして，インプラント除去術が行われた．

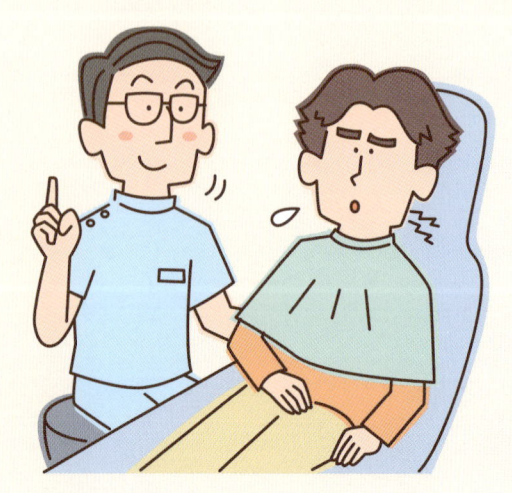

Q1 **本当にすぐ取れば治る？**
A1 インプラント体をすぐ除去したとしても，神経に損傷が生じていたとすると，患者の感覚の完全な回復は望めない．インプラント体が，神経を圧迫しただけ，すなわち局在性伝導障害(neurapraxia)で，傷つけていなければ，7〜40日でほぼ回復する（Chapter 1, 3 - 1参照）．

Q2 **インプラント体をすぐに除去したのは？**
A2 感覚の症状を訴えている以上，すぐに除去するのが賢明である．エックス線やCTなどで，神経とインプラント体が十分に離れていて，インプラント体による損傷はない（出血や腫れによる圧迫のみ）と確証（Chapter 1, 3 - 1参照）できれば別だが，基本的には，原因として考えられるインプラント体は早急に除去するほうが賢明である．

組織の変化

インプラント体が接触し，損傷が生じた下歯槽神経の神経線維は，数分後から損傷部を中心に中枢へと向かう障害変性と末梢へと向かうワーラー変性とが始まる（図1）．

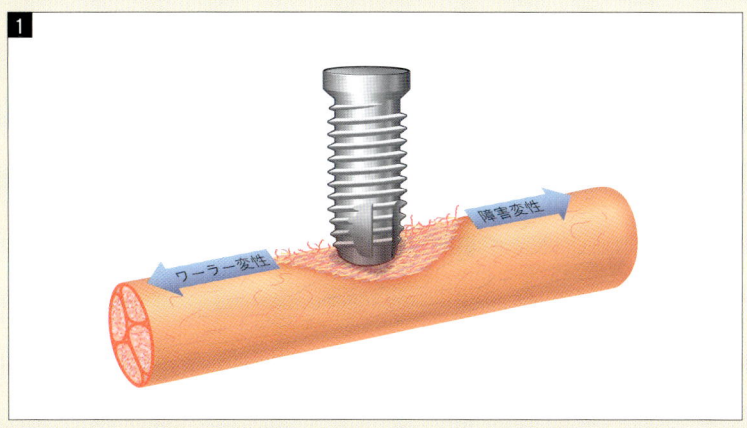

インプラント体の除去によって，接続が断たれた神経線維間の再接続への進行はより早くなる（図2）．

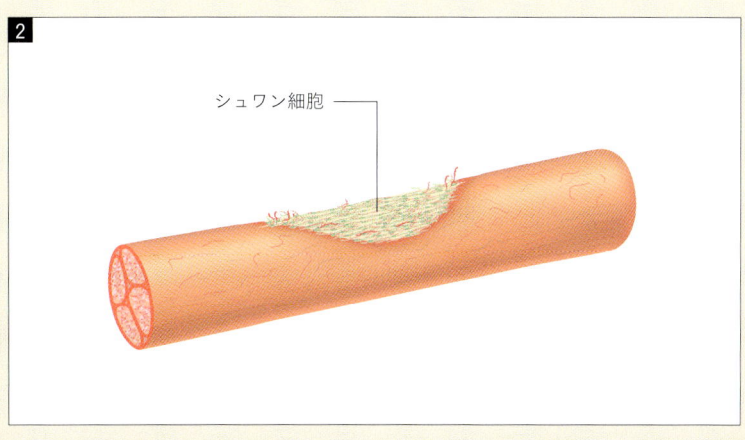

015

患者Aの思い	B歯科医院にて
[術後2日] **起床時** インプラントを取ったら治るっていってたのに… 昨日より，悪化している気がするけど… **洗顔時** 昨日よりビリビリする！　触ると電気が走る！ 食事がおいしくない！ 食べたくないなぁ…　しゃべりたくないなぁ… 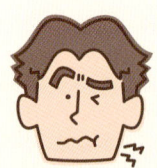 右記診察後メチコバールを 1日3カプセル服用開始．	**[術後2日]** **患者A**：先生，まだしびれています **歯科医師B**：うーん？　そうですか…　除去したばかりだからでしょう．少し様子をみましょう．手術後の腫れがおさまったら，治ると思います **患者A**：わかりました **歯科医師B**：お薬をお出します．そんなに心配しないでください 　　メチコバール3カプセル／日を処方．
[術後1週間] **起床時** まだ唇がおかしい？　このはりつく感じ，いやだな… **洗顔時** ビリビリする！　触るとピリッとする　電気が走る！ 食事がおいしくない！ しゃべるのがおっくうだなぁ… 仕事も行きたくないなぁ… 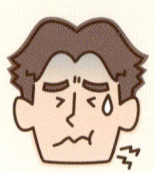	**[術後1週間]** **患者A**：まだしびれがとれません．変わってないです **歯科医師B**：うーん？　おかしいですねー…　今日，糸を抜きます．もう少し様子をみましょう．うーん…治ると思いますが… **患者A**：しびれがずっと続いています．大丈夫ですか？ **歯科医師B**：大丈夫だと思います．薬はずっと飲んでください
[術後1か月] **起床時** 日に日にビリビリが強くなるぞ！ **洗顔時** 顔を洗うと痛い！　ビリビリするなぁ… 自分のからだではないみたいだなぁ… しかし，食欲わかないなぁ…　食べたくない！ しゃべりたくない！ 何事もやる気がしないなぁ… 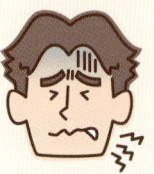	**[術後1か月]** **患者A**：先生，今もしびれています．むしろビリビリが強くなっています **歯科医師B**：ビリビリが強くなっているのは，神経が治っている証拠です．よかったですねー．薬は欠かさずに飲んでいますか？ **患者A**：薬はきちんと飲んでいます．治りますよねぇ？ **歯科医師B**：大丈夫ですよ．治る徴候が出ています

Chapter 1 図解 歯科臨床における神経損傷後のしびれと痛み

Q3 腫れがおさまったら治る？
A3 腫れがおさまったら治る場合もある．それは，前述の「神経を圧迫しただけ」と同様で，腫れによる圧迫だけで神経線維の損傷がない場合である．智歯抜歯後，感覚の異常が生じ，1か月くらいで完全回復することがしばしばあるが，おそらくこのようなケースがそれにあたる(**Chapter 1**，3 - 1参照).

組織の変化
接続が断たれた神経線維間は，シュワン細胞が整列し，それによって提供される神経成長因子 (nerve growth factor：NGF)やそのファミリー群，またそのレセプターを合成する遺伝子(mRNA)が著しく増加し，神経再生が活発に行われる(図3).これらの生体の防御反応と修復反応は，2～3週間くらいで完了するといわれている．すなわち，神経障害の程度がきわめて大きいか，切断されていなければ，早期に神経の接続自体は回復する．

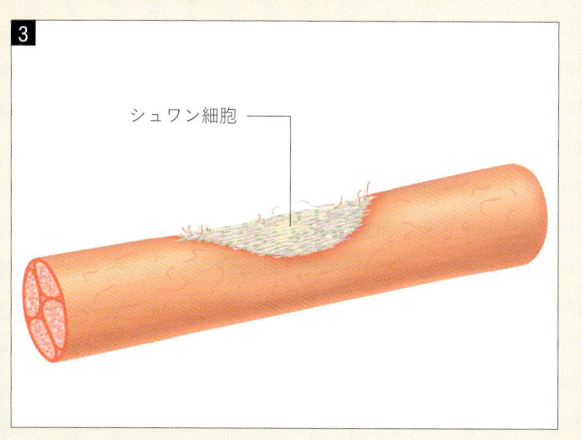

Q4 ビリビリが強くなっているのは，治っている証拠？
A4 神経の回復が活発に行われ，その接続が進行中であることは確かである．しかし，感覚の回復への接続の進行ではなく，エファプス(ephapse)接続の進行かもしれない(**Chapter 1 参照**).患者が言及する「ビリビリが強くなっている！」は，不快症状が強くなっている，すなわち悪化していると感じている場合も考えられる．慎重に応答するべきである．

組織の変化
接続は，組織学的には回復していたとしても，機能的に完全な回復ではない．つながったからといって，けっして治癒しているわけではない．むしろ，余計な接続が患者を苦しめることになる．周囲線維組織が介入したり，断端神経腫(図4, 5)やエファプス接続(**Chapter 1 参照**)を形成したりと異常な伝達情報が形成され，それが，しびれや痛みを感じるようにしてしまう(**Chapter 1**，10 - 1参照).

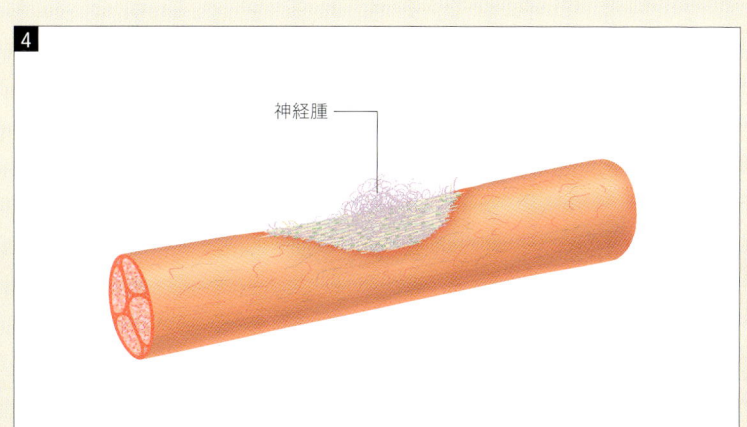

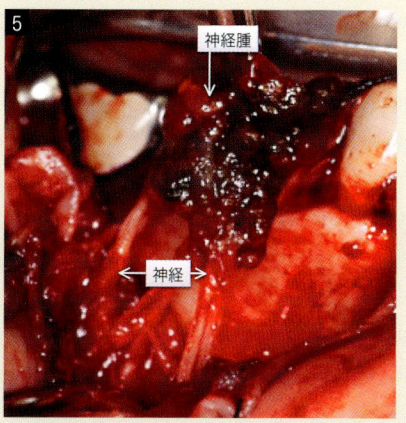

017

患者Aの思い	B歯科医院にて
[術後2か月] 起床時 あーつらい！　痛い！　重い！ 洗顔時 顔を洗うのが怖い！　ヒリヒリ痛い！　どうしてー？ 何でこんなことになったのかなぁ… 食べたくない！　しゃべりたくない！ イライラするなぁ… 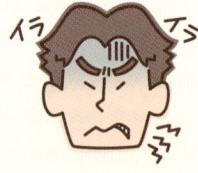	[術後2か月] 患者A：先生，しびれだけでなく痛いのですが…　まったく治る気配がしないですが，大丈夫でしょうか？… 歯科医師B：うーん？　そうですか…　そろそろ再度インプラントをと思っていたのですが…　薬を飲むことさぼっていませんか？　そのうち治るはずですが… 患者A：もうインプラントはどうでもいい，この状況から脱出したいです．薬は飲んでます．本当に治りますか？ 歯科医師B：そのうち治ると思いますが…
[術後4か月] 日中 まったくやる気がしないなぁ！ 唇が気になってしかたがない！ 今日も仕事を休んでしまったー！ 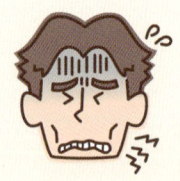	[術後4か月] 患者A：先生，こんなことになる可能性について，手術前に話してくれましたか？　本当にそのうち治るんですか？ 歯科医師B：大丈夫のはずですが… …治ると思いますが… 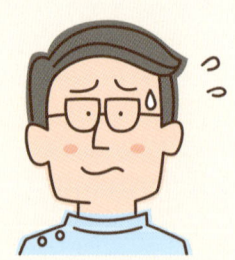
[術後6か月] 起床時 痛くて眠れない！ 何でこんな思いをしなければならないのかなぁ… あー痛い！　苦しい！　なぜインプラントをしたのか… 人生最大の後悔だ！　ヒリヒリと痛い！　どうして？ 食べたくない！　しゃべりたくない！ 何とかならないかなぁ…　人に会いたくない！ 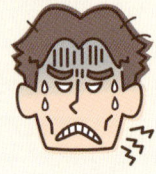	[術後6か月] 患者A：先生，痛くて，痛くて，何とかしてください！ 歯科医師B：気にしすぎでは？　インプラントを入れないと食事ができないでしょう．もう一度入れますか？ 患者A：噛む・噛めないの問題ではなく，こんな不快な口では，どうせ食事は最悪です．インプラントは，今さらどうでもいいです．とにかくつらいんですよーどこか専門的な治療をしくれるところはないんですか？ 歯科医師B：…わかりました．専門の病院に紹介しましょう

018

Chapter 1 図解 歯科臨床における神経損傷後のしびれと痛み

Q5 本当に大丈夫？

A5 大丈夫ではない．神経障害性疼痛が発現（**Chapter 1 参照**）し，患者のQOLが最悪になりつつある．精神的問題が生じて，悪循環になる可能性もある．早急に専門病院に依頼すべきである．

組織の変化

軸索や髄鞘の退行性変化や神経再生の影響は，組織学的だけでなく分子生物学的，電気生理学的影響が神経単位全体に及ぶ（**Chapter10-2, 10-3参照**）．すなわち，神経の損傷は粘膜や骨の外傷のようにその部位だけの創傷治癒経過をたどるのではなく，末梢から中枢まで，損傷の影響が広い範囲に及び，治癒経過は想像以上に複雑である（図6）．感覚神経は，末梢から伝えられた情報を大脳で感じとるまでに，さまざまな修飾を受ける．感度を上昇させるアクセル（興奮系）や感度を下降させるブレーキ（抑制系）など複雑な調節機構をもっている．インプラントによる神経損傷は，損傷部位局所の問題だけでなく，神経全体に影響が及び，ときに耐えがたい激痛に発展することがある（**Chapter 1 参照**）．

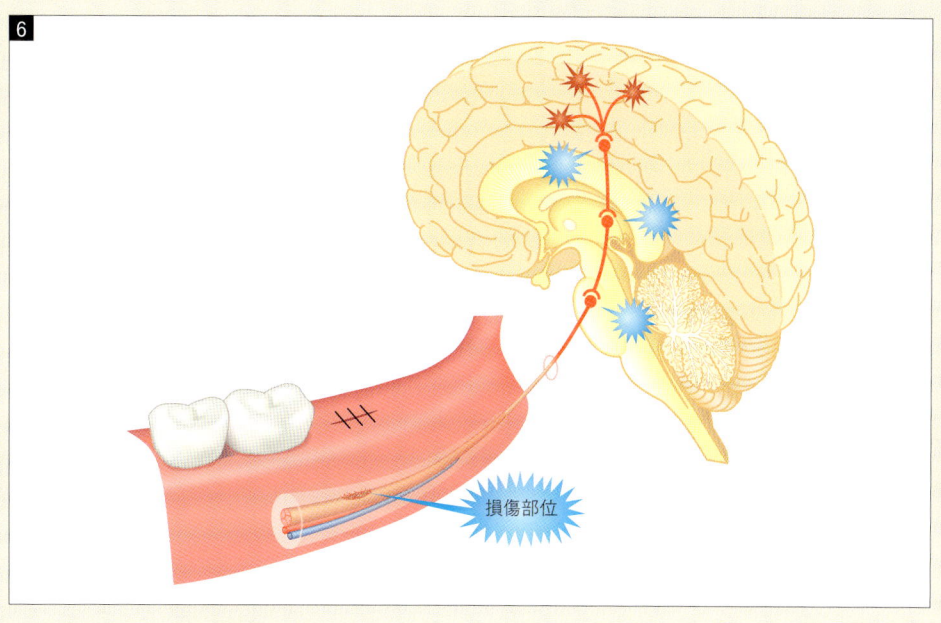

Q6 専門病院への依頼はいつすべき？

A6 患者が異常感覚を訴えたら，すぐに対応すべきである．インプラントの場合，当日か翌日が賢明である．神経回復の根本治療は神経障害性症状の発現から数週間がきわめて重要である（**Chapter 3-1, 3-2, 4-1参照**）．また，神経縫合術などの外科的手術も，損傷から6か月以内で行われるべきとされている（**Chapter 4-5参照**）．いずれにせよ，早ければ早いほどよい．

Q7 専門病院へ依頼すれば治る？

A7 「専門病院へ紹介してもどうせ治らないから紹介してもしかたがない！」と考えている歯科医師もいるようであるが，それでよいのだろうか．確かに，神経損傷はどんなに早期からあらゆる手を使っても，完全回復はしない可能性が高い．しかしながら，医療者側は全力で誠意を示すべきであり，できることはすべてしてあげるべきではないだろうか．

X大学病院にて

患者A：インプラントの手術を受けた後から，左の唇がおかしくなりました．当初，しびれだけでしたが，今は痛みもあります．とにかく，つらいです．こんなことになるなんて，事前にまったく説明されていません！

歯科医師X：そうですか… まずは，いろいろな検査を行い，あなたの現在の状態について評価させていただいて，今後について一緒に考えましょう

そして，さまざまな検査が行われた．

患者A：先生，治りますか…「いずれ治る，いずれ治る」といわれてきたのですが… このままでは，本当に生活していくのが大変です…

歯科医師X：現在の症状からすると，インプラント体が接触し，下歯槽神経を損傷させた（図7）ようです．今感じているしびれや痛みは，神経障害性の症状です

患者A：インプラントの手術を受ける前の状態に戻してください！

歯科医師X：手術前の状態に完全に回復することは難しいかもしれませんが，長い時間をかけて少しずつ回復に向かっていくはずです．数年後，ほとんど気にならなくなれるよう，一緒にがんばりましょう

患者A：先生，私が唇に感じている，この異様な感覚と痛み，理解できますか？ 先生もご自分で感じた経験があるわけではないですよね〜 食事はおいしくない，夜は眠れない，仕事も趣味も何もやりたくないという感じです．最近では，家族からも避けられています！

歯科医師X：おっしゃるとおりです．私には客観的な評価しかできませんので，あなたが感じていることを完全に理解することは不可能でしょう．ただ，できるだけ理解できるように，あなたが感じていること，困っていることは何でも話してください

まずは，現状の痛みやしびれを少しでも軽減することを考えましょう．とにかく，夜眠れるようになり，少しでもおいしく食事がとれ，楽しく生活を送れるようになることです．あまり悲観的にならないでください

患者A：……わかりました

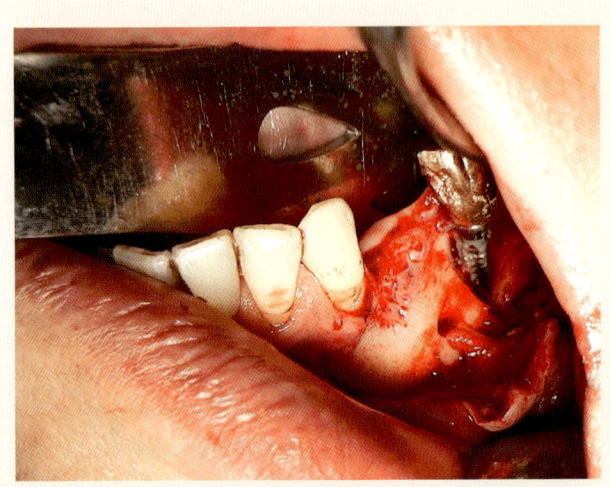

図7 下歯槽神経を損傷させた口腔インプラント体．

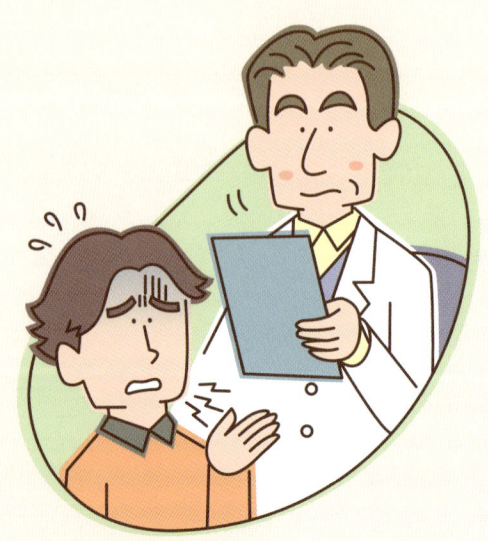

Q8 事前説明は必ずすべき？

A8 インプラント手術であれ，智歯の抜歯であれ，手術前に起こりうるすべての可能性について説明をし，同意を得なければならない（**Chapter 6，7 - 1，7 - 2参照**）．図8は，2008年4月～2009年3月の1年間に東京歯科大学水道橋病院歯科麻酔科外来に来院した智歯抜歯後（22症例）とインプラント手術後（21症例）の下歯槽神経障害患者への事前説明に関する調査結果である．インプラント手術後の患者では，起こりうる神経障害について術前にインフォームドコンセントが行われていたのは，5症例（23.8％）にすぎなかった．そのうち3症例は，その内容を十分に理解していなかった．これは智歯抜歯後の結果と比較しても低い割合であった．

　説明の際は，神経障害をいかに回避するか，予防するかを適切に説明し，理解を得なければならない．昨今，インプラント埋入手術の術前検査としてCT撮影が必須事項となりつつある．上記のインプラント手術後下歯槽神経障害患者21症例の調査では，術前にCT撮影が行われていたのは5症例（23.8％）にすぎなかった（図9）．術前計画にはCT撮影を入れるべきである（**Chapter 7 - 2参照**）．

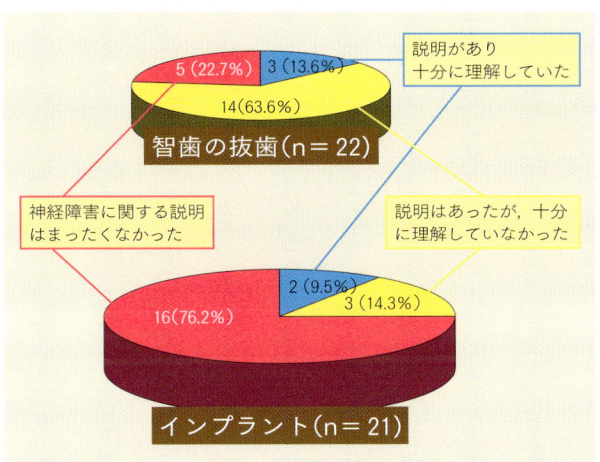

図8　術前のインフォームドコンセントの有無（2008年4月～2009年3月に東京歯科大学水道橋病院歯科麻酔科外来に来院した患者より集計）．

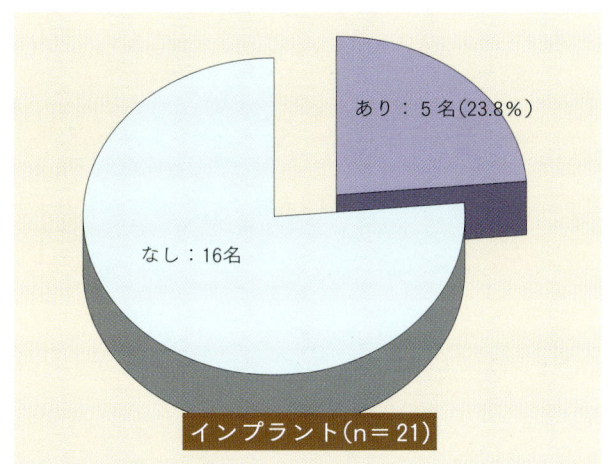

図9　術前のCT撮影の有無（2008年4月～2009年3月に東京歯科大学水道橋病院歯科麻酔科外来に来院した患者より集計）．

Q9 どんな検査があるの？

A9 神経損傷を評価する検査には，下顎管と異物の位置関係を観察するエックス線やCT，エックス線では見えない神経そのものを観察するMRI（**Chapter 3 - 5参照**）などの視覚的に確認する検査のほか，患者の反応を観察しつつ可能な限り客観的に領域と程度を評価する触覚・温覚・冷覚・圧覚・痛覚の検査がある（**Chapter 3 - 2，3 - 3，3 - 4参照**）．患者の訴えをよく聴き，自覚症状を適切に評価することも，予後を評価し説明するために，きわめて重要である（**Chapter 3 - 1参照**）．

Q10 心の問題は？

A10 感覚神経の損傷による神経障害性の「しびれ」や「痛み」は，そのほとんどが難治性で，また客観的にはその症状がみえにくいため，実際のところは患者本人しかわからない．患者は，家族にさえ理解してもらえず，長期になることで精神的に疲弊し，不安やうつなど精神医学的問題が生じているケースがしばしばみられる．発症後にいかに対応し，いかに誠意を示すかが，きわめて重要である（**Chapter 6 参照**）．場合によっては，精神科や心療内科への対診も含めて心身医学的療法について検討する必要がある（**Chapter 5 参照**）．

B歯科医院とX大学病院の電話

歯科医師B：先生，お世話になります．B歯科医院のBです．神経に接触してしまったインプラント体は翌日には除去しました．今は神経に何も触れてないと思いますが，患者さんはいろいろと訴えています．少し神経質になられているのでしょうか？

歯科医師X：こんにちは，Xです．インプラント体を翌日に除去されたのは賢明だったと思います．しかしながら，一度インプラント体が神経に接触して，神経が損傷してしまうと，その原因を除いたとしても，容易には神経は回復しません．残念ですが…

歯科医師B：神経を回復させる例の治療…　えーっと首に行う注射，星状神経節ブロック（図10）でしたか．あれを連続的にたくさんやってください．治療費はすべてこちらで負担しますから，なんとか治してください

歯科医師X：星状神経節ブロックは，痛みの緩和という効果はあるかもしれませんが，発症してからの月日を考えますと，根本治療としての効果を期待するのは難しいと思います

歯科医師B：えっ？　治らないということですか？

歯科医師X：実は，Aさんの今の状態から予後を推測しますと，完全に回復するのは，現実には不可能だと思います．患者さんが少しでも楽になるよう，満足してもらえるよう，さまざまな治療を試みます

歯科医師B：それでは，損傷した神経をつなげば，手術前の状態に回復するのでしょうか？

歯科医師X：神経の縫合手術は，不連続になった神経を連続させる手術です．Aさんの症状から推測すると不連続にはなっていません．検査結果によると触覚は健側とほぼ同じレベルですので，おそらく神経損傷は部分的で，すでに十分に接続されていると思われます

歯科医師B：十分に接続されるまで回復しているのに，なぜ患者さんは，いろいろと訴えるのですか？

歯科医師X：量的には十分に接続されていても，接続の質，つまり感覚伝達の質は完全ではありません．むしろ，過剰な接続が問題なのです．外科的治療を施すのであれば，この過剰な接続である神経腫を除去する手術を行います．いずれにせよ，外科的治療への検討を含めて，さまざまな治療を組み合わせて，患者さんと相談しながら，取り組んでいこうと思います

歯科医師B：……わかりました

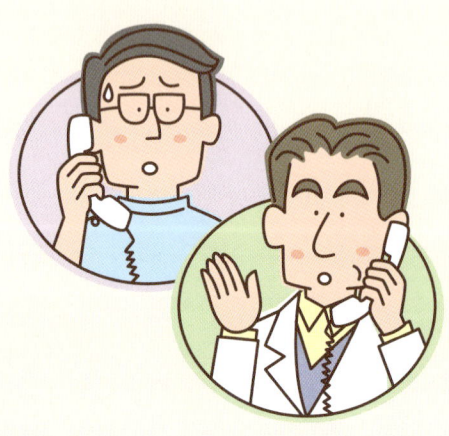

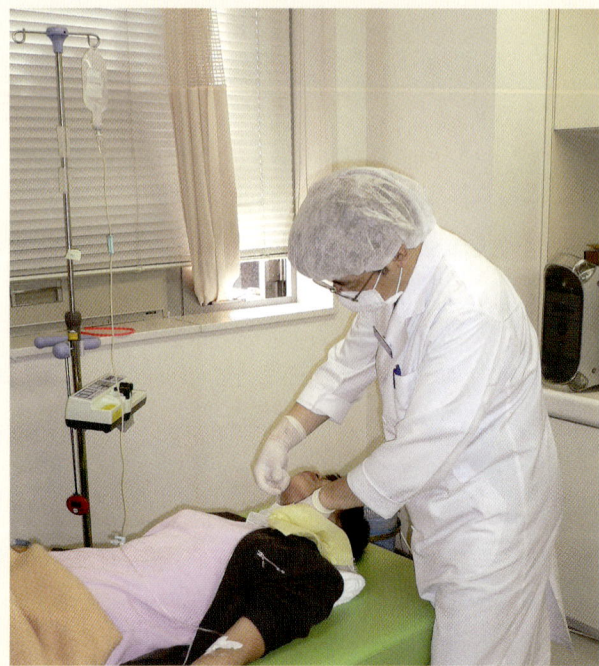

図10　神経障害性疼痛に対する星状神経節ブロックと点滴治療．

Chapter 1 図解 歯科臨床における神経損傷後のしびれと痛み

Q11 星状神経節ブロックにはどんな効果があるの？

A11 星状神経節ブロックは，交感神経系の遮断によって，その支配領域の血流を増加させる．血流の増加は，神経線維の再生を促進するという効果，すなわち神経回復の促進という根本療法的役割を担う．これは，神経回復が活発に行われる神経損傷後1～3か月までの早期に実施される．一方，神経損傷を原因として生じた神経障害性疼痛のなかには，交感神経依存性の激痛に悩まされる患者がいる．これらの患者には，疼痛緩和，異常感覚軽減の目的で，星状神経節ブロックによる交感神経系の遮断が行われる（Chapter 4 - 2 参照）．

Q12 どんな治療法があるの？

A12 治療法には，星状神経節ブロック（Chapter 4 - 2 参照），薬物療法（経口，点滴，局所応用，漢方，Chapter 4 - 3, 4 - 4, 4 - 7 参照），手術療法（Chapter 4 - 5 参照）のほか，近赤外線照射（Chapter 4 - 6 参照），鍼治療（Chapter 4 - 8 参照）がある．図11は，2008年4月～2009年3月の1年間に東京歯科大学水道橋病院歯科麻酔科外来に初診来院したインプラント手術後の下歯槽神経障害患者21症例に2010年12月までに応用した治療法である．神経障害から初診までの経過時間によって，治療法も異なってくる．

　東京歯科大学水道橋病院では，インプラント治療による神経損傷患者が早期に来院した場合，まずインプラント体が原因になっているか否かを精査し，それが原因になっている場合は，インプラント体を除去する（症例によっては，インプラント体を除去する必要がないものもあり，除去術による損傷の拡大，症状の悪化は避けなければならない）．そして，発症から1～2か月以内の症例では，星状神経節ブロック，副腎皮質ステロイドの投与，ビタミンB_{12}の投与，近赤外線照射，自宅での温罨法を徹底して行っている．3か月以上が経過して，痛みがあれば疼痛治療を行い，症状に改善が認められず悪化する傾向があれば，患者とよく相談したうえで，神経腫除去手術の適応を検討している（図12）．一方，神経が完全離断している場合（Chapter 2 症例16参照）は，先んじて神経縫合術が適応になる．早ければ早いほうが良い．神経縫合後は，多かれ少なかれ必ず神経障害性症状は残存するので，術後早期に，神経回復を促す治療を開始する（図12）．

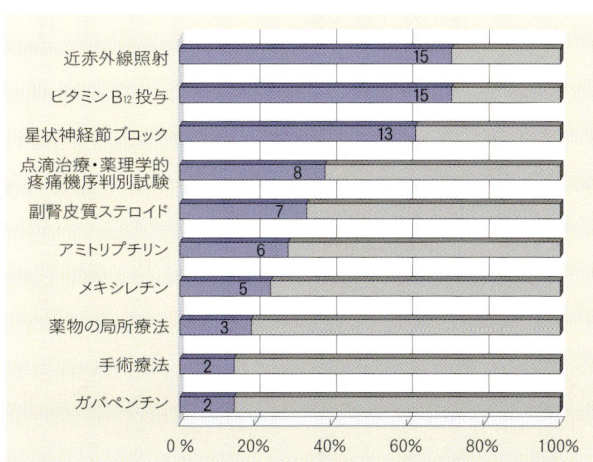

図11 治療法（2008年4月～2009年3月に東京歯科大学水道橋病院歯科麻酔科外来でインプラント手術後に下歯槽神経障害で治療を行った21症例より集計）．

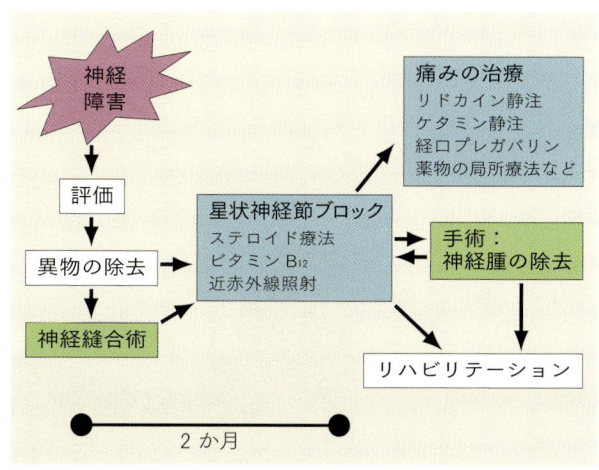

図12 東京歯科大学水道橋病院における神経損傷患者への治療の流れ．

2 しびれはなぜ発生するか

「しびれ」とは，表皮から末梢神経，脊髄，脳に至る感覚系の経路に何らかの障害が存在するために出現する症状と定義されている[1]．すなわち，感覚神経に何らかの異常が生じ，通常ではない感覚を感じるようになることである．専門的用語として，「感覚神経障害」「神経感覚障害」「異常感覚」などの呼称がある．ここで扱う「しびれ」は，感覚神経損傷後の訴えであるが，一般的に使用されている「しびれ」という言葉には，運動神経障害や末梢循環障害も含まれている．感覚神経損傷後の患者が表現する「しびれ」には，客観的に理解することができない，また評価することができないさまざまな患者個々の状況に応じた主観的な感じ方，表現の仕方が複雑に組み合わさっている．「しびれ」を訴えた患者からのアンケート調査[2]によると，それに対するイメージを過去において体験したことがない奇異な感覚として感じている．おそらく，実際には被った患者本人しか到底理解することができない感覚なのであろう．したがって，「しびれ」の発生メカニズムを完全な医学的根拠をもって説明することは不可能である．ここでは，基礎的研究によって裏づけされた概念に，患者から得た情報をもとに解釈したイメージを結びつけて説明したい．

下歯槽神経は，都市の地下をガス，電気，水道，通信，下水道が走行する埋設管路のように，痛覚，触覚，温覚，冷覚，圧覚が絶縁状態で走行している複雑な神経である（図13）．さらに舌神経は味覚も加わり，生体でもっとも複雑で繊細な神経である．損傷を受けると，その部位の絶縁状態が破壊される．すると，再生過程での近隣の神経線維間に結合が生じる（図14）．末梢で察知したインパルスが，本来の神経線維とは異なった神経線維に乗り移って，中枢に伝えられるという状況が発生する．前述のたとえでいうと，地震で破壊された埋設管路でガスと水道が接続されるようなものである．この異所的な接触部位は，エファプスとよばれ[3]，実験動物モデルによってその存在が証明されている[4]．このことは，損傷後の活発な神経再生で組織学的には回復したとしても，機能的には完全に回復することはできないことを示している．たとえば，冷覚を伝える神経線維と温覚を伝える神経線維が接続されたりする（図15）と，何ともいえない異常感覚が生じることが推測される．患者の訴えから想像すると，「冷えて固まった感じ」とか「灼熱感がある」といった温度認識能に異常が生じた感覚となってしまうのであろうか．神経線維は無数にあるので，神経損傷の程度にもよるが，ある程度のレベル以上の損傷は，相当数の誤ったさまざまな神経線維間の接続が行われる（エファプスが形成される）ことが想像される．多くが損傷部位に神経腫を生じる（図5）ことから，過剰な神経線維間交差接続も行われることが想像される．そして，

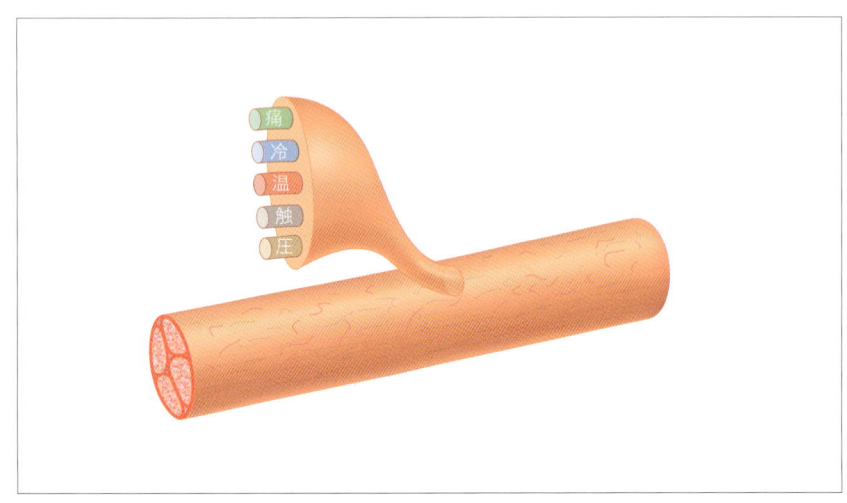

図13　下歯槽神経．痛覚，触覚，温覚，冷覚，圧覚が絶縁状態で走行している複雑な神経である．

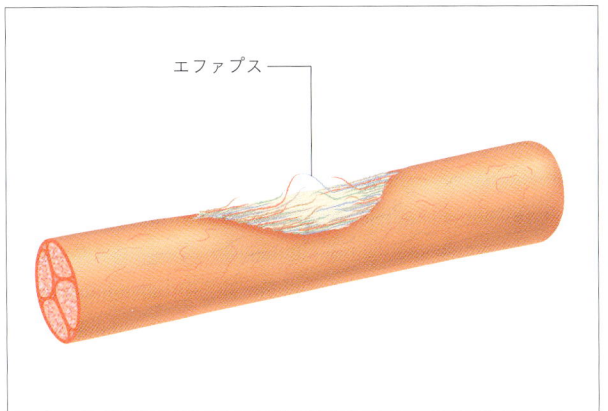

図14 下歯槽神経が損傷を受けると，その部位の絶縁状態が破壊される．すると，再生過程での近隣の神経線維間に結合が生じる．末梢で察知したインパルスが，本来の神経線維とは異なった神経線維に乗り移って，中枢に伝えられるという状況が発生する．この異所的な接触部位をエファプスとよぶ．

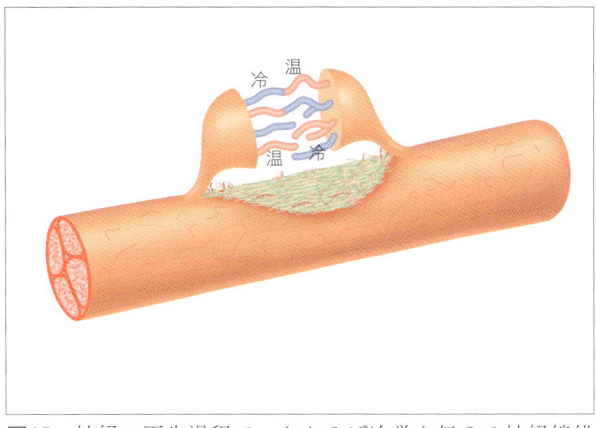

図15 神経の再生過程で，たとえば冷覚を伝える神経線維と温覚を伝える神経線維が接続されると，何ともいえない異常感覚が生じることになると推測される．

その神経腫からは，自発放電が生じる[5]．これらの総合的結果が，異常感覚という症状であり，患者は「ヒリヒリする」「じんじんする」「ピリピリする」「はりついた感じがする」「冷たい感じがする」などさまざまな表現をする．これが，いわゆる「しびれ」という言葉に集約される異常感覚の主な発生メカニズムであることが推測される．さらに，神経の障害は末梢だけでなく，中枢へも影響するため，「しびれ」の発生メカニズムに中枢性機序が関与している可能性も否定はできない．中枢性に「しびれ」を発生させるメカニズムは，「痛み」を発生させるメカニズムとほぼ同様であると推測されるので，次項で述べる．

3 痛みはなぜ発生するか

感覚神経が損傷した後の異常感覚のなかで，おそらくもっとも quality of life（QOL）を脅かすのが「痛み！」である．このような神経の障害によって起こる痛みのことを神経障害性疼痛（ニューロパシックペイン：neuropathic pain）とよび，慢性難治性の疼痛として知られている．neuropathic pain とは，国際疼痛学会（IASP）によると "pain initiated or caused by a primary lesion or dysfunction in the nervous system" と定義されている．すなわち，「神経系の一次的な損傷や機能異常が原因またはきっかけとなって発生する，または惹起される疼痛」である．器質的疾患が存在し，それによる組織の損傷が侵害受容器を刺激して正常な神経系を介し末梢から中枢へ伝えられる侵害性疼痛とは区別される（図16）．神経障害性疼痛は，傷が治癒すればそのほとんどで痛みが消失する侵害性疼痛とは異なり，前述したように，そのほとんどが難治性の慢性疼痛になる．しかしながら，その実態はいまだ解明されていないことが多く，臨床の現場ではその診断や治療に大変苦慮しているのが現状である．下歯槽神経や舌神経など口腔顔面領域の神経障害性疼痛においては，水痘帯状疱疹ウイルスによる神経障害を除くと，医療過誤によるものが多く，医療紛争に発展することもけっして珍しくない[6]．

「痛み」も「しびれ」同様，客観的に理解することができない患者個々の主観的感覚である．患者の訴えで，「しびれは残っているけど，痛みはかなり軽減したので，生活は随分楽になりました」という言葉をよく耳にする．「痛み」のほうが，夜眠れないとか，食事ができないなど，より QOL を脅かす存在であ

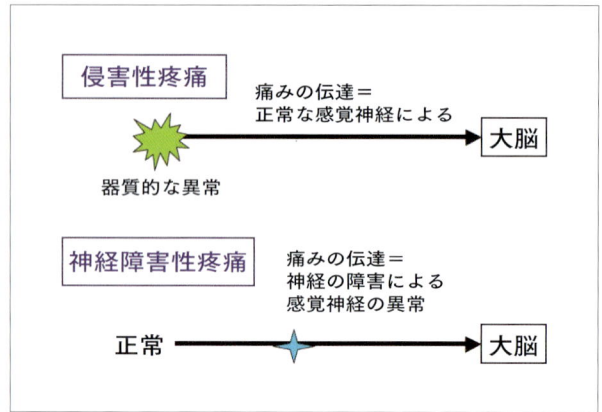

図16 神経障害性疼痛とは，神経系の一次的な損傷や機能異常が原因またはきっかけとなって発生する，または惹起される疼痛のことである．器質的疾患が存在し，それによる組織の損傷が侵害受容器を刺激して正常な神経系を介し末梢から中枢へ伝えられる侵害性疼痛とは区別される．そのほとんどが難治性の慢性疼痛になる．

ることは間違いないであろう．神経損傷直後，まずそれが部分的であっても神経線維の切断によって，感覚の低下が発生する．そして，神経再生や退行性変化の進行にともなって，「しびれ」の訴えが生じ始める．臨床経過のなかで，感覚の低下の回復（これはある程度，客観的診断が可能：**Chapter 3 - ③参照**）が観察されるにもかかわらず，「しびれ」の訴えの強さが大きくなることは，しばしばみられる．すなわち，神経伝導の回復は，量的には回復しているものの，質的な問題が生じてきていると解釈できる．感覚検査上，感覚低下の回復が完了しているにもかかわらず，質的に悪化していく場合もけっしてめずらしくない．そして，質的な悪化の最悪状態が「痛み」，すなわち神経障害性疼痛の出現である．

それでは，神経障害性疼痛はどのようにして発生するのか．発生機序について，いまだ十分には解明されていないが，これまでの基礎的研究によって裏づけされた概念に臨床的解釈を結びつけた見解によって，下歯槽神経を例に挙げて説明する．下歯槽神経領域の痛みは，末梢から三叉神経Ⅲ枝下顎神経を介し，三叉神経脊髄路核尾側亜核を経て，いくつかのニューロンを介した後，大脳感覚野へと伝達され認識される．その伝達経路の途中で伝達にブレーキをかける抑制系，アクセルをかける興奮系，また情動や交感神経系などあらゆる神経ネットワークの影響によって，さまざまな修飾を受ける（図17）．

複雑であるがゆえに，その伝達機構の破壊によって，伝えられる情報は大きな影響を受ける．たとえば，このブレーキ（抑制系）が不能になったり，アクセル（興奮系）が暴走したりすると，通常では考えられない情報が伝達され，これが異常痛，激痛を起こす．これが神経障害性疼痛である．ここでは，①末梢，②交感神経関与，③中枢の3つに分けて説明する．

①末梢

前述したしびれの主な発生要素，エファプスの形成が考えられる（図14）．痛覚を伝える神経線維と触覚を伝える神経線維が接続されたりすると，「触っただけで痛い！」というような異常痛が生じると想像される．実際に，食物の通過（軽い触覚）さえとんでもない激痛を訴える患者が存在する．また，「しびれ」の発生と同様に神経腫からの放電（図5）も神経障害性疼痛の発生に深く関与していることが推測される．さらにエファプスの形成は，軸索反射による逆行性伝導を活発にさせる．軸索反射は神経末端からのサブスタンスPやカルシトニン遺伝子関連ペプチド（CGRP）などの神経ペプチドを分泌させる[7]．また，神経末端の侵害受容器の発芽数も増加し，痛みの感受性が高くなる．高くなった感受性は，組織学的に治癒した後も残存する．これらの末梢での痛みの増悪を，末梢性感作とよぶ．

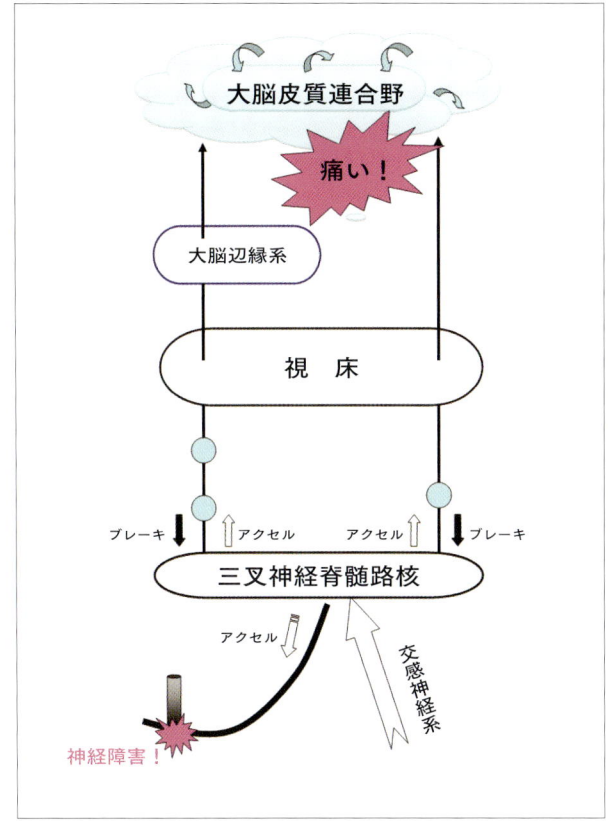

図17 下歯槽神経領域における痛みの発生機序．末梢から三叉神経Ⅲ枝下顎神経を介し，三叉神経脊髄路核尾側亜核を経て，いくつかのニューロンを介した後，大脳感覚野へと伝達され認識される．その伝達経路の途中で伝達にブレーキをかける抑制系，アクセルをかける興奮系，また情動や交感神経系などあらゆる神経ネットワークの影響によって，さまざまな修飾を受ける．

②交感神経関与

　神経損傷後，再生した神経末端のカテコラミン受容体に対する感受性が高くなる[8]．また，脊髄後根神経節内に交感神経線維の発芽がある[9]．また，痛みの情報が，三叉神経脊髄路核から交感神経遠心路の反射活動を亢進させる．反射的に末梢に伝えられた交感神経緊張状態は，末梢の血行障害を発生させ，痛み刺激をさらに増悪させて伝達するという悪循環が成立する[10]．

③中枢

　三叉神経脊髄路核では，末梢からの持続性刺激による反応性の増大(wind up現象)や興奮性のアミノ酸受容体などの細胞膜の変化(NMDA受容体など)によって，増大した間違った痛み情報(中枢性感作)がつくられる[11]．また，ここに協調して機能している痛みの抑制系が失調する．このようなメカニズムによって，神経障害性疼痛は発生する[12]．多くの神経障害性疼痛が，これらのメカニズムの複数と複雑に関与している．

　神経損傷後，しびれ症状だけでなく痛み症状まで発現する要因は，損傷の大きさ，感染炎症の関与，遺伝子的要因などが考えられるが，いまだ明確ではない．

4　歯科領域における神経障害の種類と様式

　神経障害は，傷害の程度によって，神経幹断裂(neurotmesis，図18)，軸索断裂(axonotmesis，図19)，局在性伝導障害(neurapraxia，図20)の3つに大きく分類される[13]．神経断裂(neurotmesis)は，神経幹が断裂し，連続性が完全に絶たれた状態で，軸索断裂(axonotmesis)は，軸索は断裂しているが，周囲の連続性は保たれている状態である．局在性伝導障害(neurapraxia)は，一過性の局所の伝導障害で，軸索の変性はない．傷害の程度の大小は，当然予後を左右する．腫脹，出血，血行障害などによる神経の圧

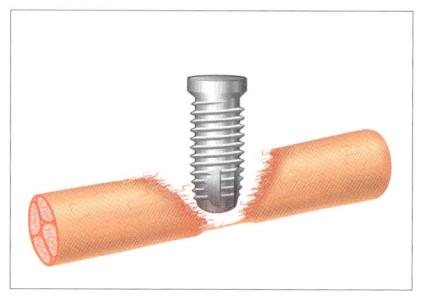
図18　神経幹断裂（neurotmesis）．

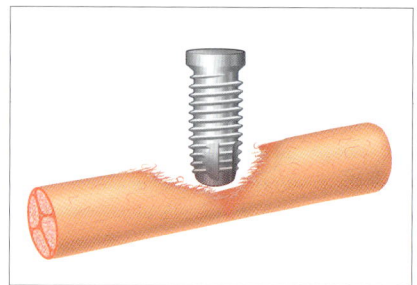
図19　軸索断裂（axonotmesis）．

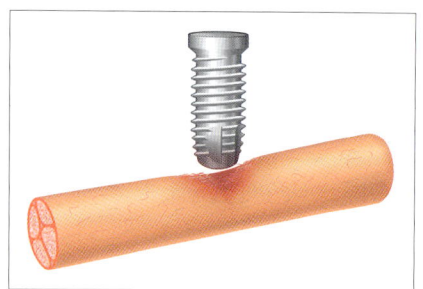
図20　局在性伝導障害（neurapraxia）．

迫や虚血が原因で，直接の神経障害がほとんどない局在性伝導障害の場合，1～数か月でほぼ完全に回復する．それに対して，神経断裂と軸索断裂の場合，完全に回復することはまずないといっても過言ではない．

部位では，下歯槽神経領域が多く，舌神経領域がそれに続く．同じ神経でもその原因によってさまざまな様式がある．たとえば，智歯が下歯槽神経と接触して存在し，抜歯によって下歯槽神経が傷害された場合，口腔インプラントを埋入させる際に誤って下歯槽神経が傷害された場合，抜髄後に歯髄腔に注入された根管充填薬が，その歯と下顎管が近接していたため，下顎管内に漏れてしまい，その薬剤の化学的刺激によって下歯槽神経が傷害された場合（図21）などである．これらは，下歯槽神経の末梢領域すなわち口唇やオトガイ皮膚に何らかの症状を呈する．その症状は，前述した損傷の大きさによって当然異なるが，様式の違いによっても異なった症状を呈する．

一方，様式も症状もまったく異なる幻歯痛とよばれる歯髄神経の神経障害性疼痛がある（図21）．痛みの歯髄腔に接続される部位での神経切断によって発症する質は，前者がズキズキした痛みやビリビリした電撃痛を訴えるのに対して幻歯痛は，歯1本の根尖部の狭い範囲のジーンとした持続痛を訴える．前者が，比較的太い神経で，痛覚だけでなく触覚や圧覚も伝達する神経の障害であるのに対して，幻歯痛は，ほとんど痛覚のみを伝達する，しかも細い神経の障害であるという違いが，痛みの性質に相違を生むのかもしれない．抜髄や抜歯という歯髄神経の切断は，歯科の日常臨床で頻繁に行われる行為である．通常，抜髄後や抜歯後の創傷治癒経過中の侵害性疼痛が数日残存したとしても，長期に及ぶ神経障害性の症状はほとんどの場合，発現しない．"phantom tooth pain（幻歯痛）"と呼称したMarbach[14]は，その発現率を3％としている．なぜ，このような不幸な痛みが出現するのか，「局所麻酔の奏効が不十分であった」「根管貼薬が神経治癒に影響した」「抜髄や抜歯の方法が不良であった」「抜髄前にブラキシズムによる歯根膜炎や咀嚼筋の関連歯痛があった」など，さまざまな外的要因が考えられるほか，遺伝子的な要因も考えられるが，いまだその原因は明らかではない．実際の臨床では，明らかにうつや不安などが強く，心理的要因によって痛みが残存しているのではないかと思われるケースも多々ある．その場合，歯髄から大脳感覚野までの痛み伝達経路のどこかが心理的ストレスによって変調したのかもしれない．しかしながら，神経切断というきっかけとともに発現した場合，「神経障害性疼痛」という病態も十分に考えられる．抜髄後の長期に及ぶ異常痛に対して，心因性なのか神経障害性なのかは多くの議論がある．混合した病態が多いのではないかと筆者は考えている．また，歯髄切断部局所に副根管，小さなクラック，小さな残髄，歯根膜炎などの病態が明ら

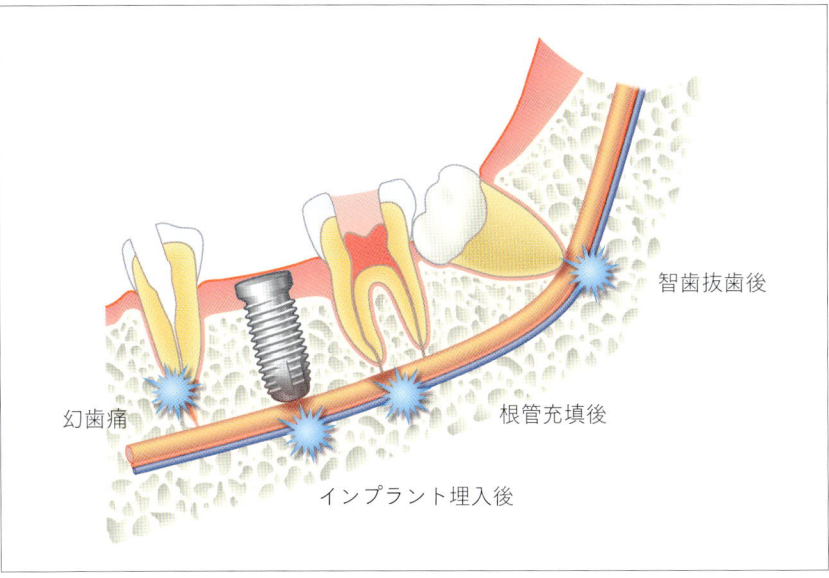

図21 「智歯が下歯槽神経と接触して存在し，抜歯によって下歯槽神経が傷害された場合」，「口腔インプラントを埋入させる際に誤って下歯槽神経が傷害された場合」，「抜髄後に歯髄腔に注入された根管充填薬が，その歯と下顎管が近接していたため，下顎管内に漏れてしまい，その薬剤の化学的刺激によって下歯槽神経が傷害された場合」などで神経断裂や軸索断裂が生じる．また，歯髄腔に接続される部位での神経切断によって発症する幻歯痛とよばれる歯髄神経の神経障害性疼痛もある．

かに混合したケースも多々ある．さらに，抜歯後では，表在化していない骨炎などの感染症が混合しているケースも多々ある．すなわち，抜髄，抜歯後の異常に長期化した痛みには，心因性疼痛，神経障害性疼痛，侵害性疼痛のまったく異なる3つの発生機序が，多い少ないはあるにしても，複雑に絡み合っていると考えられる．

参考文献

1. 中村治夫. 第4章 しびれ. In：中村治夫 編. よくわかる頭痛めまいしびれ 鑑別診断から治療まで. 東京：日本医学中央会, 1997；131-210.
2. 瀬尾憲司, 田中 裕, 山崎由美子, 照光 真, 染谷源治. 外科的顎矯正術後の訴えとしての「しびれ」の臨床的解釈の検討. 日歯麻誌 2003；31：167-174.
3. Granit R, Skoglund CR. Facilitation, inhibition and depression at the "artificial synapse" formed by the cut end of a mammalian nerve. J Physiol 1945；103：435-448.
4. Seltzer Z, Devor M. Ephaptic transmission in chronically damaged peripheral nerves. Neurology 1979；29：1061-1064.
5. Gregg JM. Studies of tramatic neuralgias in the maxillofacial region:Surgical pathology and neural mechanisms. J Oral Maxillofac Surg 1990；48：228-237.
6. 福田謙一, 笠原正貴, 西條みのり, 林田眞和, 一戸達也, 金子 譲. 歯科治療後知覚神経障害による医事紛争. 日臨麻会誌 2005；25：696-701.
7. 小川節郎. 臨床からみた痛みの末梢機序. Pharmacoanesthesiology 2001；13：18-25.
8. Janig W, Koltzenburg M. Sympathetic reflex activity and neuroeffector transmission change after chronic nerve lesion. Proceedings of the sixth World Congress on Pain 1991；365-371.
9. McLachlan EM, Jänig W, Devor M ,Michaelis M. Peripheral nerve injury triggers noradrenergic sprouting within dorsal root ganglia. Nature 1993；363：543-546.
10. 佐藤 純. 交感神経が関与する痛み. ペインクリニック 1989；19：1157-1164.
11. Bereiter DA, Bereiter DF. N-methyl-D-aspartate and non-N-methyl-D-aspartate receptor antagonism reduces fos-like immunoreactivity in central trigeminal neurons after corneal stimulation in the rat. Neuroscience 1996；73：249-258.
12. Coderre TJ, Katz J, Vaccarino AL, Melzack R. Contribution of central neuroplasticity to pathological pain：review of clinical and experimental evidence. Pain 1993；52：259-285.
13. Seddon HJ. Three types of nerve injury. Brain 1943；66：237-288.
14. Marbach J, Hulbrock J, Hohn C, Segal AG. Incidence of phantom tooth pain：An atypical facial neuralgia. Oral Surg Oral Med Oral Pathol 1982；53：190-193.

Chapter 2

症例検討

福田謙一
東京歯科大学 口腔健康臨床科学講座 歯科麻酔学分野
東京歯科大学 水道橋病院 歯科麻酔科・口腔顔面痛みセンター

齋田菜緒子
東京歯科大学 口腔健康臨床科学講座 歯科麻酔学分野
東京歯科大学 水道橋病院 歯科麻酔科・口腔顔面痛みセンター

笠原正貴
慶應義塾大学医学部 医化学教室

一戸達也
東京歯科大学 歯科麻酔学講座

松浦信幸
東京歯科大学 歯科麻酔学講座

半田俊之
東京歯科大学 口腔健康臨床科学講座 歯科麻酔学分野
東京歯科大学 水道橋病院 歯科麻酔科・口腔顔面痛みセンター

柴原孝彦
東京歯科大学 口腔外科学講座

高崎義人
独立行政法人 国立病院機構 高崎総合医療センター 歯科口腔外科

Chapter 2

症例検討

福田謙一　齋田菜緒子　笠原正貴　一戸達也　松浦信幸　半田俊之　柴原孝彦　高崎義人

1　症例検討にあたって（福田謙一）

　症例検討として，30症例を提示する．東京歯科大学水道橋病院と千葉病院に来院した患者のなかから，臨床所見や臨床経過が可能な限り多様な症例群となるように選択した．昨年本邦で発売されたばかりのプレガバリン（神経障害性疼痛薬物療法ガイドラインにおける第一選択薬）の使用症例も取り上げた．

　昨今，口腔インプラントの急激な普及とともに，その手術後の神経損傷も増加していることが

表2　症例検討で提示する全30症例の概要一覧．

症例	神経損傷の原因	神経領域	感覚鈍麻	dysesthesia	allodynia	ビタミンB12[*1]	副腎皮質ステロイド[*1]	アミトリプチリン[*1]	プレガバリン[*1]	メキシレチン[*1]
1	局所麻酔針	舌神経	あり	あり	あり	○				
2	局所麻酔針	オトガイ神経	あり	あり	なし	○	○			
3	局所麻酔針	頬神経	あり	あり	あり	○		○		
4	局所麻酔針	舌神経	あり	あり	あり			○	○	
5	根管治療	オトガイ神経	あり	なし	あり	○				
6	根管治療	オトガイ神経	なし	あり	あり	○	○	○		
7	根管治療	オトガイ神経	あり	あり	なし	○	○			
8	智歯抜歯	オトガイ神経	あり	あり	なし	○				
9	智歯抜歯	オトガイ神経	あり	あり	なし	○				
10	智歯抜歯	オトガイ神経	あり	あり	なし	○				
11	智歯抜歯	舌神経	あり	あり	なし	○				
12	智歯抜歯	舌神経	あり	あり	あり	○	○		○	
13	口腔インプラント	オトガイ神経	あり	なし	なし	○	○			
14	口腔インプラント	オトガイ神経	あり	あり	なし	○	○			
15	口腔インプラント	オトガイ神経	なし	あり	なし			○	○	○
16	口腔インプラント	オトガイ神経	あり	あり	なし	○				
17	口腔インプラント	オトガイ神経	あり	なし	なし	○				
18	口腔インプラント	オトガイ神経	あり	あり	あり	○	○			
19	外傷	オトガイ神経	あり	あり	あり	○		○		
20	外傷	眼窩下神経	あり	なし	なし	○				
21	腫瘍切除	オトガイ神経	あり	あり	あり			○	○	
22	腫瘍切除	オトガイ神経	あり	あり	あり			○		
23	腫瘍切除	舌神経	なし	あり	あり			○		
24	腫瘍切除	下歯槽神経	なし	あり	あり			○		
25	義歯	オトガイ神経	あり	あり	あり			○	○	
26	顎矯正手術	オトガイ神経	あり	なし	なし	○				
27	顎矯正手術	オトガイ神経	あり	あり	なし	○	○		○	
28	顎矯正手術	オトガイ神経	あり	あり	なし	○				
29	普通抜歯	歯髄神経	なし	なし	なし					
30	普通抜歯	歯髄神経	なし	なし	あり			○	○	

Chapter 2　症例検討

推測される．東京歯科大学水道橋病院歯科麻酔科初診患者では，10年間で7倍（2000年1年間が3症例，2010年は21症例）に増加している．そのなかで，**Chapter 1** で示したような患者への対応が不適切な症例もけっしてめずらしくない．したがって，症例提示は神経損傷前後の臨床経過から始まり，神経回復治療開始初診までの問題点について筆者の率直な意見を記述している．また，初診時の症状を表（各項目については表1に解説）に，臨床経過をチャート図で示し，その解説を含めて見開き2ページにまとめた．なお，全30症例の概要一覧を表2に示す．症例集の索引として，ご利用いただきたい．

表1　初診時の症状を示す各項目の解説．

感覚鈍麻	感覚低下が下記の触覚検査で認められれば「あり」とした
SWテスト（定量的触圧覚検査）	触覚の検査（Chapter 3 - ②, 9 - 5）参照
二点識別（定量的触圧覚検査）	触覚の検査（Chapter 3 - ②参照）
冷感覚	20℃が認知可能か否かで検査（Chapter 3 - ②, 3 - ③, 3 - ④参照）
温感覚	42℃以上が認知可能か否かで検査（Chapter 3 - ②, 3 - ③, 3 - ④参照）
dysesthesia（ディセステジア）	不快，痛みをともなった異常感覚
allodynia（アロディニア）	異常痛（触っただけで痛い）
paresthesia（パレステジア）	不快とは限らない異常感覚

SWテスト：Semmes-Weinstein test

＊1　薬物療法：Chapter 4 - ③参照　＊2　漢方療法：Chapter 4 - ⑦参照　＊3　カプサイシン局所療法：Chapter 4 - ④参照
＊4　DCT＝ドラッグチャレンジテスト：Chapter 3 - ④ - 3）参照　＊5　星状神経節ブロック：Chapter 4 - ②参照
＊6　近赤外線照射：Chapter 4 - ⑥参照　＊7　手術療法（神経縫合術，神経腫切除）：Chapter 4 - ⑤参照

	漢方療法[*2]	カプサイシン局所療法[*3]	DCT[*4]	星状神経節ブロック[*5]	近赤外線照射[*6]	手術療法[*7]	完治	軽快・満足	不満残存
				○	○			○	
				○	○				○
	○								○
			○	○	○				○
							○		
				○	○				○
				○	○				
							○		
								○	
				○	○				○
				○	○				○
				○	○	○			
				○	○		○		
				○	○				
	○		○		○				○
	○			○		○		○	
				○		○		○	
				○					○
				○					○
							○		
		○	○	○	○				
	○		○	○	○				○
				○					○
	○			○					○
				○		○		○	
				○	○		○		
				○	○			○	
			○		○				○
		○			○			○	
			○	○	○			○	

033

症例 1

舌神経支配領域のしびれと痛み
－半年経て，軽快しているものの後遺している症例（56歳・女性）－

福田謙一

1 局所麻酔針による損傷後

初診時所見（図1）

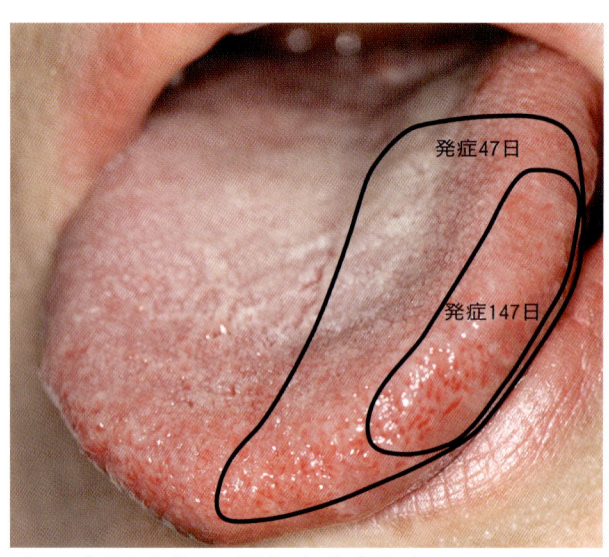

図1　症状を自覚する領域の初診時（発症から47日）と147日後の比較．147日後には領域の縮小が認められた．

患者の訴え
- 電気が走るように痛い！
- しびれている！
- ひっぱられる！
- 熱いもの，冷たいものが食べられない！

感覚鈍麻	あり
SWテスト	2.44（健側1.65）
二点識別	8（健側4）
冷感覚	過敏
温感覚	過敏
dysesthesia	あり
allodynia	あり
paresthesia	あり
自覚症状	しびれる，痛い，ひっぱられる

診断名　左側舌神経感覚障害

初診までの臨床経過

　初診47日前，近歯科医院にて左側下顎智歯急性化膿性歯髄炎の診断のもと，麻酔抜髄術が予定された．浸潤麻酔針を使用した伝達麻酔施行中，患者は激しい電撃痛を自覚した．それ以後，左側舌神経支配領域に感覚障害が出現した．熱いものも冷たいものも摂食することが困難で，味覚も消失していた．発症3日後よりビタミンB_{12}が投与されたが，感覚障害の症状に変化がなく，異常痛が出現してきたため，発症47日目に当科紹介となった．

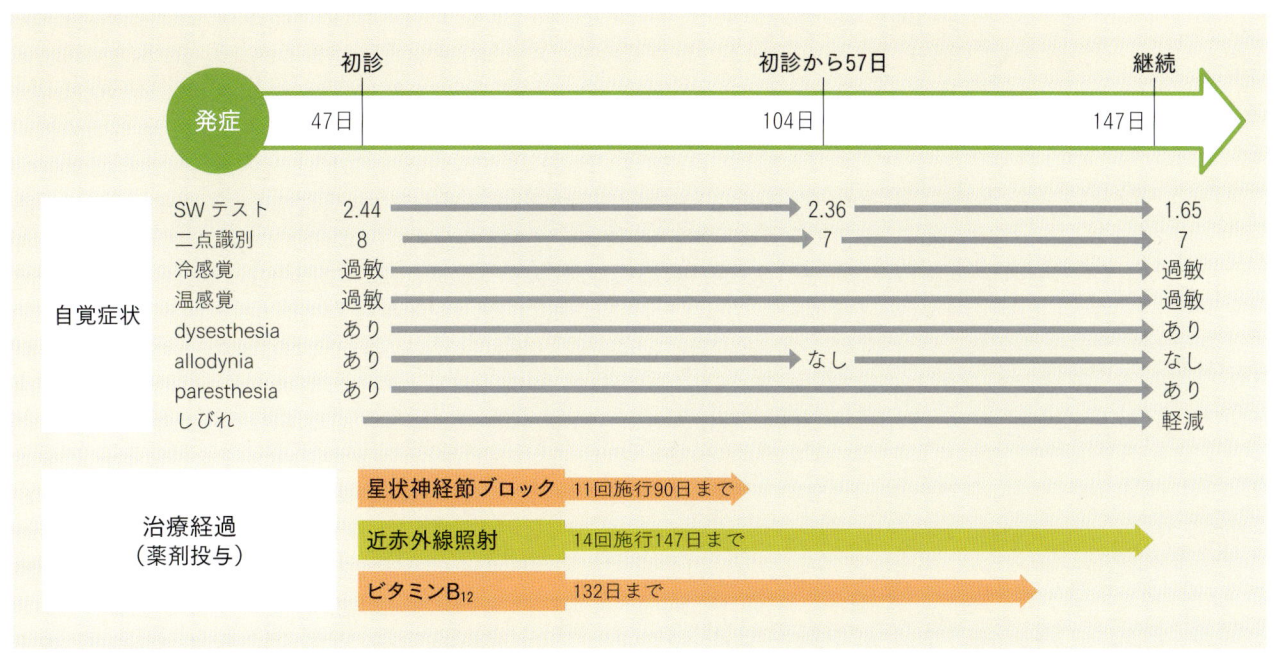

図2 本症例における神経症状の評価と治療経過.

初診までの問題点

舌神経は，下顎孔伝達麻酔時の針の最終刺入部位あたりで，下歯槽神経の前方を走行している．その走行は粘膜下であり，視覚的に確認することはできない．下顎孔伝達麻酔施行時に，針先が舌神経に接触する可能性はきわめて低いが，教科書的方法で施行しても絶対に避けられるとはいいきれない．本症例の場合も，予期することが困難な事態の発生であり，担当歯科医師が回避すべき注意義務を怠ったとはいえないであろう．

本症例は，伝達麻酔に浸潤麻酔用の針を使用していた．別の意味での是非はともかく，浸潤麻酔用であったがゆえに，神経損傷の程度がより小さく抑えられたと思われる．
担当歯科医師は，事故発生直後から病態をよく把握し，自分の過失としたうえで患者の訴えを連日よく聴き，記録し，実に誠意をもって対応していた．あえて問題点を挙げるとしたら，ビタミンB_{12}投与以外の治療の開始について，より早期に検討すべきであったのではないかと思われる．

神経症状の評価とその治療経過（図2）

初診時のSWテストでは，軽度の感覚鈍麻がみられたが，治療開始後ゆるやかに回復し，発症から147日後には感覚鈍麻の程度は，検査上健側と同レベルになった．また，自覚領域の大幅な縮小がみられ，明らかな改善傾向が観察された（図2）．また，当初もっとも苦しんでいた異常痛は消失し，温冷感覚もいまだ過敏状態で異常感覚も存在しているものの，その程度は軽減し，食生活も大幅に改善された．治療は，星状神経節ブロック，近赤外線照射，ビタミンB_{12}の投与で行った．

まとめ

本症例の病態は，症状や臨床経過から推測すると，舌神経が浸潤麻酔用針で貫通されたか，引っ掛けられて一部が損傷したかのいずれかであろう．舌神経は非常に精密な神経であるため，たとえ針などによる小さな損傷でも，複雑で難治な病態となる．

本症例も発症当初は，食事，会話など日常生活の多くの部分が不自由になっていたが，発症から147日後には気にならない程度に回復した．本症例は，担当歯科医師が誠意を存分に示し，患者は「先生にできるだけ迷惑をかけたくない」と前向きに治療に臨んだ．このことが，症状の改善に寄与したのかもしれない．歯科医師と患者間の信頼関係の重要性を強く感じた症例であった．

症例 2

オトガイ神経支配領域のしびれ
－半年間治療，軽快しているものの後遺している症例（33歳・女性）－

齋田菜緒子

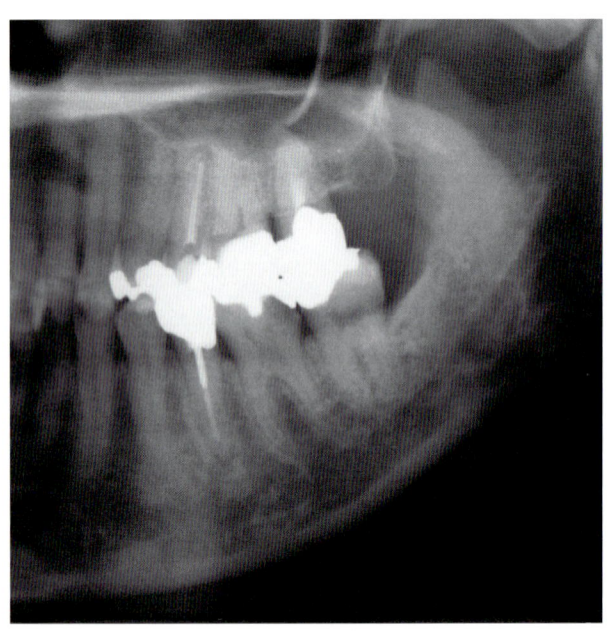

1 局所麻酔針による損傷後

初診時所見（図1）

図1 初診時のパノラマエックス線写真．

患者の訴え
- ビリビリ痛い！
- ゾワゾワする！

感覚鈍麻	あり
SWテスト	4.08（健側1.65）
二点識別	15（健側3）
冷感覚	過敏
温感覚	過敏
dysesthesia	あり
allodynia	なし
paresthesia	なし
自覚症状	ビリビリ感，ゾワゾワ感

診断名 左側オトガイ神経感覚障害

初診までの臨床経過

当科初診4日前，近歯科医院にてC₂との診断下に，4部CR充填処置のため浸潤麻酔の施行が行われた．浸潤麻酔針刺入時にビリッと電気が走るような激痛を感じたため，それを歯科医師へ訴えるが薬液の注入は継続された．浸潤麻酔の途中からは痛みはなくなり，治療中もまったく痛みを感じることはなかった．治療終了の数時間後よりビリビリとした感覚が生じ，しだいに激痛に変化して，夜間睡眠が困難な状態となった．翌朝，痛みは軽減したため洗顔・化粧を行った．その際，左側オトガイ部の感覚鈍麻を自覚したため，同歯科医院を受診．「少したてば治りますから，様子をみてください」といわれたが，感覚鈍麻の状態に強い不安を抱き，当科へ来院した．

初診までの問題点

担当歯科医師は，レントゲン写真による4根尖部とオトガイ孔との位置関係についての把握が十分になされていなかったものと考えられる．また，刺入時に痛みがあるという患者の訴えを無視して，局所麻酔薬の注入を続けたことで神経障害はさらに悪化したものと考えられる．パノラマエックス線写真でのオトガイ孔の部位は，不鮮明な場合も多いため，浸麻針の刺入には細心の注意を払うべきである．万が一患者が電撃様疼痛を訴えた場合には，ただちに浸潤麻酔を中断すべきである．

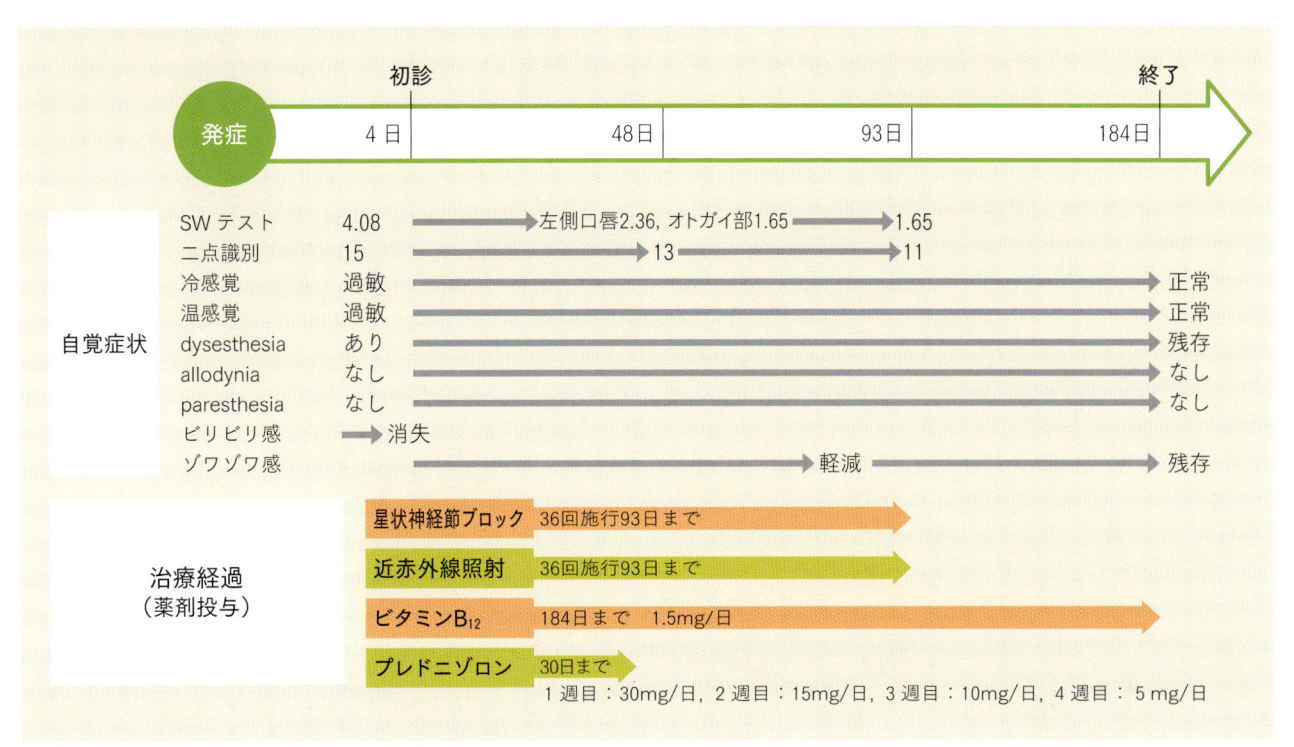

図2 本症例における神経症状の評価と治療経過.

神経症状の評価とその治療経過（図2）

当科初診来院時には，激痛ではないが持続的なビリビリとした痛みがあり，感覚鈍麻の症状も訴えていた．SWテストにて左側口唇・オトガイ部ともに4.08の値（健側1.65）を示していた．二点識別では15（健側9）であった．神経の回復を促すことが重要であるため，初診時より星状神経節ブロック，近赤外線照射，プレドニゾロン，ビタミンB_{12}の処方を開始した．数回の星状神経節ブロックにより痛みは，ほぼ消失した．初診から48日後には，SWテストにて左側口唇は2.36，オトガイ部1.65，二点識別では13と改善した．

しかしながら，ひきつる感じとゾワゾワする感覚があるとのことであった．初診時より93日後，SWテストにて左側口唇・オトガイ部とも1.65，二点識別では11と改善した．しかし，患者自身の感覚としては，痛みはまったくなくなったが「薄皮が1枚はりついている感じ」と表現し，完全な回復とは感じていないようであった．神経症状に関して，治療を継続することでこれ以上の改善は見込めないと判断し，治療を終了した．その後1か月ごとに3か月後まで経過観察を行ったが，SWテストおよび二点識別での変化はなく，「薄皮が1枚はりついている感じ」という患者の訴えも変化は認められなかった．

まとめ

本症例の問題点としては，パノラマエックス線写真でのオトガイ孔の部位は不鮮明であり，|4との位置関係の確認は困難であったことが考えられる．

通常，オトガイ孔の近遠心的位置は，第二小臼歯の中央部に位置することがもっとも多く67.0%，第一・第二小臼歯間部が25.0%，第二小臼歯・第一大臼歯間が1.1%である[1]．本症例では，おそらく|4根尖付近への浸麻針の刺入が行われたと考えられるが，オトガイ孔の約4割は第一・第二小臼歯間部に開口している可能性があることから，頬粘膜の伸展の方向によっては，オトガイ孔への直接の穿刺が行われる可能性は十分に考えられる．そのほかにも，オトガイ孔の上下的位置関係，開口方向なども考慮する必要がある．したがって，下顎小臼歯部の浸潤麻酔を行う際には，エックス線写真での確認に加え，解剖学的位置関係を十分に考慮したうえで，手指でオトガイ孔を確認する必要があると思われる．

参考文献

1. 上條雍彦．図説 口腔解剖学（4）神経学．東京：アナトーム社，1967.

症例3

頬神経支配領域のしびれと痛み
－1年経て後遺している症例（48歳・女性）－

笠原正貴

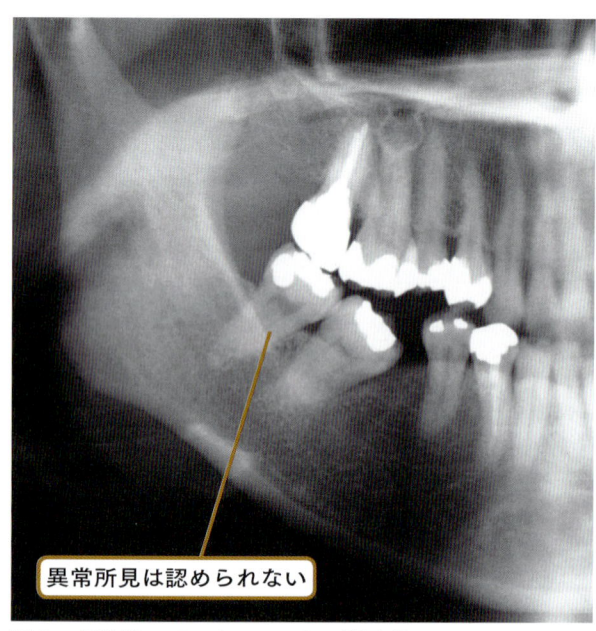

1 局所麻酔針による損傷後

初診時所見（図1）

図1　初診時のパノラマエックス線写真．

異常所見は認められない

患者の訴え
- ビリビリして痛い！
- 食事や歯磨きで痛みが増す！

感覚鈍麻	あり
SWテスト	実施せず
二点識別	実施せず
冷感覚	不明
温感覚	不明
dysesthesia	あり
allodynia	あり
paresthesia	あり
自覚症状	ビリビリ

診断名　頬神経感覚障害

初診までの臨床経過

　初診1年前，近歯科医院にてう蝕症の診断のもと，7⏌のインレー形成術を浸潤麻酔下に受けた．10日後，7⏌の頬側歯肉に感覚鈍麻を自覚するようになった．ビタミンB₁₂製剤の投与で経過観察していたが，3か月後に感覚が鋭敏になり，頬粘膜にビリビリする感覚を自覚するに至った．1年後には7−4⏌部にかけての頬側歯肉にも感覚異常が拡大した．患者は，食事や歯磨きで症状が増悪するともに，安静時でもビリビリする感覚が辛いと訴えていた．紹介により当科来院．

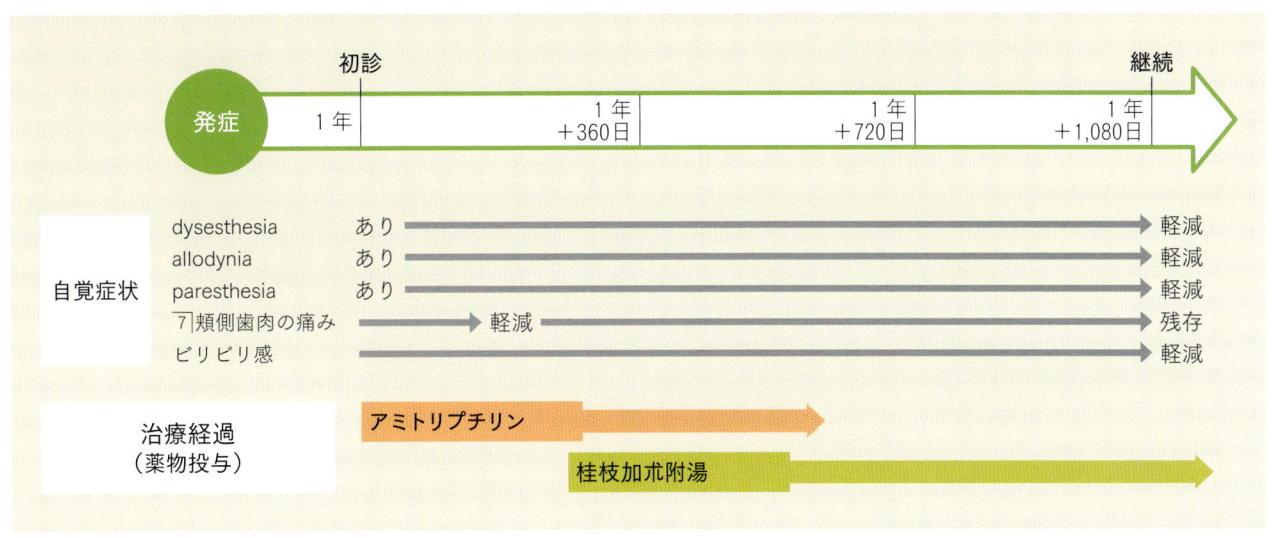

図2 本症例における神経症状の評価と治療経過.

初診までの問題点

　長期の経過観察により，適切な治療（星状神経節ブロック）の機会を逸したことが大きな問題点である．通常は，円滑な神経再生を促すために感覚神経障害後に星状神経節ブロックを早期に行う必要がある．受傷後3か月経過した時点で，異常感覚や異常疼痛が残存した場合，それらを解決するための根本治療は非常に困難になる．

神経症状の評価とその治療経過（図2）

　下行性疼痛抑制機構賦活化の目的に，アミトリプチリン10mg／日の投与から開始した．1週間ごとにアミトリプチリンを10mgずつ増量し，最大80mg／日まで増量した．痛みは3割程度の回復が認められたが，眠気・ふらつき等の副作用が強く，継続が困難となった．そこで鎮痛補助目的に，桂枝加朮附湯を併用したところ，4割程度の疼痛改善が認められ，かつアミトリプチリンの投与量も徐々に減量することができた．最終的には，アミトリプチリンを休薬することができた．現在は桂枝加朮附湯の投与を行っているが，痛みは軽減したものの消失には至っていない．

まとめ

　きわめて稀であるが，局所麻酔針によって，頬神経を障害することもある．本症例は不可抗力の例であると思われるが，症状が発現した場合には，速やかに星状神経節ブロックを行う必要がある．治療時期を逸すると，症状が後遺してしまう可能性が非常に高くなってしまう．

症例 4

舌神経支配領域のしびれと痛み
－除痛に難渋した症例（38歳・女性）－

福田謙一

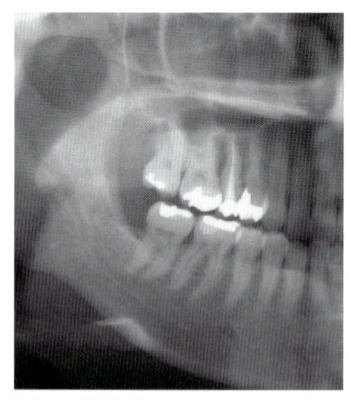

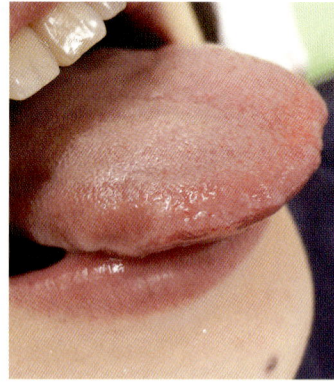

1 局所麻酔針による損傷後

初診時所見（図1，2）

患者の訴え
- ピリピリする！
- 熱い感じがする！
- はりつく！

図1　初診時のパノラマエックス線写真．

図2　初診時の舌の所見．

表1　ドラッグチャレンジテストの結果．

試験薬名	VASの変化
リドカイン	50％以上減少
フェントラミン	不変
ケタミン	不変
チオペンタール	不変
モルヒネ	不変

感覚鈍麻	あり（軽度）
SWテスト	3.14（健側1.65）
二点識別	14（健側10）
冷感覚	正常
温感覚	過敏
dysesthesia	あり
allodynia	あり
paresthesia	なし
自覚症状	ピリピリ感，灼熱感，はりつき感

診断名 右側舌神経感覚障害

初診までの臨床経過

　初診1年4か月前，近歯科医院にて 8̱ 抜歯のための同部舌側歯肉局所麻酔針刺入時に電撃的激痛が発現した．それ以来，右側舌前方，右側舌側歯肉すなわち右側舌神経支配領域に神経障害性の症状が生じ，持続した．熱い鉄板を当てられたような感じ，ピリピリ感を安静時にも自覚し，味覚の異常を認識していた．食事，会話など日常生活に著しく支障をきたしていた．初診1年前某病院口腔外科にて「舌神経損傷」の診断を受け，メコバラミン，アデノシン三リン酸の経口投与が開始され，1年間服用したが症状に変化はなかった．紹介により来院した．

初診までの問題点

　担当歯科医師は，「舌痛症」「脳腫瘍」など心理的問題や脳外科的問題と説明し，起きてしまった事象に対してまったく向き合おうとしていなかった．神経障害に対する対応はまったくしていなかったため，治療開始は著しく遅延した．

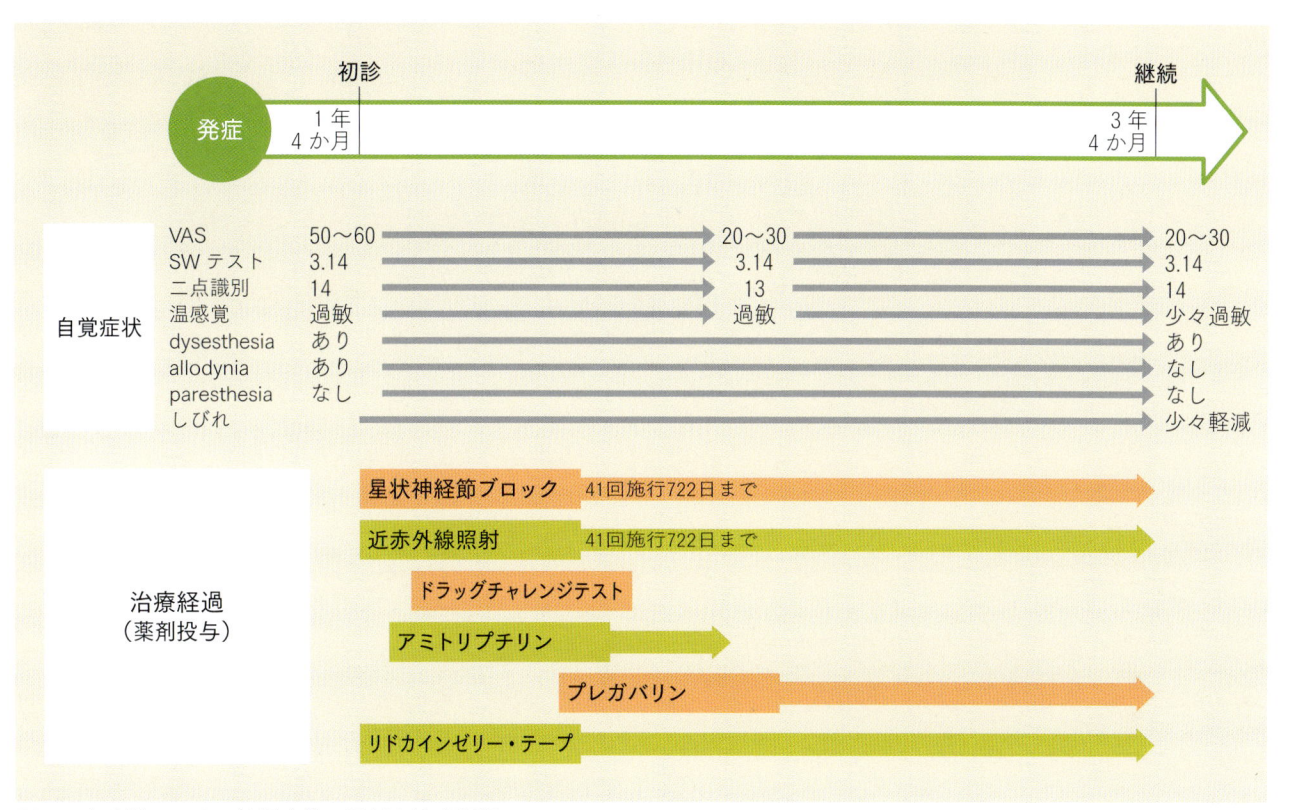

図3 本症例における神経症状の評価と治療経過.

神経症状の評価とその治療経過（図3）

　右側舌神経支配領域の表面粘膜に視覚的異常は認められなかった．症状は，灼熱感とピリピリ感をもった痛み（VAS＝86）と異常感覚で，中等度の感覚鈍麻，温感覚過敏，味覚異常がみられた．リドカインのゼリーやクリームは，一時的に症状を緩和させた．また，星状神経節ブロックは，著しく症状を改善させ，それが数時間持続した．ドラッグチャレンジテストでは，リドカインに十分な除痛反応(疼痛50％以上減少)を示したが，フェントラミン，ケタミン，チオペンタール，モルヒネには反応を示さなかった（表1）．星状神経節ブロックに加えてリドカイン100mgの点滴を行うと，約3週間の症状軽減がみられた．アミトリプチリンは，ある程度の効果があったので暫時増量し，80mgまで増量したところで，頻脈が出現した．ミルナシプランに変更したが効果はみられなかった．プレガバリンの服用はきわめて有効で，300mg／日で生活の大きな改善がみられた．現在，プレガバリンの服用と1か月に1～2回の星状神経節ブロック，リドカインの点滴で症状は落ち着いている．

まとめ

　本症例は，初診時すでに発症から1年4か月が経過しており，感覚神経の完全回復はまず期待できない．しかしながら，強い痛みが睡眠，食事，会話に支障をきたし，少しでも症状を軽減したいという患者の強い希望があったので，より良い対症療法を検討した．ドラッグチャレンジテストの結果は，末梢性の神経障害性疼痛でリドカインの塗布，静脈内投与が有効で，プレガバリンの服用はきわめて有効であった．星状神経節ブロックは，施行後症状が劇的に軽減されるようで，しかもその効果は持続した．フェントラミンに反応しなかったことから，交感神経依存性疼痛というより末梢循環不全による痛みの可能性が考えられた．

症例5

オトガイ神経支配領域のしびれ
ー数か月で完全回復した症例（36歳・男性）ー

一戸達也

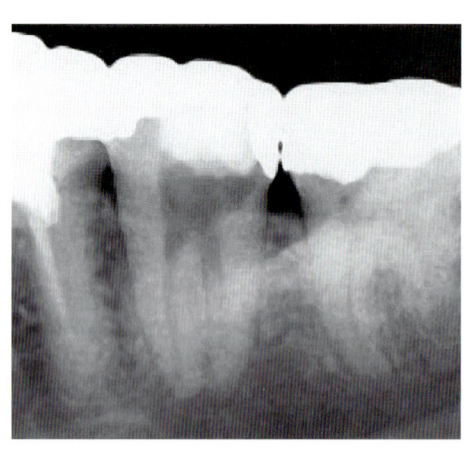

初診時所見（図1, 2）

図1　初診時のデンタルエックス線写真．

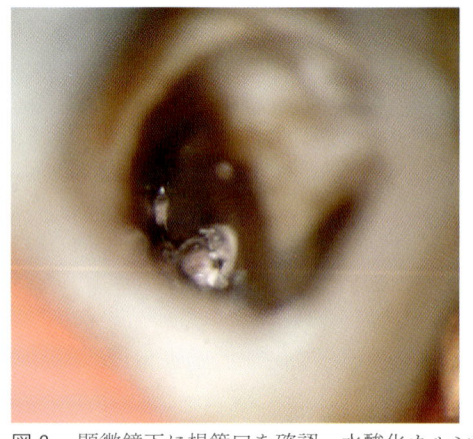

2 根管治療後

図2　顕微鏡下に根管口を確認．水酸化カルシウムが根管内に大量に填塞されていた．

患者の訴え
- 下唇の左側がピリピリする！
- 下顎の前歯のあたりがヒリヒリする！

感覚鈍麻	あり
SWテスト	実施せず
二点識別	実施せず
冷感覚	過敏
温感覚	過敏
dysesthesia	なし
allodynia	あり
paresthesia	あり
自覚症状	ピリピリ感

診断名 左側オトガイ神経感覚障害

初診までの臨床経過

　初診3週間前，近歯科医院にて慢性化膿性根尖性歯周炎の診断のもと，「7の根管治療を受けた．初回治療時には特記事項はなかったが，2回目の治療時に水酸化カルシウムの貼薬を受けた後から，左側オトガイ神経支配領域にdysesthesiaをともなわないしびれ感を自覚した．また同時に，下顎左側前歯部歯肉にヒリヒリした感覚が発現し，軽く触れると違和感が増悪した．その後，再度根管治療を受けたが，これらの症状が改善しないため，紹介により当科来院となった．

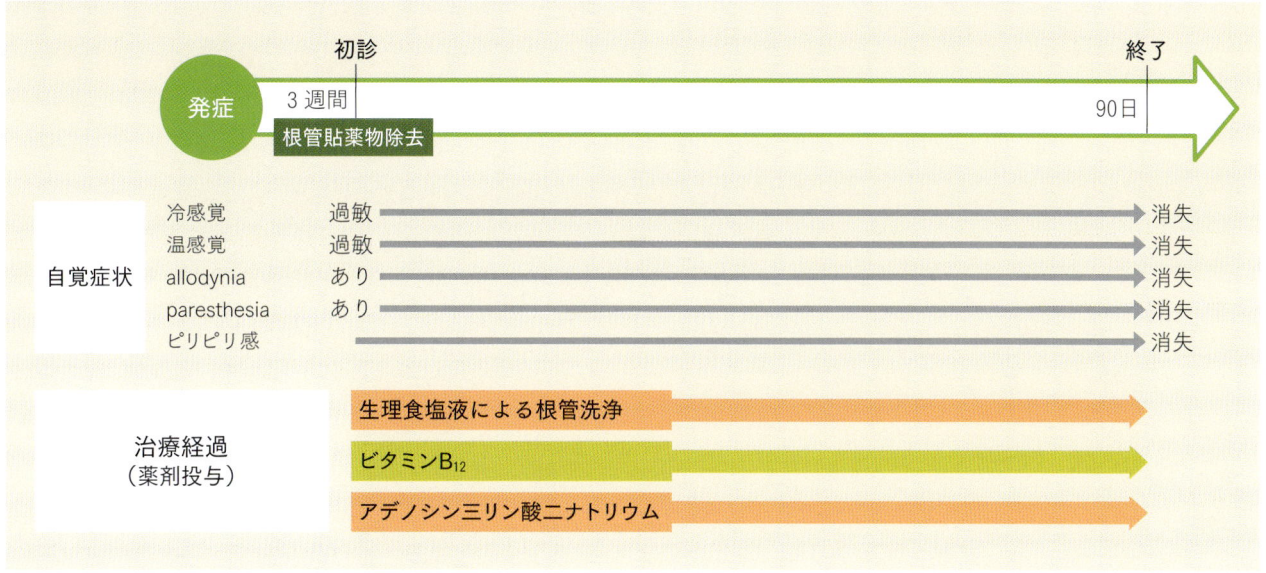

図3　本症例における神経症状の評価と治療経過.

初診までの問題点

　初診時のデンタルエックス線写真から，7┐の根尖孔はとくに拡大してはいないが，根尖孔と下顎管との距離は2〜3mm程度と近く，強アルカリ性を示す水酸化カルシウムの貼薬によって下歯槽神経が傷害されたものと考えられる（図1）．根管治療後のオトガイ神経支配領域のしびれは下顎左側前歯部歯肉のallodyniaをともなっていたことから，神経障害性の症状の可能性を考慮すべきであった．

神経症状の評価とその治療経過（図3）

　オトガイ神経支配領域の神経症状はdysesthesiaをともなわない感覚鈍麻であり，下顎左側前歯部歯肉の神経症状はallodyniaであった．これらは水酸化カルシウムの貼薬後に発現していたことから，当科初診時に顕微鏡下に根管口を確認したところ，水酸化カルシウムが根管内に大量に填塞されている状態が確認できた（図2）．そこで，根管内の水酸化カルシウムを生理食塩液で洗浄して除去し，その後も週1回の来院のつど，生理食塩液で根管内洗浄を継続した．この間，根管内には何の貼薬も行わなかった．また，ビタミンB_{12} 1,500μg／日とアデノシン三リン酸二ナトリウム 120mg／日を経口投与した．その結果，これらの症状は3か月後に完全に消失した．

まとめ

　本症例は，7┐の根尖孔と下顎管が近接していたために，根管治療薬が根尖孔から下顎管内へと浸潤し，下歯槽神経が傷害されたものと思われる．根管治療後にオトガイ神経支配領域の神経症状が発現したときには，根管治療薬による下歯槽神経傷害の可能性も考慮すべきである．

症例6

オトガイ神経支配領域のしびれと痛み
－除痛に難渋した症例（42歳・女性）－

福田謙一

初診時所見（図1, 2）

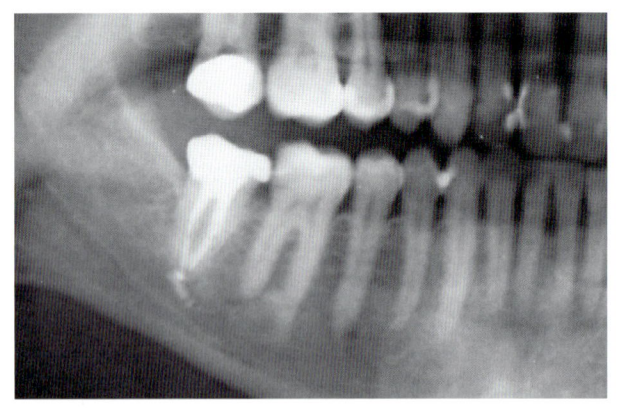

図1 初診時のパノラマエックス線写真.

2 根管治療後

図2 初診時の7|のデンタルエックス線写真.

根充剤の下顎管内への漏洩

患者の訴え
- ピリピリする！
- かきむしりたい！
- じわーっと痛い！

感覚鈍麻	ほとんどなし
SWテスト	1.65（健側1.65）
二点識別	14（健側11）
冷感覚	過敏
温感覚	過敏
dysesthesia	著しくあり
allodynia	あり
paresthesia	なし
自覚症状	ピリピリ感，じわーっとした痛み

診断名 右側オトガイ神経感覚障害

初診までの臨床経過

　初診10日前，近歯科医院にて歯髄炎の診断のもと，7|の麻酔抜髄処置を受けた．抜髄施行中は，局所麻酔が十分に奏効していたらしく，とくに何も感じなかったが，貼薬時に激痛が生じたことを発端として，右側オトガイ神経支配領域に異常痛と異常感覚が発現した．ピリピリとした，じわーっとした持続痛と，かきむしりたくなるような違和感を自覚し，下顎右側口唇およびオトガイ部の接触によって，その痛みや違和感は増悪した．それは食事，会話などの日常生活に支障をきたし，夜間入眠が困難なほどの著しい痛みであった．翌日，担当歯科医師にその痛みについて訴えたが，「そのうち楽になりますよ」といわれ，頓用にジクロフェナク50mgを処方された．ジクロフェナクを何度か服用したが，まったく効果がなく，その激痛は執拗に持続した．1週間後，根管充填によって，さらに痛みが増悪した．根管充填から3日後，耐えがたい痛みに患者は，他の歯科医院に相談に行き，紹介により当科来院となった．

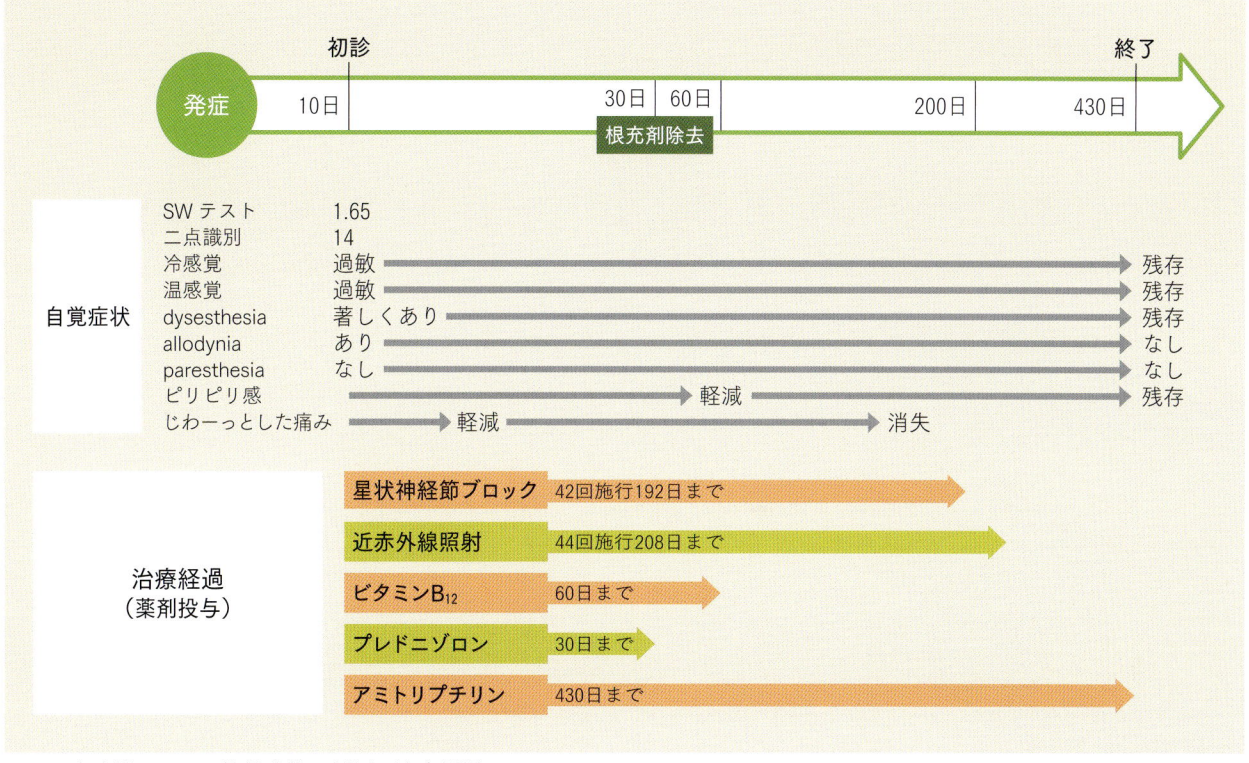

図3　本症例における神経症状の評価と治療経過.

初診までの問題点

担当歯科医師は，⑦と下顎管の位置関係を事前に十分把握していなかったようだ．事前に十分に把握したうえで，慎重に抜髄処置を施すべきであったと思われる．また，抜髄処置翌日の患者の訴えに対して，よくみられる抜髄後痛と判断し対応したようだが，口唇やオトガイ部に症状を訴えていたので，神経障害性の症状であることを認識すべきであった．そうであったならば，根管充填によって，さらに痛みを増悪させることはなかったのではないかと思われる．

神経症状の評価とその治療経過（図3）

SWテストなどの感覚の量的検査の数値は正常で，むしろ過敏状態であった．自覚症状のタイプは，ピリピリ感など明らかに神経障害後の症状であった．強い痛み症状があったため，神経をできるだけ回復させること以前に，まずは痛みを和らげるためという目的があった．そのため，当初からアミトリプチリンの処方を開始した．数回の星状神経節ブロックで，著しい痛みは軽減し，ピリピリ感も60日後には軽減傾向となった．しかしながら430日を経ても，dysesthesiaと「かきむしりたくなる違和感，不快な感じ」は残存していた．これ以上の改善は期待できないと判断し，430日後，治療は中止となった．

まとめ

本症例は，抜髄処置の行為にとくに問題はなかったと思われるが，⑦と下顎管が連続していたことによって，容易に下歯槽神経が損傷されたと思われる．根管の尖通後，ホルマリンクレゾールの根管貼薬時に，その化学的刺激に起因したと思われる神経障害性疼痛が発現し，さらに根管充填剤の下顎管内への漏洩がそれを悪化させたものと思われる．

症例7

オトガイ神経支配領域のしびれと痛み
―除痛に難渋した症例（57歳・女性）―

松浦信幸

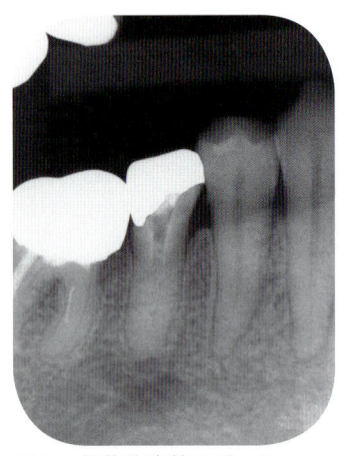

初診時所見（図1, 2）

図1 根管治療前のデンタルエックス線写真.

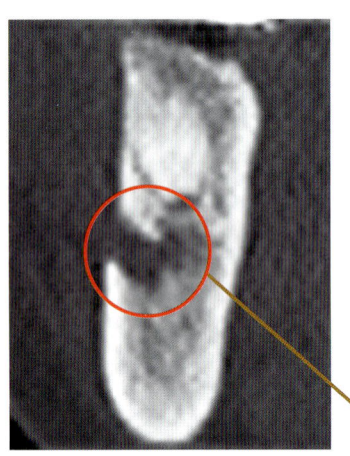

図2 原因部位のCT写真.
5の根尖とオトガイ孔の近接

2 根管治療後

患者の訴え
- 根の治療を始めてから右の顎が締めつけられるように痛い！
- 唇の周囲がヒリヒリ, ビリビリする！

感覚鈍麻	あり
SWテスト	3.22（健側1.65）
二点識別	21（健側10）
冷感覚	過敏
温感覚	過敏
dysesthesia	著明
allodynia	なし
paresthesia	なし
自覚症状	締めつけられる感じ, 口唇周囲がヒリヒリ, ビリビリ

診断名 右側オトガイ神経感覚障害

初診までの臨床経過

　初診6週間前，近歯科医院にて慢性化膿性歯周組織炎の診断のもと，5の感染根管治療を受けた．患者は術当日より次第に右側下唇部よりオトガイ部にかけてのヒリヒリ, ビリビリとした不快症状と感覚鈍麻を自覚し, 翌日主治医にその不快症状について訴えた．その後の治療で, これまでの不快症状に加えて右側オトガイ部の障害と患歯を中心とした下顎骨全体の締めつけられるような激しい痛みが発現した．主治医より頓用のジクロフェナク50mgを処方されたが, 内服するも効果はなかったという. その後, 複数回の治療を繰り返すも症状は増悪し, 外出もできなくなるなど, 日常生活に支障をきたしはじめた. 以前に左側の下顎骨骨髄炎で当院口腔外科受診の既往があったことから, 担当歯科医師に相談し, 当科を紹介来院した．

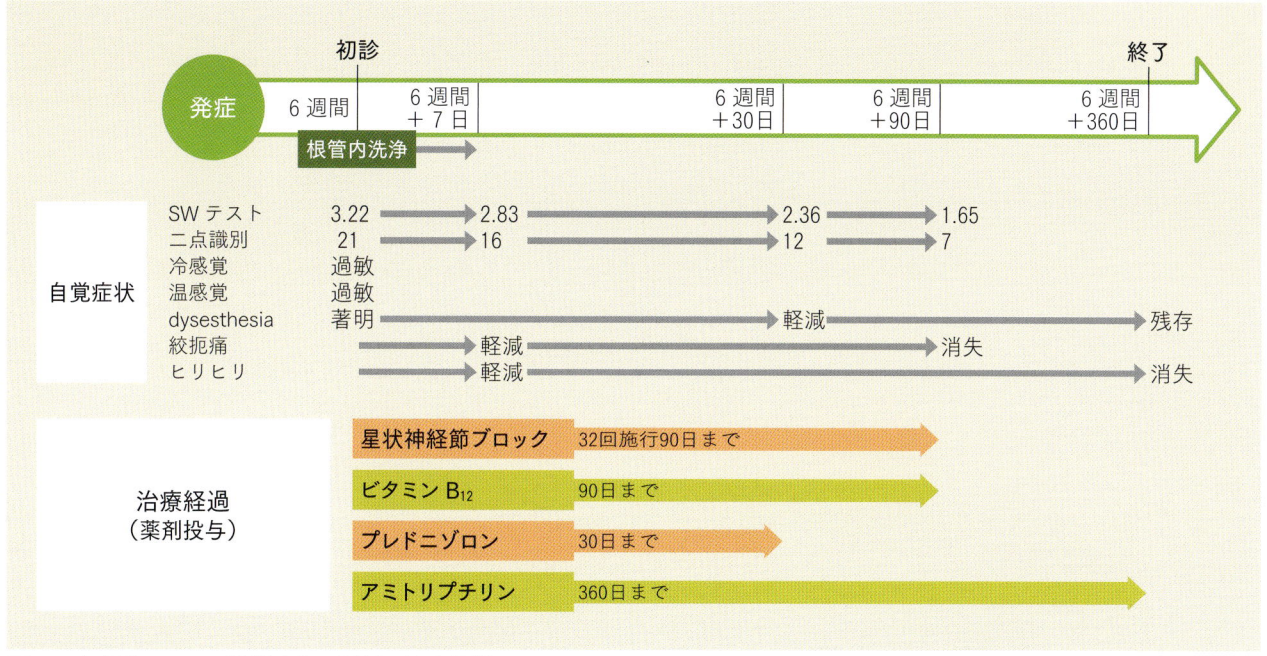

図3 本症例における神経症状の評価と治療経過.

初診までの問題点

担当歯科医師は，感染根管治療前にデンタルエックス線写真にて根尖部の透過像を確認していたが，オトガイ孔との位置関係までは十分把握できていなかったと思われる．デンタルエックス線写真上のオトガイ孔相当部の透過像を根尖病巣と誤認した可能性もある．担当歯科医師は感染根管治療開始直後からの患者の不快症状の訴えに対して，患歯と同一部位でないこと，根管治療で認められる典型的な症状ではなかったことから，神経損傷の可能性を疑わなかったようである．

神経症状の評価とその治療経過（図3）

根管治療開始時よりオトガイ部に不快症状と感覚鈍麻を発現．根管内にホルマリン・グアヤコール貼薬後，右側オトガイ部感覚障害と下顎骨全体の締めつけられるような激しい痛みを発現したこと，以前，骨髄炎時にて撮影したCT上で患歯根尖とオトガイ孔の近接を確認できたことから，ホルマリン製剤による下歯槽神経の神経損傷の可能性が疑われた．ただちに根管内の綿栓を除去し，生理食塩液での根管内洗浄を1週間施行した．SWテストにてオトガイ部感覚鈍麻，口唇周囲の異常感覚，右側下顎骨全体の強い絞扼痛を認めるため，疼痛緩和と損傷した神経の回復を目的とし，ビタミンB_{12}製剤，プレドニゾロン，アミトリプチリンの処方，星状神経節ブロックを開始した．1週間後より異常感覚と絞扼痛の緩解を認め，絞扼痛は90日で消失した（星状神経節ブロック32回施行）．SWテストの結果も90日で左側と同値となった．しかし，絞扼痛消失後より口角部に突っ張る感覚が発現し，口腔周囲のヒリヒリ，ビリビリとした異常感覚も残存した．これ以上の症状回復は望めないことを患者に説明し，360日後治療終了となった．

まとめ

本症例は，根管消毒薬による下歯槽神経の損傷によって発症した神経障害性疼痛ならびに異常感覚である．直接または気化したホルマリン・グアヤコールが根尖孔からオトガイ孔まで到達し，下歯槽神経線維をタンパク質変性させたことに起因していると思われる．幸い損傷の程度が軽度であったため，疼痛，感覚鈍麻に関してはほぼ完治したが，異常感覚は現在も残存している．解剖学的に下顎第二小臼歯とオトガイ孔は近接している場合が多く，根管治療後に患者からオトガイ部に不快症状の訴えがある場合には，十分注意が必要である．

症例8

オトガイ神経支配領域のしびれと痛み
－数週間で完全回復した症例（31歳・女性）－

福田謙一

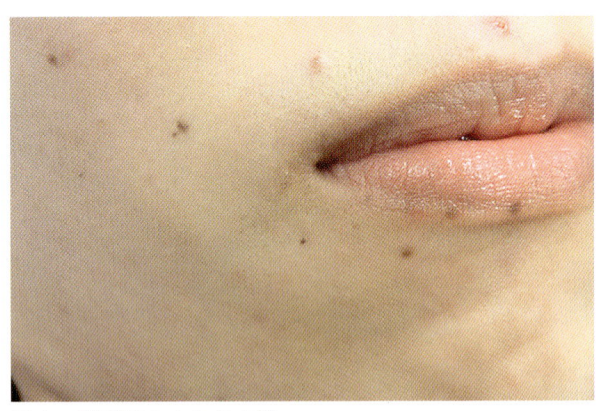

初診時所見（図1,2）

図1 初診時のオトガイ部．

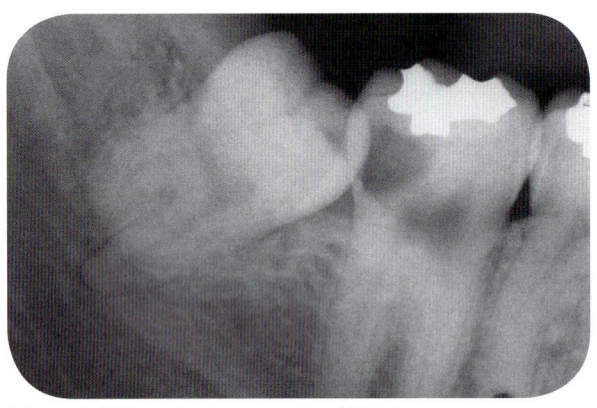

図2 抜歯前のデンタルエックス線写真．

患者の訴え
- 感覚が鈍い！
- しびれている！

感覚鈍麻	あり
SWテスト	2.36（健側1.65）
二点識別	11（健側7）
冷感覚	正常
温感覚	正常
dysesthesia	なし
allodynia	なし
paresthesia	なし
自覚症状	しびれている

診断名 右側オトガイ神経感覚障害

初診までの臨床経過

　当院初診9日前，某病院口腔外科にて|8|の抜歯術を受けた．抜歯施行中，局所麻酔は十分に奏効し痛みはなく，抜歯は順調に施された．手術翌朝，同側のオトガイ部に局所麻酔の注射後のような鈍麻感を認識した．初診3日前，抜歯後治癒経過は順調であったが，オトガイ部の鈍麻感に変化がないため，ビタミンB_{12}の服用が開始され，当科に紹介された．

3 智歯抜歯後

048

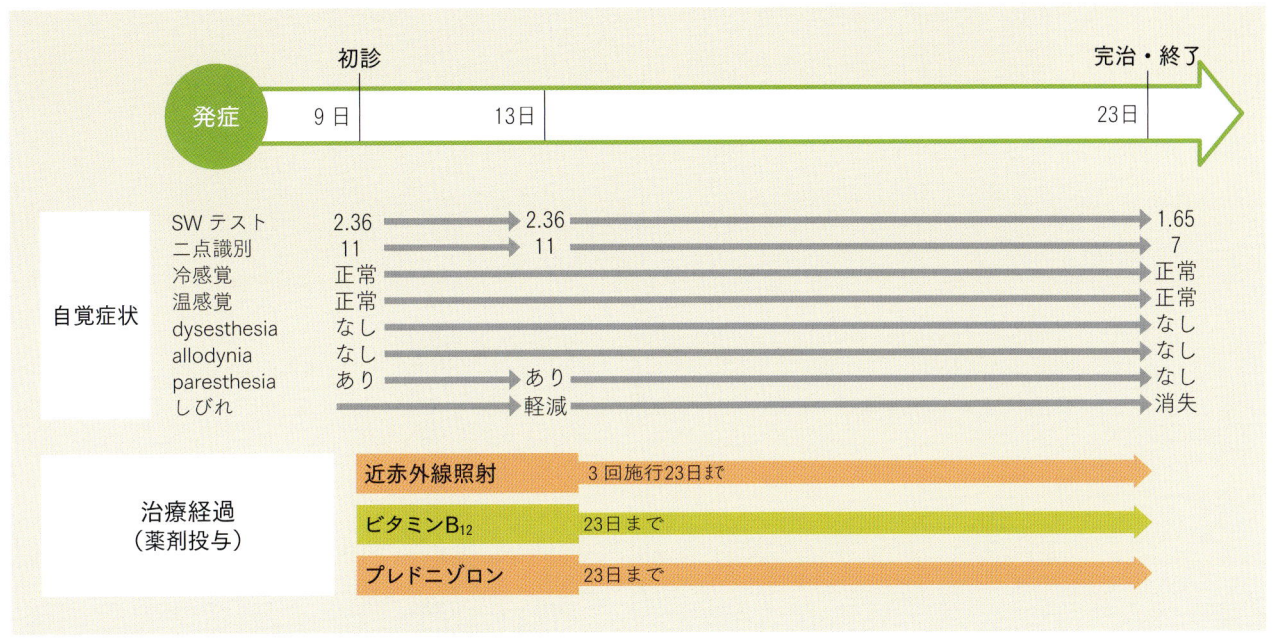

図3 本症例における神経症状の評価と治療経過.

初診までの問題点

担当歯科医師は，抜歯後に起こりうる神経障害の可能性について，抜歯に臨む前に説明していたが，患者は感覚障害という状態がどのようになるものであるかを十分に理解できていなかったようだ．

神経症状の評価とその治療経過（図3）

初診時のSWテストでは，軽度の感覚鈍麻がみられたが，急速に回復し，発症から14日後には感覚鈍麻自覚領域の縮小がみられ，22日後には健側と同レベルまで回復した．温冷感覚，痛覚，二点識別は，初診時の時点で健側と同レベルであった．初診時の患者の訴えは，「重い」「腫れぼったい」であったが，22日後感覚鈍麻の回復とともに自覚症状は消失した．治療は，近赤外線照射，プレドニゾロン，ビタミンB_{12}の治療で行った．

まとめ

本症例は，抜歯後の内出血と組織の腫脹が下歯槽神経を圧迫して一過性の神経伝導障害を起こしたものと思われる．症状および臨床経過から推測して，神経は直接損傷を受けていなかったと思われる．そのため，順調に回復し，22日後には完治するという好結果を得た．また，早期に対応したことも回復を順調にさせたことに寄与したと思われる．当初から温冷覚異常や異常感覚はなく，感覚鈍麻も徐々に回復し，患者自身がその回復を自覚していた．本症例は，典型的な完全回復症例であった．

症例9

オトガイ神経支配領域のしびれと痛み
－数週間でほぼ完全回復した症例（38歳・女性）－

福田謙一

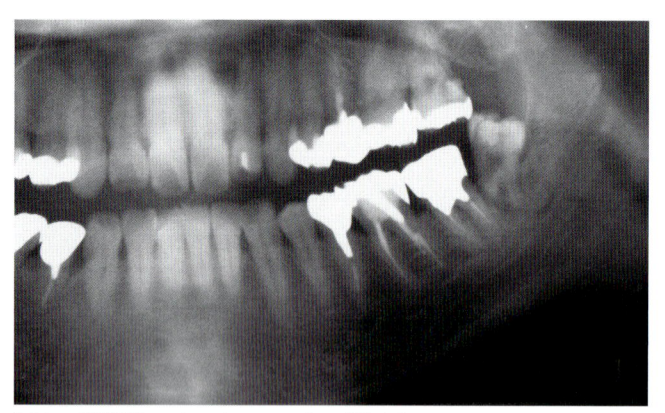

初診時所見（図1，2）

図1　初診時のパノラマエックス線写真．

図2a　初診時のCT写真（冠状断）．

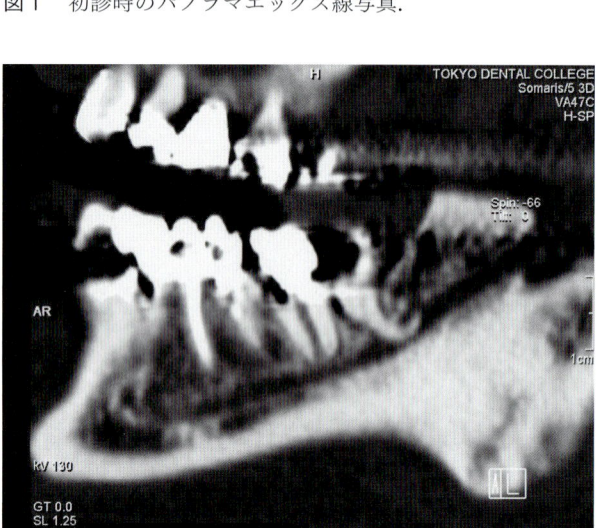

図2b　初診時のCT写真（矢状断）．

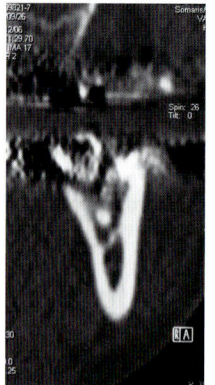

患者の訴え

・感覚が鈍い！
・しびれている！

感覚鈍麻	あり
SWテスト	3.84（健側1.65）
二点識別	15（健側4）
冷感覚	低下
温感覚	正常
dysesthesia	あり
allodynia	なし
paresthesia	あり
自覚症状	しびれている

診断名　左側オトガイ神経感覚障害

初診までの臨床経過

　初診15日前，近歯科医院にて8の抜歯術を受けた．抜歯施行中，激痛が出現し，中断となった．翌日，抜歯中断となった8部の痛みと同側オトガイ部の感覚障害を主訴に，当院口腔外科に来院した．左側下顎智歯の遠心根に湾曲がみられ，セメントーマ様の不透過像が連続していた．CTでは，その不透過像と下顎管が近接しており，下歯槽神経が圧迫されている可能性が考えられた．処置後より，局所麻酔の注射をした後のような感覚の鈍麻と異常感覚を同側のオトガイ部に認識していた．抜歯後の感覚障害の可能性について，同意，十分に理解したうえで抜歯が行われた．抜歯は，歯牙の分割と周囲骨の十分な削去によって，可能な限り下歯槽神経に影響を与えないように行われた．抜歯施行中，痛みの出現はなかった．抜歯後治癒経過は順調であったが，2週間を経過してオトガイ部の症状に変化がないため，ビタミンB$_{12}$の投与が開始され，当科を紹介された．

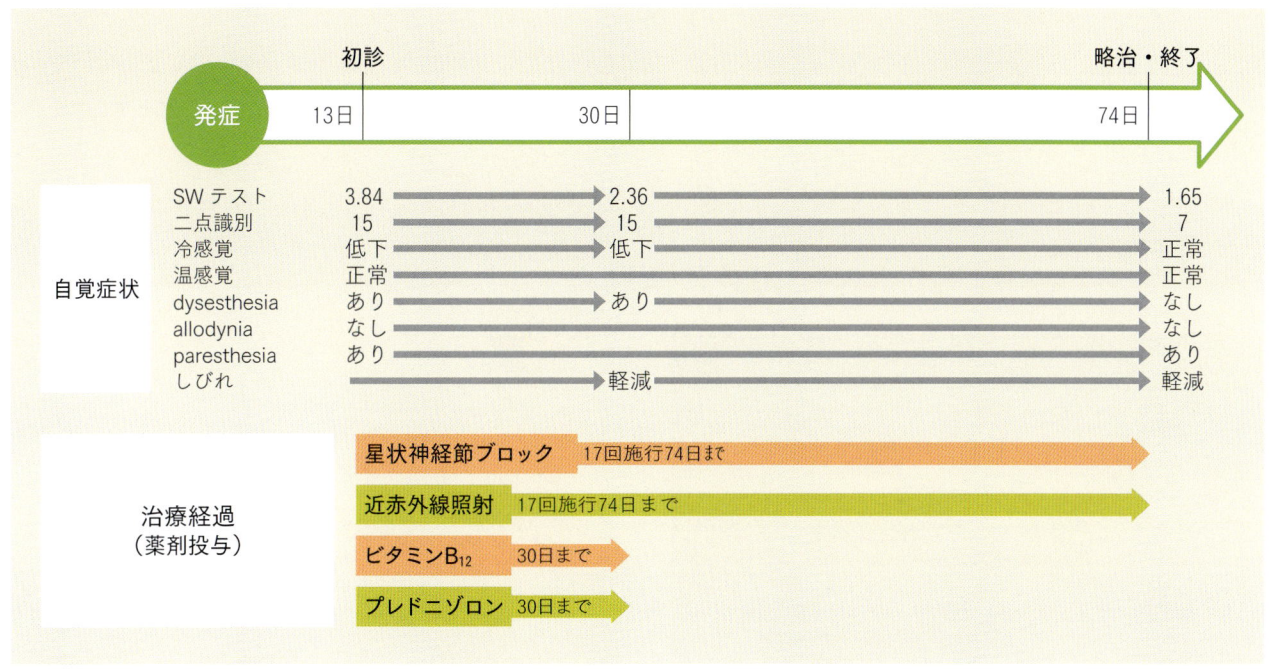

図3 本症例における神経症状の評価と治療経過.

初診までの問題点

　パノラマエックス線写真の所見で，智歯と下顎管の近接は把握可能である．抜歯に臨む前に，十分な準備と患者への術後神経障害の可能性についての説明が必要と思われるが，近歯科医院の担当歯科医師は明らかに説明不足で患者は起こりうる可能性について，十分に理解できていなかったようだ．

神経症状の評価とその治療経過（図3）

　初診時のSWテストでは，中等度の感覚鈍麻がみられたが急速に回復し，発症から30日後には感覚鈍麻の程度の低下と自覚領域の大幅な縮小がみられ，改善傾向が観察された．74日後には，温冷感覚および二点識別が，健側と同レベルまで回復した．また，自覚症状もほぼ消失した．治療は，星状神経節ブロック，近赤外線照射，プレドニゾロン，ビタミンB$_{12}$で行った．

まとめ

　智歯またはそれに連続しているセメントーマ様の物体が，下歯槽神経に接触していたことは，間違いないであろう．その後の経過から推測すると，神経の損傷は，きわめて軽度であったと思われる．本症例は，抜歯時に出現した電撃痛が，下歯槽神経を保護したといっても過言ではない．担当歯科医師は，患者が痛みを訴えたため，無理をせず抜歯を中断した．これは，大きな神経損傷を回避した賢明な判断だったと思われる．抜歯後，神経症状は順調に回復し，74日後にはほぼ完治するという好結果を得た．発症から13日目，比較的早期に対応したことも回復を順調にさせたことに寄与したと思われる．

症例10

オトガイ神経支配領域のしびれと痛み
－半年経て，治療，軽快しているものの後遺している症例（44歳・女性）－

福田謙一

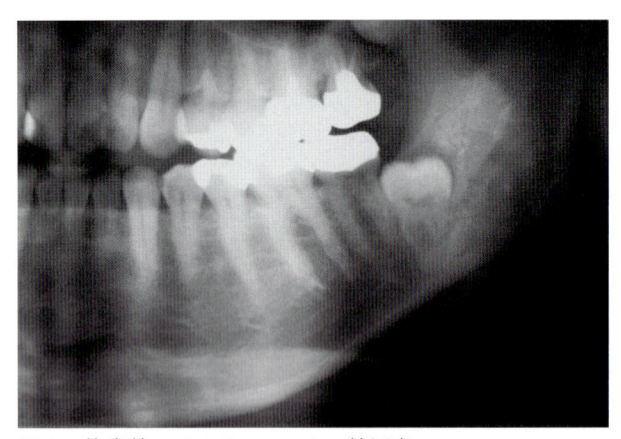

初診時所見（図1，2）

図1　抜歯前のパノラマエックス線写真．

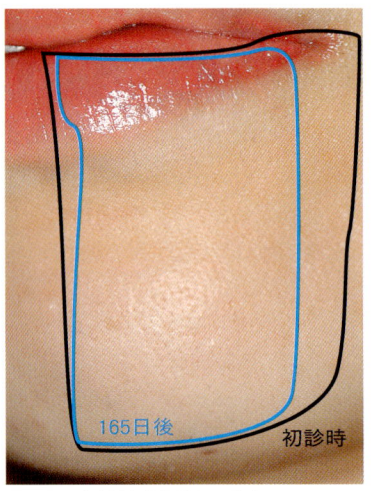

図2　感覚鈍麻領域の変化．

患者の訴え
- 感覚が鈍い！
- しびれている！
- ジリジリ！
- ジンジン！
- ボワー！

感覚鈍麻	あり
SWテスト	4.93（健側1.65）
二点識別	20以上（健側9）
冷感覚	低下
温感覚	低下
dysesthesia	あり
allodynia	なし
paresthesia	あり
自覚症状	しびれている，ジリジリ感

診断名 左側オトガイ神経感覚障害

初診までの臨床経過

当科初診4か月前，近歯科医院にて「7遠心部より排膿が認められ，智歯周囲炎の診断のもと当病院口腔外科に紹介された．当該智歯は，下顎管と近接（図1）していたため消炎後，抜歯を施行するか，回避するかについて検討し，経過観察となった．当科初診2週間前，患者同意のもと抜歯が行われた．抜歯は周囲の骨を削去するなど下歯槽神経を可能な限り保護しつつ行われた．抜歯施行中は，神経接触を思わせる症状の発現はなく，とくに問題なく終了した．抜歯施行翌日は，同側オトガイ部に感覚の異常を自覚しなかったが，抜歯5日後より感覚鈍麻を自覚するようになり，抜歯施行2週間後，異常感覚も出現してきたため，当科初診となった．

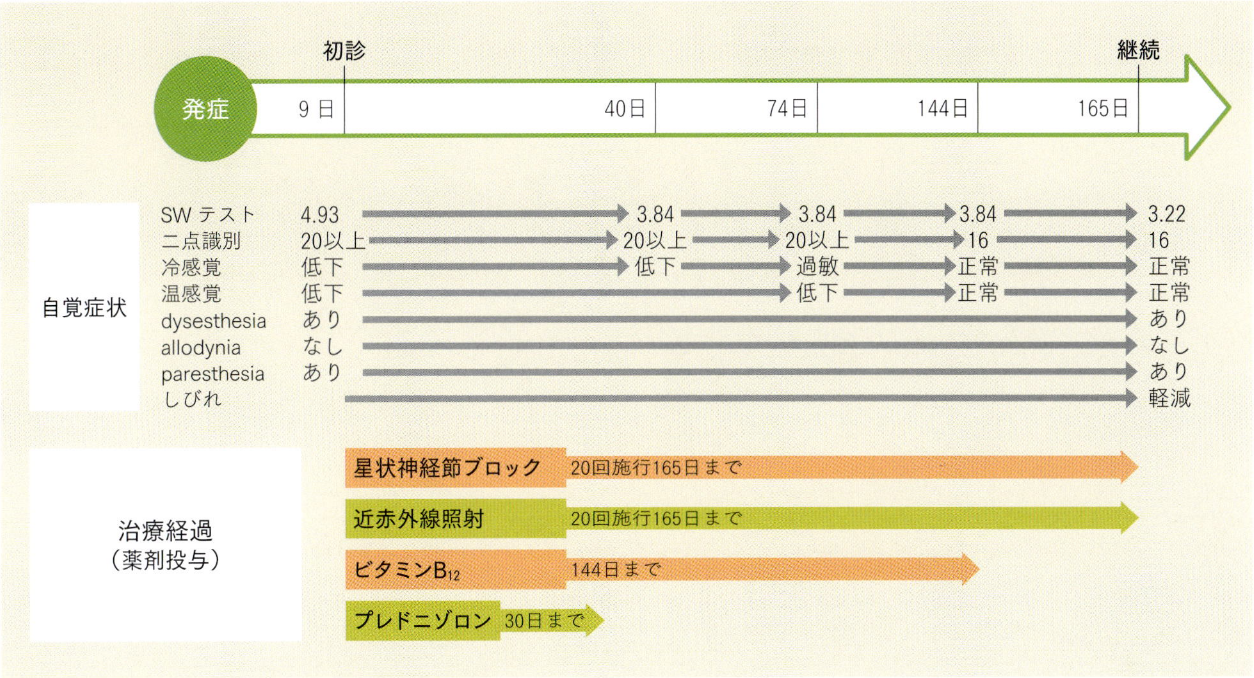

図3 本症例における神経症状の評価と治療経過.

初診までの問題点

　口腔外科の担当歯科医師は，パノラマエックス線写真およびCT写真の所見で，智歯と下顎管の近接を確認し，抜歯を行った場合の危険性，抜歯を回避した場合の危険性を患者と十分に話し合いをしたうえで抜歯に臨んでいた．患者は起こりうる可能性について，十分に理解できていたようで，事前の説明，同意など抜歯に臨む態度はまったく問題なかったと思われる．また，神経症状の訴えがあった後も早期に神経回復の治療を勧めており，抜歯後の対応も問題なかったと思われる．

神経症状の評価とその治療経過（図3）

　初診時のSWテストでは，強い感覚鈍麻がみられ，二点識別，温冷感覚，痛覚とも低下していた．また，ジンジン，ジリジリ，ボワーっと感じる異常感覚を訴えた．それらの症状は，少しずつ改善した．144日後には，温冷感覚が健側と同レベルまで回復し，安静時の自覚症状は消失し，食事は不自由なく摂れるようになった．しかしながら，いまだ接触によるジリジリ感は残存し，感覚鈍麻領域の面積に明らかな改善がみられていない（図2）．治療は，星状神経節ブロック，近赤外線照射，プレドニゾロン，ビタミンB$_{12}$で行っている．

まとめ

　臨床経過からすると，神経損傷があったことが推測されるが，智歯の抜歯直後に発現していなかったことから，抜歯の創傷治癒過程で神経への何らかの侵襲があったものと推測される．腫脹や内出血による神経圧迫であれば，100日程度でほぼ完全に改善するはずである．骨造成や細菌性の侵襲があったのかもしれない．事前に十分に準備，説明し，慎重に抜歯を施行し，抜歯後も迅速に対応したにもかかわらず，神経症状が後遺している症例である．

症例11

舌神経支配領域のしびれと痛み
―半年経て，軽快しているものの後遺している症例（39歳・男性）―

福田謙一

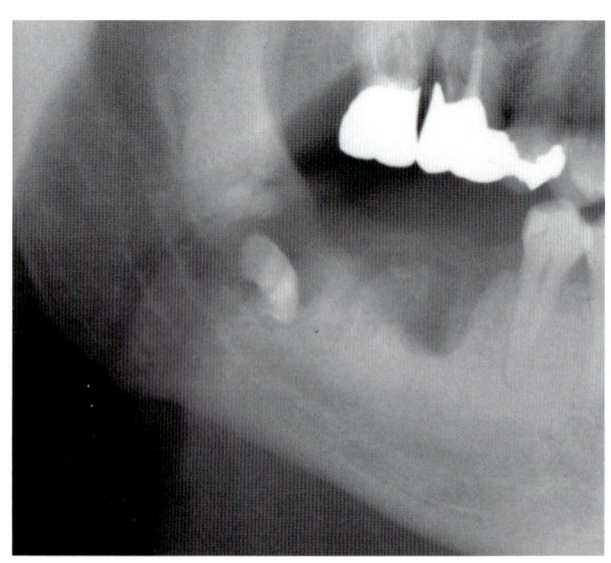

初診時所見（図1，2）

図1　初診時のパノラマエックス線写真．

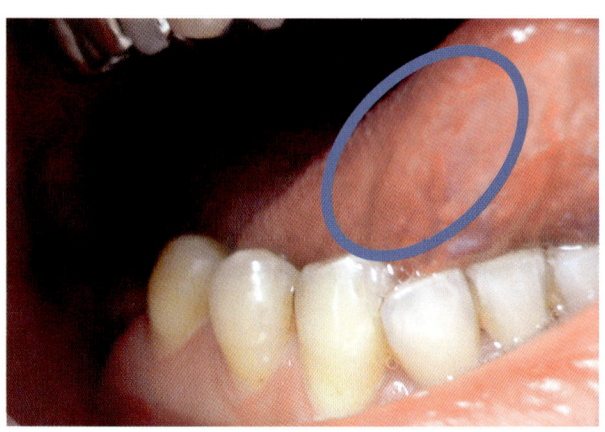

図2　初診時の舌の所見．

患者の訴え
- 何も感じない部分がある！
- 腫れている！
- はりついている！
- ビリビリしている！

感覚鈍麻	あり
SWテスト	3.22（健側1.65）
二点識別	11（健側2）
冷感覚	低下
温感覚	低下
dysesthesia	あり
allodynia	なし
paresthesia	あり
自覚症状	はりついた，腫れぼったい

診断名　右側舌神経感覚障害

初診までの臨床経過

　初診7日前，近歯科医院にて８７６の抜歯術を受けた．抜歯施行中，局所麻酔は十分に奏効し痛みはまったくなかったが，数時間経過しても，智歯の半分が抜けず残根となった．手術の翌日朝，局所麻酔の注射をした後のような感覚の鈍麻感と異常感覚を同側の舌に認識した（図2）．抜歯施行中に，舌に鈍麻感はなかった．主治医に訴えたが，「気の問題です．すぐに治ります」といわれた．初診2日前，智歯の半分が残っていることも気になっていたので，他歯科医院を受診し，相談したところ当科紹介来院となった．

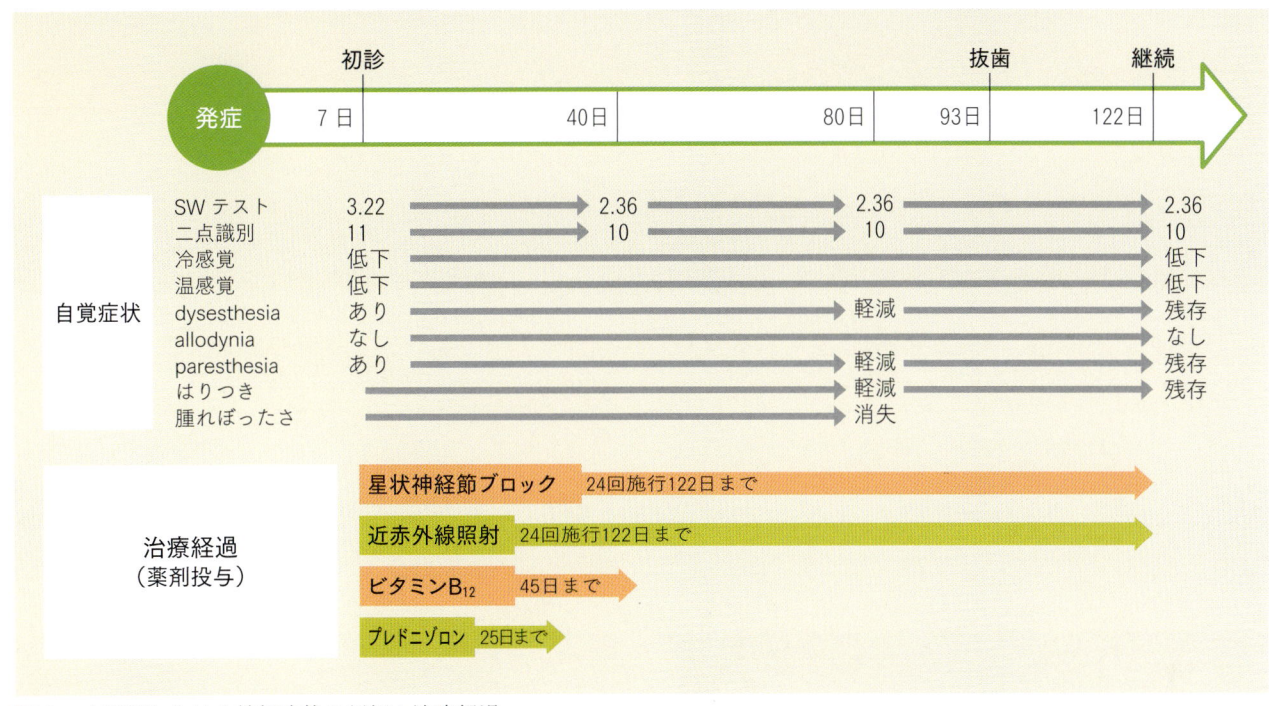

図3 本症例における神経症状の評価と治療経過．

初診までの問題点

担当歯科医師は，抜歯後に起こりうる神経障害の可能性について，抜歯に臨む前にまったく説明していなかった．それどころか抜歯の必要性についての説明も不十分であったようだ．患者は，現状の感覚障害をまったく理解できないようであった．また，抜歯後の患者の訴えへの対応も適切とはいえない．

神経症状の評価とその治療経過（図3）

初診時のSWテストでは，中等度の感覚鈍麻がみられ，二点識別，温感覚，冷感覚，痛覚のいずれも低下していた．また，腫れぼったさ，はりつき感，ビリビリ感などの異常感覚を訴えた．それらの症状は順調に回復し，発症80日後には腫れぼったさは消失，はりつき感とビリビリ感を感じる範囲は半減し，程度も軽減した．そこで，智歯の残根が神経を圧迫している可能性を考え，発症から93日後抜歯が行われた．残根と神経に接触はなく，抜歯後期待された神経症状の改善はみられなかった．発症から122日が経過し，味覚の異常はほとんどなく，食事に不自由さは感じていないが，温感覚と冷感覚は低下したままである．また，はりつき感とビリビリ感は，一部の範囲に残存し，会話には不自由さを感じている．治療は，星状神経節ブロックと近赤外線照射の施行，プレドニゾロンとビタミンB₁₂の投与で行った．

まとめ

本症例は，初診時の症状が軽度であったこと，早期に顕著な回復を患者が自覚していたことから，抜歯後の内出血と組織の腫脹または残根した歯が舌神経を圧迫して一過性の神経伝導障害を起こしたものと当初考えていた．しかしながら，その後の臨床経過から推測すると，神経に直接の損傷があったと思われる．初診時の症状から予後を推測すること（Chapter 3 - 1参照）の困難さを感じさせた症例であった．

症例12

舌神経支配領域のしびれと痛み
―神経縫合術を行い予後が良好な症例(33歳・女性)―

半田俊之

初診時所見（図1）

患者の訴え
・左側の舌の感覚がない！

	右側	左側
感覚鈍麻	なし	あり
SWテスト	1.65	6.10（認識できず）
二点識別	実施せず	実施せず
冷感覚	あり	なし
温感覚	あり	なし
dysesthesia	なし	あり
allodynia	なし	あり
paresthesia	なし	あり
自覚症状	なし	無感覚

診断名 左側舌神経感覚障害

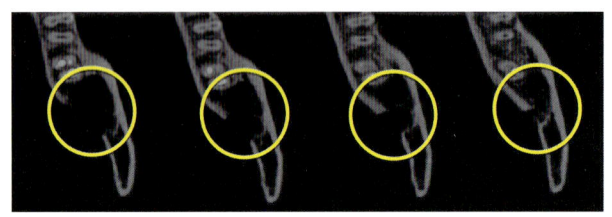

図1　初診時のCT写真.

初診までの臨床経過

患者はかかりつけ歯科医院で下顎左側智歯周囲炎を指摘され、下顎孔伝達麻酔下に8の抜歯を施行した。術中、一時的に舌尖部にピリッとした症状を自覚したが、その後大きな痛みはなく抜歯術を終了した。しかし、翌日になっても舌の感覚が回復せず、その旨かかりつけの歯科医師に伝えたところ、舌神経の損傷を疑い、手術3日後に当院口腔外科に紹介受診となった。

初診までの問題点

神経障害に対する診査までの期間は3日間と迅速に専門機関へ紹介されており、問題なかったと考えられる。

神経症状の評価とその治療経過（図2）

自覚症状として、舌前方左半分が感じない、腫れぼったい感じを訴えていた。
Semmes-Weinstein pressure aesthesiometer（SW知覚テスター）を使用したSWテストでは、右側は1.65で正常値であったが左側は6.10を認識できなかった。下顎左側抜歯窩周囲のCT画像では、舌神経が走行していたと考えられる部位と抜歯窩が近接していた（図1）。これらの所見とSWテストの結果を合わせ、下顎左側埋伏智歯抜歯にともなう舌神経損傷を疑い、抜歯15日後に舌神経の確認、切断している場合は舌神経縫合術が予定された。

全身麻酔下に7 6舌側歯頸部と遠心歯肉を切開、剥離して舌神経を明示した後、断絶している所見を確認し、そして舌神経の断端の縫合を行った（図3）。術中特記事項なく閉創し、術直後に神経障害性疼痛様症状を発現するも、その後問題となる事項はなかった。

術直後からビタミンB_{12}製剤とプレガバリン、ワクシニアウイルス接種家兎炎症皮膚抽出液の投薬、術後7日から星状神経節ブロックと近赤外線照射を行った。星状神経節ブロックは2回／週で、プレガバリンは徐々に400mg／日まで増量していった。術直後から舌前方1/3に若干の電撃様疼痛を自覚していたが、術後2週

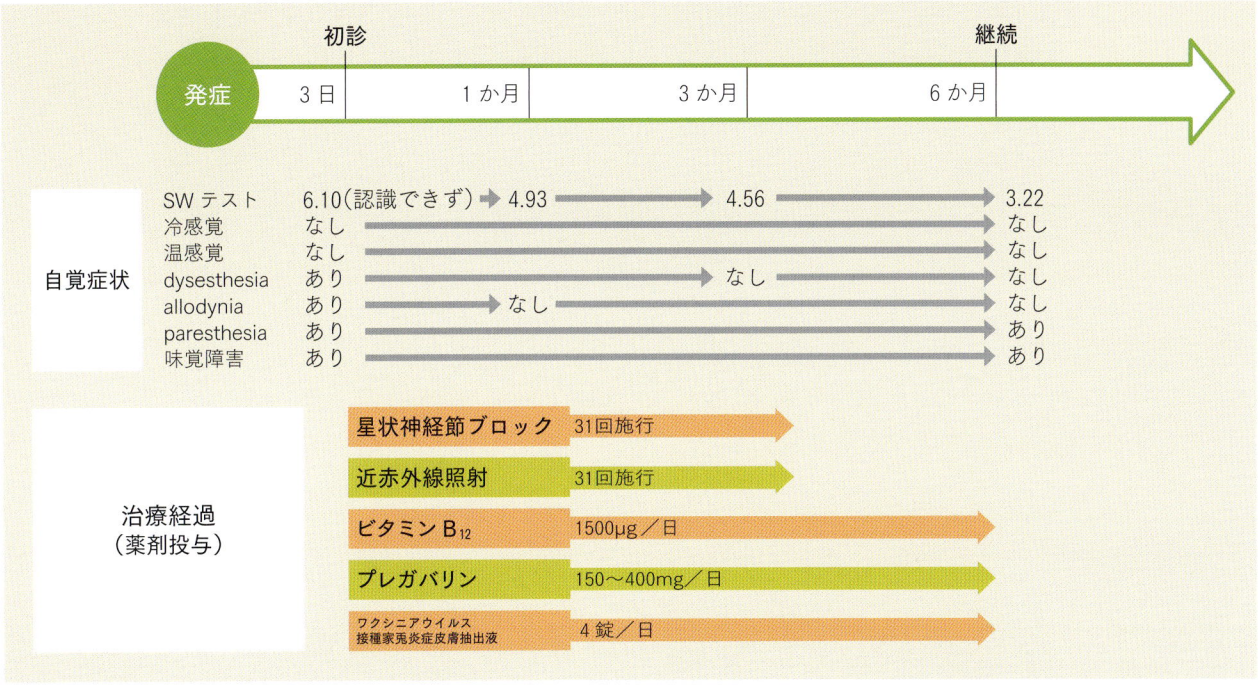

図2 本症例における神経症状の評価と治療経過.

間にはなくなった．感覚鈍麻は1か月後に4.93，3か月後は4.56，6か月後で3.22と順調に回復してきている．痛覚，温度感覚についても回復しつつある．

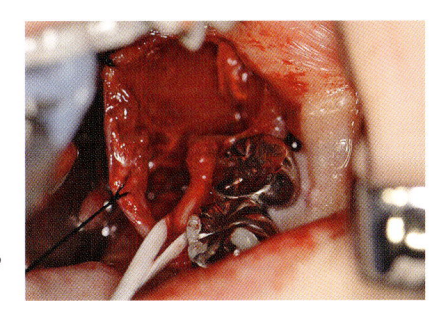

図3 舌神経の断端を縫合.

まとめ

本症例は，受傷後速やかに神経切断部に対する治療を行い，順調に回復しつつある症例である．

下顎智歯抜歯にともなう重大な合併症としてオトガイ神経感覚障害と舌神経感覚障害が挙げられる．舌神経感覚障害はオトガイ神経感覚障害と比較し回復が困難である印象がある．下顎智歯抜歯時に舌神経感覚障害を起こす原因としては，遠心歯肉，骨膜切開時の損傷や歯槽骨切削時のバーによる巻き込みが挙げられている．また，もうひとつの原因として，舌神経と下顎智歯の舌側板との距離が非常に近接し，さらに下顎智歯遠心側歯槽頂まで乗り上げている症例もあると報告されている[1]．本症例のCT画像から，舌神経が走行していたと考えられる部位と抜歯窩が近接している像を示していたこと，さらに本症例の舌神経は，下顎智歯の抜歯窩の歯槽頂付近にあったことから，非常に神経損傷を起こしやすい解剖学的形態であったと考えられる．

神経線維を切断してしまうと自然回復することはなく，断端部に神経腫を形成してしまう危険性もある．よって唯一の治療法は神経縫合術であると考えられる．神経縫合術はできる限り速やかに行うことが良好な予後を生むと報告されている．本症例は15日後に神経縫合術を行うことができたため，現在良好な経過を得ていると考えている．

舌神経は画像診断で明確にすることはできないが，危険な部位にあることを想定し，十分に注意して手術操作を行い，もし神経線維の損傷・切断が疑われる所見を認めたならば，速やかに専門機関へ対診することが重要であると考えられる．

参考文献

1. Bebnia H, Kberadvar A, Sbabrokbi M. An anatomic study of the lingual nerve in the third molar region. J Oral Maxillofac Surg 2000；58：649-651.

症例13

オトガイ神経支配領域のしびれと痛み
―数か月で完全回復した症例（48歳・女性）―

福田謙一

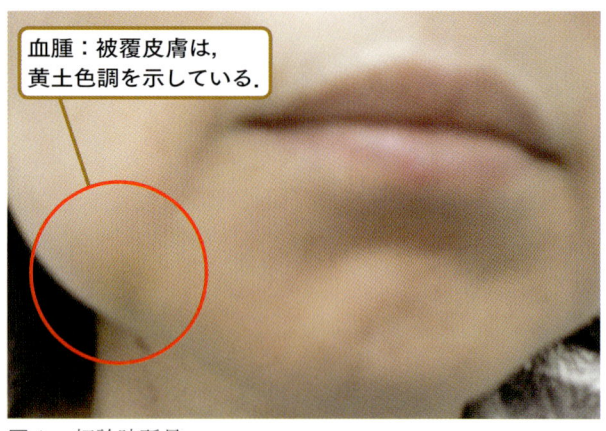

4 口腔インプラント埋入手術後

初診時所見（図1, 2）

図1 初診時所見．
血腫：被覆皮膚は，黄土色調を示している．

患者の訴え
- 何も感じない！
- 腫れている！

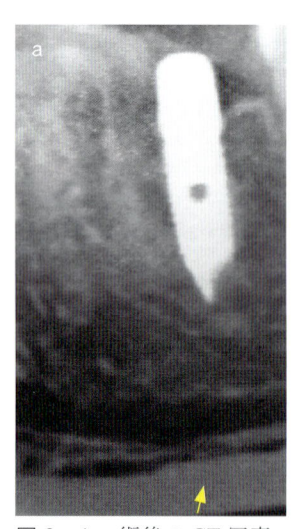

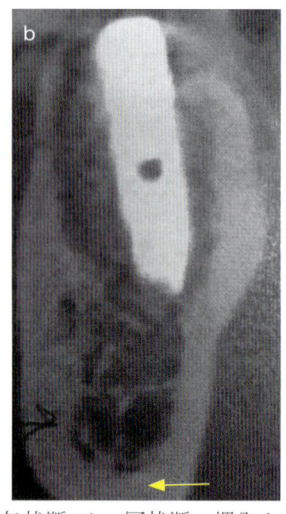

図2 a, b 術後のCT写真．a：矢状断，b：冠状断．埋入されたインプラントの下歯槽神経との近接はみられない．

感覚鈍麻	あり
SWテスト	4.56（健側1.65）
二点識別	20（健側12）
冷感覚	低下
温感覚	低下
dysesthesia	なし
allodynia	なし
paresthesia	なし
自覚症状	重苦しい，腫れぼったい

診断名 右側オトガイ神経感覚障害

初診までの臨床経過

　初診5日前，近歯科医院にて$\overline{5\ 4}$に口腔インプラントの埋入手術を受けた．手術施行中，局所麻酔は十分に奏効し，痛みはまったくなく，とくに問題はなかった．手術の翌日朝，局所麻酔の効果が消失してないような感覚の鈍麻を認識した．術後のCTでは，埋入されたインプラント体と下歯槽神経の近接はみられなかったので，経過観察となった．少々の生活の不便さはあるが，食事，会話，睡眠などの日常生活に支障はきたしていなかった．その後5日間，感覚鈍麻の症状に変化がまったくなかったため，紹介により当科来院となった．

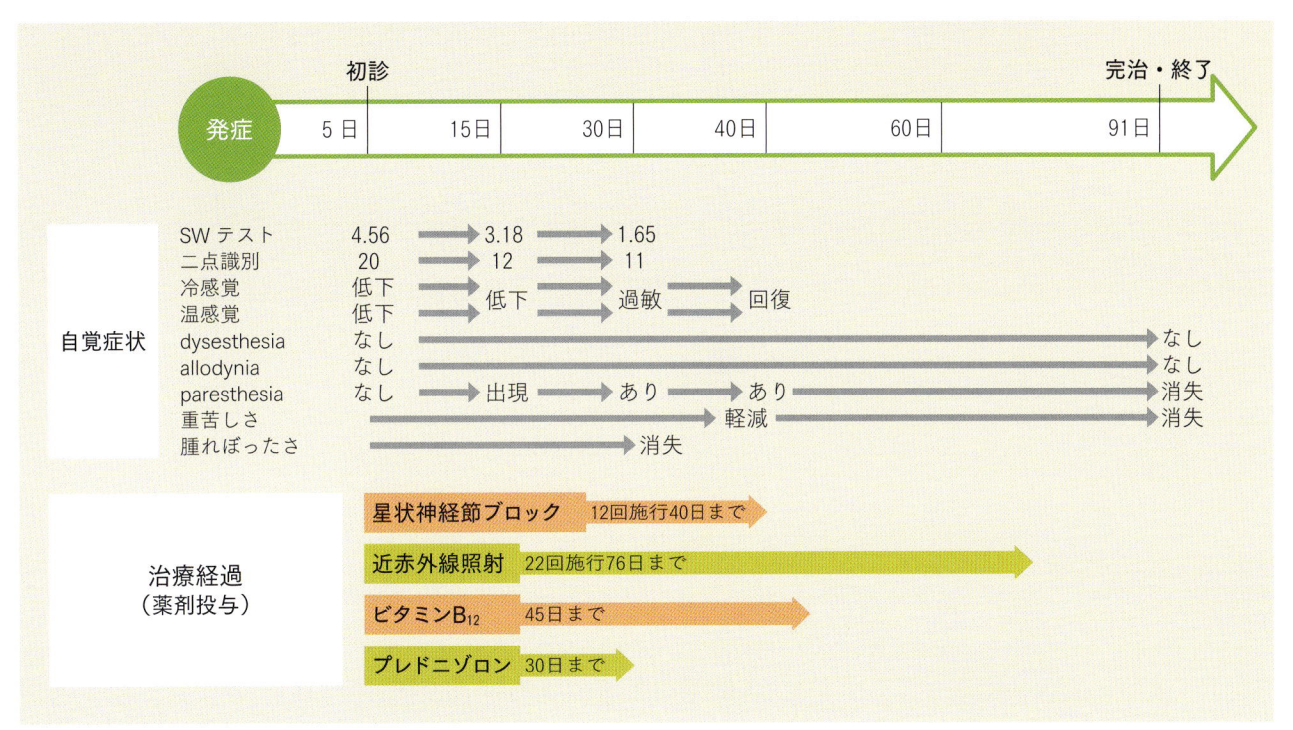

図3 本症例における神経症状の評価と治療経過.

初診までの問題点

担当歯科医師は，事前にCT撮影を行い，説明も十分に行っていた．患者も十分に理解して手術に臨んだようだ．術後神経障害の可能性についての説明もしてあり，同意もとっていた．準備は万全であった．結果は別として，神経保護の点で，まったく問題点はなかったと思われる．また，術後も連日患者を診察し，説明に患者は納得しており，その後迅速に大学病院に紹介するなど，術後の対応もまったく問題なかったと思われる．あえていうならば，患者に易出血性はなかったが，手術部の内出血がみられた．止血が不十分であったのかもしれない．

神経症状の評価とその治療経過（図3）

初診時のSWテストでは，中等度の感覚鈍麻がみられたが，急速に回復し，30日後には健側と同レベルまで回復した．温冷感覚は，初診時に低下がみられたが，30日後にいったん過敏になり，40日後に回復した．初診時の患者の訴えは，重苦しい，腫れぼったいであったが，30日後感覚鈍麻の回復とともにピリピリする症状が出現し，腫れぼったさは消失した．その後重苦しさも徐々に減少し，91日後完全に消失した．治療は，星状神経節ブロック，近赤外線照射，プレドニゾロン，ビタミンB$_{12}$で行った．なお，埋入インプラントの術後経過も順調であった．

まとめ

本症例は，血腫の圧迫による一過性の神経伝導障害であり，神経は直接損傷を受けていなかった．そのため，順調に回復し，91日後には完治するという好結果を得た．また，早期に対応したことも回復を順調にさせたことに寄与したと思われる．当初から異常感覚はなく，感覚鈍麻も徐々に回復し，患者自身がその回復を自覚していた．本症例は，典型的な完全回復症例であった．

症例14

オトガイ神経支配領域のしびれと痛み
－数か月で完全回復した症例（ブレード型インプラントの沈下）（51歳・女性）－

福田謙一

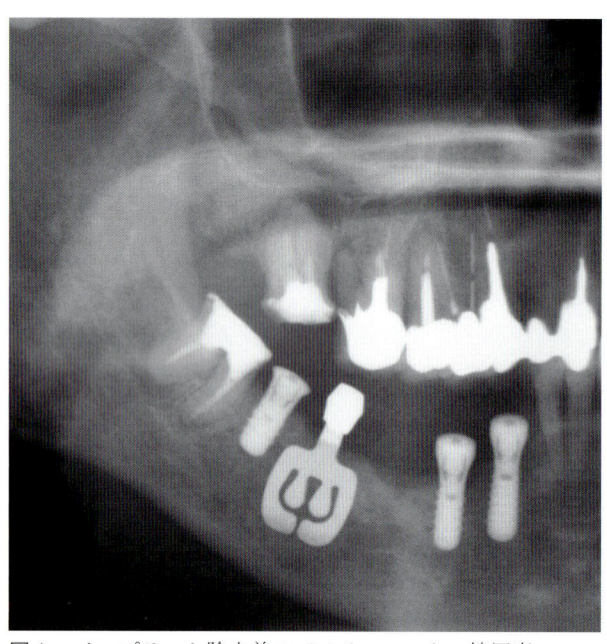

4 口腔インプラント埋入手術後

初診時所見（図1）

図1　インプラント除去前のパノラマエックス線写真．

患者の訴え
- **感覚が鈍い！**
- **しびれている！**
- **ジーンと痛い！**

感覚鈍麻	あり
SWテスト	4.93（健側1.65）
二点識別	20以上（健側9）
冷感覚	低下
温感覚	低下
dysesthesia	あり
allodynia	なし
paresthesia	あり
自覚症状	しびれている，ジリジリ感

診断名 右側オトガイ神経感覚障害

初診までの臨床経過

　当科初診3か月前，近歯科医院にて，7│4│3に3本のインプラントを埋入した際，6│部に埋入されている25年前のブレード型インプラントが動揺していること，ある一定の方向に接触したときに痛みが発現することを指摘された．1か月後，噛み方によってはときどき右側下顎オトガイ神経領域に電撃痛が発現するようになった．精査のため，紹介により当院口腔外科に初診来院した．CT写真等の精査により，ブレード型インプラントの沈下がみられ，それが下顎管を貫いているものの，下歯槽神経にはある程度の距離があることが判明した（図1）．そして，早期に除去して神経を保護することが勧められた．当科初診1週間前，ブレード型インプラントの除去術が神経を保護しつつ慎重に施行された．しかしながら，手術後，オトガイ神経領域に感覚鈍麻が出現したため，当科へ神経回復の治療が依頼された．

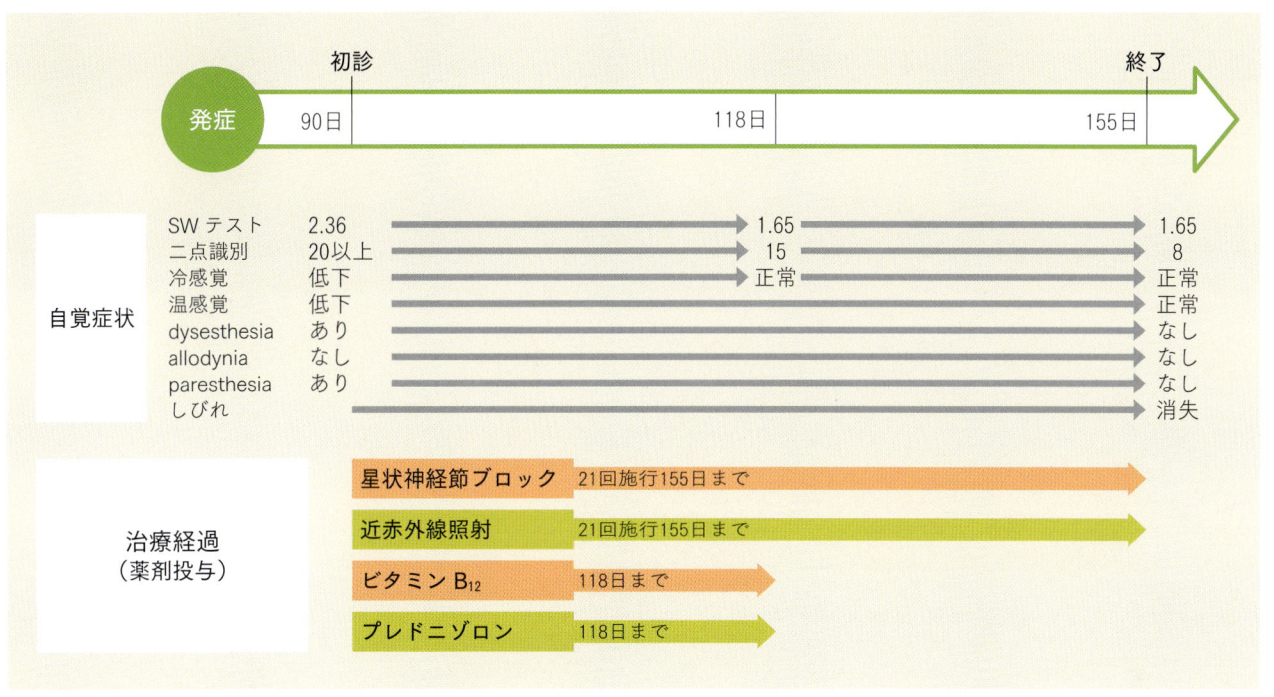

図2 本症例における神経症状の評価と治療経過.

初診までの問題点

　近歯科医院の歯科医師は，古いブレード型インプラントの沈下の可能性を早期に認識し，対応している．また，当院の口腔外科でも，精査後早急に除去手術を行い，術後は迅速に神経回復の治療を勧めている．両者とも適切な判断であったといえよう．

神経症状の評価とその治療経過（図2）

　初診時のSWテストでは，軽度の感覚鈍麻がみられたが，急速に回復し，28日後には健側と同レベルまで回復した．初診時には，二点識別，温冷感覚，痛覚すべてに低下がみられたが，65日後にすべて回復した．初診時の患者の訴えは，しびれ感，腫れぼったいであったが，28日後感覚鈍麻の回復とともにビリビリする症状が出現し，腫れぼったさは消失した．ビリビリ感も65日後には，完全に消失した．治療は，星状神経節ブロック，近赤外線照射，プレドニゾロン，ビタミンB_{12}の定番の治療で行った．

まとめ

　本症例は，25年前のブレード型インプラントが沈下し，下歯槽神経に接触することで出現した神経症状であると思われる．臨床経過から推測して，接触していたものの神経の直接の損傷はなかったと思われる．神経損傷が起こる前に，インプラントを除去できたことは，きわめて賢明であった．除去手術後の神経症状の出現も腫脹や出血による圧迫で，一過性の神経伝導障害であったと思われる．そのため，順調に回復し，65日後には完治するという好結果を得た．また，早期に対応したことも回復を順調にさせたことに寄与したと思われる．古いブレード型インプラントの存在は，沈下し神経障害を起こす可能性があることを考えさせられた症例であった．

症例15

オトガイ神経支配領域のしびれと痛み
－3年経て後遺している症例（72歳・女性）－

福田謙一

4 口腔インプラント埋入手術後

初診時所見（図1）

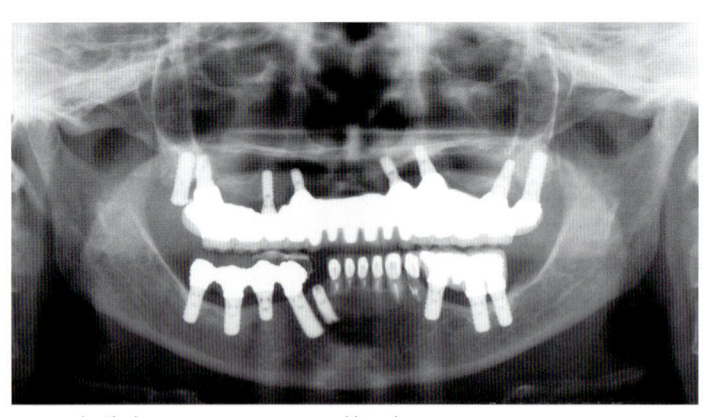

図1 初診時のパノラマエックス線写真．

患者の訴え
- 重苦しい！
- ピリピリする！
- はりつく！

感覚鈍麻	なし
SWテスト	1.65（健側1.65）
二点識別	11（健側10）
冷感覚	過敏
温感覚	低下
dysesthesia	あり
allodynia	なし
paresthesia	なし
自覚症状	ピリピリ感，重苦しさ，はりつき感

表1 ドラッグチャレンジテストの結果．

試験薬名	VASの変化
リドカイン	50％以上減少
フェントラミン	不変
ケタミン	不変

診断名 左側オトガイ神経感覚障害

初診までの臨床経過

当院初診より3年前，近歯科医院にて左側下顎臼歯部に口腔インプラントの埋入手術を受けた．手術施行中，局所麻酔は十分に奏効し，痛みはまったくなく進行していたが，患者は手術中にピリッとした電撃痛を自覚した．それ以後，感覚の鈍麻，重苦しさ，はりつき感，ピリピリ感を認識するようになった．術後のCTでは，埋入されたインプラント体と下歯槽神経の近接はみられなかったので，経過観察となった．担当歯科医師には，「必ず治る，あなたの心の問題だ」といわれ続けた．安静時でも，重苦しさ，はりつき感やピリピリ感などを自覚していた．また，食事や会話をするとき，ジンジンした感じを認識していた．3年間症状に変化はみられなかった．食事や会話時の不快感の改善を求めて来院した．

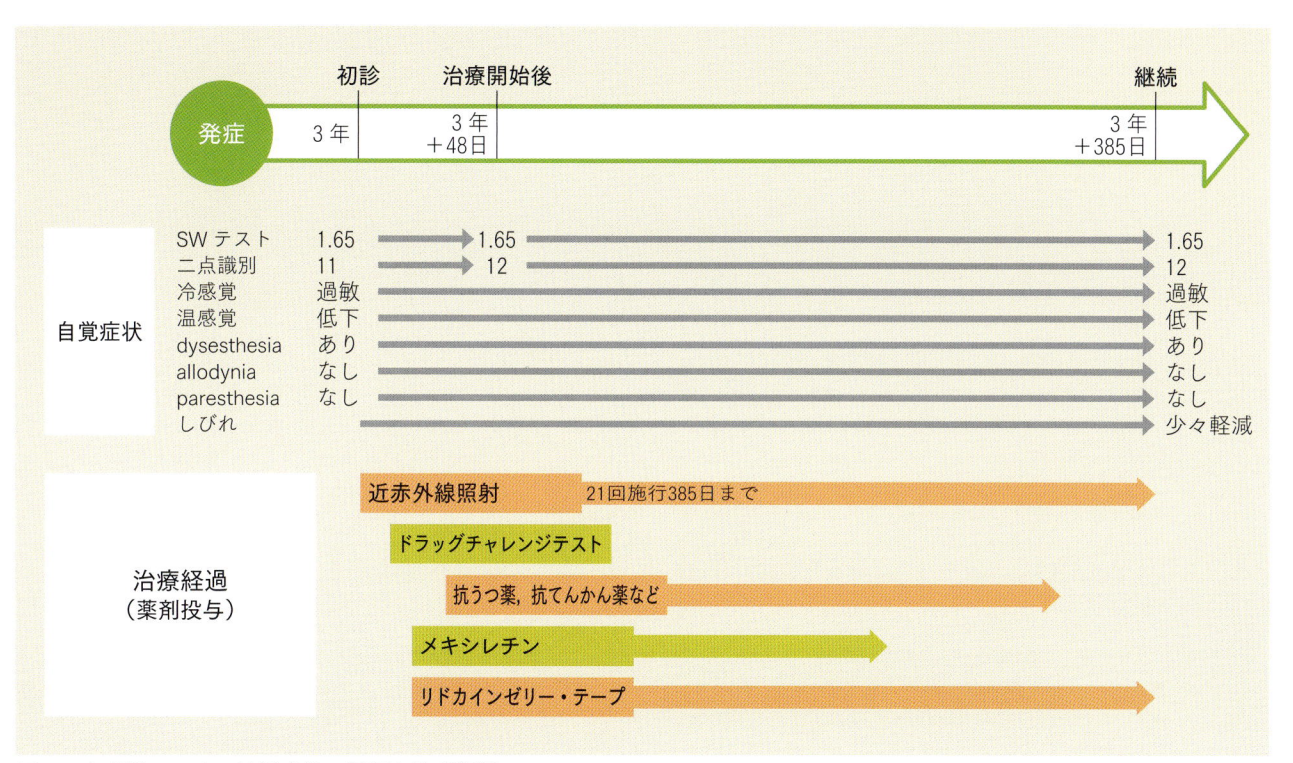

図2 本症例における神経症状の評価と治療経過.

初診までの問題点

担当歯科医師は，事前に術後神経障害が起こる可能性について，説明を行っていなかった．また，術後埋入されたインプラント体と下歯槽神経の位置関係の精査およびメコバラミンやATPの投薬をするなどの対応は行われていたが，予後を楽観視していたようだ．

神経症状の評価とその治療経過（図2）

初診時，SWテストは健側と同レベルであった．温感覚は少々低下で，冷感覚は過敏状態であった．また，痛覚に少々過敏が認められ，dysesthesiaが認められた．ドラッグチャレンジテストでは，ケタミンやフェントラミンに対する反応はなく，リドカインのみに症状の改善反応が認められた（表1）．経口薬では，ワクシニアウイルス接種家兎炎症皮膚抽出液（ノイロトロピン®），アミトリプチリン，クロナゼパム，カルバマゼピン，プレガバリン，桂枝加朮附湯などが試みられたが，症状の改善は認められなかった．メキシレチンの服用は，少々の効果はあったが不十分であった．リドカインゼリーの口唇への塗布とリドカインの表面麻酔テープに一時的な症状改善効果があったが，患者が十分に満足できるまでには至っていない．

まとめ

本症例は，何らかの手術中の動作で下歯槽神経への接触があったと推測される．3年も後遺していることから，一過性の神経伝導障害ではなく，直接の神経損傷があったものと推測される．その神経症状は，中枢性機序や交感神経系の関与はなく，末梢性機序のみによるものと思われる．患者は，少しでも楽になりたいという強い願望をもっていたが，いまだその期待に十分にこたえることができていない．しびれ症状は，少々の改善を自覚しているが，疲労が蓄積したときに強いしびれを感じるようだ．症状が強いときには，リドカインゼリーの塗布とリドカインテープの貼付で，対応している．長い年月を経て，すでに触覚は回復していても，異常感覚は後遺している症例である．

症例16

オトガイ神経支配領域のしびれと痛み
ー神経縫合手術を施行した症例（62歳・女性）ー

柴原孝彦

4 口腔インプラント埋入手術後

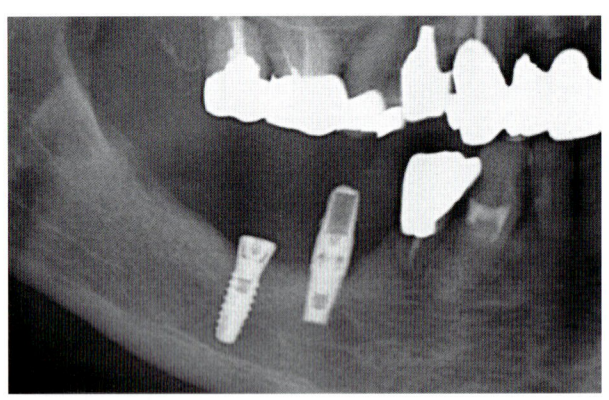

初診時所見（図1，2）

図1　初診時のパノラマエックス線写真.

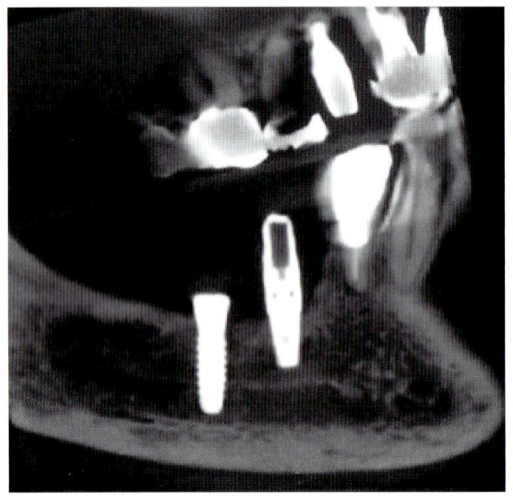

図2　初診時のCBCT写真.

患者の訴え
- 時折刺すように痛い！
- 下唇がしびれる！

感覚鈍麻	あり
SWテスト	4.93（健側1.65）
二点識別	30（健側10）
冷感覚	なし
温感覚	なし
dysesthesia	ときどき
allodynia	なし
paresthesia	なし
自覚症状	麻酔奏効時と同じ，時折刺すような痛み

診断名　右側オトガイ神経感覚障害

初診までの臨床経過

　初診から約7か月前，近歯科医院にて7̄6̄にインプラント埋入術を受けた．埋入術を施行中，今までの歯科治療中に感じたことのない強い痛みを自覚した．埋入後3時間経過しても麻酔が醒めた感覚がなく，術翌日になってもインプラント体埋入部歯肉から同側オトガイと下唇にかけて麻酔奏効時と同様なしびれを認めた．術野の疼痛は鎮痛剤（ジクロフェナク）で制御可能であったが，埋入部および頬部の腫脹も著しく，食事，会話などの日常生活に支障をきたした．数日後，腫脹は消退したが，麻痺症状の改善がないため主治医に訴えたところ，「そのうち回復します」といわれ，メコバラミン（1.5mg／日）を処方された．4か月服用するが，感覚障害の改善はまったくみられなかった．患者の訴えを受け，埋入後4か月半に某歯科大麻酔科を紹介した．インプラントによるオトガイ神経感覚障害の診断下に星状神経節ブロック（2％リドカイン5ml）を計8回／月行った．しかし，症状の改善がみられないため，紹介により当科来院となった．

064

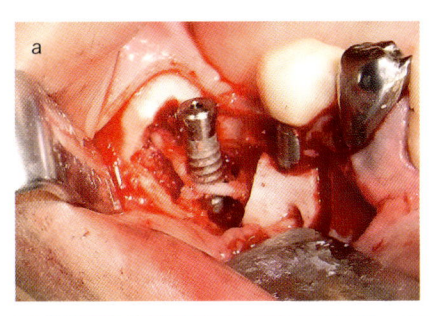

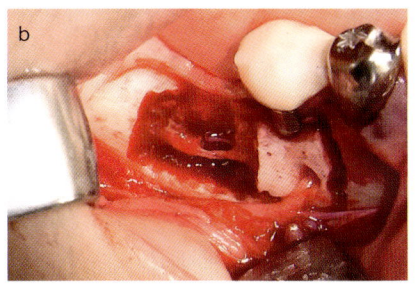

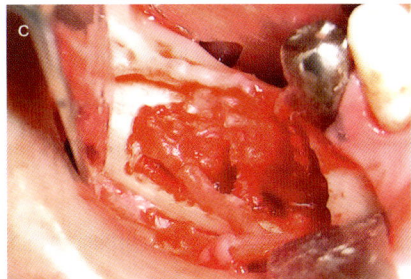

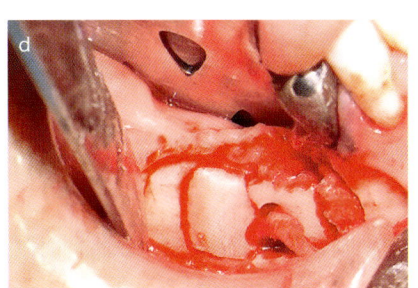

図3a-d　a：神経修復術．皮質骨を除去後の下歯槽神経を貫いているインプラント．b：インプラント除去後の下歯槽神経．c：オトガイ神経を移動後の下歯槽神経端端吻合．d：皮質骨を復位後，オトガイ孔を移動．

初診までの問題点

　担当歯科医師は，下顎骨における下顎管の位置と下歯槽神経障害の程度について十分に把握していなかったようだ．歯科用コーンビームCT（以下CBCT）などを駆使して事前に下顎管とインプラント体の位置関係を把握したうえで，ステントなどを用いて慎重に埋入処置を施すべきであった．また，術直後からの感覚障害についても速やかにその程度を診察し，薬物療法のみで可能な病態か否かを検討すべきであった．安易な神経賦活剤のみで対応することは避けるべきである．また，二次医療機関である紹介先でも星状神経節ブロックで対応できる病態の把握が不十分であった．本症例は，処置した歯科医院（4か月）と次いで二次医療機関（2か月）の診断遅延があったため，当科での治療開始まで約6か月を要した．その結果，本来の適切な手術時期を大幅に遅らせてしまった．

神経症状の評価とその治療経過

　当院初診時に，SWテストは下唇枝3.86，口角枝2.36，オトガイ枝4.17，二点識別23mmを示し，右側下口唇部にはピリピリ感も発現し異感覚の状態と判断した．自覚的には埋入部位を中心に同心円状に麻酔奏功感が残存し，埋入部位の持続的な圧迫感を訴えた．併せてCBCT所見から，インプラント体は下顎管を貫いていると診断できたためインプラント除去術と損傷された下歯槽神経の修復術を予定した．
　インプラント体は下歯槽神経側中央を貫き，中央に位置していた神経束は挫滅または切断されていた（図3a, b）．インプラント除去後に周囲の残存神経線維を手術用顕微鏡で確認し，挫滅を認めたため，当該断端を切除して新鮮創面を露出させた．この部位を8-0ナイロン糸を用いて上膜周膜端端吻合4糸行った（図3c）．さらに下歯槽神経の緊張を除去するためオトガイ孔の位置を遠心に移動した（図3d）．
　術後からメコバラミン1.5mg／日，桂枝茯苓丸7.5g／日，そして星状神経節ブロックを10か月（計30回）も併用し，手術後10か月の現在，SWテスト2.83と改善傾向を認める．異感覚は消失している．

まとめ

　本症例は，インプラント埋入方向・深さの事前判定が不十分であったため，下顎管を貫き，下歯槽神経を損傷させた．担当歯科医師が発症した病態を精確に把握することができず，改善可能な神経障害と楽観視したことも問われる．さらに紹介された二次医療機関でも星状神経節ブロック等の対応をしたことにも過信があったと思われる．感覚神経障害の程度を量的に把握すると同時に，画像検査を駆使し客観的データも重ねて総合的に診断をする必要がある．神経線維断裂以上の損傷が疑われた場合は，投薬やブロック注射のみでは改善は望めず，速やかな神経修復術の選択が重要である．

症例17

オトガイ神経支配領域のしびれ
－早期神経修復手術適応により良好な経過を示した一例（60代・女性）－

高崎義人

4 口腔インプラント埋入手術後

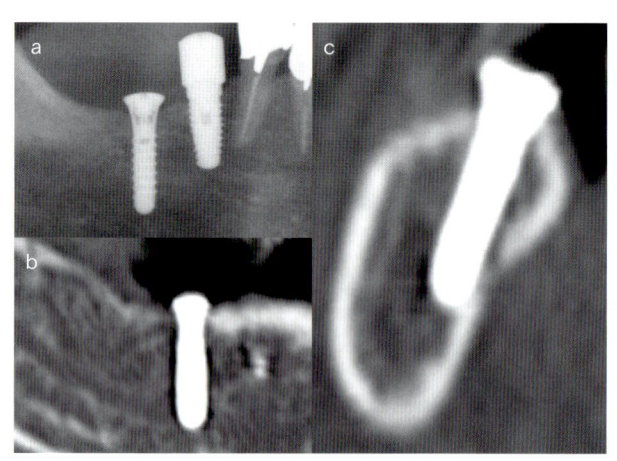

初診時所見（図1）

図1a-c　初診時画像所見．パノラマエックス線写真（a）では下顎管は不明瞭であった．CT画像（b：矢状断，c：冠状断）では下顎管損傷分類のレベル3であった．

患者の訴え

- 下唇が"鈍い感じがする""ピリピリする"
- この症状がどうなってしまうかの不安！
- 正確な診断をしてもらいたい！

感覚鈍麻	あり（重度）
SWテスト	4.93（健側1.65）
二点識別	測定不能（健側5mm）
冷温痛覚	認識不能（健側認識可能）
dysesthesia	なし
allodynia	なし
paresthesia	あり（中程度）
自覚症状	鈍い感じ（感覚鈍麻），ピリピリ感（paresthesia）

診断名　右側オトガイ神経感覚障害

初診までの臨床経過

7⏌部にインプラント体を埋入，翌日より下唇部に鈍い感じとピリピリ感を自覚．抜糸時に"人それぞれ症状が違うので心配しなくてよい"といわれ，1か月後の受診を指示された．不安になり某大学病院（他施設）電話相談を受けたところ"1か月して変化が認められなければ受診するように"指示があった．症状は変化なく1か月目に本人の意思で当科を受診した．

初診時，下唇部を中心としたオトガイ神経支配領域に感覚鈍麻と異常感覚（不快感なし）が認められた．下唇枝部の感覚検査では，SWテストは4.93（健側1.65），二点識別検査は測定不能（健側5mm），冷覚，温覚，痛覚の定性的検査はすべて認識不能（健側は認識可能）であった．パノラマエックス線写真では7⏌部インプラント体と下顎管との位置関係は不明瞭であった（図1a）．CT画像ではインプラント体は下顎管下壁に達していた（下顎管損傷分類：レベル3）（図1b, c）．以上の結果より，重度感覚障害と診断．埋入5週後にインプラント体撤去と神経損傷状態の確認（surgical exploration）を行い，神経修復手術の適応を検討することとした．

初診までの問題点

担当歯科医師は，下顎管の位置関係を事前に十分把握していなかったようだ．当科画像診断でもパノラマエックス線写真では下顎管の確認が困難であった．術前にCT画像も用いて手術計画を立てるべきであろう．また，埋入翌日の下唇の神経症状に対しても，感覚検査やCT画像診断により正確に精査すべきであった．一方，電話相談を受けた二次医療機関（某大学病院）も即時受診を促し，感覚検査や画像評価をすべきであった．これは，"神経損傷に対する早期診断と治療"の重要性が本邦において周知されていない現状を物語っている．

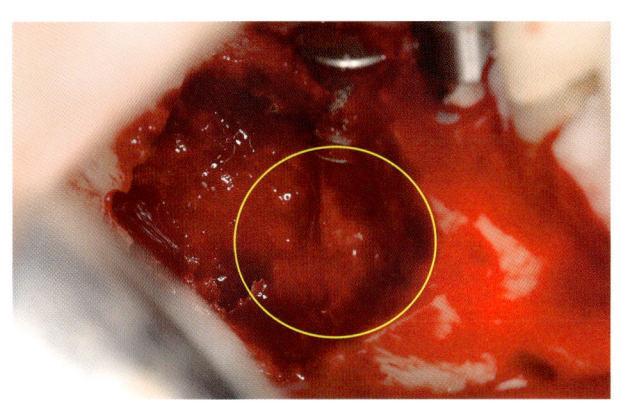

図2　皮質骨除去後のインプラント体周囲所見．外側皮質骨除去後の所見．○：インプラント体周囲に神経組織と思われる軟組織が絡み付いた状態が観察された．

図3　下顎管掘り出し後所見．下顎管を掘り出し神経血管束の状態を観察．スレッドに沿って神経血管束の大部分が巻き取られた状態で，残存下部組織は下顎管下壁に圧排され挫滅状態であった．挫滅組織の病理報告は線維性結合組織であった．

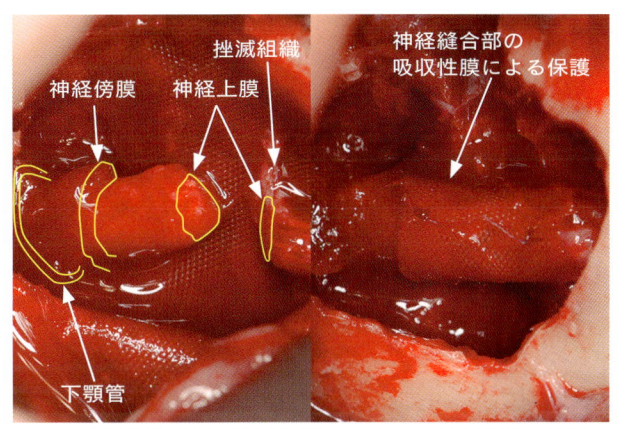

図4　神経修復手術．挫滅組織のトリミング中所見．神経上膜縫合後に結合組織の侵入を防ぐため，吸収性膜による保護を行った．

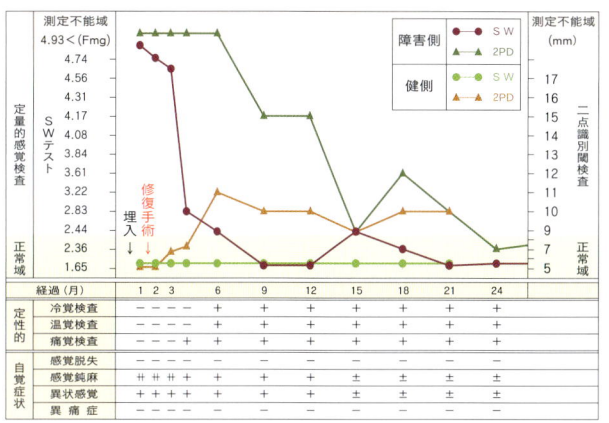

図5　神経症状の推移．

神経症状の評価とその治療経過（図2～5）

手術は外側皮質骨を除去後，インプラント体と神経血管束の状態を確認した（surgical exploration）（図2）．インプラント体のスレッドに沿って神経血管束が巻き取られた状態で，残存下部組織は下顎管下壁に圧排・挫滅状態であった（図3）．これらをトリミング後，神経上膜縫合（顕微鏡下神経修復術，倍率×8～10，8-0吸収性糸6針）施行，縫合部は吸収性膜で保護した（図4）．挫滅部病理診断は線維性結合組織であった．

術後治療はメコバラミン1,500μg／日の投薬と星状神経節ブロックを計62回実施（図5）．SWテストは6か月後に健常側と同値．静的二点識別検査は18か月目で健常側と同値（10mm）．定性的検査は，冷覚と温覚は3か月目，痛覚は1か月目から認知可能であった．自覚症状の18か月目の状態はごくわずかな感覚鈍麻と異常感覚で，異常疼痛の残存は認めない．患者も許容範囲内との訴えであった．終診は3年10か月目となるが，わずかな感覚鈍麻と軽微な異常感覚を認めるも経過良好と考えられた．

まとめ

本症例は，神経損傷への早期外科的介入が可能であったため予後が良かった好例である．実際には"しばらく様子をみましょう"と経過をみたために，手術適応時期を逸してしまった症例が多い．本例では本人の意思で早期に当科を受診したため迅速な対応が可能であった．当科に紹介されたケースでも術後CT画像診断や感覚検査も行われず，数年経ってからの受診が多いのも現状である．施術医は神経損傷に対応可能な施設との"迅速な病診連携"を確立すべきである．

参考文献

1. 高崎義人，稲川元明，花上健一，高木幸子，柴野正康，髙野正行．インプラントによる下歯槽神経損傷に対し神経縫合術を行った一例― Surgical exploration の適応について―．群馬県歯科医学会雑誌 2011；15：33-39．

症例18

オトガイ神経支配領域のしびれと痛み
－インプラント埋入術後に感覚脱失した症例（58歳・女性）－

松浦信幸

4 口腔インプラント埋入手術後

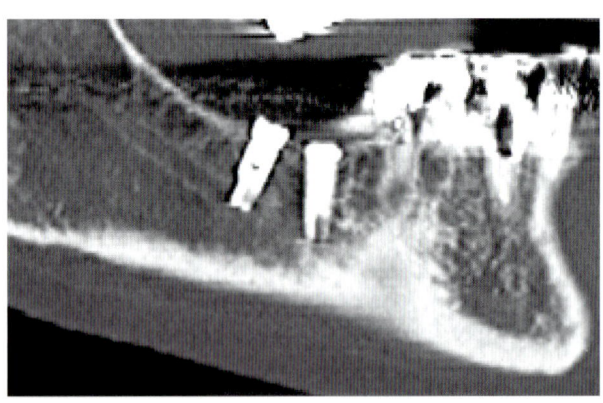

初診時所見（図1, 2）

図1　初診時のCT写真.

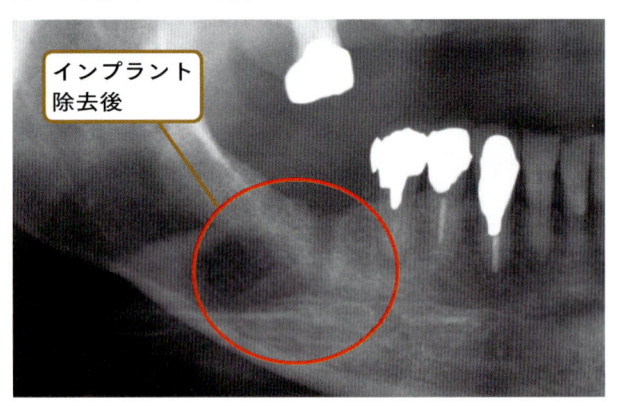

図2　インプラント除去後のパノラマエックス線写真.
（インプラント除去後）

患者の訴え
・鋭い痛みがある！
・耳鳴りがする！
・よだれが出る！
・右の顎が何も感じない！

感覚鈍麻	あり
SWテスト	5.18（健側1.65）
二点識別	32（健側6）
冷感覚	なし
温感覚	なし
dysesthesia	あり
allodynia	あり
paresthesia	あり
自覚症状	鋭い痛み, 耳鳴り, 唾流, 顎が何も感じない

診断名　右側オトガイ神経感覚障害

初診までの臨床経過

　初診2か月前，近歯科医院にて7 6部のインプラント埋入術を受けた．術中のインプラント埋入時に下顎から耳前部にかけての痛みと違和感を自覚したという．術後より下顎右側の鋭い痛みとオトガイ神経支配領域に異常感覚と感覚脱失が発現．患者は下顎右側の強い痛みにともなう耳鳴りを自覚し，下顎右側口唇およびオトガイ部の接触によってその痛みや違和感は増悪したという．これらの症状により，日常生活に支障をきたし，家族との会話，食事，十分な睡眠をとることも困難なほどであった．翌日，担当歯科医師にこれらの症状を訴えたところ，「すぐに楽になります．経過をみましょう」と説明され，ビタミンB_{12}製剤1,500μg，屯用でジクロフェナク50mgを処方された．処方薬を内服するも症状に変化はなかった．術後2か月経過しても痛み，違和感，感覚脱失に変化が認められなかったため，インプラントの除去と疼痛治療目的に担当歯科医師より大学病院口腔外科へ紹介来院した．

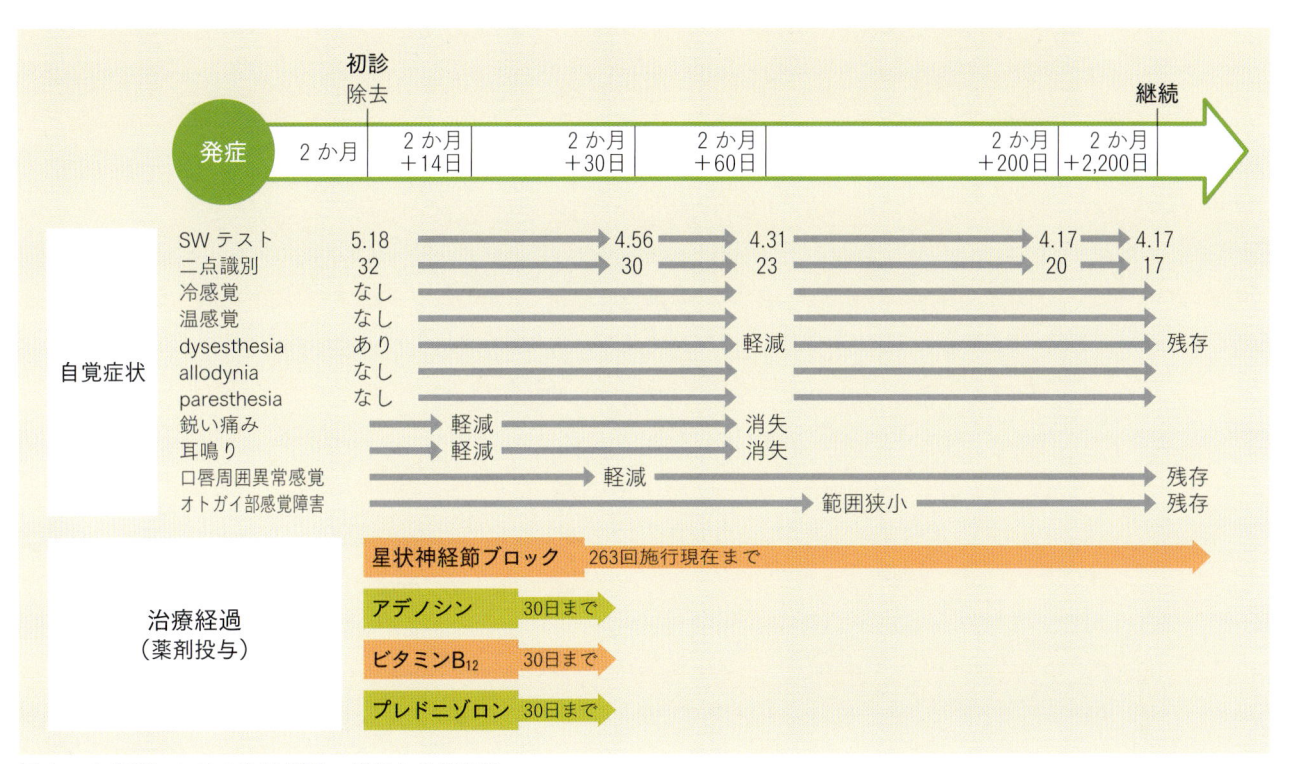

図3 本症例における神経症状の評価と治療経過.

初診までの問題点

担当歯科医師は，インプラント埋入前にCTを撮影するなどで下顎管の三次元的位置を精査，確認していたにもかかわらず，インプラント埋入時に下顎管を越え，下歯槽神経を傷害してしまった．術後，患者からの右側下顎部の疼痛とオトガイ部の感覚脱失，口唇周囲の異常感覚の訴えに対して，神経損傷を認識したようであるが，その程度まで把握できていなかったようである．また，インプラント除去まで2か月間経過観察を行ったことが，症状を悪化させ，治癒を困難にさせた一因とも思われる．

神経症状の評価とその治療経過（図3）

下歯槽神経障害の症状を認めるため，当院口腔外科より当科紹介受診．下歯槽神経損傷後2か月経過していたこと，CT上で神経の断裂の可能性も予想されたため，症状の回復には困難が予想された．SWテスト等の検査で口角からオトガイ部にかけての広い範囲で強度の感覚脱失と異常感覚が認められた．口腔外科でのインプラント除去後，疼痛の軽減と神経の可能な限りの回復を目的に早期にビタミンB_{12}製剤，アデノシン三リン酸，プレドニゾロンの処方をし，同時に星状神経節ブロックを開始した．治療開始2週間で，下顎部の疼痛と耳鳴りは軽減し，2か月でほぼ消失した（星状神経節ブロック28回施行）．口唇周囲の異常感覚とオトガイ部の感覚障害の範囲は，治療後1か月から軽減を認め，SWテストでも軽度回復を認めたが，受傷後6年経過した現在でも感覚障害は残存している．

まとめ

本症例は，インプラント埋入時の下歯槽神経損傷である．インプラント除去後，早期の治療開始が可能であったが，神経損傷後2か月経過していたこと，神経断裂まではいかないものの，下歯槽神経がかなりの傷害を受けていたため，難治症例であった．右側下顎部の疼痛と患者のQOLに関しては，おおむね良好な改善を認めたが，口唇周囲の異常感覚とオトガイ部の感覚障害は現在も残存している．

治療開始1年で，患者にはこれ以上の症状の改善は認められないことを説明しているが，口唇周囲の異常感覚が軽快するとの本人の希望で，対症療法として6年経過した現在でも月に1〜2回程度の星状神経節ブロックを継続している．しかし，症状に著変はない．

症例19

骨折後のオトガイ神経支配領域のしびれと痛み
－除痛に難渋した症例（32歳・男性）－

半田俊之

初診時所見（図1）

患者の訴え
- 感覚がない
- 右側の下唇に何か触れると激痛が走る

	右側	左側
感覚鈍麻	あり	なし
SWテスト	5.46	2.08
二点識別	測定不可	15
冷感覚	なし	あり
温感覚	なし	あり
dysesthesia	あり	なし
allodynia	あり	なし
paresthesia	あり	なし
自覚症状	感じない，ビリビリ	なし

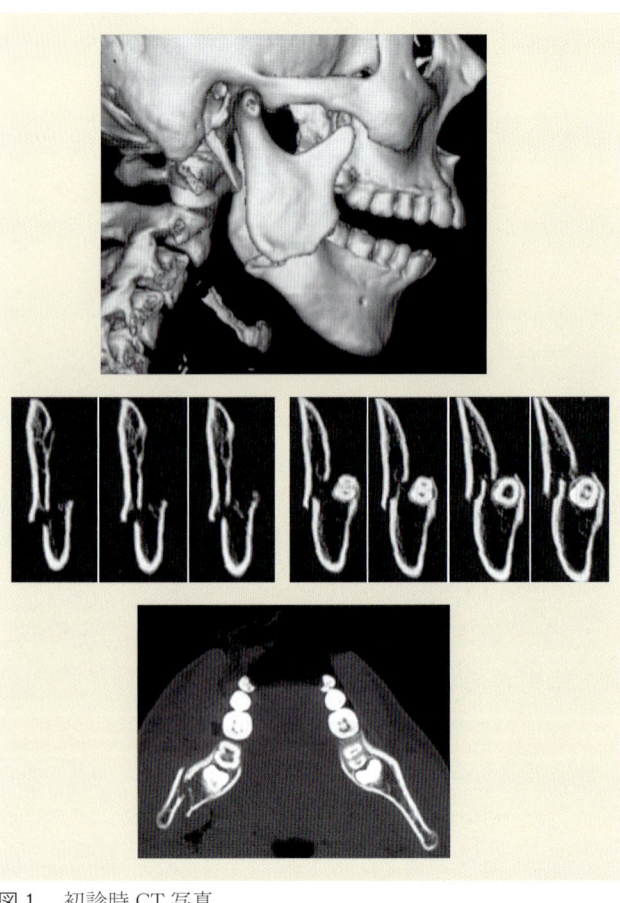

図1　初診時CT写真．

診断名　右側下歯槽神経感覚障害・神経障害性疼痛

初診までの臨床経過

　患者は，サーフィン中に他人のサーフボードが下顎角部にぶつかり受傷，救急病院へ搬送された．下顎骨下顎角部に骨折線を認める以外異常がないため，当院口腔外科へ転院となった．患者は，初診時に強い痛みはなかったがオトガイ神経支配領域に感覚の鈍麻感を自覚していた．SWテストは，口唇枝，口角枝，オトガイ枝のすべてが5.46と重度の感覚鈍麻であった．受傷4日後，骨片の変位が著しいため観血的整復固定術を施行した．1週間ほどで術後の腫脹はおさまったが，下口唇，オトガイ部の感覚鈍麻は変化しなかった．下顎骨骨折にともなう下歯槽神経感覚鈍麻の診断にて口腔外科医よりビタミンB_{12}製剤の投薬が開始された．術後1か月のSWテストは5.46と変化がなかったため，歯科麻酔科へ紹介来院となった．

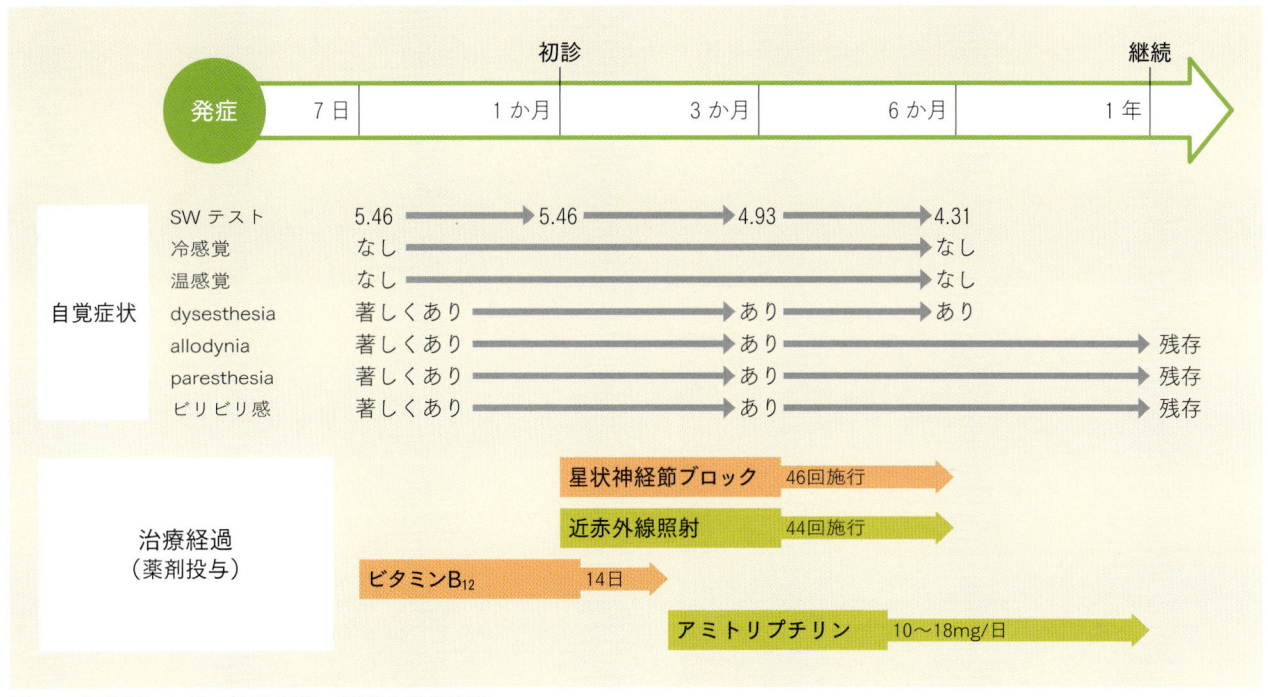

図2 本症例における神経症状の評価と治療経過.

初診までの問題点

本症例は骨折後約40日の間，神経障害に対する治療を行ってこなかった．神経損傷に対する治療開始期間は，2週間から4週間であるため，経過観察している間に治療時期を逃している可能性がある．この治療期間を逃してしまったため，下歯槽神経に難治性の神経障害性疼痛を残してしまった可能性が考えられる．

神経症状の評価とその治療経過（図2）

当科初診時の主訴は，右側オトガイ部に感覚がないことと右側下口唇に何かが触れたときの電撃痛であった．また，5根尖部歯肉に食べ物などが接触したときにビリビリとした痛みを自覚するとのことであった．右側オトガイ部のSWテストでは5.46と重度の感覚鈍麻，また温冷覚，および痛覚の脱出が認められた．右側下口唇は，毛筆で該当部位に接触させるとallodyniaを誘発した．
下顎骨骨折による下歯槽神経の神経障害性疼痛および感覚鈍麻と診断し，星状神経節ブロックを開始した．星状神経節ブロックは約1か月で15回行ったが，SWテストは4.93とほぼ不変であった．その後，星状神経節ブロックは2回／週の間隔で行い，ワクシニアウイルス接種家兎炎症皮膚抽出液，アミトリプチリン，カルバマゼピンの投薬を開始した．2か月後，オトガイ部の感覚鈍麻は大きく変化しなかったが，右側下口唇の症状はアミトリプチリン80mg／日の投薬で，痛みのVASは50～60前後に落ち着いてきた．その後アミトリプチリン100mg／日まで増量するも副作用が強く服薬できない状態であったため，アミトリプチリンは80mg／日で内服中である．

まとめ

本症例は，受傷時の骨片の変位により下歯槽神経の伸展が著しく，受傷時から神経線維の損傷は強かったと考えられる．しかし，骨片の変位が大きいため観血的整復固定術を行わなくてはならず，神経線維に対しさらなる侵襲が加わってしまったと考えられる．そして，手術経過をみているうちに神経線維が変性してしまい，頑固な痛みが残存してしまったと考えられる．反省点として，早期から星状神経節ブロック等の治療を開始し神経の回復を促すことができれば，激しい痛みを起こさずに済んだのかもしれないことが挙げられる．

症例20

骨折後の眼窩下神経支配領域のしびれ
－数か月で完全回復した症例（28歳・男性）－

半田俊之

初診時所見（図1）

患者の訴え：目の下から上唇にかけて何も感じない！

感覚鈍麻	中等度
SWテスト	4.08（健側1.65）
二点識別	実施せず
冷感覚	なし
温感覚	なし
dysesthesia	なし
allodynia	なし
paresthesia	なし
自覚症状	ほぼ無感覚

診断名　右側眼窩下神経感覚障害

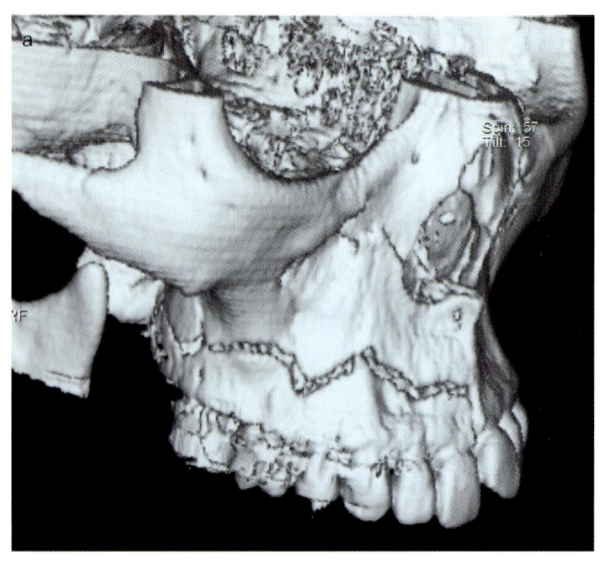

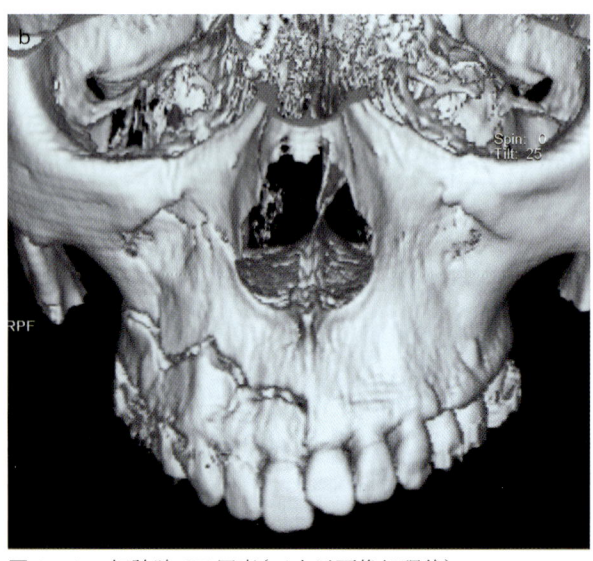

図1 a, b　初診時CT写真（三次元画像処理後）．

初診までの臨床経過

ラグビーの試合中に眼窩下部を強打，意識障害が出現し救急病院へ搬送された．搬送先の救急病院で頭部CT，MRI撮影行い，眼窩下骨折を認める以外にとくに問題ないため，当院口腔外科へ紹介来院となった．CT画像所見上，右側上顎骨に骨折線が認められたが（図1），非観血的整復術で復位可能であった．しかし，右側上唇に感覚鈍麻を自覚していた．上顎骨骨折にともなう眼窩下神経の外傷性神経障害による感覚障害と診断，加療目的で歯科麻酔科へ紹介受診となる．

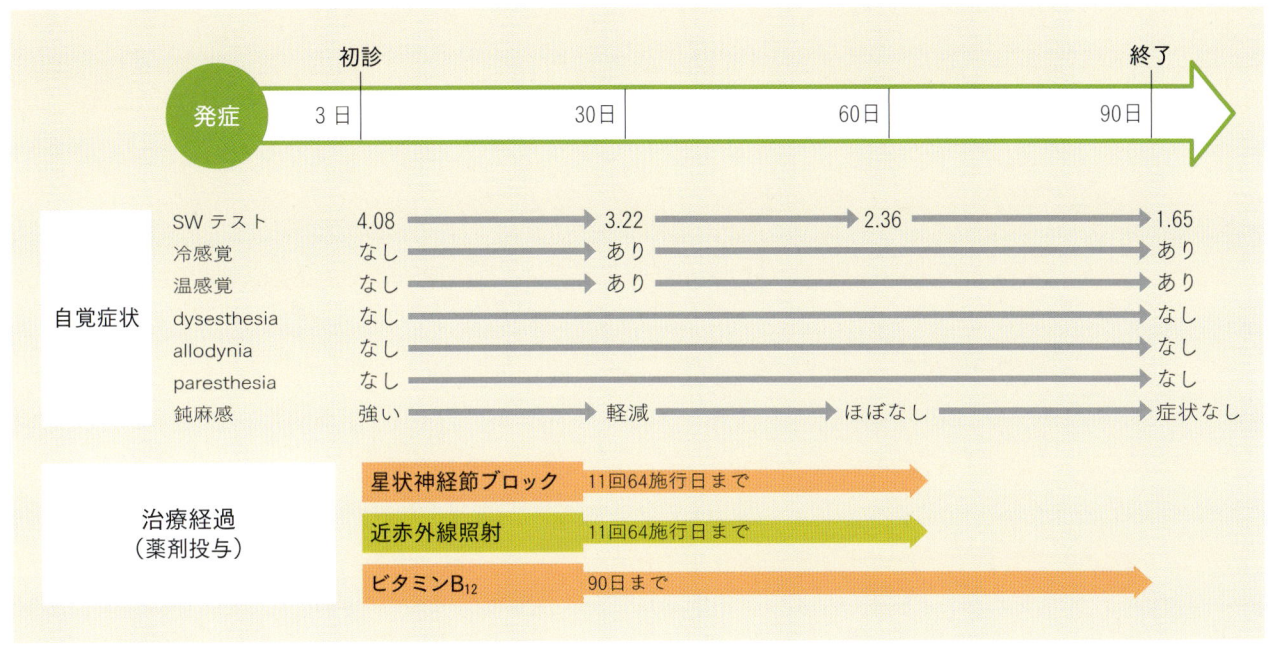

図2 本症例における神経症状の評価と治療経過.

神経症状の評価とその治療経過（図2）

　SW知覚テスターによるSWテストの結果は，中等度の感覚鈍麻であった．自覚症は，hyperalgesia, allodyniaなどの訴えはなく感覚鈍麻のみであった．強打した部位に裂傷はなく若干の腫脹，紫斑がある程度であった．SWテストの結果から，眼窩下神経の断絶などはなく，神経線維周囲の浮腫，栄養血管の損傷による感覚鈍麻であると考え，ビタミンB_{12}製剤の投薬と星状神経節ブロックの適応と考えた．星状神経節ブロックは受傷後1か月で7回施行し，SWテストは正常範囲内となり，自覚症状は「ややしびれている」「引きつった感じが残っている」とのことであった．その後は1週間に1回の間隔で1か月行い，受傷後2か月でSWテストはすべて正常となり，自覚症状もほとんどなくなったとのことであったため，経過観察とした．

まとめ

　受傷早期から神経機能回復のため星状神経節ブロック等の加療が可能であったため，比較的に予後良好であったと考えられる．これは，骨折を起こした骨片の変位が少なく，観血的整復固定術が必要なかったことも影響したのかもしれない．もし骨折が手術適応であったならば，骨片の変位による眼窩下神経の伸展や，術後の炎症によって化学的・物理的な圧迫が起こり，さらなる神経線維へのダメージが惹起された可能性が考えられる．また，手術を行いその後の経過を追っているうちに，星状神経節ブロック等の治療開始が遅れ，順調な回復をみなかったかもしれない．

症例21

オトガイ神経支配領域のしびれと痛み
― 6年後に再発した症例（68歳・男性）―

福田謙一

初診時所見（図1）

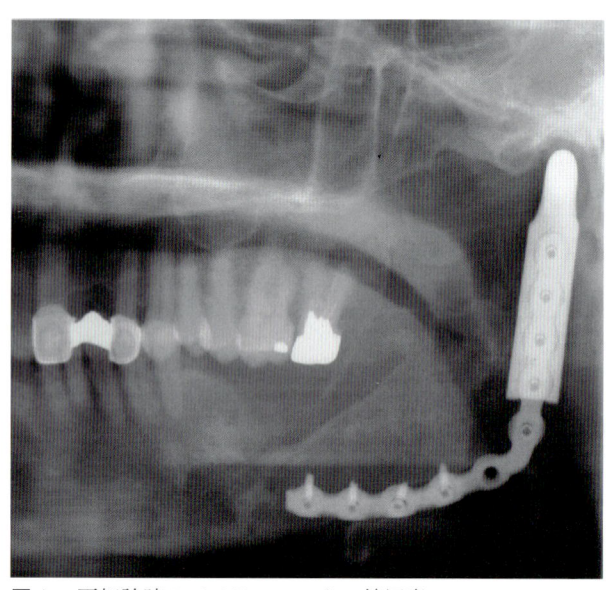

図1　再初診時のパノラマエックス線写真.

表1　ドラッグチャレンジテストの結果.

試験薬名	VASの変化
リドカイン	50％以上減少
フェントラミン	不変
ケタミン	不変

患者の訴え
- 重苦しい！
- ピリピリする！
- 締めつけられる！

感覚鈍麻	軽度にあり
SWテスト	2.44（健側1.65）
二点識別	12（健側4）
冷感覚	正常
温感覚	低下
dysesthesia	あり
allodynia	あり
paresthesia	あり
自覚症状	ピリピリ感，重苦しさ，締めつけ感

診断名　左側オトガイ神経感覚障害・神経障害性疼痛

再初診までの臨床経過

再初診6年前，当院口腔外科にて左側下顎の歯原性線維腫の切除，下顎骨離断，神経縫合術，プレートによる再建術が施行された．術5日後の当科初診時より，神経回復の治療が開始された．治療は，合計57回の星状神経節ブロック，近赤外線照射，経口プレドニゾロンの投与（30mg／日漸減，発症34日後まで），経口ビタミンB₁₂の投与（1.5mg／日，発症162日後まで），経口アデノシン三リン酸の投与（180mg／日，発症162日後まで）が行われた．術直後に認められた痛みはほぼ消失し，しびれも生活に支障がない程度に回復し，終了となった．約6年後，プレートの再固定術が行われた．その直後より，しびれ症状が増悪するとともに痛みが再発した．

再初診までの問題点

プレートの再固定術（図1）をきっかけとして，約6年後に感覚障害の症状が悪化した．手術時の操作で神経を損傷させたか，手術による刺激が神経伝達異常を誘発したかは不明だが，プレートの再固定術が何らかのきっかけになったことは明らかである．慎重に臨むべきであったといえよう．

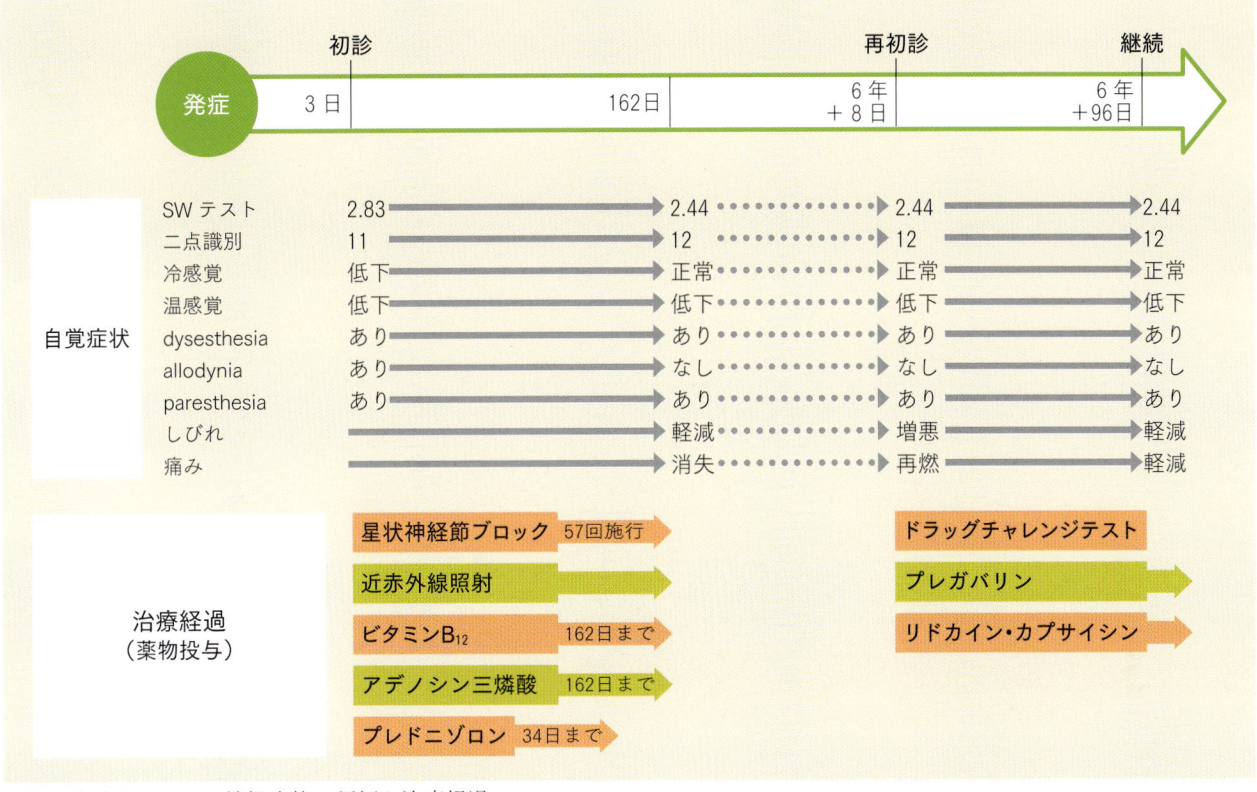

図2　本症例における神経症状の評価と治療経過.

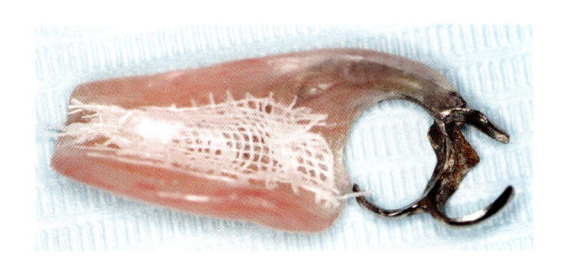

図3　義歯を使用したカプサイシンの局所療法.

神経症状の評価とその治療経過（図2）

　再初診時の検査結果は，約5年半前のある程度回復を自覚した時点とほぼ同様であった．ただ，患者の自覚する痛みやしびれ症状は著しく，「食事や会話がつらい」と訴えた．星状神経節ブロックには，まったく反応しなかった．患者は，「首の注射後の楽になる感じが以前のようにない」と訴えた．ドラッグチャレンジテストでは，ケタミンやフェントラミンに対する反応はなく，リドカインのみに症状の改善反応が認められた（表1）．経口プレガバリン（150mg／日）とアミトリプチリン（30mg／日）の併用が痛みとしびれの軽減に効果的であった．また，リドカインとカプサイシンのクリームの義歯床面への応用も有効であった（図3）．

まとめ

　本症例は，最初の手術後，完全離断した神経の縫合後にもかかわらず，予想以上に症状が回復し，日常生活に支障がないレベルまで達していた．しかしながら，6年後に自覚症状が悪化し，患者は著しい苦痛を訴えた．各種神経学検査所見では差が認められなかったことから，検査だけでは患者が感じる症状を推測することが困難であることを感じさせた症例であった．

　また，その症状のタイプは，6年前の症状とは明らかに異なっていた．ドラッグチャレンジテストの結果から中枢性機序や交感神経系の関与はなく，末梢性機序のみによるものと思われた．神経障害性の痛みやしびれ症状は，発症からの年月，何らかの誘発等で異なった様相を呈することを感じさせた症例であった．

症例22

悪性腫瘍切除後のオトガイ神経支配領域のしびれと痛み
－除痛に難渋していた症例（59歳・女性）－

福田謙一

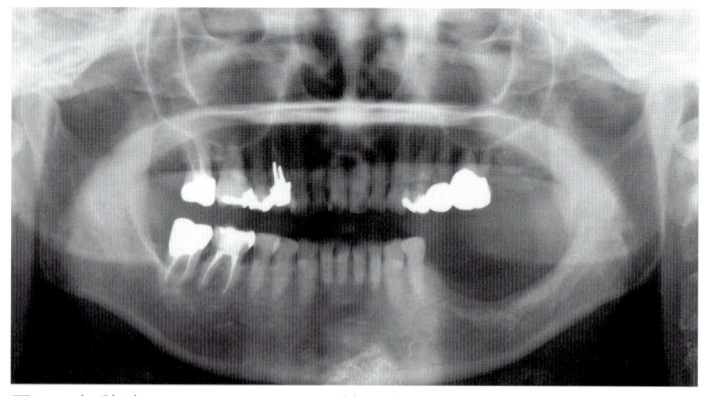

初診時所見（図1）

図1 初診時のパノラマエックス線写真.

患者の訴え
- ズキズキと痛い！
- 重苦しい！
- ピリピリと痛い！

表1 ドラッグチャレンジテストの結果.

試験薬名	VASの変化
リドカイン	50％以上減少
フェントラミン	50％以上減少
ケタミン	不変
チオペンタール	不変
モルヒネ	不変

感覚鈍麻	あり（中等度）
SWテスト	3.61（健側1.65）
二点識別	12
冷感覚	正常
温感覚	正常
dysesthesia	あり
allodynia	あり
paresthesia	なし
自覚症状	ズキズキ感, ピリピリ感

診断名 左側オトガイ神経感覚障害・神経障害性疼痛

初診までの臨床経過

　初診3か月前，某病院口腔外科にて左側下顎歯肉扁平上皮癌を切除．その切除部は，下歯槽神経に隣接していた．それ以来，左側オトガイ神経支配領域に神経障害性の症状が生じ，持続した．ズキズキ，重苦しい，ピリピリ感を安静時にも自覚し，食事，会話，睡眠など日常生活に著しく支障をきたしていた．「オトガイ神経感覚障害」の診断下に，メコバラミンが経口投与されていた．疼痛の改善を求めて，紹介により来院した．

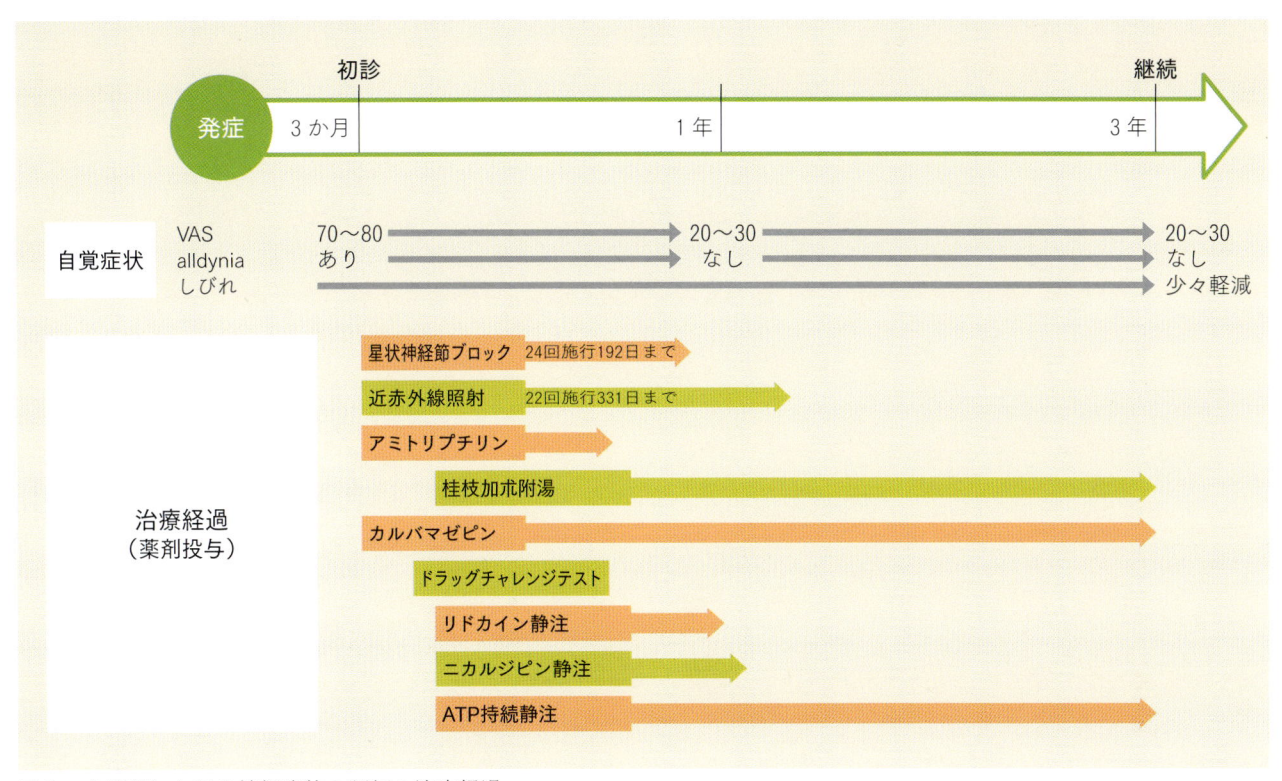

図2 本症例における神経症状の評価と治療経過.

初診までの問題点

比較的，早期に対応している．また，切除する対象が悪性腫瘍だけに，過剰な神経保護は生命維持に影響する．術後の神経障害性の症状出現の完全な回避は困難であったであろう．

神経症状の評価とその治療経過（図2）

左側オトガイ神経支配領域の表面皮膚に視覚的な異常は認められなかった．症状は，ズキズキ感とピリピリ感をもった痛み（VAS＝70〜80mm）と異常感覚で，中等度の感覚鈍麻，温覚過敏がみられた．ドラッグチャレンジテストでは，リドカイン，フェントラミンに十分な除痛反応（疼痛50％以上減少）を示したが，ケタミン，チオペンタール，モルヒネには反応を示さなかった（表1）．リドカインの静注はピリピリ感を，フェントラミンの静注はズキズキ感を，一時的ではあるが完全に消失させた．ニカルジピン1mgの静注も，ズキズキ感を一時的にほぼ消失させ，さらにアデノシン三リン酸（ATP）の静脈内持続投与は，ズキズキ感を消失させたうえ，その効果が数日間持続した．アミトリプチリンは，50mg／日まで暫時増量したところで，日中の強いふらつきが出現し，また効果も明確でなかったので中止となった．経口カルバマゼピンは，300mg／日でピリピリ感にきわめて有効であったので，末梢循環の改善を目的に使用した桂枝加朮附湯7.5g／日とともに処方した．その処方薬に加えて，星状神経節ブロック，ニカルジピン1mgとリドカイン100mgの点滴治療，ATPの静脈内持続投与を2週間ごとに24回行い，allodyniaがほぼ消失した．現在は，前記処方と3〜4週間ごとのATP静脈内持続投与を行っており，疼痛コントロールは良好で，しびれを自覚する範囲も激減している．

まとめ

本症例は，末梢および交感神経系の機序が関与するタイプの神経障害性疼痛であった．ニカルジピンに除痛反応を示し，ケタミンに反応がみられなかったので，ATPによる効果は末梢循環の改善効果なのかもしれない．

症例23

悪性腫瘍切除術後の舌神経支配領域のしびれと痛み
－除痛に難渋した症例（70歳・女性）－

笠原正貴

初診時所見（図1）

瘢痕が認められる

患者の訴え
- じりじりする！
- ビリビリする！
- 舌がひきつれる
- 痛みがある！

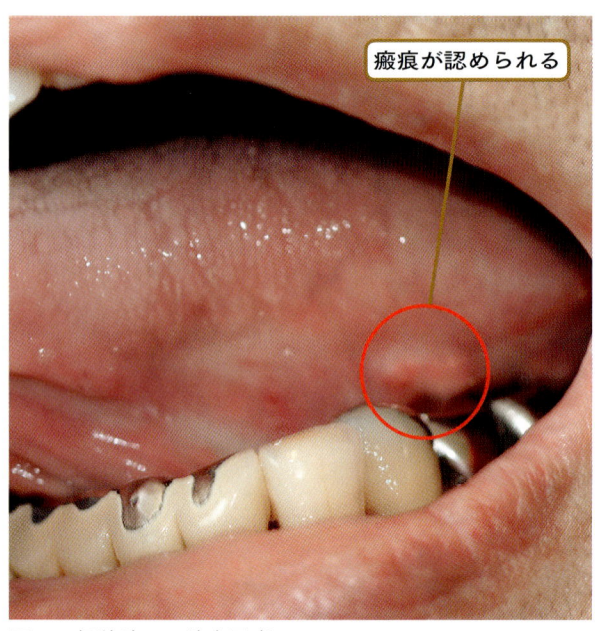

図1　初診時の口腔内写真.

感覚鈍麻	なし
SWテスト	実施せず
二点識別	実施せず
冷感覚	不明
温感覚	不明
dysesthesia	あり
allodynia	あり
paresthesia	あり
自覚症状	じりじり，ビリビリ

診断名 左側舌神経神経障害性疼痛

初診までの臨床経過

　初診1か月前，患者は左側舌縁部扁平上皮癌（T1, N0, M0）と診断された．その後，全身麻酔下に切除術が行われた．舌は切除後縫縮を行い，遊離皮弁などの再建術は行っていない．患者は退院後から，左側舌縁部にじりじり，ビリビリとした異常感覚とひきつれるような痛みを自覚した．ロキソプロフェンナトリウムやジクロフェナクナトリウムで鎮痛を試みた結果，舌の接触痛は改善したが，異常感覚や異常疼痛には効果がなく，当院を紹介され受診した．

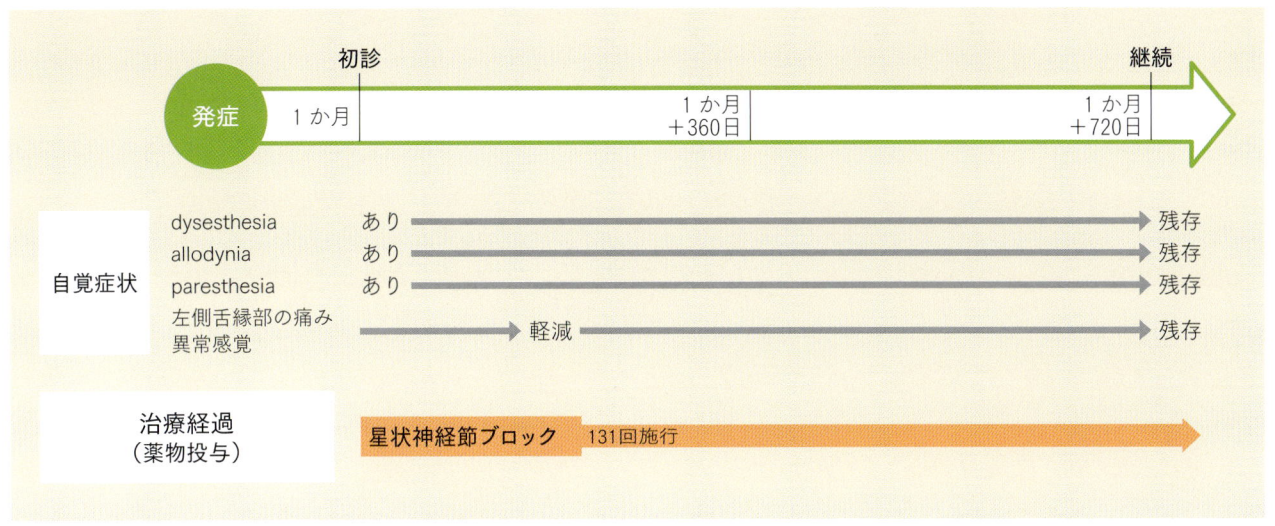

図2 本症例における神経症状の評価と治療経過.

初診までの問題点

　早期にペインクリニックへ紹介されたため，とくに問題点はみあたらない．歯科治療や口腔外科手術は生体に対して侵襲的であり，当然感覚神経に対しても損傷を与えることになり，そのことは避けられない．正常に治癒することがなく，異常痛を引き起こす可能性があることを，つねに念頭に入れておく．

神経症状の評価とその治療経過（図2）

　初診時にアミトリプチリン10mg／日を投与した．2割程度の除痛効果が認められたが，眠気・ふらつき等の副作用が認められたため，継続困難となり，投薬を中止した．星状神経節ブロック療法を試みたところ，激しい痛みは消失し，楽になった．しかし，その効果は24時間程度しか持続せず，翌日の夕刻には痛みが出現する状態であった．患者本人の希望もあり，アミトリプチリンを再開したが，痛みは軽減するものの，副作用が出現するため，投与を中止した．星状神経節ブロックは，根本療法とはなりえず，対症療法としての疼痛コントロールを現在行っている．週約2回のペースで行い，現在約2年が経過している．

まとめ

　舌神経支配領域における神経障害性疼痛は，摂食や会話に著しい障害をもたらし，生活の質を著しく低下させる．できるだけ早期の対応（星状神経節ブロック）が望ましい．本症例は，星状神経節ブロックが根本療法とはなりえず，対症療法に終始しているケースである．

症例24

良性腫瘍切除術後の顔面のしびれと痛み
―除痛に難渋した症例（73歳・男性）―

笠原正貴

初診時所見（図1）

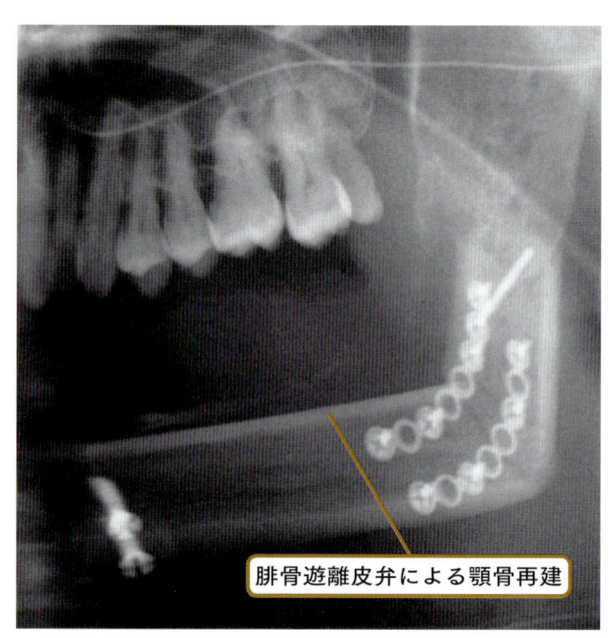

腓骨遊離皮弁による顎骨再建

図1　初診時のパノラマエックス線写真．

患者の訴え
- 食事や会話のとき顎を動かすとビリッとする！

感覚鈍麻	なし
SWテスト	実施せず
二点識別	実施せず
冷感覚	不明
温感覚	不明
dysesthesia	ときどきあり
allodynia	ときどきあり
paresthesia	ときどきあり
自覚症状	ときどきビリッとする

診断名　左側下歯槽神経神経障害性疼痛

初診までの臨床経過

　本初診の9年前に患者は，左側下顎エナメル上皮腫と診断され，他院で，全身麻酔下に顎骨区域切除術および遊離腓骨弁移植による再建術が行われた．6年前から患者は，左側頬骨弓から耳前部にかけて，間欠的電撃様疼痛を自覚した．疼痛は会話・摂食や不意の顎運動で増悪し，その痛みは著しいものであった．カルバマゼピンが投与されていたが，疼痛コントロールは不十分で，患者の服用量は，患者自身の判断で，1,700mg／日まで達していた．眠気・ふらつきなどの副作用が著しく，疼痛コントロールが不十分なため，当科を紹介され受診した．

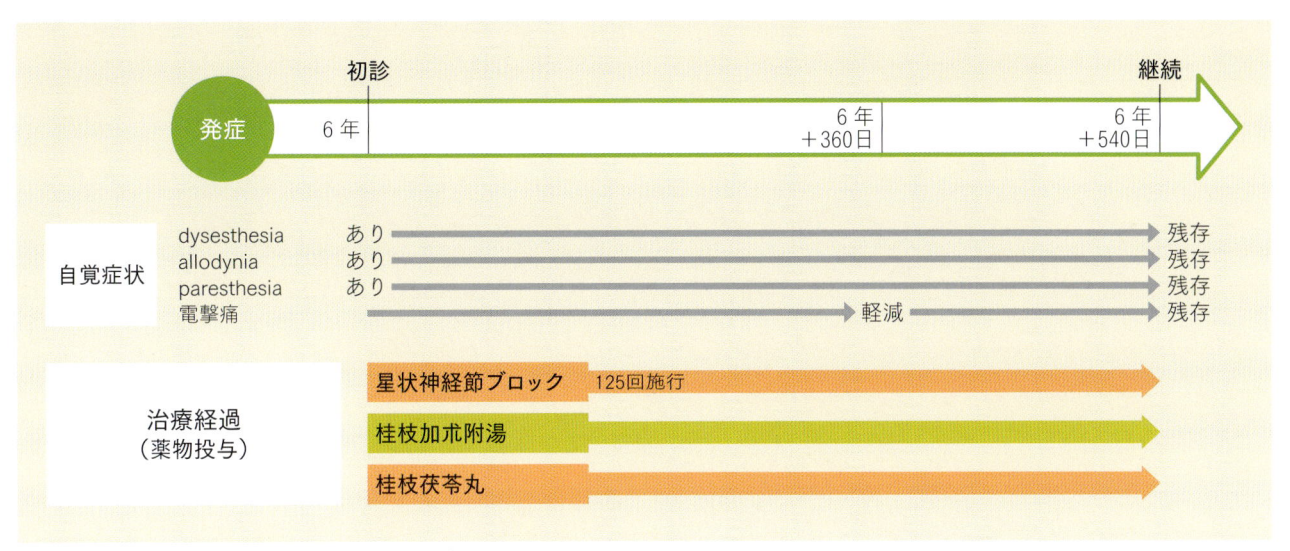

図2　本症例における神経症状の評価と治療経過.

初診までの問題点

　本症例は，非常に稀なケースで原因も不明である．再建術後，数年を経て電撃様疼痛が発現した原因が現段階ではよくわからない．顎骨区域切除および再建術を施行した施設の脳神経外科での精査でも，原因は特定できなかった．

神経症状の評価とその治療経過（図2）

　初診時に，下行性疼痛抑制機構賦活化目的に，アミトリプチリン10mg／日を投与した．1週間ごとに10mg／日ずつ増量し，30mg／日まで増加したが，めまいが出現し継続が困難となった．また，効果もあまり認められなかった．星状神経節ブロックを施行したところ，除痛効果がみられたため，継続して行うこととした．現在は週1回のペースで施行している．また，血流改善に効果のある桂枝茯苓丸，神経痛に効果のある桂枝加朮附湯を処方した．現在，カルバマゼピンの投与量は，400mg／日まで減量できている．

まとめ

　本症例は，星状神経節ブロックおよび漢方薬が奏効し，カルバマゼピンを減量できた幸運な症例である．星状神経節ブロックがなぜ効果があるのかは，現時点ではわからないが，疼痛コントロールにカルバマゼピンだけに頼るのではなく，副作用軽減のためにも複数のアプローチが望ましいと考えさせられた症例である．

症例25

義歯によるオトガイ神経支配領域のしびれと痛み
－除痛に難渋していた症例（78歳・女性）－

福田謙一

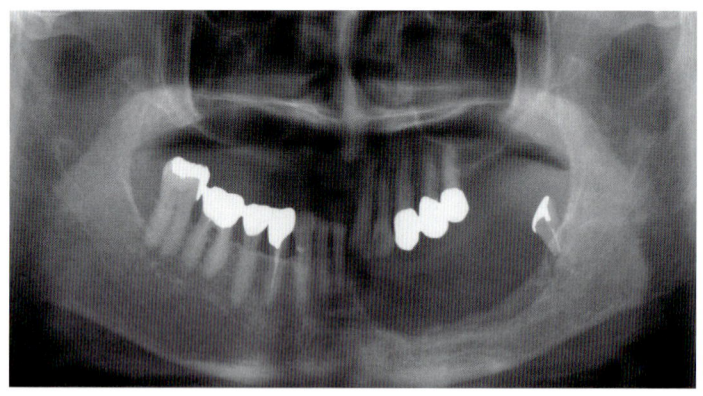

7 義歯装着後

初診時所見（図1, 2）

図1 初診時のパノラマエックス線写真．

患者の訴え
- 重苦しい！
- ビリビリする！
- ピリッとする！

感覚鈍麻	中等度にあり
SWテスト	3.84（健側2.14）
二点識別	15（健側10）
冷感覚	過敏
温感覚	過敏
dysesthesia	あり
allodynia	あり
paresthesia	あり
自覚症状	ピリピリ感，重苦しさ

診断名 左側オトガイ神経感覚障害・神経障害性疼痛

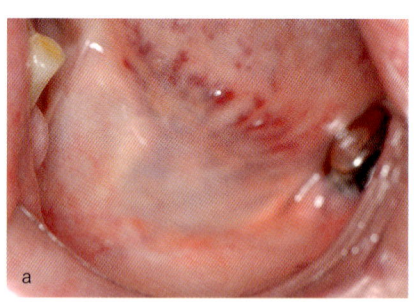

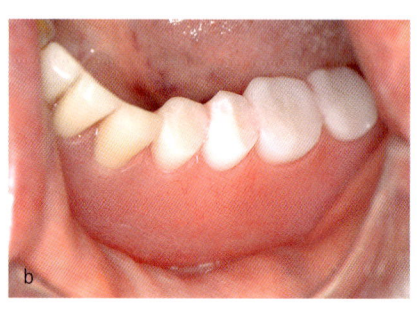

図2 a, b 初診時の口腔内写真．
a：義歯未装着時．
b：義歯装着時．

表1 ドラッグチャレンジテストの結果．

試験薬名	VASの変化
リドカイン	50%以上減少
フェントラミン	不変
ケタミン	不変

初診までの臨床経過

当科初診4年前，某病院口腔外科にて左側下顎歯肉癌のため下顎骨辺縁切除を受けた（図1）．手術後，左側オトガイ神経支配領域にとくに神経症状はみられなかった．手術から半年後，義歯を製作し装着したところ，左側オトガイ神経領域にビリビリとした異常感覚とピリッとした疼痛を自覚するようになった．数軒の歯科医院を転々

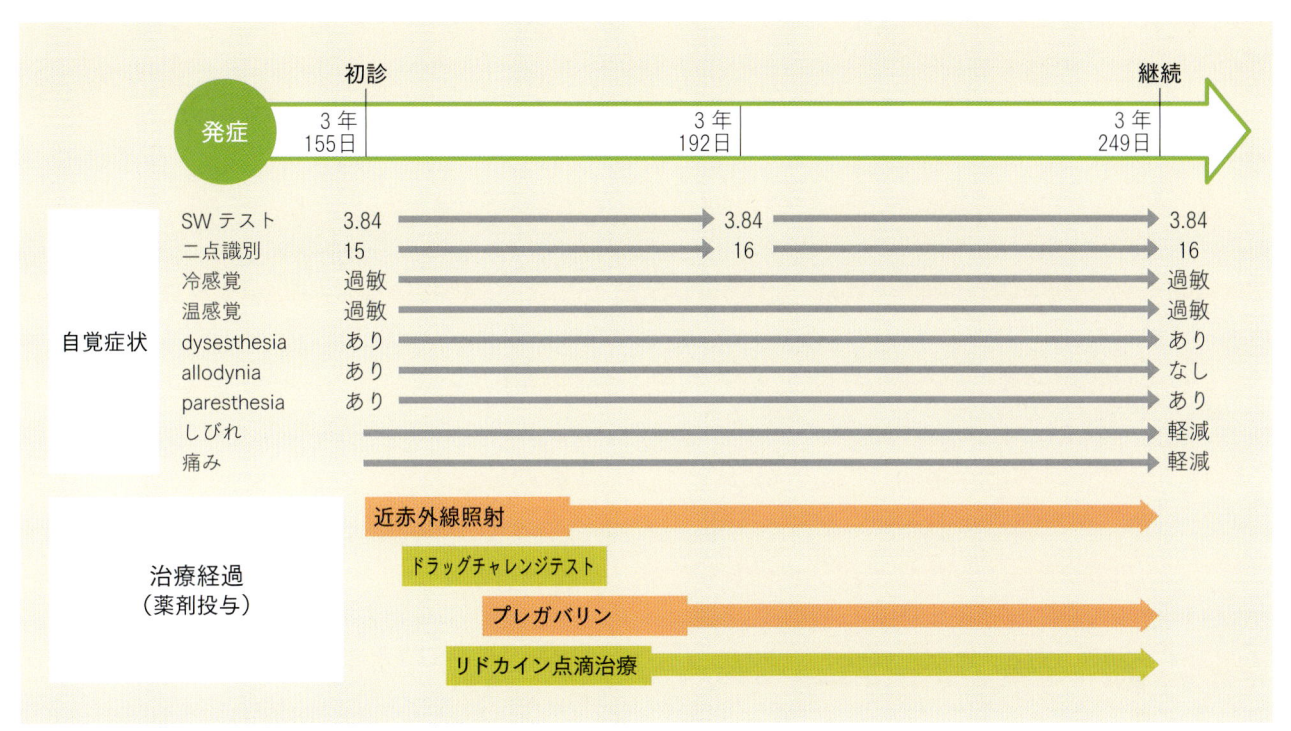

図3 本症例における神経症状の評価と治療経過.

とし，何度も義歯の調整，さらには再製を繰り返した．現在は，義歯を入れているほうが，ビリビリとした異常感覚とピリッとした疼痛は抑制されるが，重苦しさが悪化する．当科初診2か月前より痛みが増悪し，食事，睡眠に支障をきたすようになってきたため，痛みとしびれの改善を求めて来院した．

神経症状の評価とその治療経過（図3）

左側オトガイ神経支配領域の表面皮膚，口腔粘膜に視覚的異常は認められなかった（図2）．症状は，ピリピリ感をもった異常感覚とピリッとした電撃痛（VAS＝80〜90mm）で，中等度の感覚鈍麻と温感覚の過敏がみられた．ドラッグチャレンジテストでは，リドカインに十分な除痛反応（疼痛50％以上減少）を示したが，ケタミン，フェントラミンには反応を示さなかった（表1）．リドカインの静注は一時的ではあるが疼痛を完全に消失させた．他院で，アミトリプチリンやカルバマゼピンは試されていたが，日中の強いふらつきだけで効果はなかったとのことであった．そこで，プレガバリンを処方したところ，除痛にきわめて有効で暫時増量し250mg／日で食事や睡眠に支障をきたさず，生活が大きく改善された．現在は，前記処方と3週間ごとのリドカイン100mgによる点滴治療および近赤外線照射を行っており，疼痛コントロールは良好である．

まとめ

本症例は，手術直後は神経症状がなかったことから，手術による神経損傷はなかったものと推測される．おそらく手術で下顎管の上壁はほぼ消失し，粘膜だけになっていたと思われる．義歯の装着をきっかけとして神経症状が出現しているが，通常，義歯による下歯槽神経の圧迫でオトガイ神経支配領域に症状が出現した場合，そのほとんどが一過性の神経伝導障害で，義歯の調整で改善することが多い．本症例は，義歯装着から3年半を経た当科初診2か月前から神経症状が突然出現している．義歯装着から長期にわたる義歯による圧迫で神経の損傷が発生した症例であった．

症例26

オトガイ神経支配領域のしびれと痛み
－良好な経過をたどった症例（24歳・女性）－

半田俊之

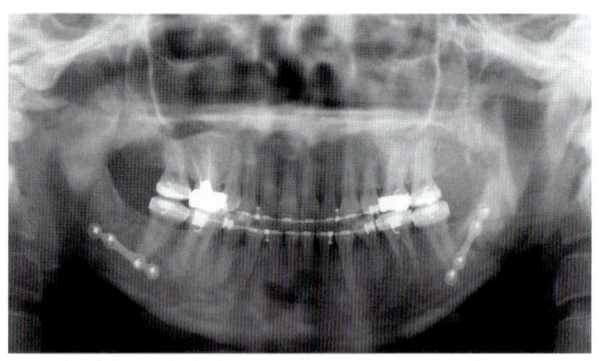

初診時所見（図1, 2）

図1　顎矯正手術直後のパノラマエックス線写真.

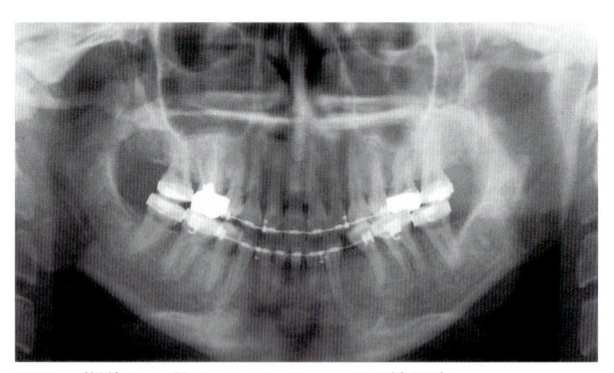

図2　術後6か月のパノラマエックス線写真.

患者の訴え
・右頬の感覚がない！

	右側	左側
感覚鈍麻	あり	なし
SWテスト	5.07	1.65
二点識別	20	6
冷感覚	なし	あり
温感覚	なし	あり
dysesthesia	なし	なし
allodynia	なし	なし
paresthesia	なし	なし
自覚症状	感じない	なし

診断名　右側オトガイ神経感覚障害

8　顎矯正手術後

初診までの臨床経過

当院口腔外科にて下顎後退症の診断下に下顎枝矢状分割を行った．手術時間や出血量，下顎骨移動量に関し特出すべき点はなかった．また，術中に神経損傷を疑わせる所見もなかった．患者は，術翌日から右側オトガイ神経領域に著しい感覚鈍麻を自覚した．SWテストでは，右側5.07，左側1.65と右側に著しい感覚低下を認めたが，allodynia等の感覚・痛覚異常は認められなかった．

術後7日目，右側オトガイ神経感覚障害の診断にて，加療目的で歯科麻酔科に紹介受診となった．

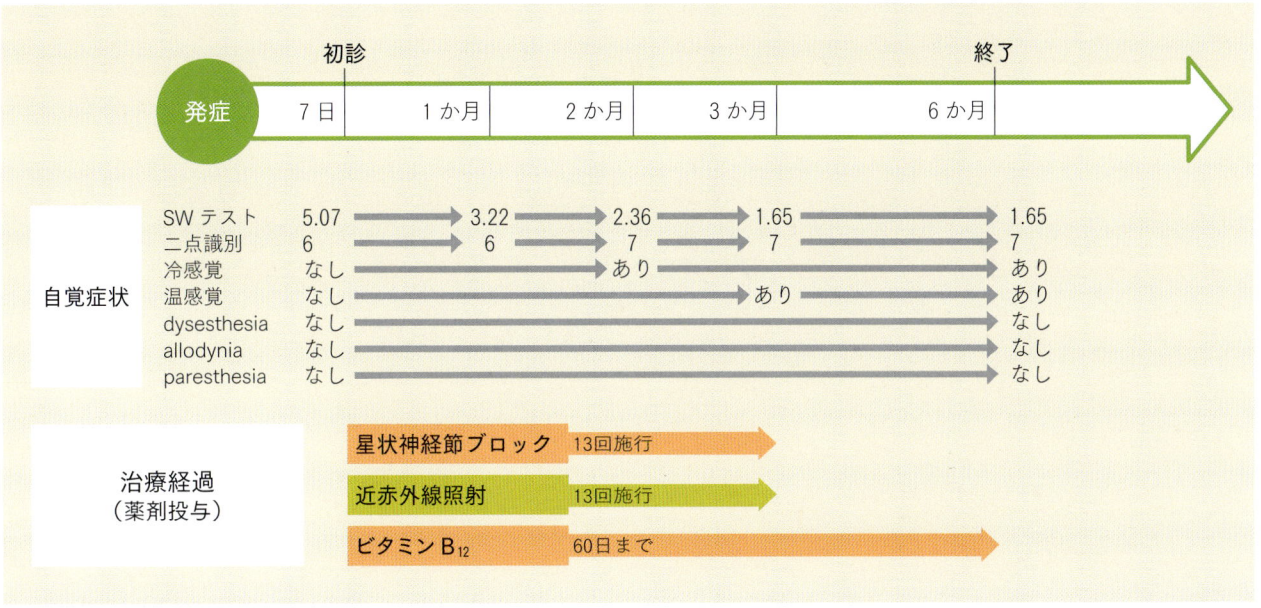

図3 本症例における神経症状の評価と治療経過.

初診までの問題点

術前に患者に対し神経障害について十分な説明がされていたことから，症状発症から速やかに治療に移ることができた．

神経症状の評価とその治療経過（図3）

初診時の神経症状の訴えは，右側の感覚鈍麻であった．SWテストの結果は，右側口唇枝は5.07，口角枝は3.22，オトガイ枝は4.93と，口唇枝とオトガイ枝は重度の感覚鈍麻を呈していたが，口角枝は中等度の感覚鈍麻であった．温度感覚は20，40，42℃の認識が不可能であった．毛筆による接触テストでallodyniaは生じなかった．
術翌日からビタミンB_{12}製剤の経口投与を開始し，術後2週目から星状神経節ブロックと近赤外線照射を2回／週のペースで開始した．術後1か月のSWテストでは，口唇枝，オトガイ枝ともに3.22，口角枝は1.65と感覚の回復を認めた．しかし，温度感覚は改善してきていなかったが，本人曰く「だいぶ感じてきている」とのことであった．術後3か月のSWテストはすべて1.65となり，温度感覚も回復した．自覚症状も術前とほとんど変わらないとのことであった．

まとめ

本症例は，術後感覚障害を認めたが，迅速に治療を開始することができ，良好な経過をたどることができた．SWテストの結果から，手術の操作により神経自体に損傷はなかったことが予測され，neurapraxiaの状態であると診断した．これは術後の炎症による腫脹が下歯槽神経の血流を阻害させ，一時的な感覚障害を引き起こしたと予測される．よって血流改善効果の高い，星状神経節ブロックと近赤外線照射が感覚の回復をスムーズに促したと考えられた．本症例のように神経線維に対する血流障害等が起こり，感覚障害が起きてしまった症例は比較的予後は良いとされるが，患者の不快感はかなり存在する．よって，術前から本症状が出現する可能性があること，そして，それに対する治療法および発症した際は迅速に治療に移行できることといった事前の説明が必要であると考えられる．

症例27

オトガイ神経支配領域のしびれと痛み
－半年経て，治療，軽快しているものの後遺している症例（33歳・女性）－

齋田菜緒子

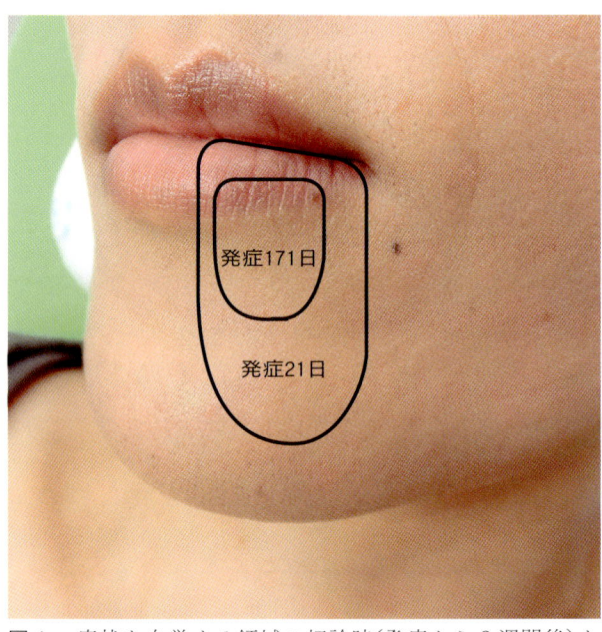

初診時所見（図1）

図1　症状を自覚する領域の初診時（発症から3週間後）と171日後の比較．171日後には領域の縮小が認められた．

患者の訴え
- 左頬の感覚が鈍い！
- ビリビリと痛い！

感覚鈍麻	あり
SWテスト	5.18（健側1.65）
二点識別	20以上（健側6）
冷感覚	なし
温感覚	なし
dysesthesia	あり
allodynia	なし
paresthesia	なし
自覚症状	ビリビリ感

診断名　左側オトガイ神経感覚障害

初診までの臨床経過

当科初診1か月前，当院口腔外科にて上顎後退症・下顎前突症との診断のもと，全身麻酔下にLe Fort I型骨切り術・下顎枝矢状分割術の施行が行われた．

下顎枝矢状分割を施行した際には，両側とも神経の露出は認められなかったとのことであった．手術直後より左側オトガイ部の感覚鈍麻と異常感覚を自覚，右側には症状は認められなかった．3週間後も感覚鈍麻の症状には改善が認められなかったため，口腔外科主治医の指示のもと当科を受診した．

初診までの問題点

本症例は，発症後3週間目からの比較的早期の治療開始であったが，受傷直後から1週間後に改善傾向が認められない時点で，早期に星状神経節ブロックなどの治療を開始するべきであったのかもしれない．しかしながら，1週間後の時点では顎間固定の解除は行われていない状態であったため，治療の開始が遅延したものと考えられる．

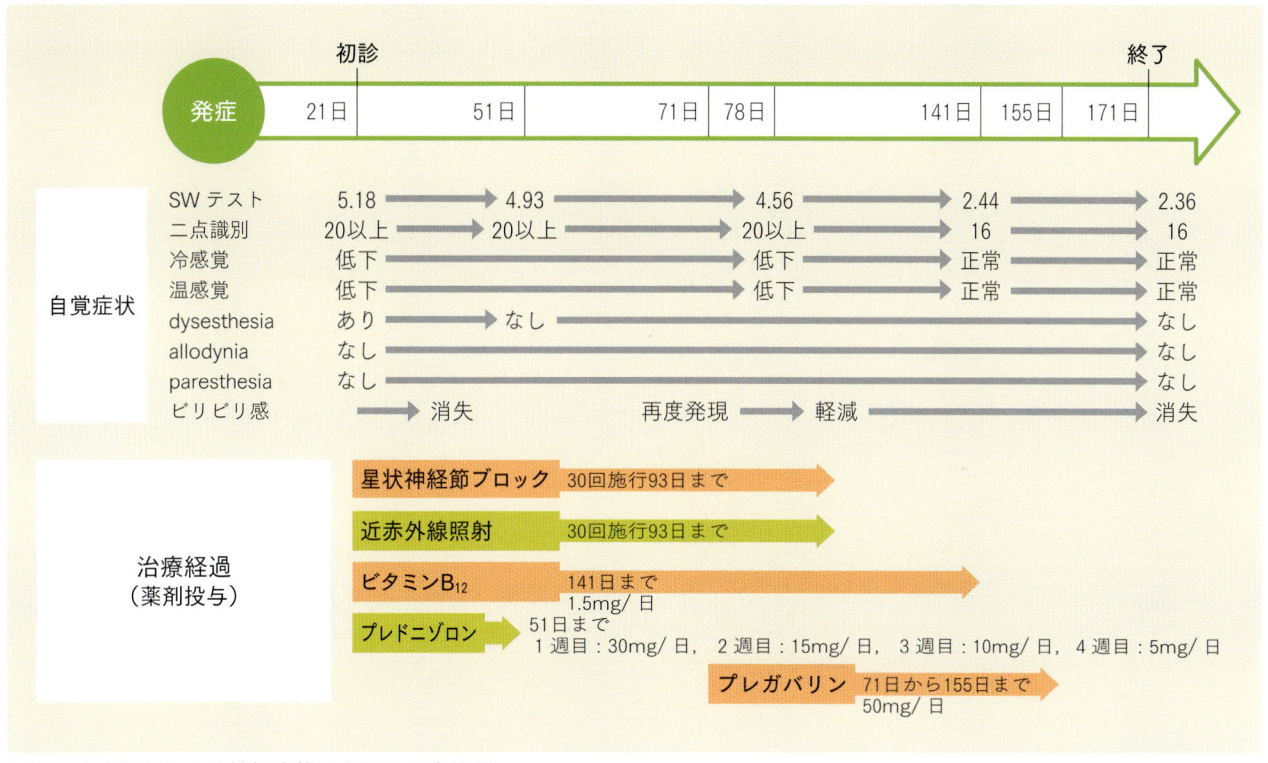

図2　本症例における神経症状の評価と治療経過．

神経症状の評価とその治療経過（図2）

　当科初診来院時には，ビリビリとした痛みがときどきあり，感覚鈍麻の症状も訴えていた．SWテストは，左側口唇・オトガイ部ともに5.18の値（健側1.65）を示していた．二点識別は識別不可（健側10）であった．神経の回復を促すことが重要であるため，初診時より星状神経節ブロック，近赤外線照射，プレドニゾロン，ビタミンB_{12}の処方を開始した．数回の星状神経節ブロックにより，痛みはほぼ消失した．初診から30日後のSWテストは，左側口唇4.56，オトガイ部4.93．二点識別に変化はなかった．

　初診時より50日後，ビリビリとした強い痛みを訴え来院．星状神経節ブロックを施行するも改善が認められないため，プレガバリンを処方した．プレガバリン処方1週間後（初診時より57日後）に来院したときには，痛みはほとんど消失していた．SWテストは，左側口唇4.17，オトガイ部4.56．二点識別に変化はなかった．初診より141日後では，プレガバリンの内服により痛みはなく，SWテストは，左側口唇2.36，オトガイ部2.44．二点識別は16に改善したため，星状神経節ブロックの施行は終了し，プレガバリンの処方のみ継続することとした．155日後にプレガバリン中止．171日後には痛みの出現がなく，SWテストは2.36と感覚鈍麻は残存しているが，初診時と比較して症状も改善したため，治療は終了とした．

まとめ

　本症例では，術中に神経の露出は認められなかったが，1週間後のSW値から下顎の移動による神経のたわみによって何らかの神経の伝達異常が生じたものと推測される．受傷後3週間目ではあったが，比較的早期の治療開始によりSW値も改善し，患者のQOLも向上している．受傷後約2か月で出現した痛みに関しては，神経の回復過程における神経電気活動の異常により発現したものであると考えられる．その痛みに対してプレガバリンが有効に作用した症例であった．

症例28

下顎枝矢状分割術術後のオトガイ神経支配領域のしびれと痛み　−除痛に難渋した症例（17歳・女性）−

半田俊之

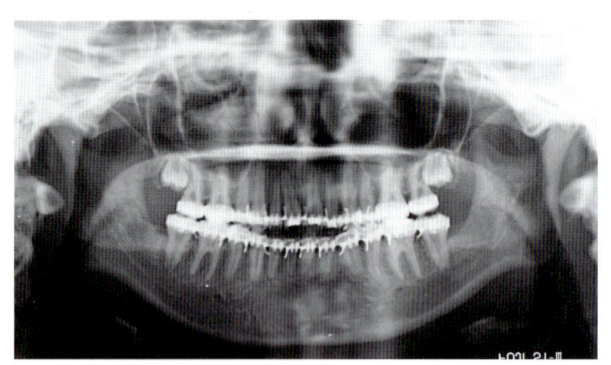

初診時所見（図1）

図1　術直後のパノラマエックス線写真．

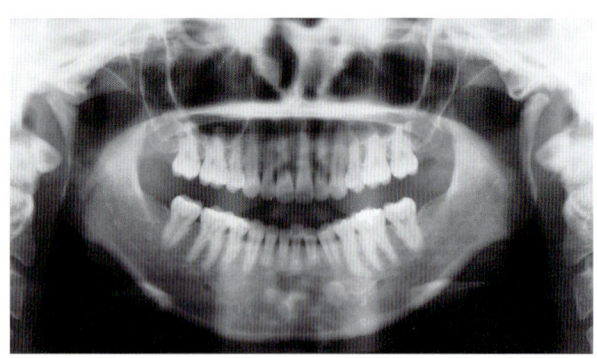

図2　術後3年のパノラマエックス線写真．

患者の訴え
- 右頬の感覚がない！
  ↓ 2か月後
- 左頬を触ると電気が走るように痛い！

	右側	左側
感覚鈍麻	あり	なし
SWテスト	4.93	2.44
二点識別	25	6
冷感覚	鈍い	なし
温感覚	鈍い	なし
dysesthesia	なし	なし
allodynia	なし	なし
paresthesia	なし	なし
自覚症状	鈍い感じ	なし

診断名　右側オトガイ神経感覚障害・神経障害性疼痛

8　顎矯正手術後

初診～2か月後までの臨床経過

　当院口腔外科にて下顎後退症の診断下に下顎枝矢状分割術を行った．手術時間や出血量，下顎骨移動量に関し，特出すべき点はなかった．また，術中に神経損傷を疑わせる所見もなかった．患者は，術後3日目から右側オトガイ神経領域に著しい感覚低下を自覚した．ただ，左側オトガイ神経支配領域には感覚低下の自覚症状は認めなかった．SWテストでは，右側4.93，左側2.44と右側に著しい感覚低下を認めた．手術1週間後，当院口腔外科から「右側オトガイ神経感覚鈍麻」の診断下に歯科麻酔科に治療依頼となった．

　口腔外科では，術翌日からビタミンB_{12}製剤の経口投与，歯科麻酔科では術後1週間から星状神経節ブロックを行った．星状神経節ブロックは2か月間で24回施行した．右側の感覚鈍麻は，星状神経節ブロック開始1か月後には中等度，2か月後には正常域と回復した．しかし患者は急に左側のオトガイ神経支配領域に安静時のビリビリ感とじりじり感，接触時の電撃痛を訴えはじめた．

初診～2か月後までの問題点

　歯科麻酔科初診時は右側の感覚障害の治療依頼であったため，右側のみの治療を行ってきた．しかし，神経線維のダメージは両側にあり，難治性であったのは左側であったことを診断できなかったのが問題である．

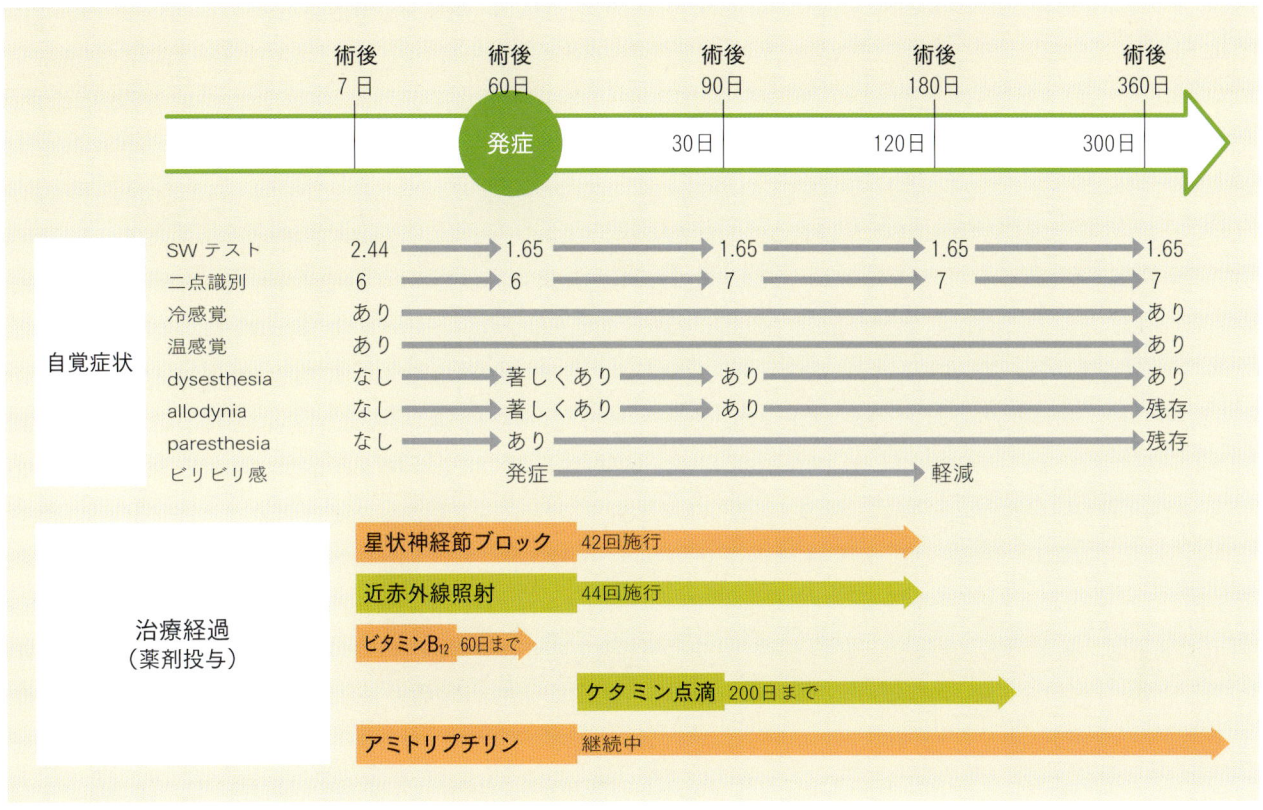

図3 本症例における左側の神経症状の評価と神経障害性疼痛の治療経過.

神経症状の評価とその治療経過（図3）

　術後2か月のSWテストは左右側ともに正常値であったが，左側は安静時のビリビリ感とじりじり感，毛筆による接触テスト，温刺激，冷刺激において明らかなallodyniaを生じた．左側下歯槽神経の神経障害性疼痛と診断し，左側星状神経節ブロック（2回/週），アミトリプチリン（10〜70mg）の経口投与を開始した．しかし，左側下歯槽神経神経障害性疼痛発症後2か月経過しても症状に著変がないため，ドラッグチャレンジテストを行った．ドラッグチャレンジテストの結果，ケタミンのみ陽性となったため（VAS：89→37），ケタミン20mg点滴静注を週1回のペースで行った．約3か月間のケタミン点滴静注を行い，VASは30前後で落ち着いているため，アミトリプチリンの投薬のみとした．現在手術から約9年経過しているが，いまだ投薬加療中である．

まとめ

　歯科麻酔科への治療依頼は右側の感覚鈍麻であり，術直後のSWテストの結果は，右側は重度の感覚鈍麻，左側は正常値であった．術後2か月経過した時点で，右側の感覚鈍麻は改善したが，左側の安静時と接触時の感覚異常を訴えはじめた．当初，筆者らは術直後からの左側の感覚は問題ないと考えていた．しかし，神経障害性疼痛様症状を発症後，患者に対しSWテストをどのように感じていたかをインタビューしたところ，"触られた瞬間にピリピリしたので「感じた」と答えていた"とのこと．SWテストでは正常値を示していたため問題ないと考えていたが，痛覚でテスターの刺激を感じたため，「感じた」と回答したとのことであった．よって術後早期から痛覚過敏があったにもかかわらず，神経障害性疼痛に対し2か月間治療を行ってこなかったことになる．この2か月の間にワーラー変性が進行し，難治性の神経障害性疼痛ができあがってしまったと推測された．

　本症例は幸いドラッグチャレンジテストにおいてケタミンで陽性となり，治療に応用できたので痛みをコントロールすることが可能であった．しかし初期の段階で左側の神経障害性疼痛を診断できていたならば，早期に除痛ができた症例であったのかもしれない．

症例29

上顎小臼歯抜歯後のしびれ・かゆみ・痛み
―除痛に難渋していた症例（63歳・女性）―

福田謙一

初診時所見（図1～3）

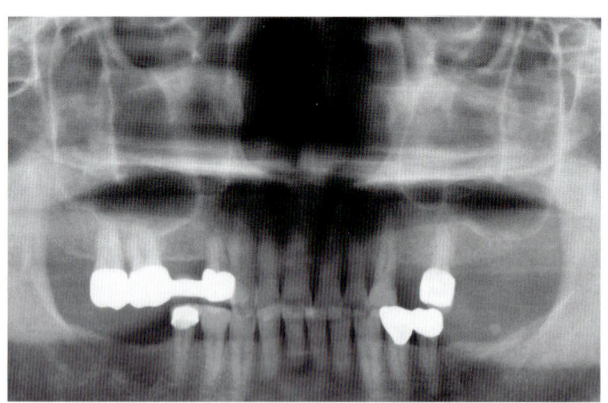

図1　初診時のパノラマエックス線写真.

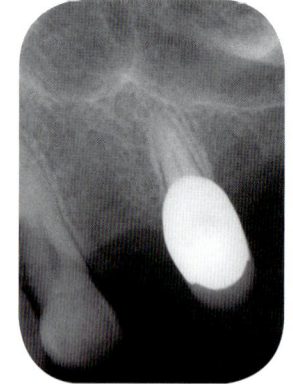

図2　初診時のデンタルエックス線写真.

患者の訴え

・チクチク痛がゆい！

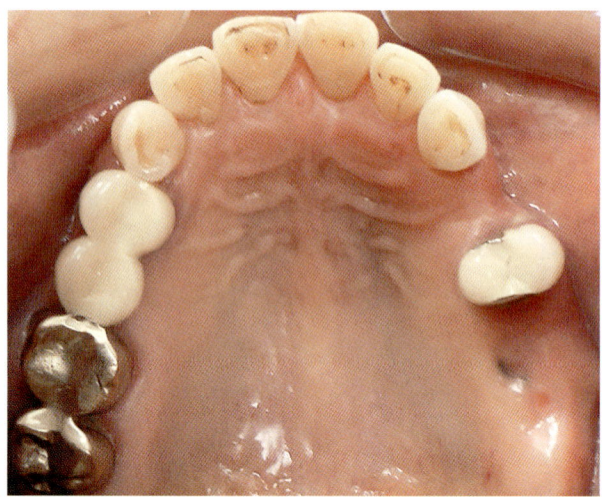

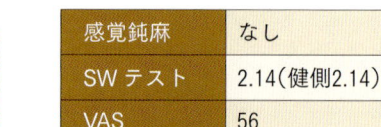

図3　初診時の口腔内写真.

感覚鈍麻	なし
SWテスト	2.14（健側2.14）
VAS	56
冷感覚	正常
温感覚	正常
dysesthesia	なし
allodynia	なし
paresthesia	なし
自覚症状	チクチク痛がゆい

診断名　│4抜歯後神経障害性疼痛・異常感覚（幻歯痛）

初診までの臨床経過

　当院初診4年前，近歯科医院にて│4の抜歯術を受けた．抜歯施行中は，局所麻酔が十分に奏効し，痛みはなかった．しかしながら，抜歯当日の夜間から抜歯後痛が発現し，執拗に持続した．抜歯後1年目に三叉神経痛の疑いにて，テグレトール300mg／日を服用したが，症状に変化がなかった．抜歯後約2年目，一度ブリッジを装着したが，しびれ，かゆみと痛みが耐えがたく，すぐにブリッジを除去した．その後，局部義歯を装着したが，症状に変化はなかった．症状を自覚する範囲は少しずつ拡大し，日中は左側口蓋全体にしびれ・かゆみを自覚し，夕方以降は強い痛みを感じた．口腔外科，耳鼻科，精神科，心療内科など多くの医療機関を転々とし，多種多様な薬物療法を受けたが，症状に変化はなかった．最近，夜間の痛みが増悪し，睡眠が障害されるようになってきた．他歯科医院を受診し，相談したところ当科紹介来院となった．

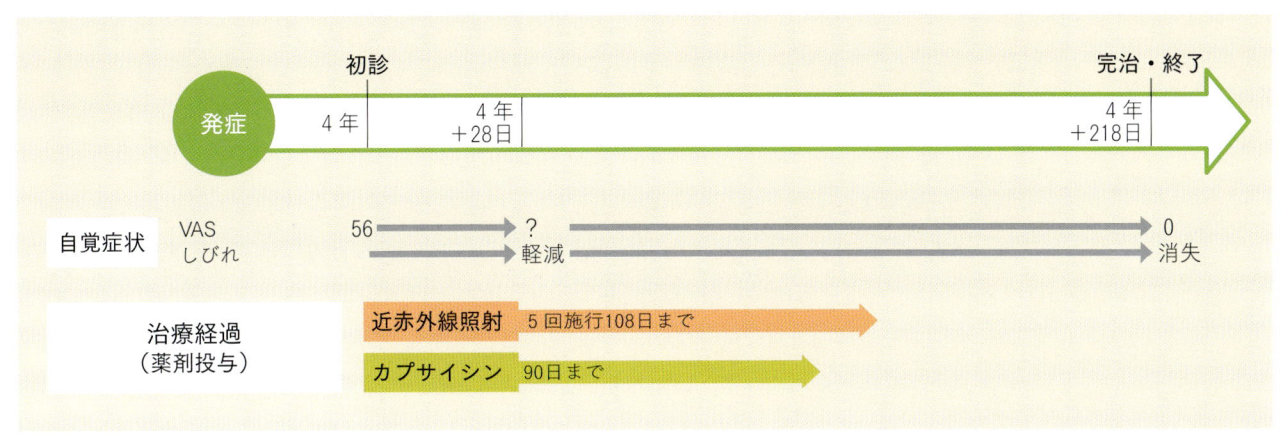

図4 本症例における神経症状の評価と治療経過.

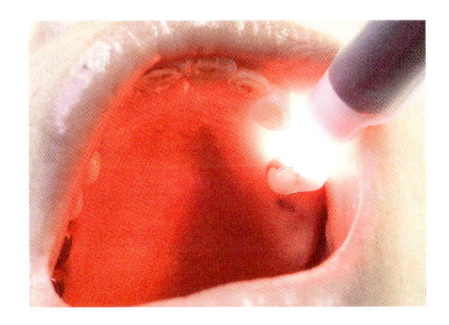

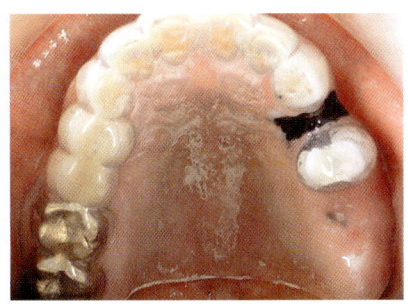

図5 近赤外線照射.
図6 カプサイシンによる口腔内ステント療法.

初診までの問題点

　抜歯を施行した担当歯科医師は，抜歯後の患者の訴えに対して，「抜歯後経過は順調です．精神的なものだから忘れてください」と，一方的にその訴えを退けたようで，その対応は適切とはいえない．

神経症状の評価とその治療経過（図4）

　抜歯後局所の骨組織や被覆粘膜に異常は認められなかった（図1～3）．痛みを訴える部位の感覚鈍麻はなく，冷温感覚も正常であった．痛みの強さはVAS＝56mmで，「チクチクしている」と表現した．dysesthesiaやallodyniaはなかった．HADでは，不安，うつとも擬陽性，STAIでは，特性不安，状態不安両者とも高不安を示した．4部に局所麻酔薬2％リドカイン（8万分の1エピネフリン含有）による浸潤麻酔を施すと，痛みは一時的ではあるがほぼ消失した．そのため，抜歯後局所周囲に痛み発現の要因があると判断した．近赤外線照射（図5）も，一時的ではあるが疼痛を半減させた．そして，カプサイシンを応用した口腔内ステント療法（図6）により，痛みは大幅に軽減した．1日に数回行っていたカプサイシン塗布は，徐々にその回数が減少し，初診から3か月後，塗布しなくても痛みが出現しなくなった．

まとめ

　本症例は，抜歯後局所の末梢性神経障害性疼痛と思われる．本症例のように，単純抜歯後に神経障害性疼痛が出現することはきわめて稀である．したがって，抜歯術施行前に，抜歯後の神経症状を予測し，それを説明する注意義務はない．しかしながら，抜歯後の異常症状の訴えを真摯に受け止め，対応すべきであったと思われる．

　神経障害性疼痛は，末梢性だけでなく中枢性機序により複雑になった痛みが多い．そのため，除痛には多種多様な方法を必要とすることが多いが，本症例は当院来院までに試みられた抗うつ薬や抗けいれん薬などには無効で，カプサイシンの局所応用に反応した典型的な末梢性の神経障害性疼痛であった．

症例30

下顎大臼歯抜歯後の痛み
－除痛に難渋していた症例（55歳・男性）－

福田謙一

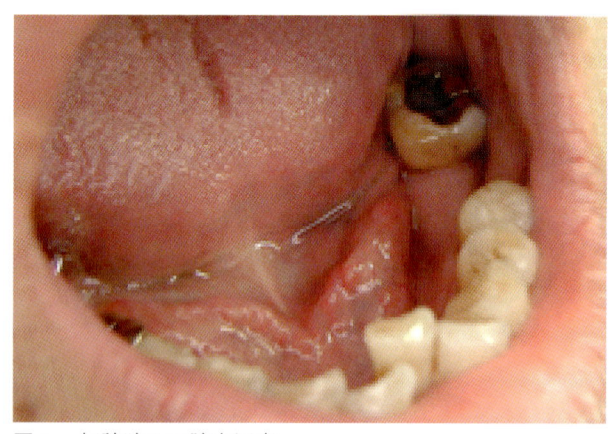

初診時所見（図1）

図1　初診時の口腔内写真．

患者の訴え
- キリキリと痛い！
- 電気が走るような激痛が走ったりやんだりする！
- ピリピリする！
- ジーンと痛い！！

感覚鈍麻	なし
SWテスト	1.65（健側1.65）
二点識別	実施せず
冷感覚	正常
温感覚	正常
dysesthesia	なし
allodynia	あり
paresthesia	なし
自覚症状	ピリピリ感，キリキリ感，電撃痛

表1　ドラッグチャレンジテストの結果．

試験薬名	VASの変化
リドカイン	50％以上減少
フェントラミン	50％以上減少
ケタミン	50％以上減少
チオペンタール	不変
モルヒネ	20％以上減少

診断名　6┘抜歯後神経障害性疼痛（幻歯痛）

初診までの臨床経過

初診8年前より，6┘および周囲歯肉にキリキリした間歇的自発痛が突然出現した．歯周治療などを受けたが改善はなく，原因不明で歯科医院を転々とした．初診11か月前，歯には異常はないといわれつつも，患者自身が希望して抜歯に至った．それにより痛みの程度は増悪し，持続的になった．加えて耐えがたい電撃痛が1日数回出現するようになった．初診8か月前，某病院口腔外科にてカルバマゼピンが処方され，痛みは劇的に除痛されたが，服用開始から1か月で薬疹と高熱により中止となった．MRI検査では，三叉神経痛は否定されていた．痛みは，食事や会話などの日常生活を著しく妨害していた．疼痛の改善を求めて，紹介により来院した．

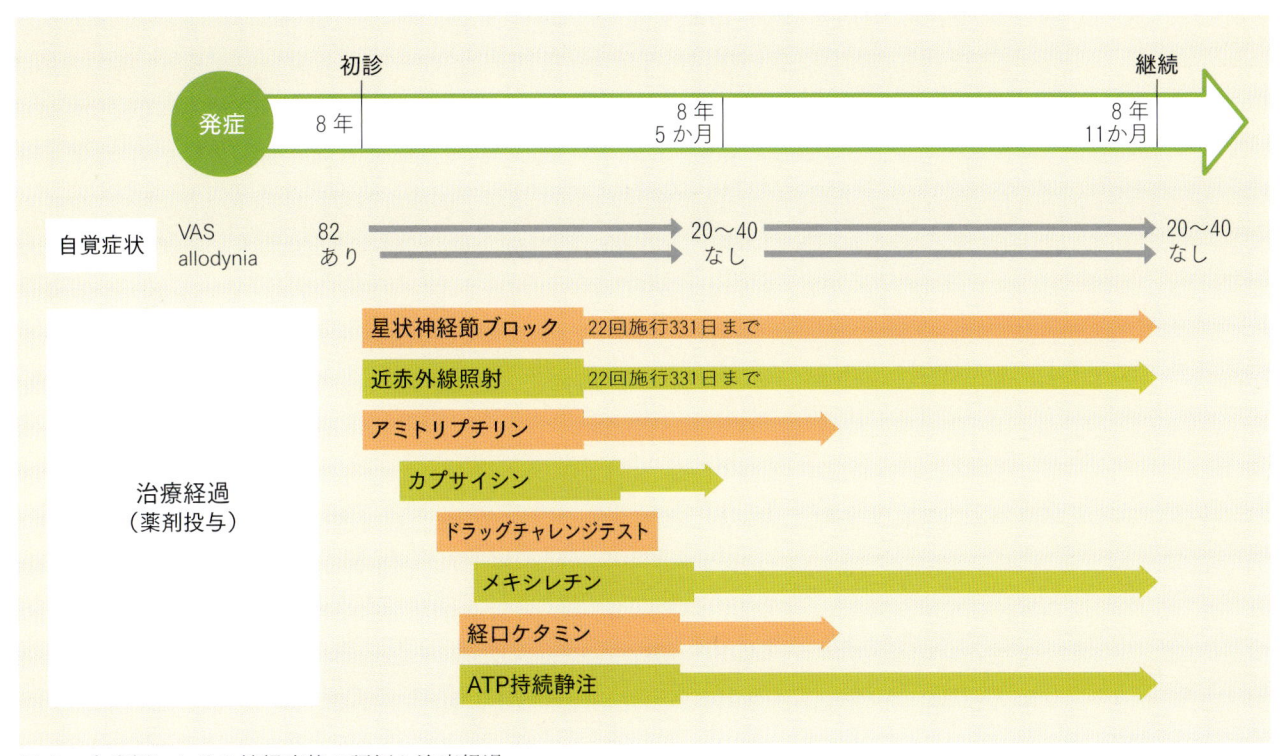

図2 本症例における神経症状の評価と治療経過.

初診までの問題点

　患者自身の強い希望であったようだが，明らかな器質的疾患がなく痛みの原因を特定できなかったにもかかわらず，抜歯を行ったことは疼痛を増悪するきっかけになったと思われる．

神経症状の評価とその治療経過（図2）

　抜歯後局所の骨組織や被覆粘膜に異常は認められなかった（図1）．痛みを訴える部位の感覚鈍麻はなく，冷感覚，温感覚とも正常であった．痛みの強さはVAS＝82mmで，キリキリ，ピリピリ，ジーンと表現した．allodyniaが認められ，摂食でさえ不自由であった． ⌐6 部への局所麻酔薬2％リドカイン（8万分の1エピネフリン含有）による浸潤麻酔ではほとんど除痛できず，カプサイシンの塗布にも効果はみられなかった．また，アミトリプチリンは，60mg／日まで暫時増量したが，少々の効果にすぎなかった．ドラッグチャレンジテストでは，リドカイン，ケタミン，フェントラミンに十分な除痛反応を示した（表1）．ケタミンの経口投与は吐き気などの不快症状を訴えたが，経口メキシレチンは450mg／日でピリピリ感にきわめて有効であった．星状神経節ブロックとアデノシン三リン酸（ATP）の静脈内持続投与は，数週間ジーンとした痛みを消失させ，キリキリした痛みを軽減させた．

まとめ

　本症例は，抜歯後の神経障害性疼痛と思われ，末梢，中枢，交感神経依存すべての機序が関与する複雑なタイプであった．合計12回の星状神経節ブロックと10回のATPの静脈内持続投与でallodyniaはほぼ消失した．現在，2〜3週間ごとのATPの静脈内持続投与と星状神経節ブロックの施行，および経口メキシレチン450mg／日で疼痛コントロールは良好である．多種多様な治療によって除痛される混合型の神経障害性疼痛であるが，抜歯以前から生じていた痛みの発生原因は，明確ではない．

Chapter 3
感覚神経損傷後の臨床的評価・予後診断

今村佳樹
日本大学歯学部 口腔診断学講座

椎葉俊司
九州歯科大学 歯科侵襲制御学分野

瀬尾憲司
新潟大学大学院 医歯学総合研究科 歯科麻酔学分野

福田謙一
東京歯科大学 口腔健康臨床科学講座 歯科麻酔学分野
東京歯科大学 水道橋病院 歯科麻酔科・口腔顔面痛みセンター

照光　真
新潟大学大学院 医歯学総合研究科 歯科麻酔学分野

Chapter 3

感覚神経損傷後の臨床的評価・予後診断

今村佳樹　椎葉俊司　瀬尾憲司　福田謙一　照光　真

1 評価の目的と予後診断 （今村佳樹）

1 評価の目的と患者への説明の必要性

　歯科領域では，過去には下歯槽神経，舌神経損傷の患者に対し，根拠のない説明が繰り返されてきた．すなわち，「数か月たてば元に戻る」などと，あまりにも無責任な説明である．末梢神経傷害の危険性が高い処置の場合，どのような障害が生じうるかについて十分な説明がなされた後に治療が行われるべきであるが，実際に神経傷害が生じた場合には想像のつかない感覚の変化が生じることになるので，たとえ十分な説明を受けていたとしても，患者にとっては容易にそれを受け入れることはできないであろう．このことは，三叉神経痛の治療に神経ブロック療法を用いるときがもっともよい例である．神経ブロック療法では，患者は感覚の障害と引き換えに三叉神経痛からの解放を得ることになる．確実に感覚障害が生じないと十分な鎮痛効果は得られない．多くの場合は，患者は感覚の障害に満足することはないにしても，疼痛発作が消失することで感覚障害を受け入れる．しかし一部には，術前に局所麻酔薬を用いてテストブロックを行い，執拗なまでの説明を行ったとしても，疼痛の消失に対する代償としての感覚障害を受容することができない患者が存在する．ひとつには，局所麻酔薬による一時的な感覚障害は，感覚が元に戻った後では忘れ去られる（許容できる）問題であろうし，さらに神経傷害が生じる「可能性がある」治療法という説明においては，患者はそれが自身に生じることとは考えていないであろう．ま

して事前に十分な説明を受けていない患者にあっては，受け入れることが到底できないに違いない．このような患者に，感覚障害の予後についてその場しのぎの説明を与えることは，患者の感情を逆なですることになる．神経傷害を起こさないことが基本であるが，神経傷害が危惧される場合は，感覚障害が残る可能性をあらかじめ十分に説明しておき，神経傷害が生じてしまった際には，障害の程度を詳細に評価して適切な予後診断を下す必要がある．

2 感覚神経傷害後に生じうる感覚の変化

　オトガイ神経，舌神経が傷害を受けると，触っている刺激を感じにくくなる（感覚低下）一方で，触刺激に対して異常な感覚を覚えるようになる（触覚異常）．このように感覚神経の傷害後は，感覚低下のみならず異常感覚や疼痛を自覚しうることが特徴であるが，どのような感覚の障害がみられるかは個々のケースで異なる．神経傷害後に生じうる異常感覚・疼痛の種類を表1に示した．末梢神経傷害においては，感覚低下（hypoesthesia）はほとんどの例にみられ，いわゆる感覚の麻痺を指す．より正しく表せば，刺激に対する認識閾値の上昇にあたる．痛覚過敏（hyperalgesia）は，生理的な状態で痛いと感じる刺激（侵害性刺激）に対し，より強く痛みを感じる（過剰な疼痛反応を示す）病態で，一方，生理的な状態では痛いと感じない刺激（非侵害性刺激）に対して痛みを感じ，痛覚閾値の低下を指す病態が異痛（allodynia）

である．このほか，刺激の有無にかかわらず，異常な感覚を呈する病態がparesthesia，異常感覚に加えて，不快な感覚を呈する病態がdysesthesiaである．神経傷害の後は，これらの異常な感覚がすべて生じる可能性がある．この異常感覚の発症や疼痛の出現には，末梢神経の問題だけでなく，その傷害線維から入力を受ける中枢神経の変化も影響していると考えられている．神経傷害が生じると，それに引き続いて抑制系介在ニューロンの調節機構に変化が生じ，二次ニューロンの感受性が亢進することで，二次ニューロンや介在ニューロンにシナプスを形成している一次ニューロンからの入力にも変化が生じるようになる．同一刺激を反復して加えた場合に，異常感覚や疼痛が増大する症状(hyperpathia)は，時間的加重とよばれる現象によって生じ，中枢神経の感作を表すと考えられている．また，複数の一次ニューロンが1つの二次ニューロンにシナプス形成している場合，感作が生じると平常時には活動していなかった一次ニューロンからの入力も受けるようになり，より広い受容野からの入力を受けるようになる(空間的加重)．これらの神経調節の変調は，いずれも傷害後の感覚の変化を助長することになる[1]．

3 何を評価するか

神経の傷害の程度については，Seddon[2]の古典的な分類があるが，これは個々の有髄線維の傷害の程度を示す分類である．実際の神経束は，有髄線維と無髄線維の集合体であり，neurapraxia(圧迫のみで神経変性なし)，axonotmesis(軸索の断裂をともなう)，およびneurotmesis(髄鞘，軸索がともに断裂)に該当する個々の神経線維の割合がどの程度存在するかによって，その神経の機能障害の程度が決定すると考えられる．Neurapraxiaは回復しうる機能障害を呈し，神経の跳躍伝導が阻害されることで，感覚障害を惹き起こす．無歯顎の患者において顎堤が吸収してくると，義歯床がオトガイ神経を圧迫し，下唇およびオトガイに感覚障害を呈するようになる．これ

表1 神経傷害後に生じうる異常感覚．

種類	症状
anesthesia	感覚脱失
	触っている感じがわからない
hypoesthesia	感覚低下(認識閾値の上昇)
	触っている感じが鈍い
hyperalgesia	痛覚過敏(侵害刺激への反応の増大)
	通常よりも強く痛む
allodynia	異痛(痛み閾値の低下)
	普通痛くない刺激を痛く感じる
dysesthesia	不快な異常感覚
	刺激の有無にかかわらずビリビリ，ピリピリ(痛み感覚を含む)
paresthesia	不快感のない異常感覚
	ときおりピリッと
hyperpathia	痛覚過敏(誘発痛の増強，遷延)
	とくに反復刺激で，通常よりも痛みが増強し，長引く

すべての症例において，これらの異常感覚が生じるということではないが，いくつかの異常感覚の組み合わせでみられることが多い．hypoesthesiaは，もっとも高率にみられ，これに引き続いて他の異常感覚が生じてくる．anesthesiaは，hypoesthesiaの程度のもっとも重度なもので，allodyniaやhyperalgesiaをともないやすい．

は早期に圧迫を解除すれば障害は消失することがほとんどで，可逆的な神経傷害であり，オトガイ神経に含まれるほぼすべての神経線維がneurapraxiaの状態にあるといえる．一方，顎骨骨折などの直接的な外傷による神経傷害の場合には，神経束が断裂してしまっているケースもあり，neurotmesis，axonotmesisの割合は高くなる．必然的にneurotmesis，axonotmesisの割合が高いほど，感覚障害の程度が強くなる．

感覚神経の機能を評価するうえでは，機能の喪失(感覚低下の程度)と過剰反応(異常感覚，異痛，痛覚過敏)を評価する必要があり，簡易的には定性的に診ることもできるが，より詳しく診るには，その感覚を惹き起こす刺激に対しての反応を定量的に診る必要がある．定性感覚検査では，筆や角綿，綿棒，探針などを用いて，傷害部位と対照部位に対して同等の刺激を加えて反応を診る．特殊な器具を必

要とせず，いつどこで誰が行っても検査が可能である代わりに詳細な評価は行えない．しかし，定性感覚検査によって，患者が自覚する感覚を患者自身の言葉で表現させることにより，感覚の異常は十分に評価しうるので，定性感覚検査は必ず行うべきである．臨床医は異常の程度を数値の評価に頼りがちであるが，しばしば患者自身による感覚の異常の叙述的表現のほうが重要であることを忘れてはならない．一方，定量的に感覚を評価する方法としては，von Frey filament を用いる方法，ピンプリックによる方法，ペルチェ素子を用いた温度刺激装置を用いる方法，電気刺激装置を用いる方法などがあり，利点は2つ以上の検査結果を比較することによって客観的評価にすぐれることである．すなわち，同一患者内(経時的あるいは部位別)の比較と，患者間または対照(基準値)との比較が可能となる．感覚の異常をより客観的に評価するために，これらを系統的に組み合わせた検査方法が推奨されている[3]．

4 いつ評価するか

　評価の目的は，第一には神経傷害の状況を察知し，早期の治療を可能にすること，第二に初期の検査から予後診断を行うこと，最後は傷害後の経過観察において回復の状況を把握することであろう．前項で説明したとおり，神経の傷害後は障害部位の遠位にワーラー変性が生じるので，早期の治療はいかにこの変性を予防するかにある．先述のオトガイ神経圧迫が一時的であれば，その傷害の程度は神経束内のほとんどの神経線維において neurapraxia であると考えることができる．一方，このような圧迫も長時間持続すると，神経の傷害は不可逆的となり，axonotmesis，neurotmesis に進行することは容易に考えられる．下顎枝矢状分割術における術後の感覚障害を例にみると，手術翌日に感覚障害を訴える患者の割合は非常に高いが，術後3日から1週程度で感覚障害の程度が改善するものが多く含まれることから，このように回復する神経線維は，術後の術野の腫張などにともなう機能的な神経圧迫，一時的な循環抑制などによって neurapraxia の状態にあるのであろう．一方，神経が機械的に損傷を受けた場合，その神経の傷害度を決定するのは，必ずしもその機械的な損傷の大きさだけとは限らない．その後に引き続く組織炎症によっても神経は不可逆的な変化に陥る可能性がある．動物実験においては，神経に絞扼や切断などの物理損傷を起こすと，その部位に炎症性サイトカインやケモカイン，ペプチドなどの誘導が生じ，これらがさらに神経に対して傷害を加えることが知られている．このような一連の機序で傷害部位より遠位において進行するワーラー変性が完成し，神経線維の傷害の程度が確定するのは2～3週後といわれているが，実際にはワーラー変性の完成を待たないまでも術野の腫張や循環障害などのマクロの問題や機械的傷害に引き続くサイトカインやケモカイン，神経成長因子の誘導など，神経傷害に影響する要因がピークに達するのは，傷害から1週までであろうと考えられる．このような観点から，術後1週の時点で，伝導障害を起こしている神経線維は，もはや neurapraxia とは考えられない．axonotmesis と neurotmesis の割合を明確に評価する方法はないと考えられるが，術後1週の時点で感覚障害の強い症例ほど，axonotmesis，neurotmesis の神経線維の割合が多い，すなわち不可逆的な神経傷害となりうる神経線維を多く含むといってよいであろう．神経傷害直後から神経機能の評価を始め，治療を加えながら，術後1～2週の時点で予後判断を行い，以後，適時感覚評価を行っていくのがよいと考えられる．

参考文献

1. Sessle BJ, Lavigne GJ, Lund JP, Dubner R. Orofacial pain from basic science to clinical management, Second edition. Chicago : Quintessence, 2008 : 27 - 68.
2. Seddon HJ. Three types of nerve injury. Brain 1943 ; 66(4): 237 - 288.
3. Rolke R, Baron R, Maier C, Tölle TR, Treede RD, Beyer A, Binder A, Birbaumer N, Birklein F, Bötefür IC, Braune S, Flor H, Huge V, Klug R, Landwehrmeyer GB, Magerl W, Maihöfner C, Rolko C, Schaub C, Scherens A, Sprenger T, Valet M, Wasserka B. Quantitative sensory testing in the German Research Network on Neuropathic Pain (DFNS): standardized protocol and reference values. Pain 2006 ; 123(3): 231 - 43.

2 感覚鈍麻の評価 (椎葉俊司)

はじめに

　神経障害後の感覚検査は，重症度把握，予後予測，治療法選択，回復度の判定を行うにあたって必要不可欠である．歯科治療による神経障害でもっとも多く遭遇するのは下顎神経障害であり，結果として支配領域の下口唇，オトガイ部に感覚障害や異常感覚が出現する．本稿では下顎神経障害を例にとり，感覚検査法をチェアサイドでできるものから特別な検査機器を必要とするものまで広く紹介する．

1 感覚検査の基本

1 健側と患側の比較

　基本的に感覚障害の重症度把握や回復度の判定は健側との比較で行われる．患側の経時的な変化をみる場合も必ず健側との比較を行う．初回の感覚検査は無論のこと，以降の検査でも必ず健側の検査も必要となる．

2 検査部位（図1）

　経時的な変化を観察するために口角，正中線を基準にして測定点を決定する．測定点は複数設定したほうがよい．また，症状がもっとも強い部位の位置と感覚検査も必要である．

3 刺激の一定化

　刺激の強さ，長さ，性質は不変でなければならない．機器による制御で一定の刺激が加えられる検査では問題はないが，検査法によっては検査者の手技の影響を受け測定値に大きな差が出ることもある．刺激の加え方にも共通の認識が必要である．

4 複数回の検査

　神経障害部分と中枢では神経伝導・伝達機能が変調をきたす．同一刺激を健側と同じ感覚として認識できないので，同一刺激に必ず同一感覚が起こるとは限らない．また，ほとんどの感覚検査は何らかの刺激を感じたという被検者の申告時の刺激強さを測定結果とする（認識閾値検査）ため，被検者の主観が入る（図2）．以上より，とくに患側の測定値にはばらつきが出ることが多い．複数回の検査を行って平均値を出す，最高低値は除くなどの処理をする．

5 複数種の検査

　感覚は触覚，痛覚，温度感覚などがあり，それぞれに担当する神経線維が異なっている．障害によって障害を受ける神経線維が異なる場合もある．刺激の種類を変えて複数の感覚に複数の検査を併用する．

2 感覚検査の実際
　―開業歯科医院でできる検査―

　まずはじめに，高価な機器を使用することなく，比較的簡便で時間のかからない検査方法について紹介する．

1 患者による訴え

　感覚障害の程度や回復度を患者の主観によって判定する方法である．

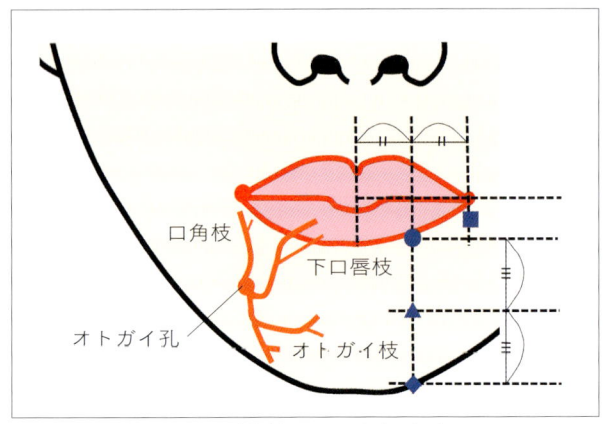

図1 感覚検査の部位(文献1より改変引用).
- ●：①下唇片側中央線上の粘皮境界隆起部位.
- ▲：②下唇片側中央線上の赤唇白唇移行部とオトガイ間の中間点より上方1/2の点.
- ◆：③下唇片側中央線上の赤唇白唇移行部とオトガイ間の中間点より下方1/2の点.
- ■：④口角より垂直に5mm下方の点.

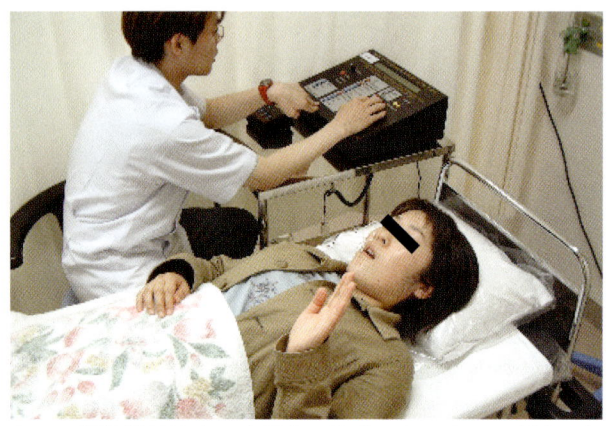

図2 認識閾値検査．大部分の検査はあくまでも刺激を加えた結果，被検者が刺激を認識した申告した刺激強さをもって測定値とする．刺激の強さ・質は一定であるが被検者の主観も入る．電流刺激をして被検者が刺激を認識したときに手を挙げて合図をする（CPTによる閾値検査）．

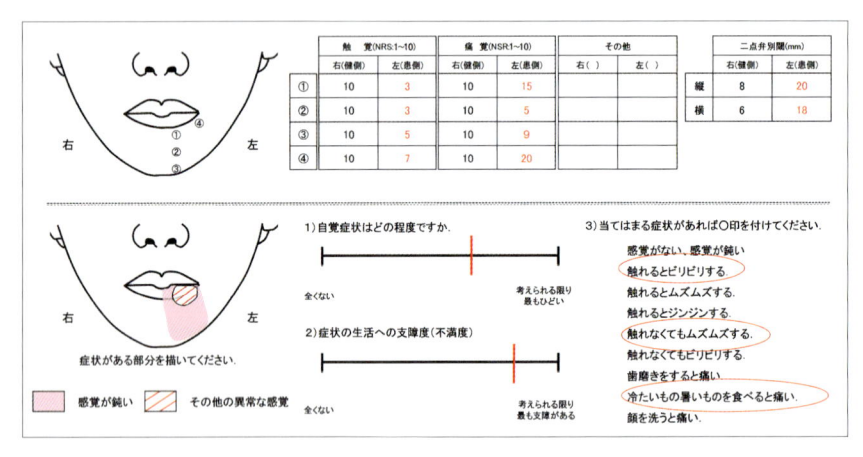

図3 感覚検査法の例．自覚症状と患者の訴えと簡便な検査の検査表．そのほかにも検査があれば各施設に合わせて加える．この検査表の解釈のしかたはつぎのとおり．右側（健側）と比較して左側（左側）は触刺激は弱く，痛覚刺激は強く感じる．痛覚過敏症が存在する．ビリビリ，ムズムズした感覚が口角に存在する．生活に対する支障度は高く，症状も強い．生活に対する支障のひとつに痛覚過敏，allodyniaがある．

①自覚症状

患者の自覚症状の訴えのみで重症度，回復度を判断することはできない．感覚障害が生じたことに不満をもつ患者からは回復を示す表現は聞かれないことが多い．つまり，実際の回復と患者の訴えが一致しない．しかし，とくに異常感覚（allodynia, 痛覚過敏，dysesthesia）の有無は神経障害程度を判断するために重要である．詳細は **Chapter 3 - 3** を参照されたい．症状のある範囲についても患者自身に描記させる．

②簡単な刺激と NRS(neumeric rating scale：数値評価スケール)，VAS(visual analogue scale)変方との組み合わせ（図3）

まずはじめに健側を刺激し，同じ刺激を患側に加えて被検者に評価させる．健側と比較して感覚鈍麻や異常感覚の有無を検査するが，このとき NRS を用いる．NRS とは痛みの評価としてよく用いられる方法である．痛みがまったくない状態を0，これ以上耐えられないほどの痛みを10とし，現在の痛みを10段階で被検者に評価させる方法である．感覚の評価では健側の刺激に対する感じ方を10とし，患側

Chapter 3 感覚神経損傷後の臨床的評価・予後診断

図4a,b 簡単な刺激法．a：探針による痛覚刺激．b：綿花による触覚刺激．

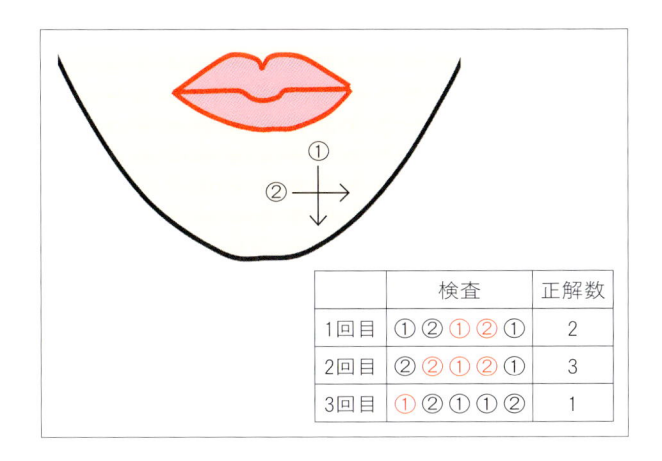

図5 縦横方向の触刺激．被験者を閉眼させて綿棒などで縦方向(①)と横方向(②)刺激をランダムに加え，被験者に縦横を申告させる．5回を1セットとし3セット行い，正解数の平均をもって測定値とする．この例では赤の番号が正解であるので2が測定値となる．

の感じ方を評価する．感覚鈍麻は10より小さい数値として表現される．異常感覚が存在する症例では健側よりも強く感じることもある．刺激は筆，歯ブラシ，綿棒，綿花などで触覚刺激，探針，安全ピンなどで痛覚刺激を加える（図4）．

③異常感覚の範囲

被験者に異常感覚がある部分を描記させる．視覚的に回復を確認でき，患者への説明も容易となる．臨床でも徐々に異常感覚の範囲が減少し回復する症例によく遭遇する．神経障害後の異常感覚として機械的触刺激に対する感覚低下が注目されるが，そのほかにも痛覚に対する感覚低下，痛覚過敏，allodynia，dysesthesiaなどの異常感覚が存在する．それぞれの異常感覚は必ずしも同一範囲に起こるとは限らないので，理想的にはそれぞれの範囲を描記すべきである．被検者が症状を分けて描記するのは困

難である．触刺激の感覚低下の部位，可能ならばその他の異常感覚がある部位を分けて記載する．

2 定量的検査

検査結果が測定値として表される．

①機械的触刺激（図5）

a．歯科でよく用いる材料を用いた触刺激

綿棒あるいは綿花を利用してオトガイ部皮膚に触刺激を加え，その認識の正確さを測定する．触刺激のみではVASやNRSの患者申告による結果しか得られないが，刺激方向を変えることで定量的検査とすることができる．

b．二点識別閾（図6）

皮膚の2点に触刺激を加え，2点と認識できる距

図6a, b 二点識別閾. a：二点識別閾測定. b：ディバイダー. 目をつぶらせて刺激を加え被験者に2点か1点かを申告させる. 確実に二点識別できる距離(通常2cm程度)から2mmずつ距離を減じて識別できなくなる距離を縦横両方向で測定する. 逆方向にも検査を行う. 偽刺激としてランダムに1点刺激を交えて検査する. ディバイダーの先端は鈍的である.

図7a, b 定量筒による検査. a：定量筒による感覚検査. b：定量型感覚計(ユフ精器社製). 1, 2, 4, 6, 8, 10, 12, 14, 16, 18, 20gの負荷をかけることが可能.

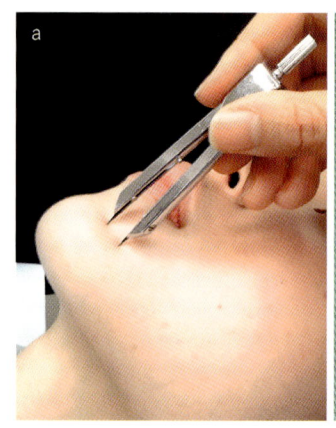

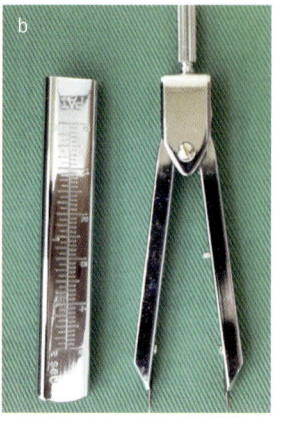

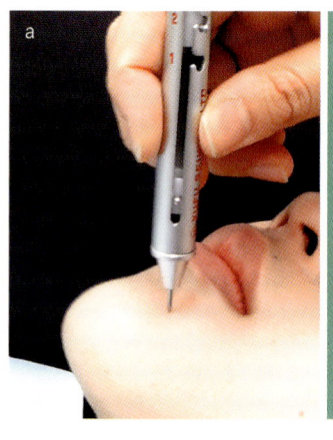

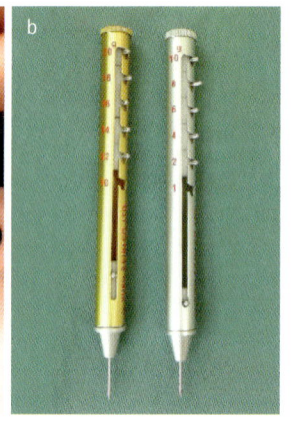

離を測定する方法である．測定値が健側に近づくほど回復した受容器と神経線維が多いと考えられる．刺激は鈍的な細い棒状のもので行い，軽く皮膚が圧迫されディンプルができる程度の弱い刺激で数秒間持続する．刺激には感覚検査用ノギス，二点識別計(ディスクリミネーター)，ディバイダーを用いる．

②機械的痛覚刺激

a．定量筒(図7)

鈍針に重りの負荷を徐々に加えて痛みを認識した負荷(g)を測定値とする．負荷は1gより始まって10g，10gから20gまで増加できる2種類がある．1gより始めて痛みを認識した負荷数を測定値とする．感覚障害があれば健側より測定値が大きいことになるが，痛覚過敏症があれば小さいか差がないこともある．健側の痛覚認識閾値の加重での反応の有無で，患側の痛覚低下範囲の描記が可能である．

③電流刺激

a．電気歯髄診

電気歯髄診はほとんどの開業歯科医師が有している検査機器と考える．オトガイ部皮膚面にプローベを軽く接触させ刺激を加える．刺激は強さによって非侵害性刺激，侵害性刺激の両方の性質をもつ．刺激のない状態からダイヤルで緩徐に刺激を増強し，刺激を認識できた刺激強さを測定値とする．オトガイ部皮膚のみでなく神経傷害部より末梢の歯による検査も行う．

皮膚および口唇部では始め「ジーン」とした非侵害性刺激，さらに刺激を増強すると「チクッ」とした侵害性刺激として認識される．両方とも測定する．

3 温度刺激

①温度感覚

試験管，金属片などを設定温度にして，冷たい，

図8 a, b　von Frey filament(Freyの触毛)．a：von Frey filamentによる感覚検査．b：von Frey filament(細いものから順に#3, 8, 12, 20)．線維が軽く曲がる，皮膚表面に軽く凹み(ディンプル)ができる程度に押し当てる．1〜1.5秒で押し当て1〜1.5秒かけて離す．被検者が触刺激を認識できるまで線維のランクを上げて行く(Up)．刺激を認識できたら再度，1ランク前に戻って刺激する(Down)．Up Downを2, 3回繰り返して確認する．

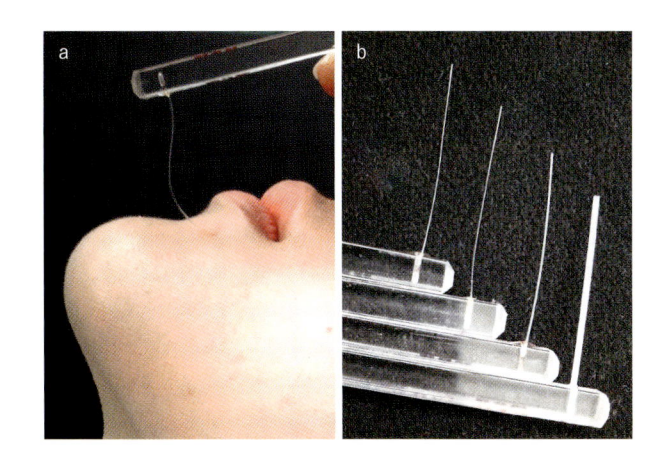

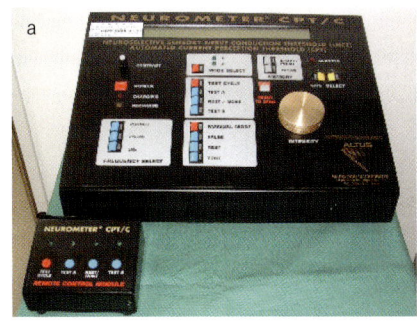

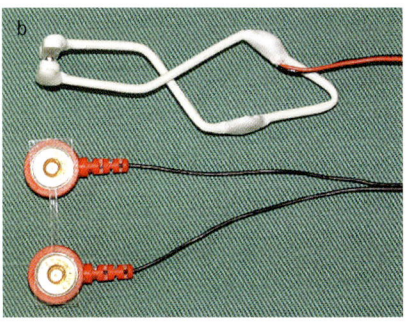

図9 a, b　CPT(current perception threshold)．a：Nuerometer™(Neurotron社製)．b：刺激電極．CPT(current perception threshold：電流認識閾値)を測定する機器．測定部位に直径10mmの刺激電極(写真bの下)を貼り，徐々に刺激を強くして被検者が認識できる最小の刺激強度を求める．そこを基点に刺激を認識できなければ4 CPT(1CPT = 10μA)高い刺激，認識できれば4 CPT低い刺激を加える．この操作を繰り返してCPT値を測定する．写真bの上の電極(ユニークメディカル社製)は口腔粘膜のCPTを測定可能．口腔粘膜でのCPTは皮膚に比較してより再現性が高く経時的変化を観察しやすい．

温かいと感じる温度を測定する．設定温度を多数設けると操作が非常に煩雑となるため，いくつかの温度を設定するとよい．温刺激は43℃以上，冷刺激は15℃以下で疼痛刺激となるためそれぞれの温度を挟むように設定する．

3　感覚検査の実際—より専門的な検査—特別な機器を用いて行う検査法

1　患者による訴え

① Freyの触毛(von Frey filament)(図8)

ナイロン製の1本の線維で皮膚に触刺激を加えて定量的に認識閾値を測定できる方法である．線維はもっとも細いものからもっとも太いものまで20段階に分かれている．正常範囲で最大のFrey触毛での反応の有無で感覚低下範囲を描記できる．

同様の検査機器としてSW知覚テスターがある

2　電流刺激による認識閾値検査

感覚障害が起こった部位に電流刺激を加え被検者が認識できた刺激強さを測定する(認識閾値検査)．電流刺激は刺激の質，刺激の増強速度は一定で無段階で加えることが可能である．測定者や測定時期に左右されることが少なく再現性，信頼性が高い．

① 正弦波電流刺激(図2, 図9)

神経線維の太さによって，不応期の持続時間が異なるという性質を利用して神経選択的に刺激できる

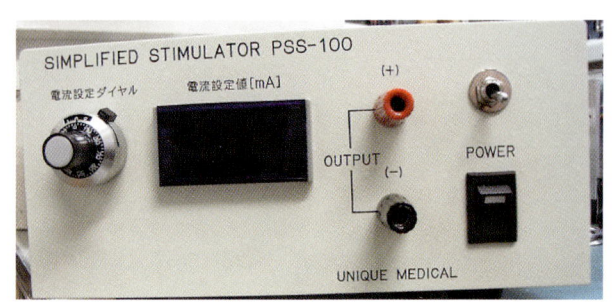

図10 矩形波電流刺激装置．刺激電極は図9の写真bの上の電極が使用される．正常値はおおよそ0.8mAである．刺激周波数3回／分．1刺激の長さ200μsec．

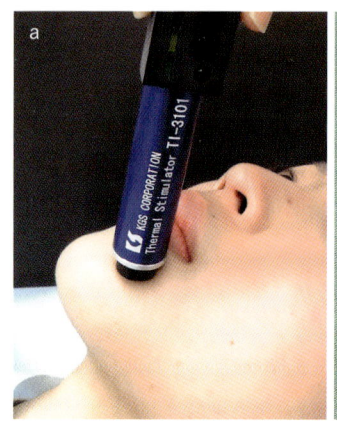

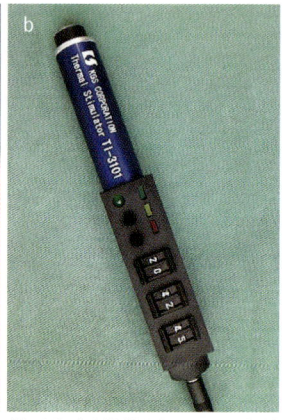

図11a, b 電気熱刺激装置．a：熱電気刺激装置による感覚検査．b：温度刺激装置TI-3101（ケージーエス社製）．熱刺激は20～45℃までの間で同時に3点設定が可能である．

ことが特徴である．無髄線維のC線維は不応期が長いため高頻度刺激には反応できない．刺激周波数は2 kHz，250Hz，5 Hzの三種類が存在し，それぞれがAβ，Aδ，C線維に対応している．組織の抵抗に左右されない定電流回路が採用されており皮膚の厚さ，腫脹，発汗などの影響は受けないため，再現性，信頼性が高い．

② 矩形波電流刺激（図10）

被検者による測定値のばらつきが少なく神経障害の程度を客観的に判断しやすい．一方，正弦波電流刺激のように刺激周波数による神経線維を選択的に刺激することはできない．また，極性があるため＋局と－局を入れ替えて測定する必要がある．

3 熱刺激（図11）

目標とする温度設定が電気的に行える装置がある．測定は金属性の熱刺激プローベを検査部位に接触させて行う．温度を徐々に上昇あるいは下降させ，温かいあるいは冷たいと感じる温度，痛いと感じる温度を測定することができる．

4 電気生理学的検査

① T-SEP（三叉神経体性感覚誘発電位：trgminal somatosensoly evoked potential）

三叉神経領域に電流刺激を加え誘発される電位を大脳皮質体制感覚野（C5あるいはC6，国際脳波電極配置10-20法）から検出・集積し末梢から脳幹，大脳皮質に至る三叉神経障害を検査する非侵襲的な方法である．大部分の感覚検査が被験者の認識閾値検査であるのに対して，T-SEPは得られる波形のピークの振幅やピークまでの潜時で診断するため，客観的である．筋電図などのアーチファクトにより，正しい波形を得られないこともある．

② その他

T-SEPのように脳電位を測定するのではなく電流による脳磁界を利用する方法や，直接神経を刺激して末梢神経伝導速度を測定して異常感覚を診断する方法もある．

参考文献
1．口腔顔面神経機能学会．口腔領域感覚異常の診断基準．口腔顔面神経機能学会ホームページ（http://www.mcci.or.jp/www/shinkei/）．

3 異常感覚の評価 (瀬尾憲司)

はじめに

異常感覚を分析し評価することは，末梢から中枢神経までに及ぶ広い範囲内でそれを発生させた責任病変，発生メカニズム，または病期と予後を考えることにつながる可能性がある．たとえば，何らかの歯科治療が原因となって生じてしまったしびれを考える場合には，末梢神経損傷がその原因として考えられるが，その病態を詳細に分析することによりその神経損傷の部位，神経損傷の程度，発症時期からの時間的経過とその後の変化などについても予測できる．つぎに今後これを治療する必要があるのか，それとも放置すべきかの選択を迫られるが，その指針を与えてくれる可能性もある．しかし，その評価方法については，現時点ではまだ決まった方法がない．したがって，本稿で一般論を述べることは適切ではなく，あくまでもひとつの方法として，参考と考えていただきたい．

1 異常感覚の種類

顔面領域の感覚には触覚・痛覚・温覚があり，これらに異常をきたすものを異常感覚として扱っている．表在感覚としては触覚・痛覚・温度覚の三種類があり，それぞれについて異常となる臨床像がある．

1 触覚

触覚は，生理学的に皮膚に物が接触しているかどうかを判定する触知覚と，皮膚に対して圧迫が加わったかどうかを判定する圧覚とに分けられる．触覚の検査は毛筆を用いて皮膚表面に軽く触れて検査する．この場合に生じた異常とは，

①触覚の鈍麻は hypesthesia
②触覚の消失は anesthesia
③異常感覚で触覚の過敏は hyperesthesia
④痛覚の過敏は hyperalgesia
⑤ paresthesia
⑥ dysesthesia

が考えられる．

2 痛覚

痛覚は針で皮膚を軽くつついて調べるが，その異常とは，
①痛覚鈍麻は hypalgesia（= hypoalgesia）
②痛覚消失は analgesia
③刺激を与えると，異常な，そして不快な痛みが出るものは hyperpathia
である．

3 温度覚

温度覚は皮膚の部位によって，また皮膚温によっても異なる．
①温度覚鈍麻は thermohypesthesia
②温度覚消失は thermoanesthesia
③温度覚過敏は thermohyperesthesia
と分類される．

異常というのは正常に認識されないということであるが，それらをすべて同様に表現することは容易ではない．それらが患者にとって不快をともなわないものである paresthesia，不快である dysesthesia と判断することは重要である．国際疼痛学会では，この不快感 unpleasant を指標として異常感覚を区別しているが，外国人と日本人とではその捉え方に違いがあることが懸念される．顔面領域の神経

異常の外科的治療で有名な Gregg と Zuniga らによると，unpleasant とは，多くは「痛み」を苦痛の大きな要因であるとして米国人は考えているようである(private communications)．一方で，それをまったく逆に捉えているものもあり，いまだ一定の見解はない．しかし，それでは話が進まないので，本稿ではあくまでも痛みのない(unpleasant でない)異常感覚を paresthesia，痛みのある(unpleasant な)異常感覚を dysesthesia として話を進める．

2 異常感覚の評価

異常感覚を評価する場合には，以下の項目について考えることが重要である．
(1)部位
(2)程度
(3)誘発性，自発性
(4)感覚との関係
(5)痛みの有無と日常生活上の不便性
(6)しびれの表現

これらを評価していくことが，病態の解明，病期の判定，予後判定や治療の必要性の決定に関与する．

1 しびれの発症部位について

末梢神経の損傷を考える場合，しびれを認める部位を同定することがその診断の第一歩であるが，その支配神経の中枢側に必ずしも損傷部位があるとはいえないことを知らなければならない．すなわち，三叉神経であるならば第1枝から第3枝に至るまで，たとえ枝が違っていても，ひとつの枝の末梢神経障害が別の枝に感覚異常をつくる可能性がある．これは，多くの一次求心性ニューロンの中枢端における神経伝達が，二次ニューロンへの収束に関連するためと考えられている．実際，下歯槽神経損傷が舌に異常感覚を生じさせたという経験がある．さらに動物実験でも岩田らは第3枝の切断が上顎神経領域に感覚異常を生じさせることを証明している(Tsuboi，2004)[1]．一方，末梢神経の損傷が左右反対側にまで影響を及ぼすことはきわめて稀である．こうした症状を認めた場合は，全身的疾患や，より中枢側での神経系の異常，または心理的な影響を考えるべきである．

2 程度について

しびれの程度を強い，弱いというように患者に評価させることは可能である．しかし，痛みと同じように visual analogue scale で表現させることはきわめて難しい．それはしびれがないのをゼロと想像させるのは容易であるが，最大である100％を患者にどのような感覚であるか説明することが困難であるためである．「耐えられないような，死にそうなほどの強いしびれ」とはいったい何であろうか．したがって，しびれはあくまでも「有る・無し」とその性情に注目すべきであり，強さは主観的に判断するしかない．

3 誘発性について

しびれには，何もしなくともジンジンとした感覚を認めるものと，触らなければ何も感じないが，触って初めてジンジンとした感覚を覚えるものがある．正座をした後に足に認められるしびれを考えると，容易に想像できる．前者を自発性，後者を誘発性といい，別のものであることが想像される．

このうち誘発性の異常感覚にはさまざまなタイプ，パターンがある．とくにトントンと繰り返しタッピング刺激を与えるたびにしびれを強く生じるタイプを summation 型，トントンと繰り返し刺激を与えた後，急に刺激を与えるのを止めた場合にジーンとしたしびれがしばらく持続するタイプを after sensation 型といい，いわゆる hyperpathia にみられる放電パターンに類似した現象がある．しかし，そのメカニズムについては，まだわかっていない．

三叉神経損傷後に生じたしびれの発生頻度を時間的経過から考えると，損傷直後は自発性・誘発性と

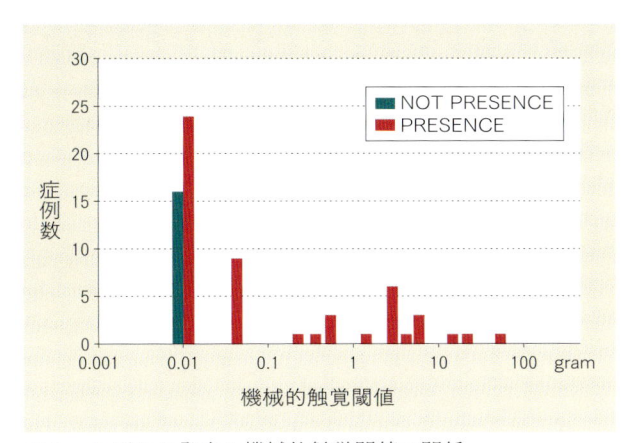

図1 しびれの発生と機械的触覚閾値の関係.

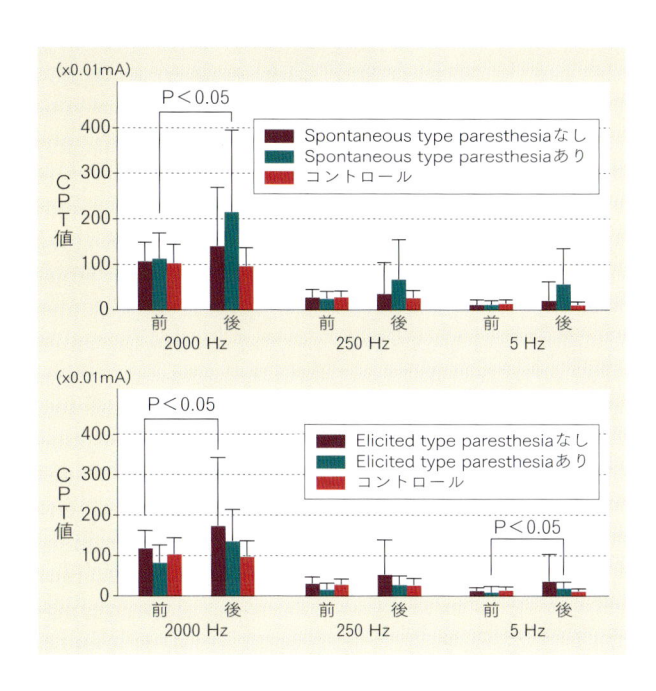

図2 Neurometer™による自発性または誘発性のしびれの認められる部位に対する神経線維別の伝導障害の評価.

もに認められることが多いが，その後徐々に認められ，自発性は消失することが多いのに対し，誘発性の異常感覚はその後も長期にわたって持続して認められる．驚くべきことに，この誘発性の異常感覚は損傷後数年にわたっても認められることが少なくない(Seo, 2005)[2].

4 感覚との関係について

しびれを認めた患者に触覚閾値を測定すると，その多くの患者に感覚閾値の上昇を認めない患者が存在する(瀬尾, 2005)[2](図1).

したがって，末梢神経障害に関する感覚異常を臨床的に判断する場合には，主観的な患者の感覚障害の訴えを無視して定量的感覚閾値検査のみに頼ってはいけないという考えもある(Essick, 2007)[4].

自発性または誘発性のしびれの認められる部位に対して末梢神経伝導障害をNeurometer™という機器で神経線維別の伝導障害を評価した．これによると，自発性では機械的触覚閾値が高い．Current perception threshold(CPT)値では2,000Hzで高い値をとることから有髄線維の機能との関係が示唆される．一方，誘発性では，その有無において機械的触覚閾値の違いは認められない．CPT値では2,000Hzと5Hzで高い値をとり，これは，損傷した神経が有髄線維だけではなくC線維も関与していることを示唆することがわかった(Seo, 2003)[2](図2).

5 痛みの有無と日常生活の不便性

先に述べたように痛み感覚の有無はこの異常感覚を評価するときに大変重要な意味がある．すなわち痛みの有無は治療方針を決定させるうえで重要なのである．筆者の経験から，痛みをともなわない「単なるしびれ」には有効な治療法は今のところ見当たらない．医療過誤における場合には，ときに精神的要因が日常生活に「大きな支障」を生じさせることがあるが，一般的にはほとんど日常生活における行動には支障がないことのほうが多い(図3)．しかし，口唇に触れただけでも痛みをともなうような場合，男性では髭が剃れない，女性では化粧ができない，洗顔ができないなどの訴えをみることがある．いずれにせよ，痛みが生じてしまい咀嚼障害があることを認めると，後遺症認定レベルは格段に変わるので，その診断には慎重をきたさなければならない．

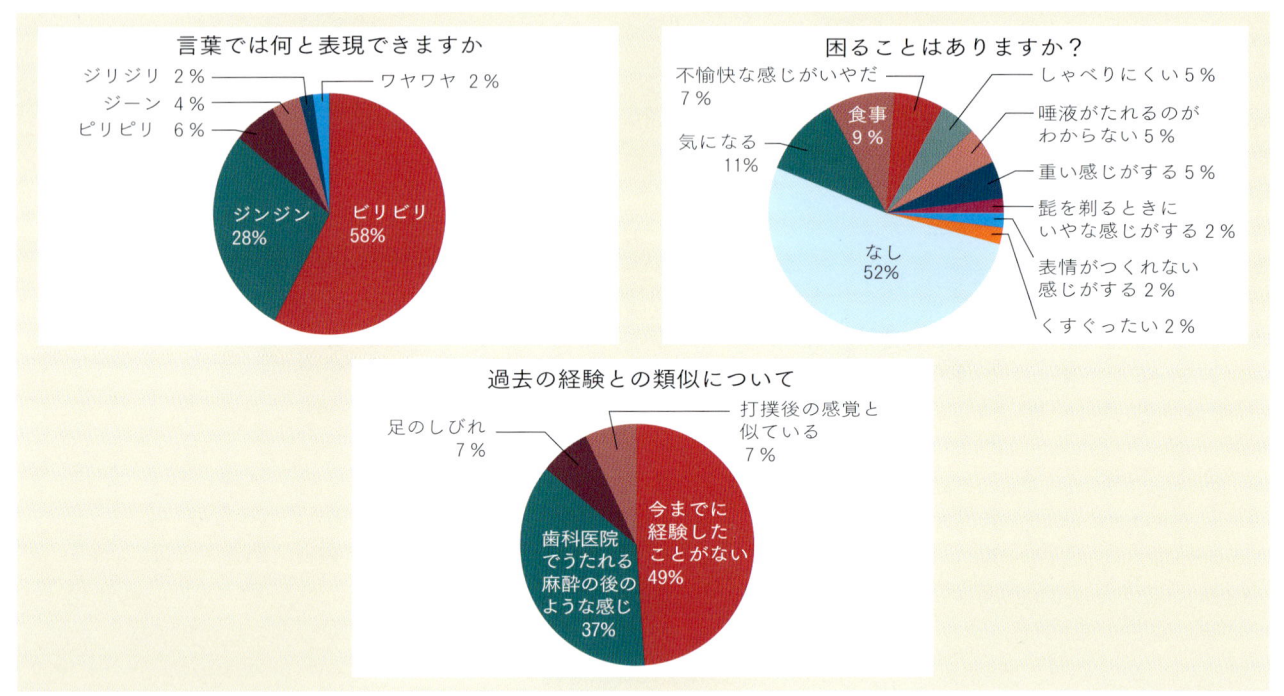

図3 異常感覚に対する患者の評価.

6 異常感覚の表現

臨床では異常感覚をさまざまな表現で訴えている．多いのが「ジンジン」「ビリビリ」であるが，そのほかの表現については地方の特殊性もあるかもしれない．しかし，しびれの表現では言語学的に地方による大きな違いはないことがわかっている（瀬尾，2003）[3]．また，しびれのある部位を「冷たい」「硬い」と表現することも多いが，それがどういう意味を示しているかは不明である．しびれとは感覚神経障害であるために運動機能には影響しないことが多いにもかかわらず，実際にオトガイ部に生じたしびれは下唇がよく動かないような気がすると訴える患者もいる．さまざまな訴えのなかで，患者の意味していることが何であるかを知ることは，その診断や治療法の決定には重要である．

おわりに

以上，異常感覚，とくにしびれの評価について説明した．研究としてしびれを扱うことは重要ではあるが，臨床であまり時間をかけて診察しても，それが適切な治療法に結びつくことは少なく，むしろ患者の病的意識を刺激するだけの場合もあるため，対応には注意が必要である．医療過誤訴訟では，しびれ自体が争点となっていることも少なくないため，診察・検査をする場合には簡単に患者の訴えを否定することなく，また，逆に心理的に増長させてもいけない．それを取り扱う医療サイドにも慎重な態度が望まれる．

参考文献

1. Tsuboi Y, Takeda M, Tanimoto T, Ikeda M, Matsumoto S, Kitagawa J, Teramoto K, Simizu K, Yamazaki Y, Shima A, Ren K, Iwata K. Alteration of the second branch of the trigeminal nerve activity following inferior alveolar nerve transection in rats. Pain 2004；111：323-34.
2. Seo K, Tanaka Y, Terumitsu M, Someya G. Characterization of different paresthesias following orthognathic surgery of the mandible. Journal of Oral and Maxillofacial surgery 2005；63：298-303.
3. 瀬尾憲司，田中 裕，山崎由美子，照光 真，染矢源治．外科的顎矯正術後の訴えとしての「しびれ」の臨床的解釈の検討．日本歯科麻酔学会雑誌 2003；31(2)：167-174.
4. Essick GK, Essick GK, Phillips C, Turvey TA, Tucker M. Facial altered sensation and sensory impairment after orthognathic surgery. Int J Oral Maxillofac Surg 2007：36：577-582.

4 痛みの評価 (福田謙一)

はじめに

神経損傷後の痛み，すなわち神経障害性疼痛は耐えがたい痛みであり，またきわめて難治な痛みである．このような痛みを訴えている患者に対しては，まずは除痛・痛みの軽減，それにともなう QOL の改善が最優先の治療目標になる．患者の感じる主観的な痛みを，客観的に理解すること，すなわち患者の痛みの訴えをよく聴き，その状況をできるだけ把握し，適切に評価することが除痛につながる重要事項である．

1 問診

1 現病歴の確認

神経損傷を起こした手術・処置内容および日時を詳しく聴取する．可能であれば，患者からだけでなく，その手術・処置にかかわった医療者からも情報を得る．すなわち，神経障害性疼痛のきっかけとなった神経損傷の様式，部位，時期を的確に把握する．

2 痛みの部位・領域の確認（原因神経の特定）

神経系の痛みは，その部位・領域を視覚だけで確認することは困難なため，現病歴の聴取事項を参考にしつつ，患者の自覚症状や刺激に対する反応などから，痛み症状の原因になっている神経とその支配領域を特定する．

3 痛みの随伴症状

障害された神経支配領域だけの痛みなのか，随伴した痛みがあるのかを把握する．神経系の痛みには，関連痛が異所的に出現することがある．また，口腔顔面領域の神経障害性疼痛には，強い痛みによる夜間のくいしばりや歯ぎしりが影響して，咀嚼筋の筋筋膜痛が随伴することがしばしばある．神経障害性疼痛と筋筋膜痛では，除痛法がまったく異なることがあるので注意が必要である．

4 痛みの性質

神経障害性疼痛は，「ビリビリ」とか「ヒリヒリ」など電気的痛みを訴えることが多いが，中枢性，交感神経関与，心理面の影響などからさまざまな訴えの表現がある．除痛法の選択に参考にするため，きめ細かく聞き出すことが重要である．

5 痛みの臨床経過

神経障害性疼痛は，損傷直後から発現する症例だけでなく，回復過程で痛みが出現する症例もしばしばある．痛みが出現した時期とその背景，その後の期間を聞き出すことも，除痛法の選択に重要である．

6 痛みの発現様式

1日中持続する痛みなのか，間歇的なのか，痛みが強いのは夜間か，また咀嚼や嚥下などの機能をきっかけとして発現するのか，寒冷など痛みの発現や強弱に影響を与えるものがないのかを聞き出すことも除痛法の選択に重要である．患者の訴える痛みの出現に合わせた除痛法を考慮することが，ＱＯＬの改善に効果的である．

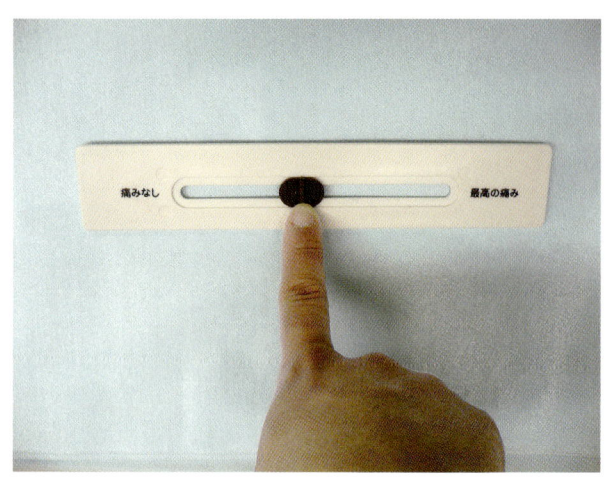

図1　visual analogue scale(VAS).

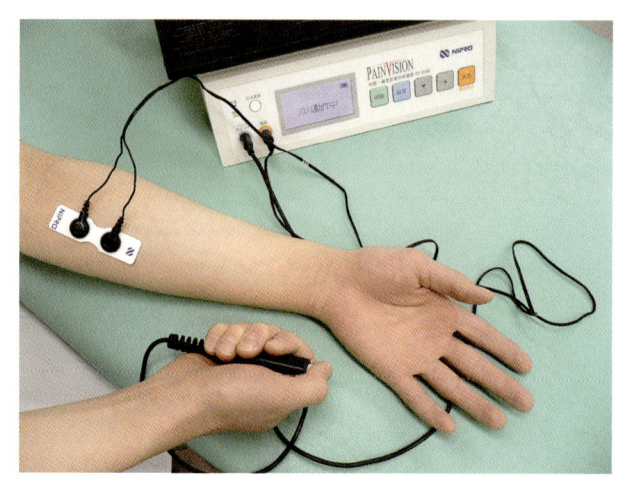

図2　感覚・痛覚定量分析装置(Pain Vision PS-2100™)による測定．患者に，痛みをともなわない異種感覚を与えて，患者が感じている痛みの大きさに相当する感覚を与えた電流値を痛みの強さとして評価する．

7　その他の背景

痛みの日常生活への影響，神経損傷のきっかけとなった医療者との関係，家族の理解，全身状態，既往歴，常用薬剤，これまでに通院した医療機関など，痛みの訴えに影響する可能性がある事項は詳細に聴取する．

2　痛みの強さの測定

痛みとは患者のきわめて主観的なものであって，その強さは患者のこれまでの経験や環境によって修飾され，また，そのときの情動にも影響を受ける．そのため，客観的にその強さを測定し評価することは本来困難であるが，治療効果の確認や他の患者の痛みとの比較(除痛法選択の参考にする)などに，痛みの客観的評価は不可欠である．

1　visual analogue scale(VAS，図1)

患者に10cmの1本の線を見せ，左端が痛みなし，右端がこれ以上ない強さの痛みとして，現在の痛みはどのあたりにあるかを指し示してもらい，その位置を5/10cm，50/100mmなどの数値で痛みの強さとして評価する(図1)．得られた数値から痛みの経時的変化を把握できる．また，これによって痛みの治療効果の目安になる．ただ，他の患者の痛みと比較することができないのが欠点である．

2　numerical rating scale(NRS)

10段階表を用いての評価である．過去に経験した最高の痛みを10として現在感じる痛みはいくつかと質問し，答えた数値によって評価する方法である．痛みの経時的変化を観察するため，患者自身に日記のように記録してもらう方法もある．また，除痛治療の前や初診時の痛みを10として，現在はいくつになったかを記録する治療効果の評価(pain relief score)としても用いることができる．

3　感覚・痛覚定量分析装置(Pain Vision PS-2100™，図2)

患者に，痛みをともなわない異種感覚を与えて，患者が感じている痛みの大きさに相当する感覚を与えた電流値を痛みの強さとして評価する方法である(図2)．これは，患者間の痛みの強さを比較できるより客観的な評価法である．

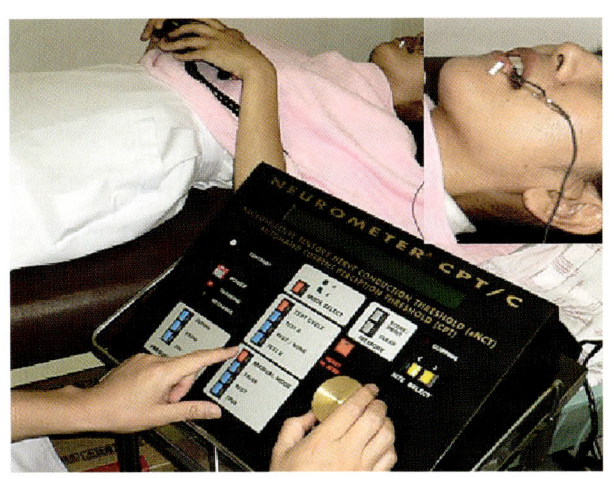

図3 Neurometer™による正弦波電流刺激による認識閾値検査．痛みを伝える神経線維ごとにその反応を評価する．

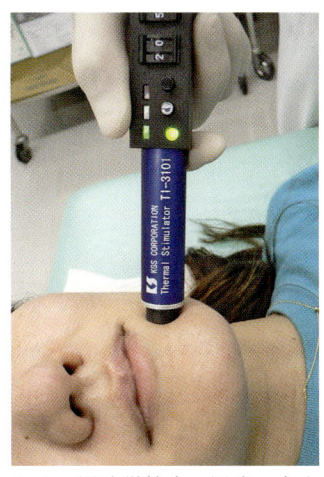

図4 温冷覚検査．温度を自由に設定できる器具を使用し，温刺激や冷刺激を痛みと感じる温度（温度閾値）を評価する．

図5 痛覚検査．痛覚受容器の機能をバネやおもりを用いて過重する器具を使用し，疼痛閾値を測定する．

4 正弦波電流刺激による認識閾値検査（図3）

Neurometer™（Neurotron社製，米国）による正弦波電流刺激による認識閾値検査では，2,000，250，5 Hzの周波数により，Aβ，Aδ，C線維を選択的に刺激し，痛みを伝える神経線維ごとにその反応が評価できる（図3）．

5 短形波電流刺激による認識閾値検査

歯髄電気診を使用して，電気刺激による閾値を測定する．

6 温冷覚検査（図4）

温度覚受容器の機能について，温度を自由に設定できる器具（KGS社製）を使用して，温刺激や冷刺激を痛みと感じる温度（温度閾値）を評価する（図4）．

7 痛覚検査（図5）

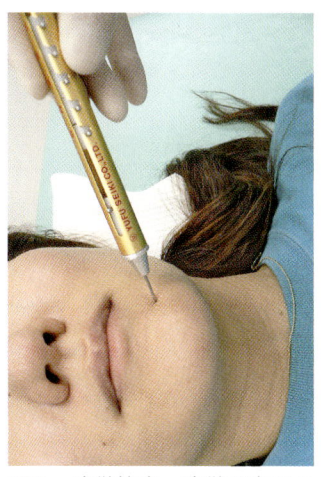

痛覚受容器の機能を，バネやおもりを用いて過重する器具（ユフ精機社製）を使用して，疼痛閾値を測定する（図5）．

3 薬理学的疼痛機序判別試験（ドラッグチャレンジテスト）

神経障害性疼痛は，病態が複雑化すると，さまざまなメカニズムが絡み合い，きわめて難治となる．慢性化したものには，痛みの発生機序が，末梢なのか中枢なのか交感神経関与なのか，またそれらが混合しているのかを調べるための薬理学的疼痛機序判別試験（ドラッグチャレンジテスト）[1]という方法がある．この試験に使用される薬物は，局所麻酔薬のリドカイン，静脈麻酔薬のケタミン，静脈麻酔薬のチアミラール，α受容体遮断薬のフェントラミン，麻薬性鎮痛薬のモルヒネなど，鎮痛機序が明らかにされている薬物である．使用する薬物は1日に1薬物とされている．これらの薬物を試験的に静脈内投与し，痛みの変化をpain relief score（110頁参照）によって，観察・評価することで，神経障害性疼痛などの難治性疼痛疾患の痛みの機序を薬理学的に推定する検査法である[1]．図6にフェントラミンを投与した症例の結果を提示する．静脈確保後，プラセボである生理食塩水を試験薬剤と同量で2回投与する．投与後1分，5分後の時点のpain relief scoreを記録し，つぎに試験薬剤のフェントラミンを5 mgで3回投与し，同様に投与後1分，5分後の時点の

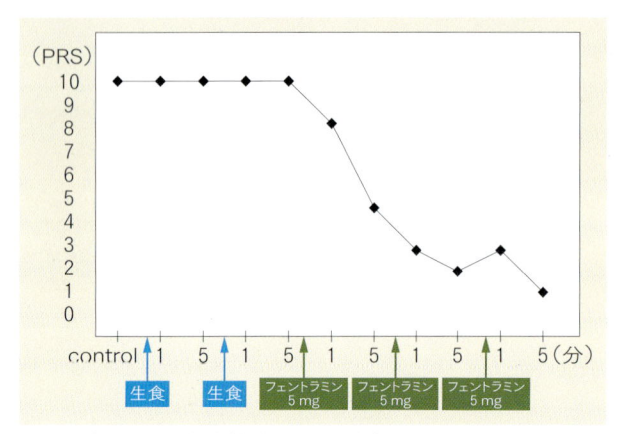

図6 薬理学的疼痛機序判別試験(ドラッグチャレンジテスト).ある症例における試験薬剤フェントラミン投与後のpain relief scoreの変化を示す．1回目の投与で5まで，2回目の投与で2まで，3回目の投与で1まで下降した．

pain relief score を記録する．ケタミン5 mg，チアミラール50mg，モルヒネ3 mgも同様に行う．モルヒネでは，3 mg 3回の9 mg投与後，拮抗薬であるナロキソン0.2mgを投与して痛みが再燃する(pain relief scoreが上昇する)か否かを確認する．リドカインでは，1 mg/kg単回注入後，1 mg/kgを30分かけて持続静脈内投与を行う．投与開始1，3，5，10，15，20，25，30分後に，pain relief scoreによって除痛反応を観察する．リドカイン試験投与後の除痛反応が明確であれば，痛みの発生機序に損傷神経線維の異常発火の可能性がある．リドカインの静脈内投与やリドカインの経口薬であるメキシレチン，リドカインが含有されたクリームなどを応用する．ケタミン試験投与後に除痛反応があれば，グルタミン酸NMDA受容体拮抗で，中枢性機序関与の神経障害性疼痛，とくにNMDA受容体が関与していることが考えられる．除痛に，ケタミン持続点滴療法や経口ケタミン療法を考える．フェントラミン試験投与後に除痛反応があれば，交感神経依存性が考えられる．星状神経節ブロックなどを考える.チアミラール試験投与後に除痛反応があれば，中枢性や心因性を，モルヒネに除痛反応があれば，侵害受容性疼痛が推測される．このように，神経障害性疼痛のタイプを把握し，治療法を選択するための参考とするのに有用である．

4 各種検査

1 エックス線検査

患者の主訴や問診から得た情報を裏づけるために，手術跡と下歯槽神経の位置関係など，該当する神経の状態を確認しておく．

2 心身医学検査

痛みは慢性化すると，心理面で疲弊させ，それが痛みの感じ方を変える可能性がある．また，神経障害性疼痛は，医療事故や交通事故後の発症が多いため，いわゆる被害者的心理がはたらいている可能性も考えられる．Spielbergerの不安の特性，状態理論に基づいてつくられた State-Trait Anxiety Inventory(STAI)やZigmondとSnaithが開発した不安と抑うつテスト Hospital Anxiety and Depression Scale(HAD)などの心理テストを応用して，心理的状態の確認をしておく．

3 血液検査

痛みの要因が，神経障害性だけでなく，炎症性の可能性もある．白血球，C反応タンパク，赤血球沈降速度など，炎症スクリーニング検査の確認をしておく．

参考文献
1. 小川節郎. ドラッグチャレンジテストの意義と方法. ペインクリニック 1996 ; 17 : 587-595.

5 口腔顔面の末梢神経の画像評価 (照光 真)

1 可視化：見えるということ

　ものが見えるということは，ある対象に対し十分な空間解像度とコントラストをもち，必要な信号がノイズに埋もれていない画像が得られることである．デジタル画像データは，M行N列の二次元配列が基本になり，画素(pixel)数がM，Nを規定している．これが三次元になるともう1軸が追加され，voxel数によって規定された三次元データ構造が形成される．すなわち空間解像度とは，単位面積(体積)あたりの情報量の大小を示している．低い空間解像度は画像のボケにつながり，一方その上昇はどのくらい小さいものまで画像上で認識できるかに関係してくる(図1a, b)．さらに，画像での明暗に相当する画素の濃度値はデジタル化され，とびとびになった値に変換されるが，その際の量子化間隔が濃度分解能を示し，値の最大値と最小値の幅がダイナミックレンジである．いくら高い空間解像度を設定しても，画素間に濃度差がなければ画像上で対象物は見えてこない．画像の濃淡の差がコントラストであり，量子化間隔とダイナミックレンジがコントラストの高低に関係してくる(図2a, b)．しかし，そもそもデータ取得の方法が適切でない場合，この2つの変数を変えたとしても，データ取得後の濃淡画像処理で対象物と周囲のコントラスト差をつけるには限界がある．

　また必要な空間解像度とコントラストに達していたとしても，信号対雑音比(S/N比)が低いと鮮明な画像は得られない．低S/N比に対し，その要因が画像化までのどの過程にあるか考察して対処することが"見える化"には必要である．そもそものデータを取得する装置，方法の問題なのか，画像処理段階の問題か，さまざまな要素が入り込んでくる．

2 末梢神経障害の画像化に要求される条件

　まず画像で神経を評価する際の大前提として，非侵襲的方法であること．病変部とおぼしき部位をつぎつぎに切開していって最終的に原因病巣にたどり着ければ，という考えもあるかもしれないが，もし

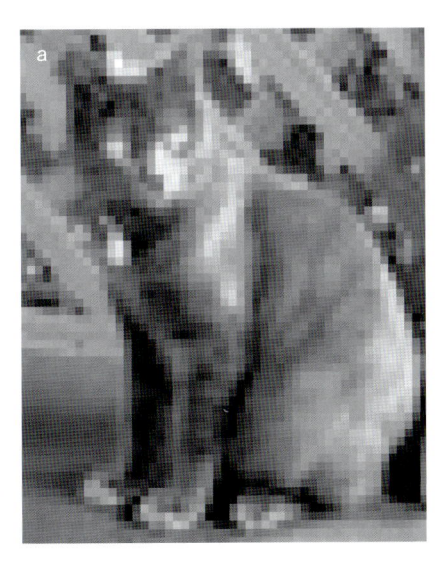

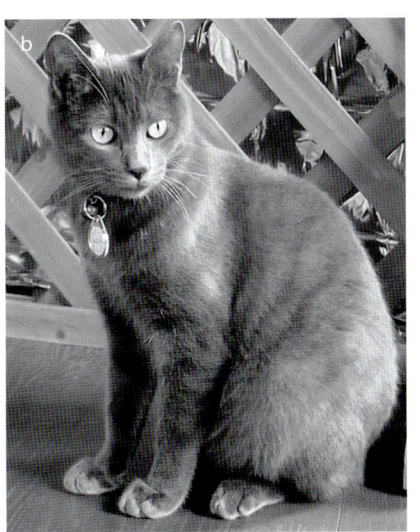

図1a　面積あたりの画素数が少ないとぼんやりと形はわかるが…
図1b　画素数が増えると，わが家の"うに"がはっきりとわかる．

113

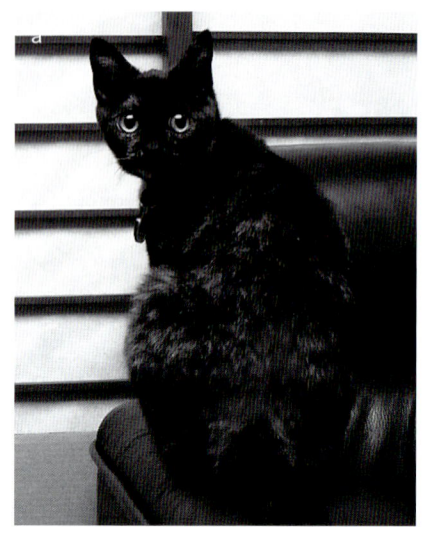

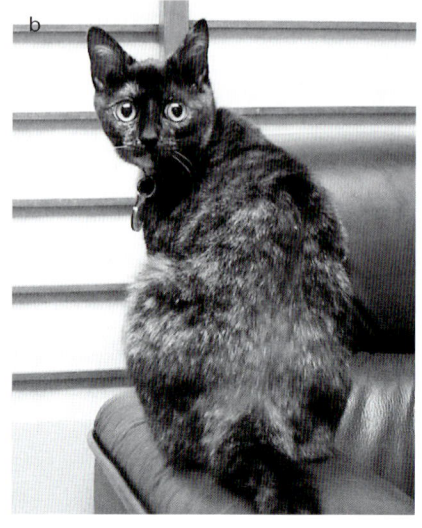

図2a　コントラスト分解能がよくないと黒猫？
図2b　高いコントラスト分解能では，黒と茶色の混じったさび猫の"いくら"である．

見つからなかったらどうするか？　これではあまりにもリスクと利益の天秤の振れ幅が大きすぎる．

　解剖学的条件から要求仕様を設定していくと，たとえば下顎管の直径は太い部位でもおおむね3 mm，さらに細い分枝があり，これらの構造が三次元的に湾曲，分岐して走行していることから，まず高度な空間分解能が要求されることは想像にかたくないであろう．さらに三叉神経の神経は筋間隙の脂肪組織の間を走行し，顎骨内では管腔様の硬組織と骨髄組織に囲まれているため，画像上では周囲組織と神経線維，病的構造物を区別するコントラスト分解能が要求される．

　画像データを取得するためには，信号（画像化物理量）を引き出す情報キャリア（エネルギー）を生体に与え，各種検出器で測定する．歯科領域でもっとも頻繁に用いられるのは，放射線をキャリアにして生体への吸収/透過を見るデンタルエックス線撮影装置（以下，デンタル）とパノラマエックス線撮影装置（以下，パノラマ）である．通常デンタルで数十 μm，パノラマでは数十〜数百 μm 台の高空間解像度と硬組織のコントラスト分解能，高 S/N 比をもつものの，三次元的な分解能は劣り，この2つの撮像様式のみで神経障害を評価するのは限界があるであろう．これに対しマルチスライス CT とコーンビーム CT（CBCT）は，圧倒的に高い三次元的な空間解像度で骨の解剖学的形態の描出が可能である．たとえば，下顎骨では下顎管からの主要な分岐である二分した下顎管（bifid mandibular canal），オトガイ孔の副孔，頬側の孔，舌外側と舌正中側の分岐の管腔構造はどちらの CT でも検索が可能とされている[1]．また，上顎では翼口蓋窩から神経が交通する卵円孔，蝶口蓋孔，大小口蓋管，翼突管，下眼窩裂，翼上顎裂，口蓋骨鞘突管の CT 詳細解剖が認められている[2]．神経障害に関連した使用法としては，下顎埋伏智歯抜歯の術前リスク評価[3]，骨髄炎の病態評価[4]に有用である．しかし，CT の軟組織表示で神経そのものの評価は S/N 比，コントラスト分解能的に困難な場合が多い．また，超音波断層撮影（US）は骨内の神経の描出は得意ではない．となると，臨床症状に即した神経周囲の硬組織の構造を CT もしくは CBCT で確認し，あとは軟組織の描出に長けた MRI が高度な臨床画像診断の選択肢となってくるであろう．

3　MR Neurography（MRN）

　MRI で末梢神経を画像化する手法は，1990年代中頃，Filler らによって報告された[5]．神経周囲の脂肪組織の信号を抑制して，比較的長いエコー時

間(TE)を用いた二次元スピンエコー系のPulse sequenceでT2強調の神経線維選択的な画像を作成する．3〜5mm程度のスライス厚の高解像度な画像が得られるものの，三次元的な神経の走行を評価するためには，複数の二次元データを使用して高信号となった神経線維領域を投影するMaximum Intensity Projection(MIP)画像を作成する場合が多い．実際，坐骨，脛骨神経や腕神経叢の神経線維束まで描出され，Ganglion cystや腫脹などの病理が評価されている．しかし，比較的太い神経が対象とされ，口腔顔面の細い神経に求められる三次元高解度画像を得るのは難しい．この背景には，脂肪抑制や長いTEによるS/N比の低下，T2強調のスピンエコー系Pulse sequenceは高解像度三次元データセットを得るには不向き，MIP画像は奥行き方向の深さ情報を捨てているため，神経と重なり合った構造物の位置関係を評価しにくい点が挙げられる．

そこで，口腔顔面に有効なMR Neurographyの開発が必要である．しかし，口腔顔面領域特有の問題点として，空気を含んだ口腔，鼻腔，副鼻腔などに起因する磁化率アーチファクト，また，金属補綴物や矯正装置，固定用プレート，近年増加しているデンタルインプラント，術中のバーの金属粉の遺残や出血の後などは，MRIの静磁場を乱しアーチファクトの原因となる．さらに，高解像度を求めようとすると，その代償としてS/N比の低下は避けられない．ひとつの解決策としてデータ取得の加算回数を増やす方法が考えられるが，この領域の特徴として呼吸や唾液の嚥下にともなう諸器官の動揺が不可避である．生体での長時間のデータ取得は，前述の動揺がもたらす部分容積効果(partial volume effect)が画素間のデータ混交をもたらすほか，MR画像データ取得時の位相情報が誤ってエンコードされることなどが，結果的に画像上のボケ(blurring)につながる．

脳の神経線維にあたる白質の構造解析では，水分子のBrown運動による微小な移動を反映した拡散強調画像(Diffusion Weighted Image：DWI)がよく用いられる．神経線維のような管腔様の構造物内では特定の方向性をもって水分子が拡散する性質を利用した神経線維に対する高コントラスト画像法であるが，S/N比が低く空間解像度を高くすることは難しく，静磁場の不均一性に敏感で歪みを生じやすい．得られたデータから計算して神経路画像(tractography)を再構成することも行われており，一部の太い末梢神経でも走行が描出されているが[6]，微細な神経の走行や連続性の評価は研究の段階といえよう．

一方，口腔顔面の末梢神経障害の画像評価は現在，研究用もしくは高度な臨床画像診断であり，診断学が確立しておらず，今後方法論の開発やエックス線画像／症状／術中所見／病理組織所見などとの比較検討の積み重ねが必要な分野である．

4　高磁場(3.0Tesla)MRIによる高解像度Neurography(3DVR‐MRN)の試み

高解像度画像に必須な高いS/N比を得る方法として，高磁場(3.0Tesla)MRIを用いる方法がある．高磁場MRIでは，ほかにも大きな化学シフトが得られる利点(水と脂肪の広い共鳴周波数差による容易な脂肪信号の抑制)，一方で磁化率効果は大きくなりアーチファクトは出やすく，B1磁場の均一性(信号を得るために照射するラジオ波パルスの効果の撮像野内の均一性)を保つのが難しい欠点があり，T1緩和時間の延長，T2緩和時間の短縮は，緩和時間コントラスト強調画像を作るうえで注意を必要とするところであろう[7]．口腔顔面の高解像度MRNの試みは新潟大学脳研究所統合脳機能研究センター[8]の超高磁場実験施設で行われてきた．同施設は，わが国で最初に1996年にヒト用の3.0T装置を導入し，現在は7.0T装置もすでに稼動しており，神経描出法の開発と臨床応用を新潟大学歯科麻酔科と実践している．

われわれの3D Volume Rendering MR Neurography(3DVR‐MRN)は高磁場MRIの高いS/N比を生かし，神経選択的なT1強調の高解像度三次元データを取得した後，画像処理にVolume Renderingを応用している[9]．この手法は映画製作に必要な三次元的コンピュータグラフィックス画像を創るため開

115

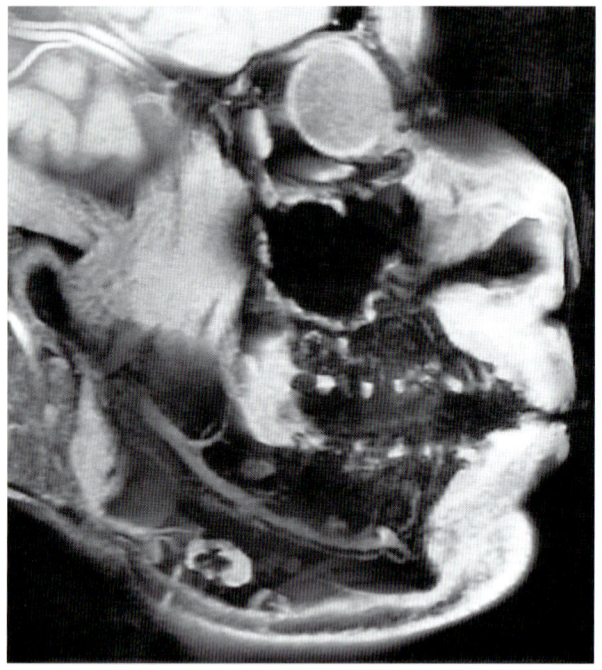

図3　3DVR-MRNによる正常被験者の下歯槽神経.

つながる細かな神経まで観察できる．

5　3DVR‐MRNによる病的所見

　3DVR‐MRNによる形態学的変化は，現在IANを中心に外傷性の神経障害後に慢性的に継続する感覚障害(paresthesia, dysesthesia, allodynia, chronic pain)について評価を行っている．先行研究による体幹四肢のMRNの異常所見は，神経腫に典型的な紡錘状，円筒状や不整形の肥大，また炎症や絞扼性障害時におけるT2強調画像での高信号が指摘されている[11]．実際，われわれの研究でも同様にいくつかのパターンが認められている．まず神経の変形，その走行がスムーズでなく蛇行し，異常な肥大，不整形なものや紡錘状，棍棒状などの形態を示している．たとえば，「8抜歯後5年に強いdysesthesiaが出現した症例では，3DVR‐MRNは明瞭に紡錘状に肥大したIANをとらえ，術中所見とも合致していた(図4)．

　神経周囲組織の変化も，感覚障害をもつ神経に特徴的な所見であろう．正常な骨髄は脂肪の信号として3DVR‐MRNではほとんど消失するが，IAN損傷後の特定の場合，正常な骨髄組織が失われ，その周囲に高信号領域が神経と連続してみられる場合が多く，瘢痕化した線維性結合組織か神経線維の増生が推測される(図5)．

発され(スターウォーズの製作)，現在は医療用画像にもよく使われている[10]．MIPでは消去している三次元空間情報を生かしつつも二次元平面に投影しているため，神経の三次元的走行を長い距離で描出し，微小な連続性の乱れやさらに神経周囲の組織との空間的関係までもきわめて直感的にとらえることを可能にしている．

　たとえば，正常被験者の三叉神経の第3枝領域では，下歯槽神経(IAN)は，図3に示すように下顎孔からオトガイ孔に至る全長，分岐した構造，歯髄に

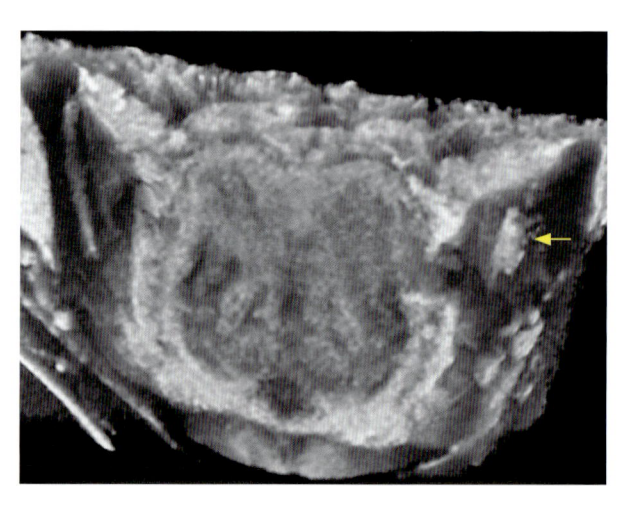

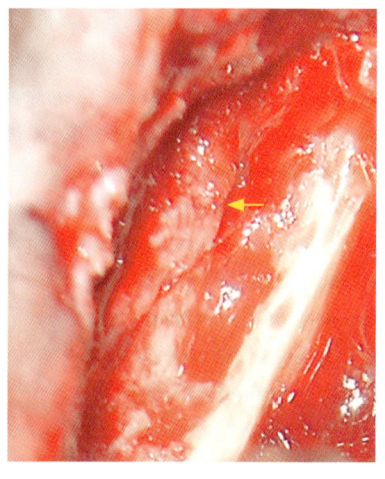

図4　下歯槽神経に紡錘状の肥大が認められ，術中所見でも同一の形態が確認された(矢印).

6 MRIの他撮像法との併用

　MRIの利点は，撮像法（パルス系列）を変えることによって，異なった信号源を強調したコントラストを得ることができる．一般にT1/T2強調画像はペアで撮像されるが，T1強調ではタンパクなどに結合した水，T2強調では結合していない自由水が信号強度に影響していると考えられている．さらにDWIでは水分子の拡散を見かけの拡散係数（ADC）として数値化することができる．神経線維ではある一定方向への非等方性拡散を示すが，たとえば組織が損傷し，細胞間隙が広くなり水分子が自由に動きまわれる空間のような場合の拡散は，全方向へ当方性拡散の性質を示し，拡散係数も大きな値となる．

　MRIのさらに多様な撮像法の組み合わせで神経とその周囲組織の病理を評価することが可能になるであろう．

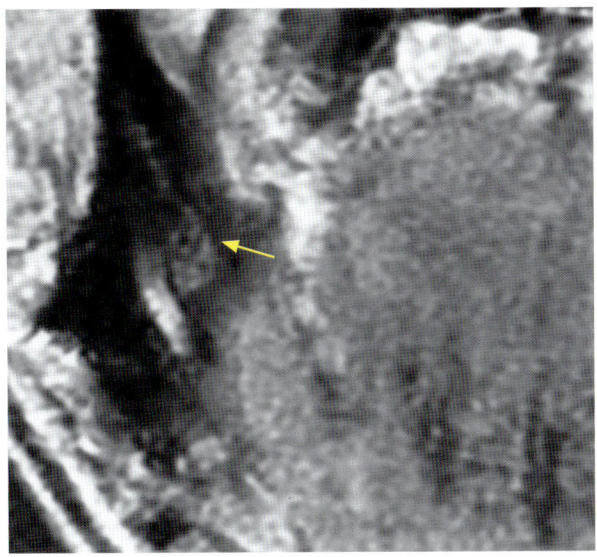

図5　下顎骨骨折から2年後，dysesthesiaの残存する症例．骨髄に結合組織とみられる組織がある（矢印）．

まとめ

　口腔顔面の神経領域のMRIは，現在，研究もしくは高度な臨床画像診断であるが，生体情報を非侵襲的に多様なコントラストで得ることが可能な計測方法である．また，動物からヒトまで共通した実験系や，動物に限った造影剤を用いた分子イメージングなど，研究から臨床に連続的に応用できる強力な神経科学のツールといえよう．

　しかし，MRI装置の運用は多大な人的資源や資力を要し，どこでも口腔顔面の神経障害の画像診断が万全にできるとはいいがたい．高度な画像診断のための拠点施設が，ある一定の地域ごとに稼働していくことが必要ではなかろうか．また，それぞれの臨床現場では，既存の画像診断システムを最大限活用し，神経障害の画像データを蓄積していくことが，新たな治療戦略を立てていくうえで貴重な前進となるであろう．

参考文献

1. Naitoh M, Nakahara K, Suenaga Y, Gotoh K, Kondo S, Ariji E. Comparison between cone-beam and multislice computed tomography depicting mandibular neurovascular canal Structures. Oral Surg Oral Med Oral Pathol Oral Radiol Endod 2010；109：25-31.
2. Erdogan N, Unur E, Baykara M. CT anatomy of pterygopalatine fossa and its communications: a pictorial review. Comput Med Imaging Graph 2003；27(6)：481-487.
3. Flygare L, Ohman A. Clin Oral Investig. Preoperative imaging procedures for lower wisdom teeth removal 2008；12(4)：291-302.
4. Tanaka R, Hayashi T. Computed tomography findings of chronic osteomyelitis involving the mandible: correlation to histopathological findings. Dentomaxillofac Radiol 2008；37(2)：94-103.
5. Filler AG, Kliot M, Howe FA, Hayes CE, Saunders DE, Goodkin R, Bell BA, Winn HR, Griffiths JR, Tsuruda JS. Application of magnetic resonance neurography in the evaluation of patients with peripheral nerve pathology. J Neurosurg 1996；85：299-309.
6. Hiltunen J, Suortti T, Arvela S, Seppä M, Joensuu R, Hari R. Diffusion tensor imaging and tractography of distal peripheral nerves at 3 T. Clin Neurophysiol 2005；116(10)：2315-2323.
7. Nakada T. Clinical application of high and ultra high-field MRI. Brain Dev 2007；29：325-335.
8. 新潟大学脳研究所　統合脳機能研究センター　http://coe.bri.niigata-u.ac.jp/index.php
9. Terumitsu M, Seo K, Matsuzawa H, Yamazaki M, Kwee I L, Nakada T. Morphologic evaluation of the inferior alveolar nerve in patients with sensory disorders by high-resolution 3D volume rendering magnetic neurography on a 3. D-T system. Oral Surg Oral Med Oral Pathol Oral Radiol Endod 2011；111：95-102.
10. Levoy M. Display of surfaces from volume data. IEEE Comput Graph Applicat 1988；8：29-37.
11. Maravilla KR, Bowen BC. Imaging of the peripheral nervous system: evaluation of peripheral neuropathy and plexopathy. Am J Neuroradiol 1998；19：1011-1023.

Chapter 4
感覚神経損傷後の治療法の選択および予後説明

今村佳樹
日本大学歯学部 口腔診断学講座

一戸達也
東京歯科大学 歯科麻酔学講座

福田謙一
東京歯科大学 口腔健康臨床科学講座 歯科麻酔学分野
東京歯科大学 水道橋病院 歯科麻酔科・口腔顔面痛みセンター

高崎義人
独立行政法人 国立病院機構 高崎総合医療センター 歯科口腔外科

半田俊之
東京歯科大学 口腔健康臨床科学講座 歯科麻酔学分野
東京歯科大学 水道橋病院 歯科麻酔科・口腔顔面痛みセンター

笠原正貴
慶應義塾大学医学部 医化学教室

渋谷　鉱
日本大学松戸歯学部 歯科麻酔学講座

Chapter 4

感覚神経損傷後の治療法の選択および予後説明

今村佳樹　一戸達也　福田謙一　高崎義人　半田俊之　笠原正貴　渋谷　鉱

1 治療法の選択および予後説明 (今村佳樹)

はじめに

　感覚神経の損傷が明らかになった場合は，何らかの治療が必要になる．治療法の選択にあたっては，治療を行うタイミング，治療の対象となる神経の傷害状況，治療を行う側が提供できる医療内容，患者側の基礎疾患等治療に影響する要因などがかかわってくる．受傷後の各時期における対応を図1に示す．

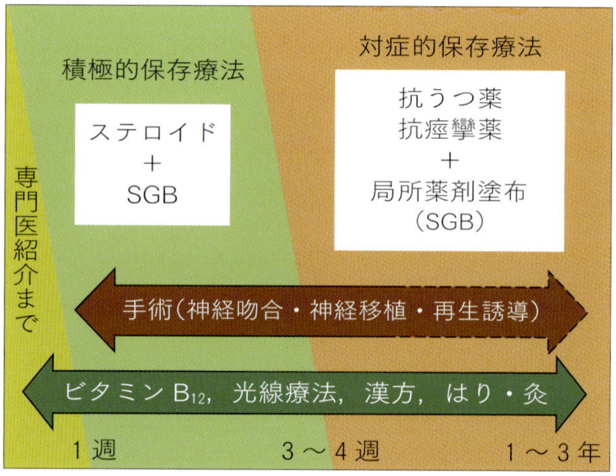

1 症状の自然寛解の観察期間は受傷後1週まで

　この時期は，神経の傷害度の重傷度の判定と予後判定ならびに積極的治療法の導入を決定する時期にあたる．治療法の決定にあたっては，それぞれの治療法を患者に説明したうえで，患者の同意を得なければならない．その際，必然的に医療提供側からの助言が必要となる．重度障害症例においては，早期の積極的な治療が勧められるべきであるし，自然治癒が見込めるような軽度障害例では，内服治療だけでよい．術後組織の腫張等によって神経が圧迫を受けて感覚障害が生じている程度（神経線維の傷害度は多くの線維がneurapraxiaの状態）であれば，感覚障害の程度も軽く，腫張の寛解とともに感覚も戻るであろうし，それは少なくとも受傷直後にまったく触っている感覚がないという状態ではない．専門医紹介のための自覚症状をもとにした予後判定は，1週以内で行うべきである．早期の治療効果を上げるため

図1　神経傷害後の経過時間に応じた治療法の選択．神経傷害後の治療の時期は，受傷直後，ワーラー変性期，神経再生期と分けることができる．受傷直後は，神経傷害の事実の確認のための時期であり，1週以内に紹介するか否かを判断すべきである．ワーラー変性期には，積極的治療を行い，神経再生期には，対症的治療を行う．
SGB：星状神経節ブロック

には，1日も早い積極的な治療が必要であり，そのためには専門医への紹介を躊躇してはならない．傷害後2週以前の積極治療を開始するためには，受傷後の自覚症状寛解の観察に許される期間は1週以内である．

　この時期には，患者に安易に「麻痺は数か月で治ります」などと説明を行わないようにしなければならない．自分が施術して神経傷害を起こしてしまった場合，その場を取り繕うためにこのような説明をしてしまいがちであるが，治癒しない場合，かえってその発言の責任を問われることになる．

2 神経傷害後1か月以内に行うべき対応

　Chapter 3 - 1の「評価の目的と予後診断」で説明したとおり，末梢神経の傷害後には傷害部位の遠位にワーラー変性が生じ，これに引き続き，また一部重複しながら再生の過程が進むことになる．末梢神経傷害の評価において，傷害直後の診査で高度の感覚障害が認められれば，変性が高度に進むことを想定して治療にかかる必要がある．どの程度の感覚障害に対してどの治療法を選択するかについては，専門家のなかでも意見の異なるところであろうと思われる．しかしながら，受傷後1～2週の時点で感覚障害の程度が強い症例は，自然回復の可能性は低く，少なくともビタミン製剤の内服治療や光線療法だけで経過をみるべきでないことは明らかである．現在の医療では，いったん変性に陥った神経線維を損傷以前の状態に完全に回復させることは不可能である．したがって，早期の治療では，治療目的は保存可能な神経線維をいかに温存するかにあり，神経変性が完成した後は，臨床症状に対する対症的な治療が主となる．

1 予後判断

　傷害後早期に定性感覚検査で明らかに強い感覚の脱失(anesthesia)を認める症例や術後1～2週から異常感覚(dysesthesia)や疼痛を強く訴える患者では，予後が不良である傾向にあるので，このような患者には積極的治療を勧める必要がある．より詳細な感覚の評価を行う方法として，触覚閾値検査や温冷覚閾値検査，二点識別閾値検査，電流知覚閾値検査，痛覚閾値検査等の定量感覚検査があるが，症例によって，それぞれの検査法で基準値からの逸脱の程度が異なることはしばしばみられ[1]，必ずしも1つの検査法で良好な結果が得られたからといって傷害の程度が軽いとは断言できない．これは，機械刺激(触刺激と圧刺激はAβ，侵害刺激はAδとC)，温度刺激(Aδ，C)，電気刺激(Aβ，Aδ，C)においてそれぞれ刺激対象としている神経線維が異なることによる．歯科口腔外科治療後の下歯槽神経障害について下顎枝矢状分割術の患者を対象に行った研究では，予後が良好(傷害後12か月の時点で症状の後遺をみないもの)なのは，傷害後すぐ(1週後)に行った定量感覚検査において，von Frey filamentを用いた触覚検査で2.83以下，電流知覚閾値検査で2.15mA以下(対照1.47±0.11mA)であった[2]．一方，触覚閾値，温覚閾値，電流知覚閾値を組み合わせて合計スコアで評価した研究では，傷害の重傷度に関係なく最初の12か月は同様に改善傾向を示すが，軽症例ではより早期に全快するとされている[1]．一方，von Frey filamentの値については，刺激の与え方を一定に保てば再現性が期待できるものの，電流知覚閾値検査は，用いる電極の性質(材質，双極／単極，ボール／円盤，電極間距離，インピーダンス，極性)や電流の設定(周波数，持続時間，出力波形特性)，温度刺激装置はペルチェ素子の大きさや温度負荷の速さなどを一定にしないと再現性が得られないので，測定条件によって基準値自体も異なってくる．したがって，これらの報告のデータをそのまま準用することは難しいと思われる．

　このように，定量感覚検査による評価は現状では研究の域から出ておらず，それぞれの研究施設から報告された基準値を，一般の施設で応用できるところまで研究が進んでいるとはいいがたい．また，定量感覚検査では傷害側と健側でほとんど差異がみられない症例でも，自覚症状が存在することはしばしば経験されることであり，他覚的な治癒と自覚的な治癒に隔たりがあることは重要である．これらのことから，定量感覚検査はその検査結果から予後を確実に判断し，より進んだ治療法の決定基準とするところまでには至っていない．普遍的に利用できる標準検査機器の早期開発が望まれるところである．

　現状で受傷早期に患者に行う予後説明を考えるならば，「受傷から1年をかけて感覚は改善していくと見込まれること，その結果は感覚検査の値で示すことができること，しかし，検査結果と自覚的な感覚の改善度は必ずしも一致しないこと」を述べるにとどめるのがよいと思われる．

2 早期に導入すべき治療法

　星状神経節ブロックを用いて，頸部交感神経幹を反復して局所麻酔薬でブロックする方法が用いられ，これは傷害された神経の支配領域の血流を改善することを目的としている．星状神経節ブロックの神経保護作用は明らかでないが，星状神経節ブロックでは，局所の循環を改善し，浮腫を抑えて二次的な神経圧迫を防止することが期待される．傷害された末梢神経自体への血流を改善し，変性がより進行するのを抑えると考えられる．受傷直後から星状神経節ブロックを1日2回行った症例では，同等の障害度の対照群（ビタミンB_{12}の内服のみの群）や遅延施行群（星状神経節ブロックを受傷後1か月以上たって行った群）との比較において，1年後の感覚の改善度がすぐれており，早期の星状神経節ブロックの有用性を示す結果となっている[3]．同様に，血流や腫張の改善を目的とした交感神経の遮断効果を期待するのであれば，頸部持続硬膜外ブロックがより有効であることが考えられるが，感染や脊髄神経損傷などのリスクを考えれば，よほど強力な麻酔専門医の協力が得られる施設を除いては，推奨される治療法とはいいがたい．

　この時期の薬物療法は，傷害された神経細胞の保護を目的としている．副腎皮質ステロイド剤は，術直後の腫張を抑え，細胞膜の安定化を図るのに役立つ．副作用の問題で，長期に漫然と投与を行うべき薬剤ではないので，神経傷害後1か月以内に漸減して投与を終了する必要がある．その他，広く用いられているビタミンB_{12}製剤，ATP製剤については，薬剤の効能から中枢ならびに末梢神経傷害に有用であることが期待される[4]が，これらの薬剤についての実際の感覚改善に関する客観的なデータ（無作為比較研究）はみられない．

　神経の傷害度が強い症例では，神経吻合，神経移植，再生誘導等の手術も適応となる[5,6]．これらは，ワーラー変性の時期を越えてからも適用されるが，手術の時期は早いほうが良いとされている．

　低反応レベルレーザーや偏光近赤外線照射を用いた光線療法[7]や，はり，漢方では，照射部位の血流増加，免疫力の増大，神経再生の促進に加えて，交感神経幹への照射によって交感神経ブロックと同様の末梢血流増大が報告されている．これらの治療法は，この時期に特有の治療法ということではなく，その非侵襲性から回復の経過を通じて全過程で用いられる治療法である．

3 神経傷害後1か月以降に行うべき対応

　神経が傷害されてから1か月を経ると，すべての傷害神経線維はワーラー変性を完了して再生の過程に入っていると考えられる．この時期の対応として，3つの目的を挙げることができる．（1）神経の回復過程における感覚の定性的・定量的評価，（2）神経の再生を助ける治療，（3）神経の再生過程で合併症として生じた異常感覚や疼痛の治療である．

1 回復過程における感覚の定性的・定量的評価

　傷害された神経線維がワーラー変性を経て再生過程に入ると，臨床症状として，感覚の鈍麻に加えてビリビリ，ピリピリした不快な異常感覚を自覚するようになる．この異常感覚は，感覚鈍麻と同等にあるいはそれ以上に日常生活を障害し，患者の訴えは，感覚鈍麻と異常感覚の治療希望となる．異常感覚や疼痛の出現は，末梢においては傷害神経線維の近心端から発芽が起こっていることを示しており，遷延する異常感覚では神経腫の形成が疑われること，神経傷害による影響が末梢神経だけでなく中枢神経の感作をも起こしていることを示唆している．定性的感覚検査では，静的機械刺激，動的機械刺激，温冷刺激，振動刺激，電気刺激を加えて，異痛や痛覚過敏の出現の有無，自覚症状の強度の変化を記録する必要がある．反復する刺激で自覚症状が増大するようであれば，中枢の関与を疑う必要がある．一方，定量的感覚検査では，感覚低下の経時的な改善過程

を評価することができる．von Frey filament による触覚検査，ペルチェ素子による温冷覚検査，電流知覚閾値検査は，いずれも再現性が確立された検査法であるので，同一患者内においては，対照側との比較，初診時検査結果との比較によって，回復の程度の客観的指標となりうる．ただし，これらの刺激法を用いた痛覚閾値(痛みとして感じる強さ)検査は，前述の認識閾値検査に比べると，再現性に劣り，客観的評価としての価値は低いので注意を要する．

2 神経の再生を助ける治療

これは，従来の治療内容に相当する．内服療法では，ビタミンB_{12}の投与は，再生神経線維の数を増やし，形態的には神経再生を助けることが認められており[4]，この目的での治療の中心となる．副腎皮質ステロイド剤は，この目的では投与の理由とならないであろう．レーザーなどの光線療法[7]や星状神経節ブロック[8]も神経再生に有効であることが示されている．ただ，神経再生を補助する目的での光線療法や星状神経節ブロックは，受傷後1か月以前と同じ頻度で行う必要があるかとなると，そうではないだろう．科学的根拠に基づくものではないが，この時期に入院中の患者は少ないであろうし，通院頻度としてもせいぜい週に1～2度が限度であろうことを考えると，その頻度に合わせた治療でよいと思われる．

問題は，この時期に感覚障害が依然強く，触っている感じがわからないという訴えの症例である．お

そらく，この時期の定量感覚検査では，von Frey filament で3.22以上の閾値を示し，感覚障害が強い反面，次項に示す異常痛覚を訴えるような患者であるが，このような症例に対しては，傷害神経に対する手術(神経移植，神経再生誘導)が適応になるかもしれない．しかし，手術を勧めるにあたっても，現状よりの回復であって，傷害以前の感覚への回復ではないことを説明すべきである．詳細は，**Chapter 4 - 5**を参照されたい．

3 神経の再生過程で生じた異常感覚や疼痛の治療

基本的にこの時期の治療は，ワーラー変性の進行から神経を保護することを目的としたものではなく，異常感覚や疼痛に対しての対症的治療となる．異常感覚や疼痛は，前述のとおり一次ニューロンの活動性の亢進(神経腫や神経節細胞からの異所性発火)に加えて，中枢神経系の感作によって生じているので，その双方に対する対応が必要となる．神経傷害に起因した疼痛を神経障害性疼痛とよぶが，局所的機序に対しては，局所薬剤塗布療法(リドカインやカプサイシン)，中枢の機序に対しては抗うつ薬(アミトリプチリン，デュロキセチン)や抗痙攣薬(プレガバリン，ガバペンチン，カルバマゼピン)の投与などが行われる[9]．また，このなかにはノルアドレナリン受容体が関与した痛み(交感神経維持性疼痛)があり，この治療には交感神経ブロック(星状神経節ブロック)を行う．

参考文献

1. 小林明子，岡田尚子，澤田真人，望月美江，吉松秀實，天笠光雄．歯科・口腔外科治療後の下唇・オトガイ部に発症した感覚異常の経過観察．日口診誌 2010；59(1)：17-24.
2. 今村佳樹，坂本英治，椎葉俊司，岩本将嗣，河原 博，鱒見進一，仲西 修．歯科治療後に見られる知覚異常の予後診断に関する研究．Pain Res 2001；6(2)：83-89.
3. 坂本英治，椎葉俊司，今村佳樹，石川敏三，鱒見進一，岩本将嗣，河原 博，仲西 修．ニューロメーターを用いた外傷性三叉神経ニューロパシーの病態評価について．Pain Res 2001；16(2)：57-62.
4. Okada K, Tanaka H, Temporin K, Okamoto M, Kuroda Y, Moritomo H, Murase T, Yoshikawa H. Methylcobalamin increases Erk1/2 and Akt activities through the methylation cycle and promotes nerve regeneration in a rat sciatic nerve injury model. Exp Neurol 2010；222(2)：191-203.
5. Bagheri SC, Meyer RA, Khan HA, Steed MB. Microsurgical repair of peripheral trigeminal nerve injuries from maxillofacial trauma. J Oral Maxillofac Surg 2009；67(9)：1791-1799.
6. Ziccardi VB, Rivera L, Gomes J. Comparison of lingual and inferior alveolar nerve microsurgery outcomes. Quintessence Int 2009；40(4)：295-301.
7. Rochkind S. Phototherapy in peripheral nerve regeneration：From basic science to clinical study. Neurosurg Focus 2009；26(2)：E8.
8. Hanamatsu N, Yamashiro M, Sumitomo M, Furuya H. Effectiveness of cervical sympathetic ganglia block on regeneration of the trigeminal nerve following transaction in rats. Reg Anesth Pain Med 2002；27(3)：268-276.
9. Watson CP. Management issues of neuropathic trigeminal pain from a medical perspective. J Orofac Pain 2004；18(4)：366-373.

2 星状神経節ブロック （一戸達也）

1 星状神経節

　交感神経は第1胸神経から第3または第4胸神経までの前根から節前線維として脊髄を出た後，ほとんどは脊椎椎体の両側に頸部から腰部にかけて連続する交感神経幹の神経節でシナプスを形成する．そして，神経節から出た節後線維が各効果器へと分布する．交感神経幹の神経節は，頸部では上頸神経節，中頸神経節，椎骨動脈神経節，下頸神経節の4対が存在する[1]．これらのうち，下頸神経節は60〜80％の症例で第1胸部神経節と癒合しており，その形状から星状神経節とよばれている．

　星状神経節は，第7頸椎横突起から第1肋骨頸の前面で，背側を頸長筋，腹側を頸動脈鞘後壁，外側を前斜角筋に囲まれた斜角筋椎骨三角に存在する[2-5]（図1）．鎖骨下動脈の分岐である椎骨動脈は星状神経節の腹側から前斜角筋内側縁を背側に進み，上行して第6頸椎横突孔に入る[6]．斜角筋椎骨三角の腹側に存在する頸動脈鞘は，その中に総頸動脈，内頸静脈および迷走神経を含む（図2，3）．

2 星状神経節ブロックの目的

　星状神経節の付近に局所麻酔薬を注入すると，星状神経節から出る節後線維および星状神経節を通過して上・中頸および椎骨動脈神経節に行く節前線維を遮断することができるので，それらの支配領域である頭部，顔面，頸部および上肢に加え，心臓や肺を支配する交感神経をブロックすることができる．

3 星状神経節ブロックの術式

　星状神経節ブロックの標準的な術式は傍気管法である．傍気管法は原法と変法とに分類でき，原法は第7頸椎横突起上に，変法は第6頸椎横突起上に，それぞれ注射針を到達させる方法である．原法は椎骨動脈穿刺や肺尖部の胸膜損傷による外傷性気胸の危険性があり，現在では傍気管法変法が主流となっている[7]．

　患者を仰臥位として首の下に枕を入れ，頭部を軽く後屈させて頸部を伸展する．患者には軽く開口させる．患者の胸骨上切痕の正中から外側に3cmで，そこから上方に4〜4.5cmの位置が針の刺入部位である．この高さは，通常は輪状軟骨下縁かやや下方となる．この位置で術者の示指と中指を正中の気管と外側の胸鎖乳突筋の間を分け入るように進めていくと，第6頸椎横突起端の高まり（Chassaignac結節）を触れることができる．この状態では，術者の指の腹側には胸鎖乳突筋，総頸動脈，内頸静脈および迷走神経が存在し，背側には気管，甲状腺，食道が存在する．

　Chassaignac結節を示指と中指ではさみ込むように固定し，第6頸椎横突起の基部に向けて25G-25mm注射針を刺入する．刺入方向が正しければ1〜1.5cmの深さで針先が骨面に到達する．針先が動かないように注射筒を固定し，吸引操作を頻繁に行いながら局所麻酔薬を4〜5ml程度注入する（図4〜6）．局所麻酔薬としては，1％リドカイン塩酸塩（キシロカイン®），1％メピバカイン塩酸塩（カルボカイン®），0.75％ロピバカイン塩酸塩（アナペイン®）などがよく用いられる．薬液注入の際には，患者は同側の肩甲骨の裏側に鈍い放散痛を自覚することが多い．抜針後はガーゼで刺入部を数分圧迫し，仰臥位のまま30分程度安静とする．

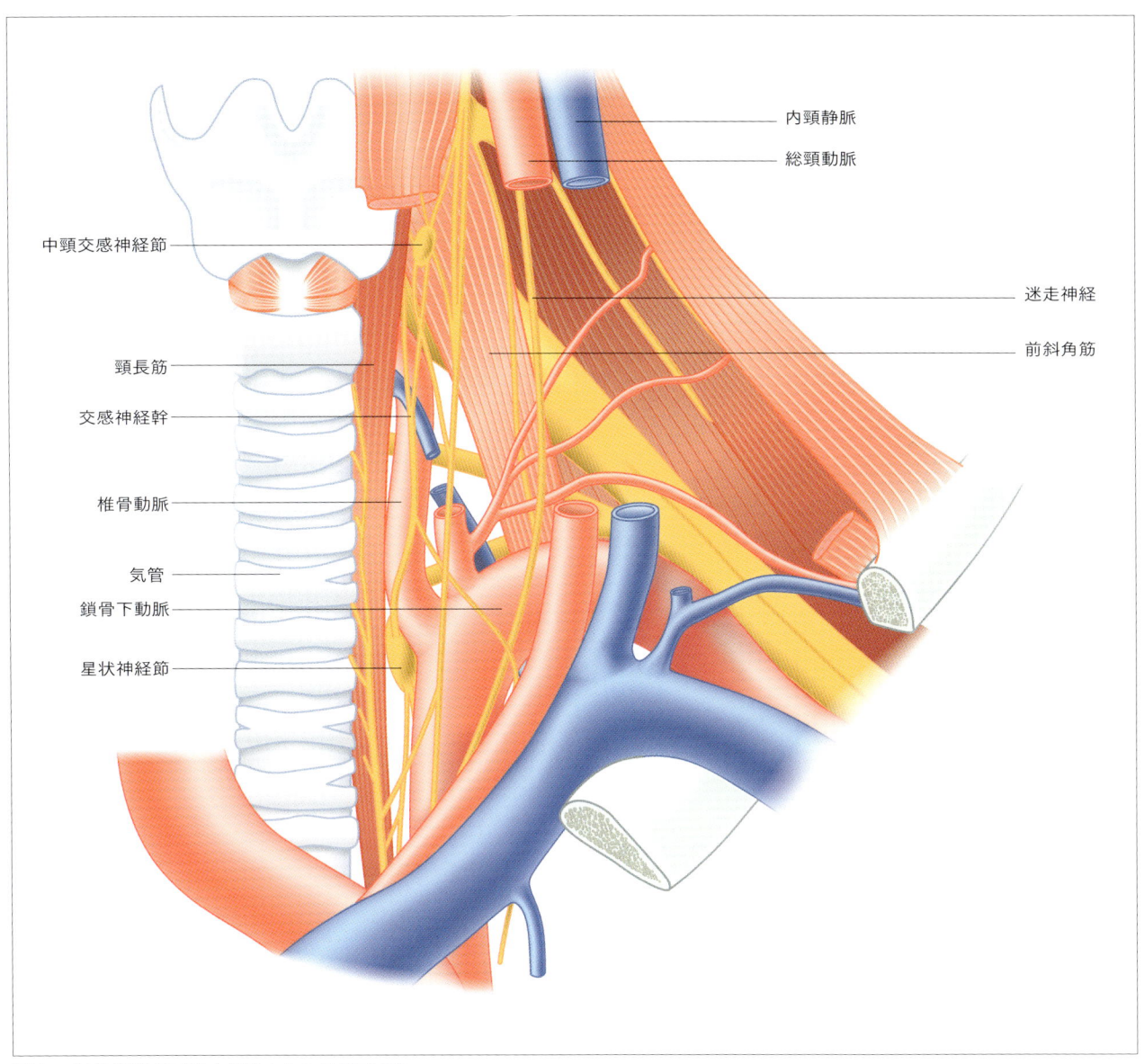

Chapter 4 感覚神経損傷後の治療法の選択および予後説明

図1 斜角筋椎骨三角（文献4から改変引用）．

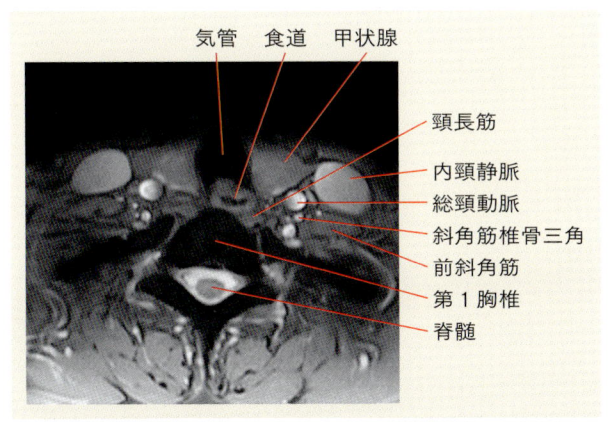

図2 斜角筋椎骨三角（第1胸椎の高さの核磁気共鳴画像：水平断）．

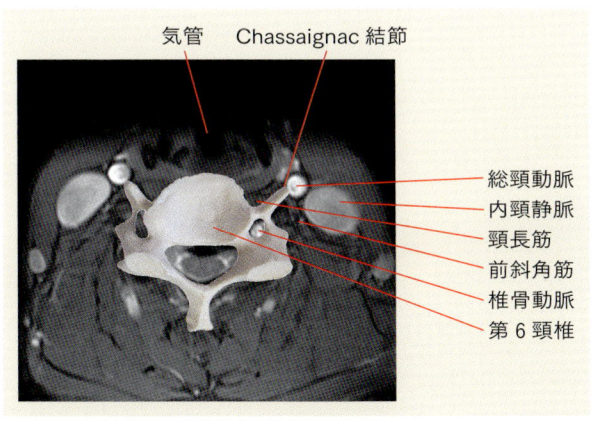

図3 横突孔を通過する椎骨動脈（第6頸椎の高さの核磁気共鳴画像：水平断）．

125

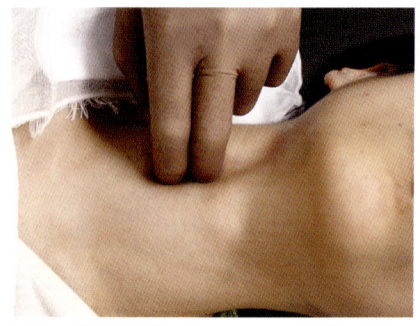

図4　第6頸椎 Chassaignac 結節の触知．　図5　第6頸椎横突起基部への針の刺入．　図6　局所麻酔薬の注入．

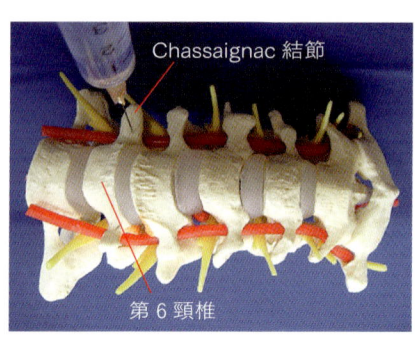

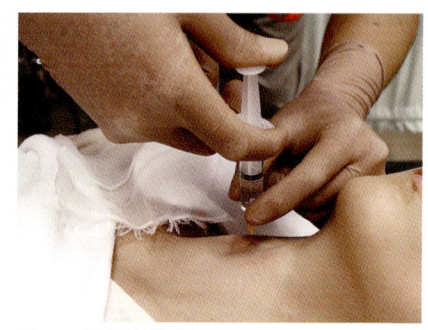

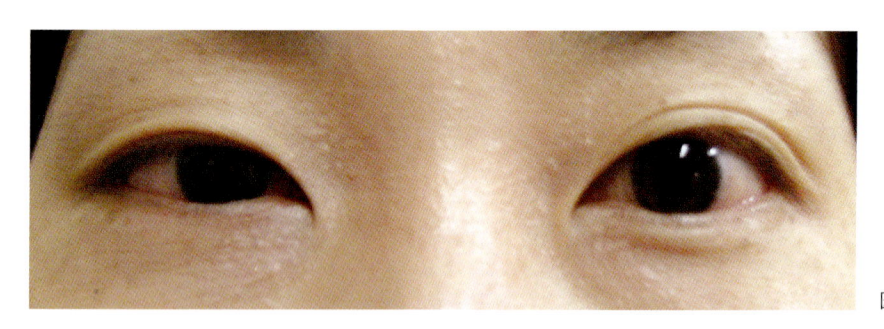

図7　Horner 徴候（右側）．

4　星状神経節ブロック施行後の症状

　星状神経節ブロックが奏効すると，注射側のHorner徴候（縮瞳，上眼瞼下垂，眼球陥凹）がみられる（図7）．その他の症状として，結膜充血，流涙，鼻閉，皮膚温上昇，発汗停止，顔面紅潮などの症状がみられる．

　星状神経節ブロックの合併症としてもっとも頻繁にみられるのが嗄声である．嗄声は反回神経麻痺の症状であるため，嗄声が消失するまで飲食を避けるのが安全である．そのほかに血管損傷，腕神経叢ブロック，硬膜外ブロック，クモ膜下ブロック，局所麻酔薬中毒，外傷性気胸などが起こる可能性がある．

5　星状神経節ブロックの適応症

　星状神経節ブロックによって交感神経支配領域の血流が増加するので，組織の血行改善が治療の主目的となる場合には星状神経節ブロックがよい適応である[7]．神経線維の再生促進を目的として三叉神経損傷後の異常感覚で行われるほか，末梢性顔面神経麻痺や筋筋膜痛など，組織の血流増加によって症状の改善が期待できる病態が適応症となる．また，交感神経依存性疼痛の軽減の目的で，さまざまな原因による三叉神経損傷に継発した神経障害性疼痛や異常感覚のほか，帯状疱疹，帯状疱疹後神経痛などの治療に用いられる[7]．損傷の程度からみると，neurapraxia や axonotmesis は星状神経節ブロックが有効であると考えられるが，neurotmesis では星状神経節ブロックだけでは完治は困難である．

6　星状神経節ブロック時の組織血流量の変化

　ウサギの研究[8]では，星状神経節ブロック時にはブロック側の総頸動脈血流量が140％増加し，舌粘膜血流量が75％，下顎骨骨髄組織血流量が60％，咬筋組織血流量が40％増加した．一方，反対側の下顎骨骨髄や咬筋および大腿四頭筋の組織血流量は30〜40％程度減少した（図8）．オトガイ神経の組織酸素分圧も同様の変化がみられる[9]．

　星状神経節ブロックにアドレナリンを添加した局

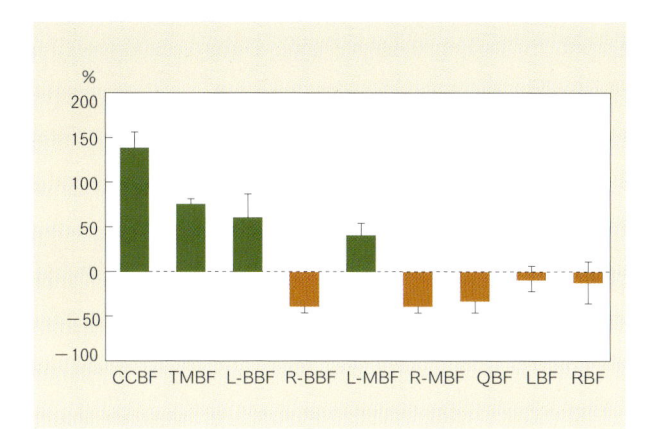

Chapter 4　感覚神経損傷後の治療法の選択および予後説明

図8　星状神経節ブロック時の組織血流量の変化（文献8より改変引用）．
CCBF：総頸動脈血流量，TMBF：舌粘膜血流量，BBF：下顎骨骨髄組織血流量，MBF：咬筋組織血流量，QBF：大腿四頭筋組織血流量，LBF：肝右葉血流量，RBF：腎皮質血流量

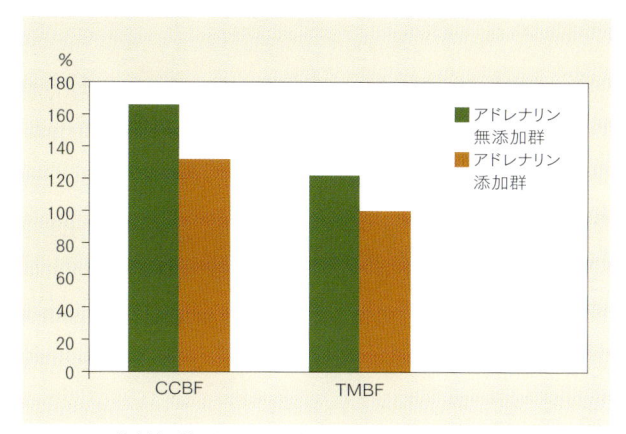

図9　星状神経節ブロック時の総頸動脈血流量（CCBF）と舌粘膜血流量（TMBF）に及ぼすアドレナリン添加の影響（文献10より改変引用）．

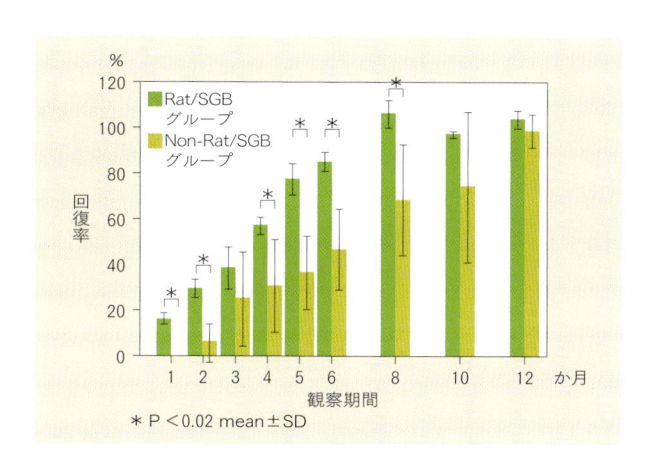

図10　眼窩下神経切断後の体性感覚誘発電位の振幅の回復過程（文献11より改変引用）．
SGB：星状神経節ブロック

所麻酔薬を使用すると，作用持続時間は延長して総頸動脈血流量が増加するが，舌粘膜血流量は増加しない．したがって，血行改善を目的とした星状神経節ブロックでは，局所麻酔薬にアドレナリンを添加することは避けるべきであると考えられる[10]（図9）．

7　星状神経節ブロック後の神経損傷の回復

眼窩下神経を切断したラットの研究[11]では，星状神経節ブロック施行群は1か月経過時に体性感覚誘発電位の振幅の回復がみられ，8か月経過時にほぼ100％回復した．これに対して，非施行群では1か月経過時には振幅は回復せず，8か月経過時では約70％の回復にとどまり，12か月経過時にほぼ100％の回復となった（図10）．

外傷性三叉神経ニューロパシーの患者では，12か月後の定量的感覚検査で星状神経節ブロック施行群は非施行群よりも感覚閾値が有意に低く，ニューロパシーのない対照群との間に差を認めなかった[12]．また，星状神経節ブロックを神経損傷後2週間以内に開始した群は，2〜4週間で開始した群に比較して異常感覚を訴える患者の割合が有意に少なかった．

下顎智歯抜歯後の下歯槽神経知覚障害症例9名に対して星状神経節ブロックを行った結果，おおむね10回の星状神経節ブロックで症状はほぼ完治ないし略治した[13]．症状が不変であった2例はいずれも発症から星状神経節ブロックの開始までに100日以上が経過していた．

以上のことから，星状神経節ブロックは三叉神経

127

損傷とそれに継発した神経障害性疼痛に対する有効な治療法であり，早期に開始することでより高い治療効果が期待できると考えられる．今後，いっそうのエビデンスの蓄積が待たれる．

参考文献

1. 平川奈緒美，森本正敏，原野 清，十時忠秀．ヒト中頸神経節，椎骨動脈神経節，星状神経節の肉眼的解剖学的検討．ペインクリニック 1992；13：823-827.
2. 宮木孝昌，齋藤敏之，Hanno Steinke，阿力木江沙吾提，伊藤正裕．斜角筋椎骨三角—1．その構造—．臨床解剖研究会記録 2008；8：44-45.
3. 齋藤敏之，宮木孝昌，Hanno Steinke，阿力木江沙吾提，伊藤正裕：斜角筋椎骨三角—2．その膜構造—．臨床解剖研究会記録 2008；8：46-47.
4. Kahle W, Leonhardt H, Platzer W 著．越智淳三訳．斜角筋椎骨三角．In：解剖学アトラスI—運動器 第1版．東京：文光堂，1984：360-361.
5. 北山稔恭，齋藤敏之，岩渕知恵，宮木孝昌，Hanno Steinke，伊藤正裕，大井良之．星状神経節の位置と膜構造についての解剖学的研究．日歯麻誌 2010；38：169-175.
6. 井出吉信，金子 譲，上松博子，笠原正貴．星状神経節の解剖．日歯麻誌 1999；27：266-270.
7. 一戸達也．星状神経節ブロックはなぜ効くか．東京都歯医会誌 1989；37：287-295.
8. Terakawa Y, Ichinohe T, Kaneko Y. Redistribution of tissue blood flow after stellate ganglion block in the rabbit. Reg Anesth Pain Med 2009；34：553-556.
9. Kasahara M, Terakawa Y, Ichinohe T, Kaneko Y. Unilateral stellate ganglion block produces bidirectional changes in tissue oxygen tension of the mental nerve in rabbits. J Oral Maxillofac Surg 2011 Sept 27 Epub.
10. Terakawa Y, Handa M, Ichinohe T, Kaneko Y. Epinephrine in local anesthetic cancels increase in tungue mucosal blood flow after stellate ganglion block in rabbit. Bull Tokyo Dent Coll 2007；48：37-42.
11. Hanamatsu N, Yamashiro M, Sumitomo M, Furuya H. Effectiveness of cervical sympathetic ganglia block on regeneration of the trigeminal nerve following transection in rats. Reg Anesth Pain Med 2002；27：268-276.
12. 坂本英治，椎葉俊司，今村佳樹，坂本和美，松本吉洋，岩本将嗣，河原 博，仲西 修，石川敏三．外傷性三叉神経ニューロパシーに対する星状神経節ブロックの効果．ペインリサーチ 2003；18：25-30.
13. 有宗睦晃，矢部充英．下顎智歯抜歯後の下歯槽神経知覚麻痺に対する星状神経節ブロックの効果．ペインクリニック 2005；26：1139-1141.

3 薬物療法 (一戸達也)

はじめに

神経損傷後の薬物療法は，しびれ（感覚脱失や感覚低下）と痛みや異常感覚ではまったくといっていいほど異なる．本稿では，神経損傷後のしびれや痛みと異常感覚に対する薬物療法，とくに経口投与や静脈投与などの全身的応用についてまとめる．口腔内ステント療法については Chapter 4 - 4 で述べる．

1 しびれの薬物療法

神経損傷後のしびれ（感覚脱失や感覚低下）に対する治療の主目的は，損傷された神経線維の再生を促進することである．Neurapraxia では薬物療法のみで完全回復が期待でき，星状神経節ブロックを併用すれば，回復がより促進されると考えられる．Axonotmesis では neurapraxia よりも回復は遅れるが，薬物療法と星状神経節ブロックとを併用することでかなりの回復が期待できる．一方，neurotmesis では神経縫合などの外科的対応が必要になり，薬物療法だけを漫然と行うことは避けなければならない．したがって，神経の損傷程度を適切に推測することが重要である．

薬物療法でもっとも広く使用されているのはメコバラミン（ビタミンB_{12}）であり，そのほかに副腎皮質ステロイド，アデノシン三リン酸二ナトリウム水和物，トコフェロールニコチン酸エステルなどが使用されることがある[1,2]．

1 メコバラミン

メコバラミンはホモシステインからメチオニンを合成するメチオニン合成酵素の補酵素として作用する．

①作用[3]
　a．核酸およびタンパク合成の促進
　b．軸索内輸送および軸索再生の促進
　c．レシチン合成の促進による髄鞘形成の促進
　d．シナプス伝達の遅延および神経伝達物質の減少の回復

②効能・効果
　末梢性神経障害

③用法・用量
　通常，成人はメコバラミンとして1日1,500μgを3回に分けて経口投与する．

④副作用
　食欲不振，悪心・嘔吐．下痢が0.1〜5％未満の頻度でみられる．

⑤臨床効果
　口腔外科手術後の感覚障害症例30例に対してメコバラミンを投与した結果，判定不能の13例を除くと，有効が13例，無効が4例と有効性が認められた[4]．

2 副腎皮質ステロイド

プレドニゾロン[5]が代表的である．

①作用
　抗炎症作用や細胞膜安定化作用，抗浮腫作用などが期待される．

②効能・効果
　添付文書では「末梢性神経障害」の記載はないが「末梢神経炎」の記載がある．

③用法・用量

通常，成人にはプレドニゾロンとして1日5〜60mgを1〜4回に分割経口投与する．

④副作用

感染症の増悪，糖尿病や消化管潰瘍の誘発，精神症状の発現などの重篤な副作用がみられる可能性がある．投与中止の際には用量の漸減が必要であり，使用にあたっては専門医との対診が望ましい．

⑤臨床効果

顎変形症手術後の感覚障害症例に対してプレドニゾロンを投与しない群と術後1，3および6週から投与した群を比較した結果，プレドニゾロンは感覚障害の回復を促進し，術後1週間以内に投与を開始するのが望ましいことが示唆された[6]．

3 アデノシン三リン酸ニナトリウム水和物

①作用[7]
  a．血管拡張による組織血流量の増加
  b．神経伝達の効率化

②効能・効果

添付文書には「末梢性神経障害」に関連するような適応の記載はない．

③用法・用量

アデノシン三リン酸ニナトリウム水和物として，1回40〜60mgを1日3回経口投与する．

④副作用

悪心，食欲不振，胃腸障害，便秘傾向，口内炎，全身拍動感，瘙痒感，頭痛などが1％未満の頻度でみられる．

4 トコフェロールニコチン酸エステル

①作用[8]
  a．微小循環系賦活作用
  b．血中酸素分圧上昇作用

②効能・効果

添付文書には「末梢性神経障害」に関連するような適応の記載はない．

③用法・用量

通常，成人にはトコフェロールニコチン酸エステルとして1日300〜600mgを3回に分けて経口投与する．

④副作用

食欲不振，胃部不快感，胃痛，悪心，下痢，便秘などが0.1〜5％未満の頻度でみられる．

2 痛みの薬物療法

神経損傷後に発現してくる痛みは神経障害性疼痛とよばれ，難治性となることが多い．このような慢性難治性疼痛の治療では，治療目標を「疼痛の消失」に設定することはしばしば困難であり，「疼痛の軽減」によるQOLの改善を目指さざるをえないことが多い．

国際疼痛学会（International Association for the Study of Pain：IASP）が2007年に作成した神経障害性疼痛の治療ガイドラインを表1に示す[9]．第一選択の薬物としてアミトリプチリン塩酸塩などの三環系抗うつ薬やその他の薬物が，第二選択の薬物としてオピオイド鎮痛薬が，第三選択の薬物として抗てんかん薬やメキシレチン，NMDA受容体拮抗薬などが挙げられている．これらの薬物を症例に応じて使い分けるが，さらにhyperalgesia（痛覚過敏）やallodynia（アロディニア）などの異常痛覚とdysesthesiaなどの異常感覚で薬物を使い分けると有効であることも経

表1　神経障害性疼痛治療ガイドライン（文献9より改変引用）．

第一選択の薬物
・2級アミンの三環系抗うつ薬 　　ノルトリプチリン ・3級アミンの三環系抗うつ薬は2級アミンが使用できないときに応用 　　アミトリプチリン ・セロトニン・ノルアドレナリン再取り込み阻害薬（SNRI） 　　ミルナシプラン ・カルシウムイオンチャネル阻害薬 　　ガバペンチン，プレガバリン ・リドカイン外用
第二選択の薬物
・オピオイド鎮痛薬（状況によっては第一選択として使用）
第三選択の薬物
・抗てんかん薬 　　カルバマゼピン，クロナゼパム ・セロトニン再取り込み阻害薬（SSRI） 　　パロキセチン ・メキシレチン ・NMDA受容体拮抗薬 　　ケタミン，デキストロメトルファン ・カプサイシン外用

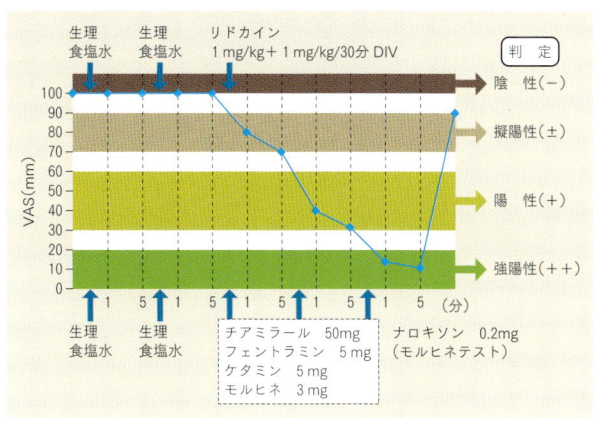

図1　ドラッグチャレンジテストの方法（文献11より改変引用）．

験する．薬物療法を含めた治療方針の決定のために，ドラッグチャレンジテストが行われることもある（図1，表2）[10,11]．

現状では，プレガバリンは効能・効果として末梢性神経障害性疼痛が認められている[12]．また，「アミトリプチリン塩酸塩を『慢性疼痛におけるうつ病・うつ状態』に対して処方した場合，当該使用事例を審査上認める」とされており，神経障害性疼痛に対しても使用が可能となった．しかし，そのほかのほとんどの薬物は適応外使用である．したがって，専門医に投薬を依頼しなければならない場合も多いと考えられるので，神経損傷後に神経障害性疼痛が発現してしまった場合には，早期の専門医との対診が望ましい．

1　三環系抗うつ薬

神経障害性疼痛の軽減のために，アミトリプチリン塩酸塩（トリプタノール®）がもっとも一般的に使用される．作用機序として，ノルアドレナリンやセロトニンの再取り込み阻害作用による下行性疼痛抑制系の賦活のほか，ナトリウムイオンチャネル阻害作用，グルタミン酸NMDA受容体阻害作用などが考えられており，単純ではない．

アミトリプチリン塩酸塩は10〜20mg程度の就寝時内服から開始する．反応の個人差が大きいため，十分な疼痛軽減が得られるか，副作用で増量が困難になるまでは，経過を観察しながら徐々に増量する．効果が発現するまでに数日を要する．最大で150mg/日になることもある．疼痛軽減の目的では，昼間の眠気を避けるために就寝時の内服を基本とする．副作用として，口渇，ふらつき，排尿障害，便秘などがみられる．緑内障，心筋梗塞の回復初期，前立腺疾患による尿閉などの患者には禁忌である．

表2 ドラッグチャレンジテストの陽性の意味と治療方針（文献11より改変引用）．

試験薬物	痛みの発生機序						試験が陽性の場合に行う治療法
	交感神経の関与	中枢性	心因性	神経の異所性異常活動	NMDA受容体の関与	侵害受容性疼痛	
チアミラール		●	●				ペントバルビタール−Caの内服 脊髄脳電気刺激療法
フェントラミン	●						交感神経節ブロック 局所静脈内交感神経ブロック
リドカイン				●			リドカイン点滴静注 メキシレチンの内服
ケタミン		●			●		デキストロメトルファンの内服 ケタミン持続点滴療法 脊髄，脳電気刺激療法
モルヒネ						●	リン酸コデインの内服 モルヒネの内服 感覚神経ブロック 消炎鎮痛薬の内服

2 選択的セロトニン再取り込み阻害薬とセロトニン・ノルアドレナリン再取り込み阻害薬

近年，三環系抗うつ薬の副作用を軽減してうつ病に対する治療効果を高めるために，パロキセチン塩酸塩水和物（パキシル®）などの選択的セロトニン再取り込み阻害薬（SSRI）やミルナシプラン塩酸塩（トレドミン®）などのセロトニン・ノルアドレナリン再取り込み阻害薬（SNRI）が開発されて臨床で使用されている．これらの薬物がアミトリプチリン塩酸塩を代表とする三環系抗うつ薬と同等か，それ以上の疼痛軽減効果が得られるか否かについては，いまだ十分なエビデンスはない．

3 抗てんかん薬

カルバマゼピン（テグレトール®），クロナゼパム（リボトリール®），ガバペンチン（ガバペン®），プレガバリン（リリカ®）などが使用される．作用機序として，カルバマゼピンとクロナゼパムはナトリウムイオンチャネルを遮断する．加えて，クロナゼパムは塩化物イオンチャネルの開口を促進する．ガバペンチンとプレガバリンは一次ニューロンの電位依存性カルシウムイオンチャネルを阻害する．

カルバマゼピンは三叉神経痛の特異的治療薬として使用されているが，神経障害性疼痛に対しても使用されることがある．

クロナゼパムはdysesthesiaに対して有効なことがある．初回量として，1日0.5～1mgを1～3回に分けて経口投与する．以後，症状を観察しながら徐々に増量する．維持量は1日2～6mgを1～3回に分けて経口投与する．

ガバペンチンはアミトリプチリン塩酸塩よりも副作用が少ない．初日600mg，2日目1,200mgをそれぞれ3回に分けて経口投与する．3日目以降は，維持量として1日量1,200mg～1,800mgを3回に分割経口投与し，1日最高投与量は2,400mgまでとする．

プレガバリンは，添付文書では1日150mgを2回に分けて経口投与し，その後1週間以上かけて1日量として300mgまで増量すると記載されている．しかし，実際にはアミトリプチリン塩酸塩と同様に25mgの就寝時内服から開始するのが安全である．腎機能障害患者では慎重に投与する．

4 抗不整脈薬

リドカイン塩酸塩(キシロカイン®)やメキシレチン塩酸塩(メキシチール®)などが使用される．作用機序はナトリウムイオンチャネルの遮断である．

リドカイン塩酸塩は50～100mgを点滴静注する．とくにdysesthesiaに対して有効である．

メキシレチン塩酸塩は1日300mgを3回に分けて経口投与する．ドラッグチャレンジテストでリドカインが有効であった症例に投与するとされているが，有用性についての十分なエビデンスはない．

5 NMDA受容体拮抗薬

ケタミン塩酸塩(ケタラール®)やデキストロメトルファン臭化水素酸水和物(メジコン®)が使用される．作用機序はグルタミン酸NMDA受容体の拮抗である．

ケタミン塩酸塩は神経障害性疼痛全般に大変有効であるが，麻薬指定で全身麻酔のみが適応のため，現状で神経障害性疼痛への使用は難しい．

デキストロメトルファン臭化水素酸水和物はドラッグチャレンジテストでケタミン塩酸塩が有効であった症例に投与するとされているが，有用性についての十分なエビデンスはない．

6 オピオイド鎮痛薬

従来，神経障害性疼痛に対してオピオイド鎮痛薬は効果が少ないといわれてきたが，近年では末梢神経損傷に対してもモルヒネなどのオピオイド鎮痛薬が有効であるという報告がみられるようになっている[13,14]．今後のエビデンスの蓄積が待たれる．

おわりに

以上のように，神経障害性疼痛に対しては作用機序の異なる多種類の薬物が使用される．ということは，裏を返せばどれも決定的な効果をもっているとはいえないのが現状である．神経障害性疼痛の薬物療法は試行錯誤的な部分が多く，速やかな専門医との対診が必要である．

参考文献

1. 金子 譲，一戸達也．下顎の神経麻痺の治療．日本歯科評論 1998；671：81-90.
2. 山口雅庸．薬物療法．In：野間弘康，佐々木研一 編．下歯槽神経麻痺 第1版．東京：医歯薬出版，2007：187-190.
3. メチコバール®錠添付文書．2007年6月改訂(第9版)．
4. 柴田 肇，須永芳弘，安川和夫，江良謙次，楊井 孝，加藤克彦，毛利敦子，黒谷知子，浅野 智，河原田 修，小林伸之，吉澤信夫．口腔外科手術後の知覚麻痺に対するメチコバールの応用．基礎と臨床 1985；19：520-526.
5. プレドニン®錠添付文書．2009年8月改訂(第12版)．
6. Seo K, Tanaka Y, Terumitsu M, Someya G. Efficacy of steroid treatment for sensory impairment after orthognathic surgery. J Oral Maxillofac Surg 2004；62：1193-1197.
7. アデホスコーワ添付文書．2009年9月改訂(第7版)．
8. ユベラN®添付文書．2009年6月改訂(第11版)．
9. Dworkin RH, O'Connor AB, Backonja M, Farrar JT, Finnerup NB, Jensen TS, Kalso EA, Loeser JD, Miaskowski C, Nurmikko TJ, Portenoy RK, Rice ASC, Stacey BR, Treede RD, Turk DC, Wallace MS. Pharmacologic management of neuropathic pain : Evidence-based recommendations. Pain 2007；132：237-251.
10. 加藤 実．ドラッグチャレンジテスト．In：小川節郎 編．ペインクリニシャンのためのキーワード100 第1版．東京：真興交易医書出版部，2001：244-246.
11. 松本布紀子，三宅絵里，渡部愛子，石川貴洋子，水谷 仁，鈴木孝浩，佐伯 茂，小川節郎．ドラッグチャレンジテストを用いた慢性難治性疼痛患者の評価．In：花岡一雄 編．ペインクリニック別冊 神経障害性疼痛の基礎と臨床Ⅰ．ペインクリニック 2009；30：S135-S140.
12. リリカ®添付文書．2010年10月改訂(第2版)．
13. Finnerup NB, Otto M, McQuay HJ, Jensen TS, Sindrup SH. Algorithm for neuropathic pain treatment : An evidence based proposal. Pain 2005；118：289-305.
14. Chou R, Franciullo GJ, Fine PG, Adler JA, Ballantyne JC, Davies P, Donocan MI, Fishbrain DA, Foley KM, Fudin J, Gilson AM, Kelter A, Mauskop A, O'Connor PG, Passik SD, Pasternak GW, Portenoy RK, Rich BA, Roberts RG, Todd KH, Miaskowski C. Clinical Guidelines for the Use of Chronic Opioid Therapy in Chronic Noncancer Pain. J Pain 2009：113-130.

4 薬物の局所療法 (福田謙一)

1 局所療法に使用する薬剤

疼痛部位または神経障害部位に直接塗布し，経皮（上皮）吸収によって，局所的に作用可能な薬剤が応用される．外用局所麻酔薬，カプサイシン，外用非ステロイド抗炎症薬などがある．

1 局所麻酔薬

ゼリー状やクリーム状の表面麻酔薬を応用する．2％リドカイン（キシロカインゼリー®），20％アミノ安息香酸エチル（ビーゾカイン歯科用ゼリー®，ジンジカインゲル®）などの製剤がある．適応外使用であるが，いくつかの局所麻酔薬を混合して浸透性をよくした強力表面麻酔剤（ペインブロック®）もある．皮膚に対しては，通常静脈内留置針刺入時の痛み軽減で使用されているリドカイン濃度（60％）がきわめて高い表面麻酔テープ（ペンレス®）の貼付がある．これは口腔内への応用も可能であるが，粘膜への安全性は保証されていないので，長期に使用するのは注意が必要である．

2 カプサイシン（CAPZASIN-HPR 0.025〜0.075％，CHATTEM INC.TN，USA）

唐辛子の辛い味をもたらす主成分である．カプサイシンに応答するVR1受容体は，痛みを伝える神経，主としてC線維に分布する．カプサイシンにVR1受容体が刺激されると，刺激された神経の脱感作によって，その後の痛み刺激の伝達が抑制され，鎮痛作用を発揮する．使用開始直後は，強い灼熱痛が出現することがある．そのため，当初はリドカイン局所麻酔薬などを混和して，少しずつカプサイシンの割合を増加させる（図5b）．1日4〜6回繰り返し塗布する．

なお，カプサイシンについては本邦未承認であり，使用にあたっては歯科医師個人の責任となるため，患者に効能や副作用等を十分に説明し同意を得るなど，注意が必要である．

3 非ステロイド抗炎症薬

経口非ステロイド抗炎症薬（NSAIDs）は，神経障害性疼痛に対してほとんど除痛効果を示さないが，局所応用では，自覚症状を軽減させる効果を発揮することがある．とくに，明らかな神経損傷のない腫脹や血腫による神経圧迫が原因と考えられる神経症状には，その原因に対して作用すると思われる．インドメタシン，ジクロフェナク，フルルビプロフェンなど，多くの薬剤に経皮用としてゲル，クリーム，軟膏，パップ，テープなど，さまざまな剤形がある．パップやテープの顔面への貼付は人目につくので，睡眠中以外はマスクで被覆できるぐらいの大きさに分割して使用する．

4 その他

副腎皮質ホルモン剤や副腎エキス・サリチル酸配合剤（モビラート®）などがある．抗炎症作用と組織血流増加作用を発揮する．サリチル酸は，角質層を軟化させて，薬物の吸収を促進させる．

2 口腔内ステント療法

口腔顔面領域の神経障害性疼痛は，その原因となった神経の末梢が口腔内や口腔周囲にある．ここは，食事，会話など日常生活でつねに可動している領域であり，またつねに機械的刺激が加わる領域で

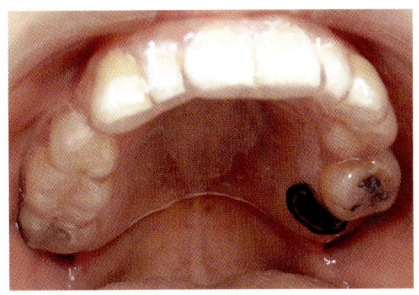

Chapter 4　感覚神経損傷後の治療法の選択および予後説明

図1　スプリント療法などに使用するアクリック製の装置を応用した口腔内ステントによる薬剤の局所応用．

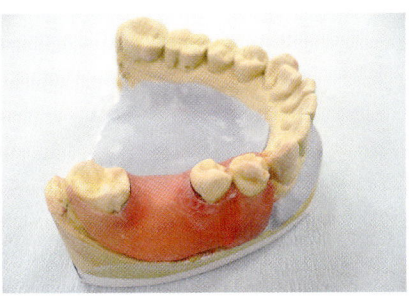

図2　レジンを応用した口腔内ステント療法．

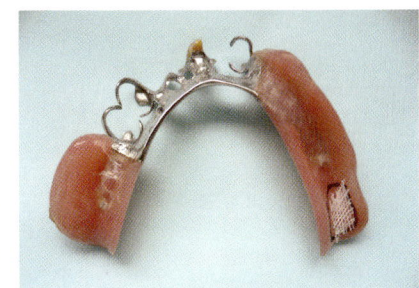

図3　義歯を使用した局所療法．

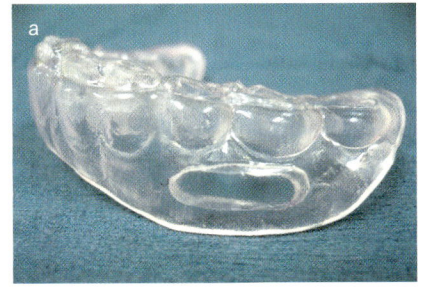

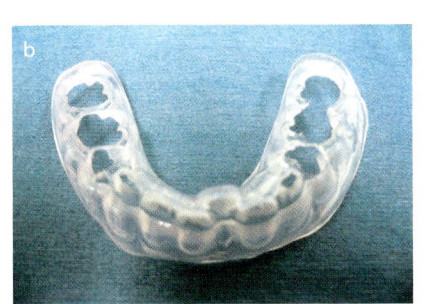

図4a, b　|5 6の頬側粘膜根尖部に薬剤を応用するための口腔内ステント．ステント内面をえぐった部位に薬剤を塗りつける．

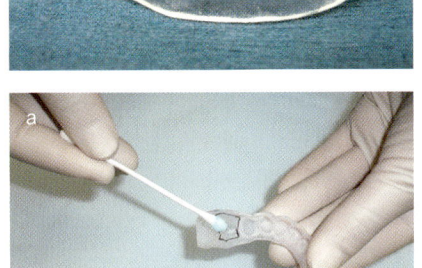

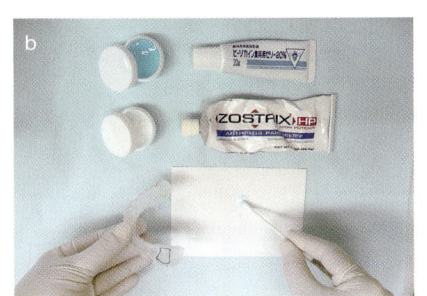

図5a　口腔内ステントの内部のえぐった部位に綿棒等で塗りつける．
図5b　表面麻酔薬とカプサイシンを混和して使用する口腔内ステント療法．

もある．そのため，単純に薬剤だけの局所応用は，食物に付着して除かれたり，唾液によって流されたりと薬物剤を固定することが困難である．そこで，粘膜から作用する薬物剤を局所に長時間滞留させるために，スプリント療法などに使用するアクリック製の装置を応用したステント（図1, 4, 5），レジンを応用したステント（図2），また義歯（図3）などを使用する．図1は，|7抜歯後粘膜部および大口蓋孔付近に薬剤を応用するステント療法である．図2は，6|抜歯後粘膜部とオトガイ孔付近に薬剤を応用するステント療法である．図3は，|7抜歯後粘膜部に薬剤を応用する義歯を使用した局所療法である．

図4aと図4bは，|5 6頬側粘膜根尖部に薬剤を応用するステント療法である．図5aと図5bは，6|抜歯後粘膜に薬剤を応用するステント療法である．ステント内面をえぐった部位に薬物剤を塗りつける（図5a）．局所麻酔薬とカプサイシンなど複数の薬剤を混和して使用することもできる（図5b）．装着時の維持，安定のための義歯安定剤も使用可能である．

この治療方法は，薬剤の応用だけでなく，痛みを発現している神経末梢への物理的刺激を継続的に遮断する点でも効果的である．とくにallodyniaがある部位などでは，より有効である．

135

5 外科的治療 (高崎義人)

1 神経損傷に対する外科的治療には何があるか？

　口腔領域の神経損傷に対する外科的治療には，神経再生を阻害する異物除去（神経を圧迫し続ける骨片，歯根，インプラント体など）や神経周囲瘢痕による絞扼への神経剥離などの神経減圧術，神経切除時の神経縫合や神経移植などの神経修復手術，外傷性神経腫の切除術などが報告されている（図1）．本稿ではとくに神経修復手術について解説する（図2）．

2 神経修復手術の適応症は？

　神経修復手術の適応は，神経幹が明らかに切断された全部損傷，部分的損傷であっても神経上膜が損傷している場合である（図3）．具体的には，腫瘍切除に際し神経が切除部位に含まれる場合や神経と腫瘍との癒着が強く切断を余儀なくされた場合，外傷や抜歯，嚢胞摘出，インプラント埋入手術などの口腔外科手術による神経損傷である．

　神経損傷範囲がわずかであれば，挫滅部をトリミングし新鮮面同士を端々吻合する（神経縫合術）．また，神経縫合部の緊張が強い場合や欠損距離が大きい場合には，神経移植術が行われる（図4，5）[1-6]．

　さらに，下顎管内に骨片やインプラント体などの異物が迷入し神経幹を持続的に圧迫または損傷している場合には，異物除去（神経減圧術）時，顕微鏡下に神経上膜損傷の有無を観察し修復手術法の適応を検討する．この手技が"surgical exploration（外科的損傷状態の探索）"で神経修復術の適応を早期に判断できるため有用である[2,4,6]．神経修復は早期に行わないと治療成績が低下するので明らかに損傷が疑われるケースでは，いたずらに経過観察を行うべきではない．

　臨床的神経症状（自覚症状）から手術適応を考えると，感覚機能の改善がまったく認められない場合や感覚鈍麻，異常感覚や疼痛の増大（神経絞扼，神経腫形成）が認められる場合に神経修復手術の適応となる．しかし，これらの神経症状は定量化が難しく明確な基準は報告されていない．3か月程度詳細な経過観察後に，定量的・定性的感覚検査と神経症状を

1．神経再生阻害因子の除去（神経減圧術）
　・下顎管内迷入骨片や歯根の除去*
　・神経幹に迷入・圧迫する異物除去手術*
　　（インプラント体，銃弾，歯科用インスツルメント破折片など）
　・神経周囲瘢痕の除去（神経剥離術）**
2．神経修復手術**
　・神経縫合術
　・神経移植術（大耳介神経，腓腹神経等）
3．外傷性神経腫への対応
　・神経腫切除と神経修復手術**

図1　神経損傷に対する外科的治療．口腔外科領域における外科的対応は神経減圧術と神経修復手術，外傷性神経腫への対応に分類される．*必要に応じ顕微鏡下神経修復手術，**顕微鏡下神経修復手術．

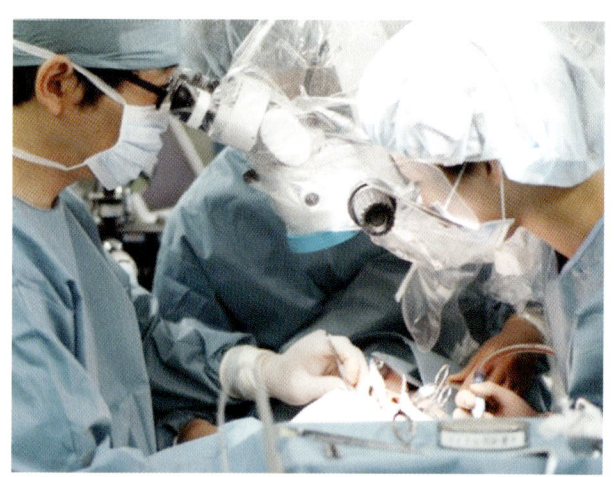

図2　神経修復手術．手術用顕微鏡を用いた舌神経縫合手術（智歯抜歯時の舌神経損傷）．

Chapter 4　感覚神経損傷後の治療法の選択および予後説明

1．術中の明らかな切断．
2．3か月以上感覚機能改善がない．
3．感覚鈍麻と異常感覚(不快感＋)の増加．
4．異物の存在(下顎管内)．
5．疼痛の増大(神経絞扼や神経腫形成)．
6．患者にとって耐えがたい感覚鈍麻．

図3　神経修復手術の適応(Zaccardi & Zuniga, 2003)．

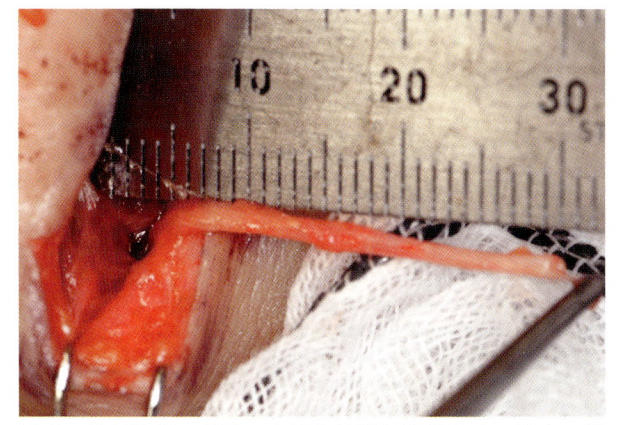

図4　移植神経の採取．大耳介神経は頸部中央の高さ，皺線に沿って約10mmの切開で容易に採取可能である．症例はインプラント神経損傷に対する移植片採取時所見．

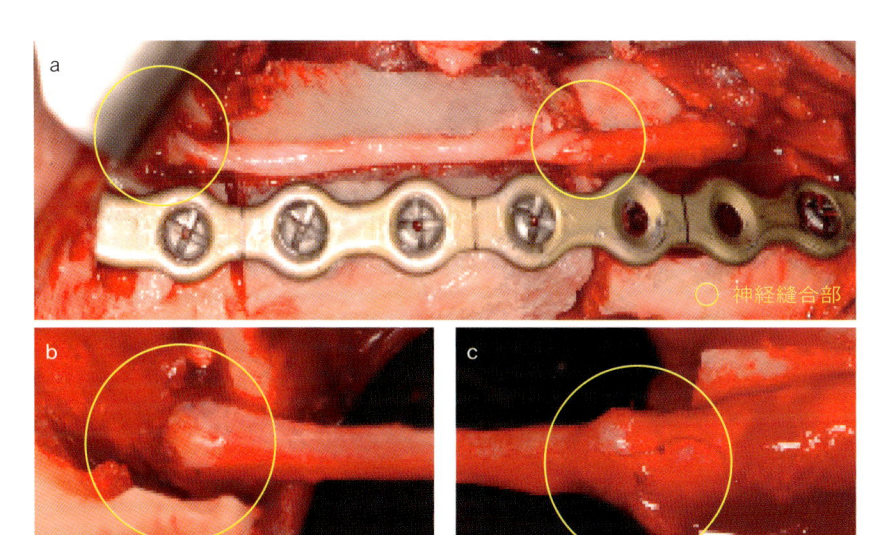

図5 a - c　神経移植術．a：右側下顎エナメル上皮腫切除時の下歯槽神経移植時所見．b：大耳介神経移植中枢端，c：大耳介神経末梢端(b,cともに神経上膜縫合．9-0吸収性糸で6～8糸縫合)．

勘案し適応を検討する(手術適応時期は後述)[2-4]．
　一方，中枢性の神経障害性疼痛(neuropathic pain)と診断される場合には外科的神経修復の適応は禁忌である．外科的侵襲により症状の増悪が起こるからである．この場合の治療部位は末梢神経系ではなく，中枢神経系にターゲットをおくべきである[2]．また，損傷後長期間経過した症例では，損傷部より末梢の神経線維は瘢痕化し，外科的治療を行っても神経再生の可能性はきわめて低く適応外である．さらに，感覚機能が改善傾向にある場合や患者にとって許容可能な神経症状を呈する場合にも安易に修復手術を適応すべきではない[2,3]．

3　手術適応時期は？

　修復手術は，適応する時期により即時，早期，二次に分類される．これらのうちもっとも成績がよいのは即時再建(術中)であり，早期(翌日～3か月)，二次(3か月以降)と続く．早ければ早いほど感覚回復の可能性が高く，疼痛残存の可能性も低いといわれている(表1)．
　顎骨腫瘍切除時に神経が切除範囲に含まれる場合には，術前より神経修復術が計画されて即時神経再建が可能となる．神経が直視下に行われる手術時に

137

表1　手術時期による修復手術の分類.

再建手術	手術時期
即時（primary）	術中（当日）
早期（delayed primary）	翌日〜4週
二次（secondary）	4週以降

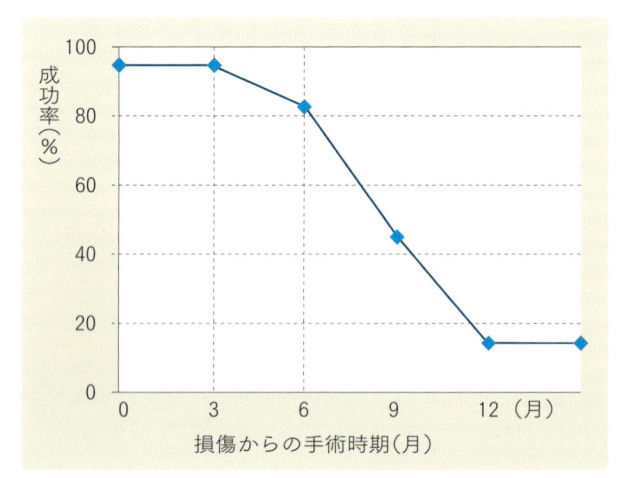

図6　神経修復手術のタイミング（Mayer RA, 2001）．適応時期は早いほど有利で，3か月以内遅くとも6か月以内が推奨されている．

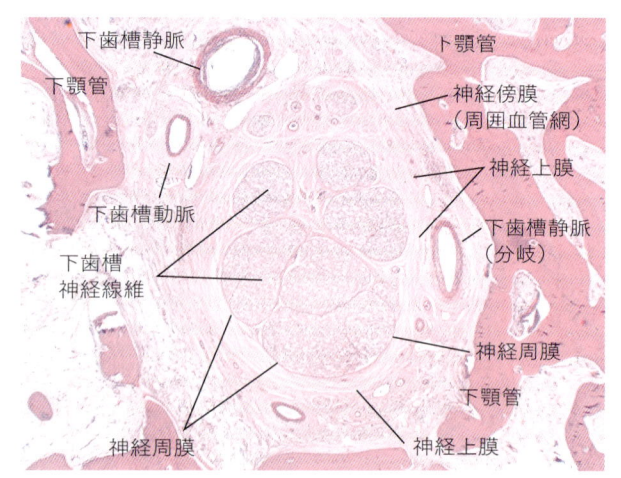

図7　ヒト下顎管内の構造．神経周膜で束ねられた下歯槽神経線維側の複数が神経上膜により包囲されている．その外周に存在する線維性結合組織（神経傍膜）中に下歯槽動静脈が随伴している（韓国・延世大学 Hyung Jun Kim 准教授のご厚意による）．

神経切断を余儀なくされた場合も同様である．一方，外来小手術時の神経損傷が疑われた場合，明らかな神経損傷であれば早期神経再建が望ましいが，この判断は困難なことが多い[2,6]．一般的には2〜4か月詳細な経過をみて，少なくとも6か月以内の二次再建が検討される（図6）．Mayer らは3か月以降より神経修復の成績が低下することを報告し[2]，Pogrel は10週以内の手術適応を推奨し，とくに96時間以内に行ったケースの成績が良好であったことを報告している[3]．インプラント埋入手術では，下顎管内1/2以上の面積に埋入された場合に"明らかな神経損傷"の可能性が高い．この場合，インプラント体と下顎管の位置関係がCTで観察可能なことが多く，36時間以内の撤去手術が望ましく，同時に surgical exploration を行い再建手術の適応を検討すべきである[7,8]．

以上のことより，神経修復手術の適応時期は早いほど有利で，遅くとも6か月以内の時期が推奨される．なお，外傷性神経腫の切除や修復手術は疼痛制御と神経腫再発防止に主眼がおかれるため，これらの適応時期からは除外される[4,9,10]．

4　神経修復手術はどのように行われるか？

1　末梢神経の解剖は？

歯科領域で問題となる神経は，下歯槽神経，オトガイ神経，舌神経，眼窩下神経などの末梢神経である．これらは神経線維（有髄，無髄神経）を包む神経周膜（神経線維束）と，これら数束を神経上膜に包ま

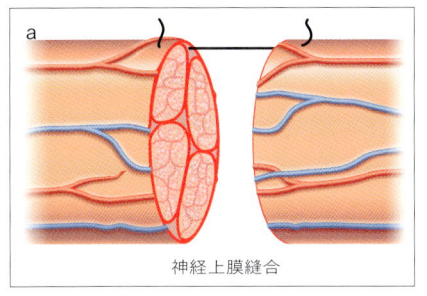

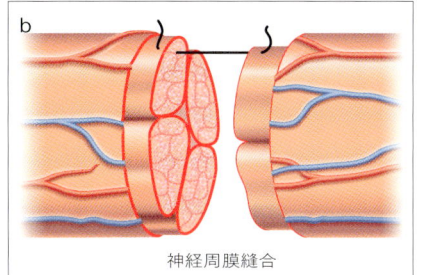

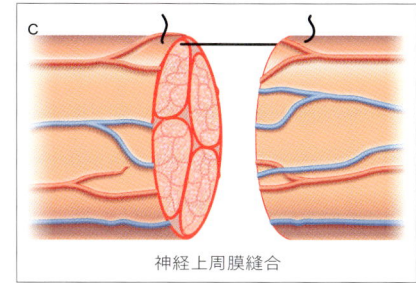

図8a-c 神経縫合法．神経縫合法とは，神経切断部の神経上膜や神経周膜の縫合部位による分類である．下歯槽神経や舌神経では神経上膜縫合が行われる．神経断端の挫滅組織をトリミングして両切断端を神経縫合することを神経端々吻合（単純に神経縫合術），欠損部に神経を移植するのが神経移植術である．

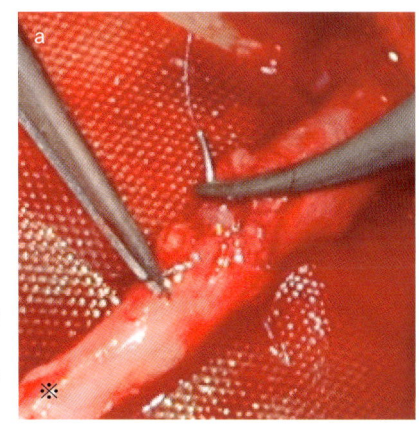

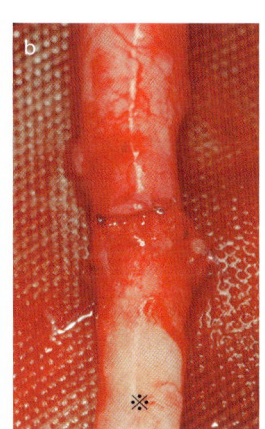

図9a,b 顕微鏡下神経修復手術．下顎エナメル上皮腫切除時の即時再建例（術中所見）．
※大耳介神経遊離移植，a：神経上膜縫合，b：神経再建終了後（8-0吸収性糸6針）．

れ神経幹を形成している．とくに下歯槽神経では，随伴した同名の動静脈が伴走し，線維性結合組織の被膜（神経傍膜，周囲血管網）により覆われ，下歯槽神経血管束を形成しており，下顎管（骨組織）に囲まれている特殊性がある（図7）．後述する神経修復術成功のための解釈には，神経上膜や神経周膜，線維性結合組織，下顎管などの解剖学的構成要素の理解がキーポイントとなる．

2 神経修復手術

①顕微鏡下神経修復手術（micro-neurosurgery）

神経縫合法には，神経上膜縫合，神経周膜縫合，神経上周膜縫合などがある（図8）[1]．下歯槽神経や舌神経では神経上膜縫合が行われる[2,3]．これは神経線維部に縫合針や縫合糸の介在がないため，神経周膜縫合や神経上周膜縫合より成績が良いからでもある．

神経修復手術は，全身麻酔下に手術用顕微鏡を用いて行う．手術用顕微鏡の拡大率は8〜10倍を用い，状況により使い分ける．神経縫合前の準備として，神経上膜周囲の線維性結合組織（神経傍膜）をマイクロサージェリー用剪刀で2〜3mm断端から剥離，切除しておく．神経縫合部に結合組織が侵入すると，神経再生を阻害するためである[1-3]．神経縫合に用いる縫合糸にはナイロン糸（9-0，10-0）や吸収性糸（8-0，9-0）を用いる．縫合糸数は1本の神経幹に対し4〜8針行い，糸のサイズは状況により使い分けている（図9）．

②神経端々吻合（神経縫合術）と神経移植術

切断または切除した神経断端を直接縫合するのが神経端々吻合（単純に神経縫合術）である．損傷が数mmの範囲であれば，挫滅部をトリミングし新鮮面同士を縫合する．下歯槽神経で縫合部に緊張が加わる場合は，アンテリアーループ部を開放し，緊張がないように神経縫合術を行う[1-6]．この場合，神経掘り出しにともなう神経損傷に留意する．また，端々吻合で縫合部に緊張が強い場合や，欠損距離が大き

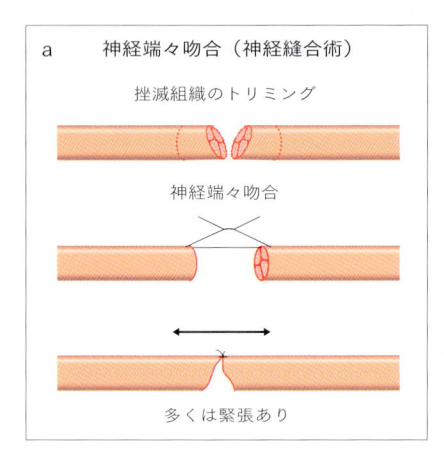

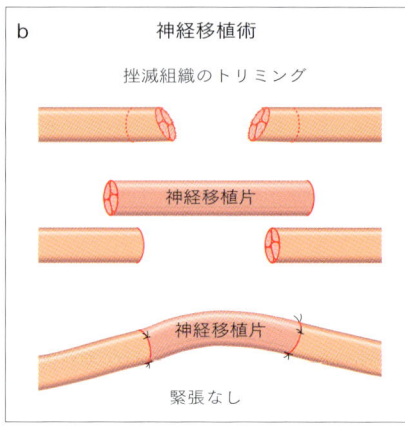

図10a, b　神経端々吻合と神経移植術．神経端々吻合では挫滅組織のトリミングで数mmであれば問題ないが，下歯槽神経では顎骨内にあるため，アンテリアーループ部の開放が必要となる．この操作による神経損傷や緊張下での修復を考慮すると，神経移植術の適応が有用である．

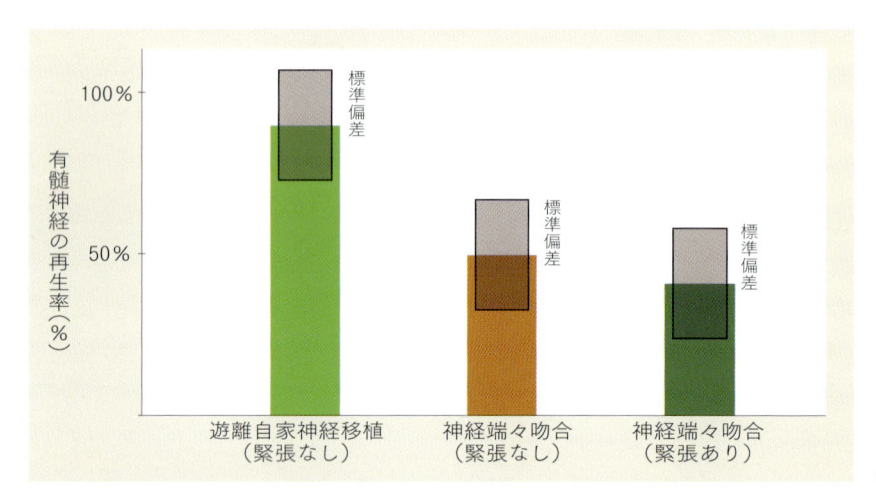

図11　神経縫合部緊張の有無による回復率（Hausamen JE et al, 1974）．

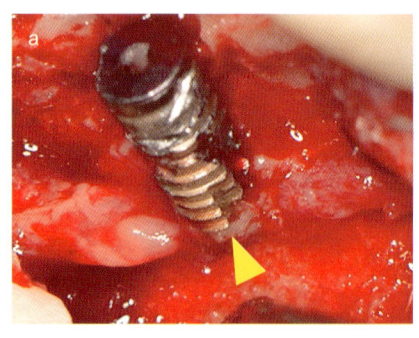

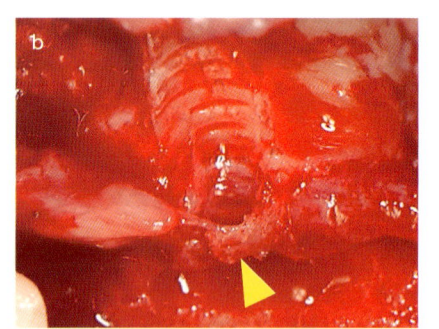

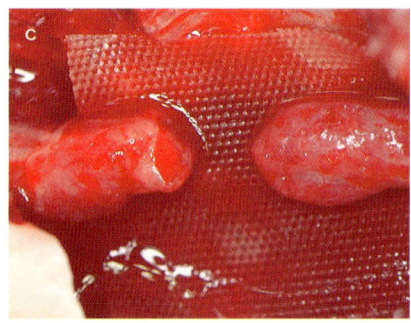

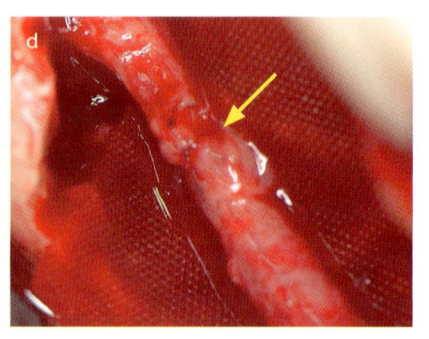

図12a‐d　神経端々吻合臨床例（インプラント埋入後6か月目）．a：インプラントによる神経損傷例（矢頭），b：インプラント撤去後も新生骨が神経血管束を継続して圧迫（矢頭），c：挫滅組織トリミング後，d：神経端々吻合後所見（矢印：神経縫合部）．

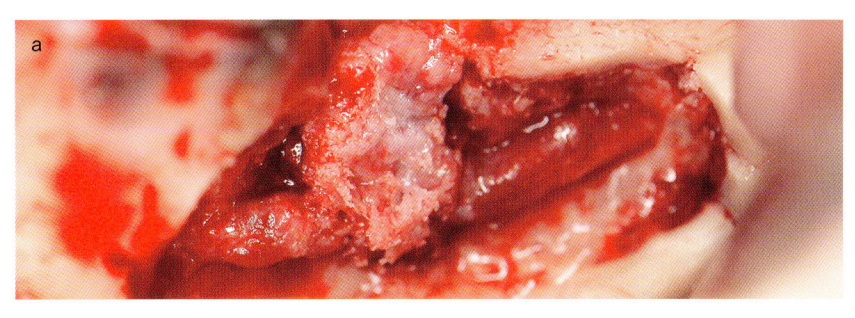

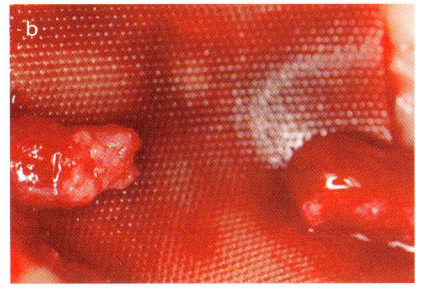

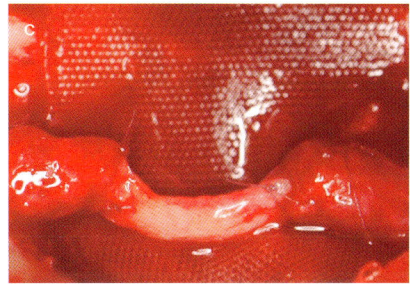

Chapter 4 感覚神経損傷後の治療法の選択および予後説明

図13a-c 神経移植術臨床例．a：囊胞摘出後に発現した外傷性神経腫，b：神経腫切除後所見，c：遊離自家神経移植後所見（モノ・グラフト）．

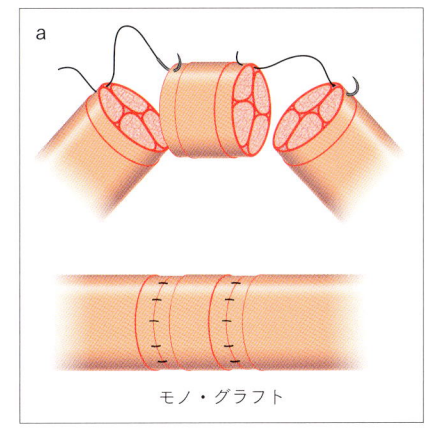

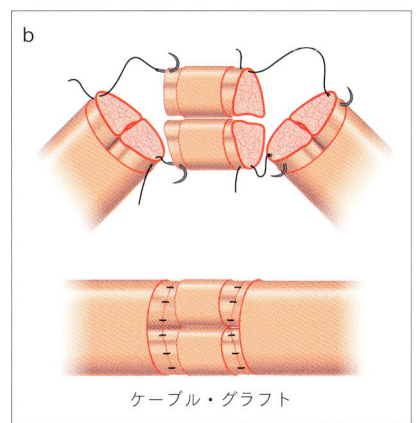

図14a, b 遊離自家神経移植のテクニック．神経欠損部には太い神経再生路が必要である．したがって，移植神経片（ドナー）が細い場合には複数の移植神経を用いて神経再生の場を確保する（ケーブル・グラフト）．

モノ・グラフト　　ケーブル・グラフト

い場合は腓腹神経や大耳介神経による自家神経移植が行われる（図10）．縫合部の緊張が強いと神経束内微細血管の虚血が起こり，瘢痕形成による神経再生阻害が生じるためである．無理に端々吻合を行うために骨内掘り出しにともなう神経損傷を招くよりは，神経移植適応が優位なケースが多い（図11〜13）[11,12]．

さらに神経移植片内の神経再生は，母床神経の太さより移植神経の太さが大きいほうが再生に有利とされている．より多くの再生神経を通過させることができるからである．したがって，移植神経片が細い場合には複数の移植片を用いるケーブルグラフト法が適応される（図14, 15）．近年では神経欠損部へ

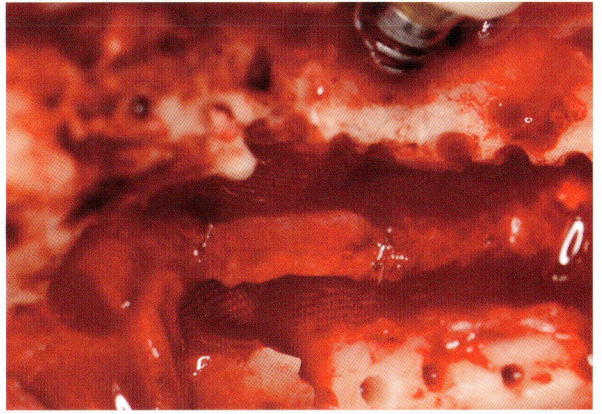

図15 ケーブルグラフト臨床例．インプラントによる下歯槽神経損傷例．ドナー（大耳介神経）が細かったため，ケーブルグラフトによる遊離自家神経移植を行った．

の静脈片や人工材料による神経架橋術のトライアル報告も散見され，今後の臨床応用に期待される[3,7,8]．

141

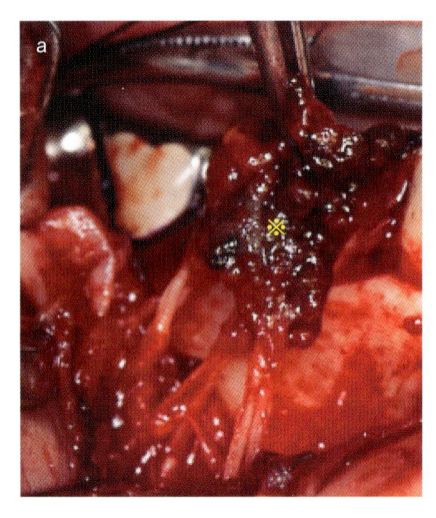

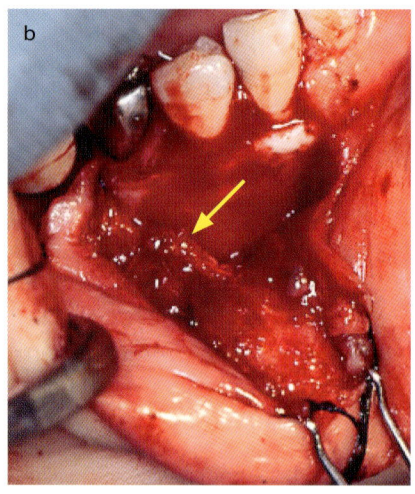

図16a, b 外傷性神経腫の切除．a：マイクロサージェリー下の外傷性神経腫（※）．b：オトガイ神経修復後，矢印：神経端々吻合部．外傷性神経腫は神経損傷1か月から数年後に発現し，不快な異常疼痛が認められる．本症例はオトガイ孔部の腫瘤増大と自発痛を主訴に来院．

3 外傷性神経腫の治療は？

　神経損傷後の合併症のひとつに外傷性神経腫の形成がある．これは神経損傷1か月から数年後に，損傷部より逸脱再生した神経線維が腫瘤を形成するもので，非常に不快な異常疼痛をともなうことが多い．したがって，疼痛制御の目的で損傷数年後の時期にも適応される．原因は義歯によるオトガイ孔の損傷や口腔外科手術による下顎神経損傷例が多く報告されている．組織学的には再生神経組織（神経幹）の全成分と線維性結合組織が絡まり合って増殖する過形成病変で，真の腫瘍ではない．この場合の外科的治療には，神経腫切除と神経修復手術を行う．とくに舌神経損傷例では，予後が悪く難治ケースが多い[7,8]．図16にオトガイ神経に発生した外傷性神経腫のケースを示す[13]．⑦6⑤ブリッジ形成時に歯科用インスツルメントが破折し，オトガイ神経幹内に迷入したが気づかず放置．術直後よりオトガイ神経支配領域の感覚鈍麻とピリピリとした異常感覚が継続していたが，8年後に不快感の強い異常感覚に増悪した．本例では神経腫切除後に神経修復手術（端々吻合）を行った（図16）．

参考文献

1. Ziccardi VB, Zuniga JR. Traumatic injuries of the trigeminal nerve. In : Fonseca RJ, Walker RV, Betts NJ. Oral and Maxillo-facial Trauma volume 2, Third edition. Philadelphia : Elsevier sanders, 2005：877‑914.
2. Meyer RA. Application of microneurosurgery to the repair of trigeminal nerve injuries. Oral& Maxillofacial Surgery Clinics of North America 1992；4（2）：405‑416.
3. Pogrel MA. The results of microneurosurgery of the inferior alveolar and lingual nerve. J Oral Maxillofac Surg 2002；60（5）：485‑489.
4. Zuniga JR, Zenn MR. Principles of microsurgery. Oral & Maxillofacial Surgery Clinics of North America 2001；13（2）：331‑342.
5. Gregg JM, Zuniga JR. An outcome analysis of clinical trials of the surgical treatment of traumatic trigeminal sensory neuropathy. Oral& Maxillofacial Surgery Clinics of North America 2001；13（2）：377‑381.
6. Donoff RB. Surgical management of inferior alveolar nerve injuries, Part 1：The case for early repair. J Oral Maxillofac Surg 1995；53：1327.
7. Seo K, Inada Y, Terumitsu M, Nakamura T, Horiuchi K, Inada I, Someya G. One year outcome of damaged lingual nerve repair using a PGA-collagen tube：A case report. J Oral Maxillofac Surg 2008；66：1481‑1484.
8. Inada Y, Morimoto S, Takakura Y, Nakamura T. Regeneration of peripheral nerve gaps with a polyglycolic acid-collagen tube. Neurosurgery 2004；55：640‑648.
9. Hegedus F, Diecidue RJ. Trigeminal nerve injuries after mandibular implant placement-practical knowledge for clinicians. Int J Oral Maxillofac Implants 2006；21（1）：111‑116.
10. Khanraja N, Renton T. Case studies on implant removal influencing the resolusion of inferior alveolar nerve injury. Br Dent J 2009；11：365‑370.
11. Hausamen JE, Samii M, Schmidseder R. Tierexperimentelle Untersuchungen uber die Regenerationsfahigkeit des N. alveolaris inferiir nach traumatischer Schadigung bei Unterkieferosteomien und mikrochirurgischer Versorgung. Fortschr Kiefer Gesichtschir 1974；18：93‑99.
12. Hausamen JE. Microneurosurgery. In：Bell WH, Saunders WB. Surgical correction of dentofacial deformities new concepts volume 3, First edition. Philadelphia：W.B.Saunders Company, 1985：411‑464.
13. 高崎義人．インプラント埋入時の下歯槽神経損傷．別冊the Quintessence 口腔外科YEAR BOOK 一般臨床家，口腔外科医のための口腔外科ハンドマニュアル'06．東京：クインテッセンス出版，2006：111‑121.

6 光線療法 (半田俊之)

はじめに

　低出力レーザー療法や直線偏光近赤外線照射といった光線療法は，副作用がほとんどなく，神経ブロックを施行することが困難な高齢者や，出血傾向，心疾患などの合併症のある症例などにも使用できることから，近年リハビリテーション医学やペインクリニック領域など，多くの臨床の場で用いられるようになってきた．低出力レーザーは光の作用のみで治療効果をもたらす治療である．一方，キセノン光，直線偏光近赤外線は光の作用に加えて温熱効果によっても治療効果をもたらすものである．低出力レーザーとキセノン光，直線偏光近赤外線の光化学的な大きな違いは，波長の大きさと単一波形か否かである．光線療法の作用機序はいまだ不明な点も多々あるが，さまざまな研究によって解明されつつある．代表的な効果に血流増加・血行改善が挙げられる．外傷後神経障害によるしびれや痛みの原因は，損傷部位周囲の循環不全と損傷神経の異常興奮であり，光線療法による治療効果が期待できる．本稿では，外傷性神経障害による感覚鈍麻・異常感覚に対し有用な影響を与えると考えられる研究報告をもとに，現在臨床でもっとも使用されている低出力レーザー照射と直線偏向近赤外線照射の原理と機序，臨床応用について解説する．

1 各種光線療法の特徴

1 低出力レーザー

　低出力レーザーとは，近赤外線領域の単一波長で指向性の高い人工光線であり，本邦では一般的にヘリウムネオン，または半導体を線源としたレーザー機が使用されている．ヘリウムネオンレーザーの媒質は，ヘリウム85％とネオン15％の混合ガスである．ヘリウムネオンレーザー治療機器の波長は632.8nm，出力は8.5mWと低い．出力が弱いため，皮膚表層や比較的浅い部位の痛みの治療，または帯状疱疹の皮疹や水疱部の痛みなどに対して用いることが多い．しかし，現在ヘリウムネオンレーザーは市販されていない．現在市販されている低出力レーザーは，半導体レーザーのみである．半導体レーザーは，母材がガリウムとヒ素でつくられた化合物半導体である．半導体レーザー機器の波長は830nmである．790〜904nmの波長のレーザー光線は水やヘモグロビンに吸収されにくく，組織深達度がよいとされているため，疼痛治療に用いる半導体レーザー治療機器の波長は830nm前後である．出力はさまざまであるが，「メディレーザソフトパルス10」（持田シーメンスメディカルシステム，図1）のように光パルスを発射する方法で10Wの高出力で照射することを可能にした機器もある．

2 キセノン光

　キセノンは空気中または天然ガス中に微量に存在する希ガスであり，励起させることにより得られる光をキセノン光という．キセノン光は単一波形ではなく多くの輝線スペクトルをもち，生体を透過させるのに適している近赤外線領域1の光を多量に含んでいる．キセノン光照射装置は，260〜1,100nmの波長の光が発生し，それぞれの波長が影響を及ぼす組織が異なっている（図2）．

3 直線偏光近赤外線

　直線偏光近赤外線は，スーパーアイオダイランプ

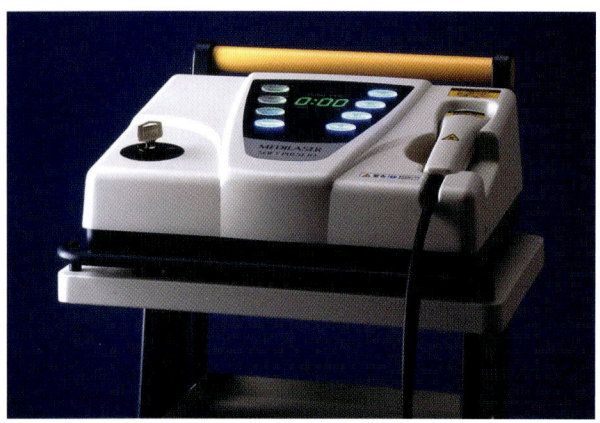

図1 半導体レーザー治療器「メディレーザソフトパルス10」(持田シーメンスメディカルシステム).

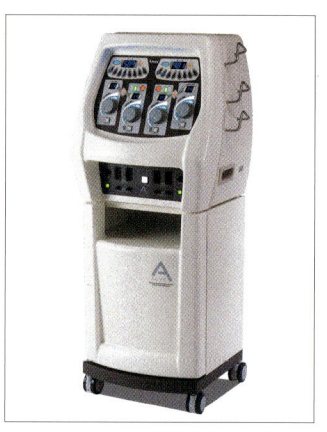

図2 キセノン治療機器「AUVE」(日本医光).

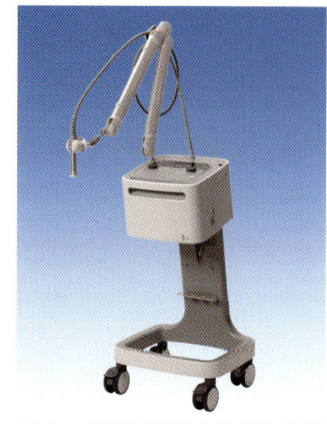

図3 直線偏光近赤外線治療機器「SUPER LIZER PX Type1」(東京医研).

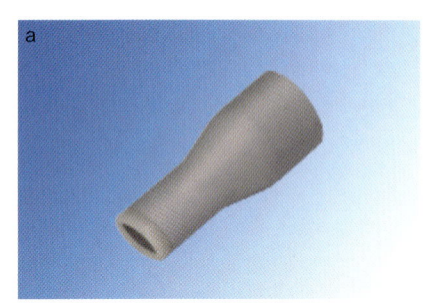

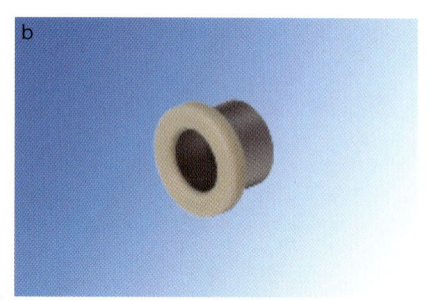

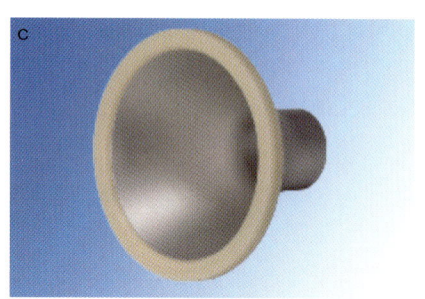

図4 a‐c 「SUPER LIZER PX Type1」の先端ユニット. a：SGタイプ1. b：Bタイプ1. c：Cタイプ1.

1. 今までに日光や光線照射を受けて，発赤，腫脹，かゆみなどの症状があった人

2. 新生児，乳幼児など，意思表示ができない人

図5 直線偏光近赤外線治療機器の禁忌・禁止適用対象(患者).

を光源とし，キセノン光と同じく単一波形ではない．600～1,600nmの近赤外線の波長を有するため水や血液の影響を受けにくく，生体深達性が高いことが特徴である．現在発売されている直線偏光近赤外線照射機は出力方法の違いで，SUPER LIZER HA2200とSUPER LIZER PXの二種類に分けることができる(図3)．SUPER LIZER HA2200は，出力は2.2Wと高く，発生する輻射熱が高い．SUPER LIZER PXは，パルス照射を行うことによって出力を最大10Wで照射することが可能である．直線偏光近赤外線治療器は，照射部位や疾患によって数種類のレンズユニットを選択することが可能で，出力，照射時間，照射面積を変更することができる．レンズユニットは，Bタイプ，Cタイプ，SGタイプの3タイプが標準装備されている(図4)．SUPER LIZER HA2200のレンズユニットは，プローブごとに使用条件を設定する必要があったが，SUPER LIZER PXでは％出力と照射時間を設定するのみである．

図5に直線偏光近赤外線治療機器の禁忌・禁止適用対象者を，図6に使用注意症例を示す．

1. 悪性腫瘍（とくに皮膚がん）のある人
2. 心臓に障害のある人
3. 温度感覚喪失が認められる人
4. 妊娠初期の不安定期または出産直後の人
5. 糖尿病などによる高度な末梢循環障害による感覚障害のある人
6. 安静を必要とする人
7. 体温38℃以上（有熱期）の人
8. 脊椎の骨折，捻挫，肉離れなど，急性疼痛性疾患のある人
9. 皮膚に感染症または創傷のある人
10. 光線照射によって過敏症を誘発する医薬品を服用している人
11. 化粧品，消毒剤などでかぶれたことのある人
12. 性腺部への照射

図6　直線偏光近赤外線治療機器の使用注意症例．

2　光線療法の作用機序

1　血流増加・血行改善

　神経障害の治療で，初期の段階でもっとも重要な治療は血流改善である．

　レーザー光の血管に対する作用について，ラットの小腸腸間膜の細動脈に対し半導体レーザーを照射した際の血管径と赤血球速度を測定した研究[1]がある．これは，レーザー光が血管平滑筋細胞膜のカルシウムチャネルに影響し，細胞膜遊離 Ca^{2+} イオン濃度を減少させ，平滑筋が弛緩し細動脈の血管径が拡大し細動脈レベルで血流の増加を認め，組織血流量を増加させると報告されている．

　そしてさらに，ラット背部腸腰動脈支配領域の皮膚が壊死するような皮弁実験モデルにおいて，半導体レーザーは皮弁血流を増加させ，皮弁の生着が確認できたとしている[2]．この報告においても，レーザー照射が血流を増加させ創傷治癒を促したとしている．

　これらの研究から，低出力レーザーの血流・血行改善効果が報告されており，神経障害の治療に有効であると考えられる．しかし低出力レーザーは，照射出力を増加させることにより熱効果や深達性が増加し，治療効果が上がると考えられているが，照射部位における皮膚の熱傷や紅斑などの副作用を起こしてしまうことがあるので，十分な注意が必要である．

2　神経機構への影響

　河谷ら[3]は正常な末梢神経活動の状態では，レーザー照射によって疼痛閾値が低下し，痛覚過敏状態を引き起こすものがあったが，座骨神経における慢性絞扼性モデルでは鎮痛作用と痛覚過敏の消退が起こったと報告している．これは，活発化された末梢神経活動が抑制されることを示している．末梢にあるナトリウムチャネルを開口させ脱分極を起こし，その脱分極の程度が閾値より高くなるため遮断効果が起こり，興奮伝導が伝わらなくなることで，無髄繊維によって伝えられる痛みが選択的に中枢に伝達されなくなると考えられている．

　また，ラットの切歯歯髄に対し半導体レーザーを照射することによりC線維からの興奮入力による

145

スパイクが減少したことから，神経伝達物質の放出を抑制している可能性もある[4]．

さらに下顎第一小臼歯に矯正力を加えた状態に低出力レーザーを照射し，矯正力に対する痛みの評価を体性感覚誘発電位で測定した報告によると，歯牙に対する矯正力による痛みは高次中枢機能に影響を及ぼさず，さらにレーザー照射によりその痛みを低下させる結果を得，レーザー照射による末梢神経の興奮性が低下し，さらに末梢における興奮伝導が抑制されるとしている[5]．

これらの報告より，神経障害後の異常な痛みに対する鎮痛効果が考えられる．

3 抗炎症作用

抗炎症作用については，関節リウマチ症例に対する低出力レーザーの有用性が報告[6]されている．これは，リウマチ患者の人工関節置換術前後の滑膜組織に対し低出力レーザー照射することにより，繊毛増殖と炎症性細胞浸潤が抑制されるという報告である．また，佐藤[7]は，アジュバント関節炎ラットに対し直線偏光近赤外線の照射を行い，ステロイド薬を減量させたことから，抗炎症作用を有することを証明している．

4 その他

そのほかに創傷治癒作用や膜安定化作用，下行性抑制系の賦活などが挙げられる．

3 光線療法の実際

低出力レーザー，キセノン光照射器および直線偏光近赤外線照射器の照射方法は，直接患部に照射する方法と星状神経節近傍への照射がある．いずれにせよ，さまざまな合併症により神経ブロックが行えない場合，患者自身が神経ブロックを拒否する場合などが挙げられる．

1 直接照射

患部への照射は，低出力レーザーの照射方法は各照射器によってさまざまであるが，基本的にしびれ・疼痛がある局所に照射を行い，場合によってはしびれ・疼痛を起こしている神経の走行に沿って照射をする場合もある．直線偏光近赤外線照射器では照射する部位によってレンズユニットを交換することが可能である．

2 星状神経節近傍照射

星状神経節ブロックは，適応症も多くもっとも施行頻度の高い神経ブロックのひとつである．しかし，嗄声や腕神経叢ブロックなどの合併症，抗凝固療法中の患者や高齢で循環動態が不安定な患者では星状神経節ブロックが施行できないことがある．また，さまざまな合併症の危険性から，施行する医師の熟練度が必要とされる．

低出力レーザーなどの光線治療機器では，星状神経節に照射し局所麻酔薬を使用した星状神経節ブロックと近似した作用をもつことが報告されている．よって，光線療法機器の星状神経節近傍照射(図7)は，前述した症例などに対し安全に施行することができると考えられる．さらに，局所麻酔薬を用いた両側の星状神経節ブロックは禁忌であるが，光線療法機器による両側の星状神経節近傍照射は安全に行うことが可能である(図8)．

星状神経節近傍照射の照射方法は，基本的に星状神経節ブロックに準ずる．患側の総頸動脈を外側に押しよけるように胸鎖乳突筋内側の第7頸椎椎体横突起をねらい照射を行う．

星状神経節近傍照射は，低出力レーザー・直線偏光近赤外線ともに局所麻酔薬を用いた星状神経節ブロックに似た末梢循環改善効果や鎮痛効果をもたらすことが多数報告されている．交感神経遮断効果に関しては議論のあるところであるが，緊張状態に対してのみ抑制的に作用するのではないかとも考えられている．これは，交感神経緊張状態とした猫の上

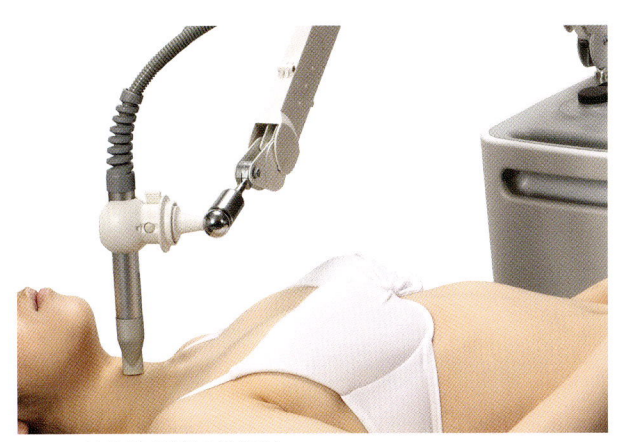

図7 星状神経節近傍照射.

図8 星状神経節近傍照射の利点.

1. 非侵襲的で痛みをともなわない
2. 星状神経節ブロックとほぼ同等の効果を得ることが可能
3. 星状神経節ブロックで起こる合併症がほとんど起こらない
4. 星状神経節ブロックに対するトレーニングを受けたことがない医師でも用意に施行ができる
5. 両側の星状神経節近傍照射が可能
6. 施行後，安静にすることなく帰宅が可能

頸神経節にレーザーを照射したところ節後線維からの自家放電が抑制された報告[8]や，ラットに対する交感神経節レーザー照射により，交感神経節の伝達，神経節細胞の脱分極が抑制された報告[9]によるところである．

さらに照射後に顔面部の皮膚温や血流が増加したとの報告[10-12]があり，顔面部の神経障害に有効である可能性がある．そして，通常の局所麻酔薬を用いた星状神経節ブロックでは，ブロック側のみの顔面の血流増加であるが，光線照射では両側の顔面の血流増加が認められる．これは，低出力レーザー，直線偏光近赤外線においても同様の結果が得られている．しかし，半導体レーザーは出力が小さいため，最大量で行わなければならないことが多い．

まとめ

高齢社会を迎え，さまざまな合併症を有することにより神経ブロックや薬物療法を積極的に行うことが困難な患者が増加している．光線療法は，患者に対し注射針が刺さるなどの治療にともなう新たな苦痛を与えず，さらに合併症を有する患者に対しても侵襲性，安全性，簡便性の面から非常に有用であると考えられ，今後もさらに臨床の場で頻用される治療法のひとつであろう．しかし，光線療法のみでは有効でない症例もあり，薬物療法の併用が必要となることが多い．また，適応症例や適応時期に対する今後の研究が待たれるところである．

参考文献

1. Maegawa Y, Itoh T, Hosokawa T, Yaegashi K, Nishi M. Effects of near-infrared low-level laser irradiation on microcirculation. Lasers Surg Med 2000；27(5)：427-437.
2. Kubota J, Ohshiro T. The efects of diode laser LLLT on flap survival : measurement of flap microcirculation with laser speckle flowmetry. Laser Ther 1996；8：241-246.
3. 河谷正仁，土屋喜由．低出力レーザーによる末梢感覚神経伝導の遮断．ペインクリニック 1995；16(4)：533-539.
4. 若林 始，半場道子，松本光吉，中山哲夫．半導体レーザーによる鎮痛効果の生理学的研究．日本レーザー歯学会誌 1992；3：65-74.
5. 福井健之，原崎守弘，山口秀晴．矯正力付与後最大痛み発現時における低出力レーザーの痛み緩和効果について ―体性感覚誘発電位による電気生理学的評価―．Orthod Waves 2003；62(5)：346-355.
6. Amano A, Miyagi K, Azuma T, Ishihara Y, Katsube S, Aoyama I, Saito I. Histological studies on the rheumatoid synovial membrane irradiated with a low energy laser. Lasers Surg Med 1994；15(3)：290-294.
7. 小川節郎．直線偏光近赤外線に関する基礎研究ダイジェスト(1) 抗炎症作用．In：小川節郎 編集．低反応レベルレーザーと直線偏光近赤外線 光線療法の基礎と臨床．東京：真興交易医書出版部，2001：69-80.
8. 宮澤一治，河谷正仁，西川俊昭．猫上頸神経節への半導体レーザー照射が交感神経活動と頸動脈血流量に及ぼす影響．ペインクリニック 2000；21：553-561.
9. Shimoyama M, Fukuda Y, Shimoyama N, Iijima K, Mizuguchi T. Effect of He-Ne laser irradiation on synaptic transmission of the superior cervical sympathetic ganglion in the rat. J Clin Laser Med Surg 1992；10：337-342.
10. 吉沢明考，清水純一．低出力レーザーによる星状神経近傍への照射効果について．日本レーザー医学誌 1992；13：3-7.
11. 吉沢明考，峯島孝雄，籍 誠．低出力レーザー，直線偏光近赤外線による星状神経節近傍への照射効果について．理学診療 1994；5：13-18.
12. 有田英子，花岡一雄．ペインクリニックにおける刺激療法 ―直線偏光近赤外線治療器．ペインクリニック 1998；19：49-56.

7 漢方療法 (笠原正貴)

はじめに

　感覚神経損傷後の治療，とりわけ三叉神経損傷後の治療には，受傷後早期に星状神経節ブロック療法を開始する必要がある[1]．発症から1か月の急性期では，星状神経節ブロックのほか，副腎皮質ステロイド，ビタミンB_{12}製剤，ビタミンE製剤，ATP製剤などの内服治療を併用し，円滑な神経再生を導く治療を行う[2]．一方で，発症から3か月以降の慢性期において，異常感覚や異常疼痛が残存した場合は，それらを解決するための根本治療は非常に困難となる[2]．実際には，抗うつ薬（下行性疼痛抑制系の賦活）や抗不整脈薬（ナトリウムチャネルの阻害），抗けいれん薬（ナトリウムチャネルやカルシウムチャネルの阻害またはGABA受容体作動）など[3]を投与しての対症療法とならざるをえない．患者が訴える症状はさまざまで，これらの薬物を用いても治療効果は一定でなく，副作用の問題もあって，治療に難渋することが多い．口腔顔面は会話や摂食を司る重要な器官のため，神経障害性疼痛は著しく患者の生活の質を低下させる．このような状況のなかで漢方製剤は，感覚神経損傷後の異常感覚や異常疼痛に対して有効な場合がある．漢方製剤を単独で用いたり，あるいは通常の治療に併用したりすることで，患者の苦痛を軽減できる可能性がある．患者の苦痛を軽減するための治療者側のカードは多いほうがよい．

　漢方製剤には，複数の効果をもつ生薬が複数配合されている．たとえば，よく知られている葛根湯は，葛根，大棗，麻黄，桂皮，芍薬，甘草，生姜の7種類で構成されている．これらの配合により，その効能は多方面にわたり，具体的には，血液循環の改善，炎症の抑制，体力増強，免疫調整，自律神経機能調整などの機序により，主に宿主側を強化し，効果を表す．これらのことは，感覚神経損傷後の疼痛に対しても例外ではない．

　実際の運用では，たとえば，寒いときに症状が強い場合には，身体を温める漢方製剤（散寒剤）を，痛みが強いときに顔が赤くなり，のぼせの症状が強い場合には，熱を下げる漢方製剤（清熱剤）を，ストレ

表1　漢方薬を構成している生薬の副作用．

生薬名	起こりうる副作用
甘草	偽アルドステロン症（脱力感，浮腫，低カリウム血症）
麻黄	血圧上昇，動悸，発汗過多，脱力感，頻脈，不眠，興奮，尿閉，排尿障害，食欲不振，腹痛，下痢など
附子	心悸亢進，のぼせ，熱感，顔面紅潮，蟻走感，舌のしびれ，悪心
桔梗	胃腸障害
人参	高血圧，興奮，のぼせ，不眠，手足の浮腫，湿疹，蕁麻疹
大黄	流産の危険性，腹痛，下痢
地黄	嘔気，胃痛，食欲低下，腹痛，下痢
桃仁	腹痛，下痢，めまい，嘔吐
芒硝	腹痛，下痢
当帰	胃痛
桂枝	湿疹，蕁麻疹

表2　三叉神経痛の分型論治.

臨床症候	漢方製剤
風寒凝絡型 顔面に発作性激痛，寒冷刺激で痛みが強くなり，温めると軽減する．患者は寒さや風をおそれて，帽子などで頭を被りたがるなど．舌質は淡，舌苔は薄白．	川芎茶調散 葛根加朮附湯 桂枝加朮附湯
風熱傷絡型 熱感をともなう痛み，焼けるような顔面痛，局所を冷やすと痛みが軽減する．イライラして落ち着かない，赤ら顔，口渇など．舌質は紅，舌苔は薄黄．	桂芍知母湯＋黄連解毒湯 清上防風湯
風痰阻絡型 顔面に発作性痛み，しびれ，腫っている感じがあり，頭重，めまい，悪心，嘔吐，胸部や季肋部が腫って重苦しい，痰や唾を盛んに吐くなど．舌体は肥大，舌苔は白膩．	半夏白朮天麻湯＋二陳湯
胃火上炎型 口内の粘膜，唇，歯肉に焼けるような痛みがあり，その一部に触れると誘発される．あるいはその場所に熱感をともなう腫痛がある．赤ら顔，目の充血，口臭，口渇，便秘など．舌質は紅，舌苔は厚く黄色．	白虎加人参湯＋黄連解毒湯
肝胆鬱熱型 発作性の焼けるような痛み，情緒の変化により増悪する，イライラする，煩躁，怒りっぽい，赤ら顔，目の充血，口が苦い，便秘など．舌質は紅，舌苔は黄．	竜胆瀉肝湯
陰虚陽亢型 顔面に腫痛，筋肉のチック，しびれが見られる，イライラ，ほてり，のぼせ，顔面の潮熱，めまい，耳鳴り，煩悶，不眠，腰や下肢の脱力感など．舌質は紅，舌苔は少ない．	釣藤散＋芍薬甘草湯
気血両虚型 顔面の痛みはひどくはないがなかなか治らない．疲れると痛みがひどくなり，休むと軽減する．顔色が悪い，疲労倦怠感，食欲不振など．舌質は淡，舌苔は白．	補中益気湯＋四物湯
瘀血阻絡型 三叉神経の領域に刺すような痛み，痛みの発作が頻発し，治りにくい．痛む場所が一定しており，押さえるとひどくなる．痛みが夜になるとひどくなる．顔色が灰暗色など．舌質は暗紫色．	桂枝茯苓丸＋川芎茶調散 葛根湯＋桂枝茯苓丸加薏苡仁 当帰芍薬散＋附子

スが強くかかったときに痛みが強い場合には，ストレスを緩和する漢方製剤（理気剤・疏肝解鬱剤）を，血行不良の所見があり，肩こりや筋緊張性頭痛をともなう場合には，血行を改善する漢方製剤（活血化瘀剤）を，痛みに対する抵抗力が落ちたり，疲れたときに痛みが増悪する場合には，気力・体力を補う漢方製剤（補気剤，補血剤）などを，それぞれ応用する．すなわち，漢方製剤の使い方としては，異常感覚や異常疼痛の増悪因子に着目して処方すると，使いやすいし効果も期待できる．痛みの原因に直接アプローチするのではなく，宿主側の状態・因子を調整することによって，間接的に痛みをコントロールするのである．また，漢方製剤のなかには，痛みに直接作用する製剤（祛風湿剤など）もある．漢方製剤も薬物であるために，当然のことながら，誤った処方は副作用を引き起こす．漢方製剤を構成している生薬の作用・副作用については十分に把握すべきである．生薬の副作用の一例を示す（表1）．

漢方医学では処方を行う際に，分型論治という手法を用いて処方を決定する方法がある．これは患者の体質，疾患の原因，臨床症状の違いによっていくつかのタイプに分類する方法で，処方のひとつの指針となっている．それぞれのタイプには，それに対応する漢方製剤があり，処方を決定する際には非常に参考になる．三叉神経痛に対する分型論治とそれに対応する漢方製剤の一例を示す（表2）[4]．

このように漢方製剤を処方する際は，製剤を構成する生薬について効能や副作用について知るべきであるし，たとえば分型論治のような方法を用いて処方すべきである．しかし，一方では，まずは実際に使ってみることが大切である．そこで，歯科におけるしびれと痛みに効果があり，使いやすい漢方製剤を選んでみたので紹介する．

1 歯科におけるしびれと痛みに直接効果のある漢方製剤の例[5]

1 桂枝加朮附湯

痺証(しびれや痛みを主症状とする筋肉・関節・神経疾患の漢方医学的総称)に用いる漢方製剤で，祛風湿剤の一種である．本製剤は，寒冷や湿度の上昇，低気圧の接近によって増強する関節痛や神経痛，腰痛に効果がある．本製剤は温める作用があるので，急性の炎症所見のある疼痛に用いてはいけない．

2 疎経活血湯

桂枝加朮附湯と同様，祛風湿剤の一種である．坐骨神経痛に効果のある処方であるが，口腔顔面領域のしびれや痛みにも有効なことが多い．血瘀(血行不良)が強い場合には桂枝茯苓丸を，血虚(貧血)が強ければ四物湯や当帰芍薬散を，気虚(元気がない，気力がない)が強い場合には補中益気湯や四君子湯を，寒証(冷え症)が強ければ桂枝加朮附湯などをそれぞれ併用する．

3 立効散

鎮痛目的の製剤である．歯痛等に用いるが，顔面痛にも奏効することがある．立効散に配合されている細辛は局所麻酔作用をもつために，歯痛や舌痛に対して，口中に含めば鎮痛効果が得られる．

2 歯科におけるしびれと痛みに間接効果のある漢方製剤の例[5]

1 寒冷時に痛みが増悪する症例
当帰四逆加呉茱萸生姜湯

身体を温める当帰，細辛，桂皮，呉茱萸，生姜に加えて，鎮痙・鎮痛作用をもつ当帰，芍薬，甘草，大棗が配合されている．四肢末梢の動脈側循環障害(レーノー現象，凍瘡)に有効である．静脈系循環障害に有効な桂枝茯苓丸を併用するとより効果的である．

2 痛みが増悪するときに，赤ら顔，目の充血，口臭，口渇などをともなう場合　白虎加人参湯

しばしば黄連解毒湯と併用して用いる．清熱剤である石膏，知母が配合されている．熱を下げるとともに，知母，甘草などが軽度の脱水を改善する．口腔乾燥症にも用いられる．

3 ストレスが加わると痛みが増悪する場合①
半夏厚朴湯

喉に何かひっかかっているような不快を訴える症状に有効である．半夏，厚朴，紫蘇葉，生姜が軽度の抗うつ作用をもち，ストレス性の嘔気や嘔吐，腹部膨満感に有効である．

4 ストレスが加わると痛みが増悪する場合②
四逆散

ストレスを改善するための基本的な製剤である．柴胡と枳実でストレスを改善し，芍薬と甘草で鎮痙・鎮痛を発揮する．ストレス性の筋緊張性頭痛や顎関節症の筋痛，クレンチングなどにも有効で，しばしば静脈系循環障害に有効な桂枝茯苓丸を併用すると効果がよい．

表3 歯科適応のあるもの.

漢方製剤名	歯科適応
半夏瀉心湯	口内炎
白虎加人参湯	口渇
立効散	抜歯後の疼痛，歯痛
黄連湯	口内炎
茵陳蒿湯	口内炎

表4 口腔顔面痛に使用するもので適応のあるもの.

漢方製剤名	適応
桂枝加朮附湯	関節痛，神経痛
薏苡仁湯	関節痛，筋肉痛
疎経活血湯	関節痛，神経痛，筋肉痛
五積散	神経痛，関節痛
芍薬甘草湯	急激に起こる筋肉のけいれんをともなう疼痛
麻杏薏甘湯	関節痛，神経痛，筋肉痛
大防風湯	慢性関節炎

5　ストレスが加わると痛みが増悪する場合③
加味逍遥散

　ストレスがあって栄養状態・元気ともにやや低下した虚弱者に適している製剤である．配合されている牡丹皮や山梔子がイライラしたり，怒りっぽい症状を緩和する．ヒステリックなタイプにも適する．

6　肩こりや頸部のこりが増加すると痛みが増悪する場合
桂枝茯苓丸

　身体の血行をよくする基本的製剤である．桃仁，牡丹皮，芍薬で主に静脈系の鬱血を改善する．元気がない，疲れやすい，体力がないなどの気虚の症状があるときには補中益気湯を，ストレスが明らかに加わっているときは四逆散や加味逍遥散を併用する．

7　疲れると痛みが増悪する場合①
補中益気湯

　気虚に対する製剤である．一般に疲れやすい，元気がない，気力がない，立ちくらみ，筋力が弱いなどの症状に用いる．起立性低血圧などにも有効である．補気剤の代表的製剤である．

8　疲れると痛みが増悪する場合②
十全大補湯

　気虚と血虚（貧血や栄養不良状態）を改善する気血双補剤である．川芎の配合により痛みを緩和する作用も有する．

　保険診療で用いる場合，その適応に注意する必要がある．口腔顔面領域に用いることのできる主な漢方製剤を示す（表3〜5）[6]．歯科適応にないものもあるが，単独あるいは組み合わせて使用することにより，十分な効果が期待できる場合がある．

表5　口腔顔面領域で使用するもので適応のないもの．

漢方製剤名	口腔顔面領域での使い方 （添付文書と異なる場合がある）
葛根湯	頭痛，肩こり，上半身の神経痛
八味地黄丸	口渇，口内炎，舌痛症
黄連解毒湯	口内炎，舌痛症
半夏厚朴湯	神経性食道狭窄症，不安神経症，不眠症
当帰芍薬散	頭痛，顔面痛，肩こり
加味逍遥散	頭痛，咀嚼筋痛，肩こり，舌痛症，口内炎，精神不安，冷え症
桂枝茯苓丸	血行をよくする基本処方，頭痛，筋痛，のぼせ，肩こり，冷え症
麦門冬湯	口渇
呉茱萸湯	習慣性片頭痛，習慣性頭痛
人参湯	口内炎，舌痛症
四逆散	精神的ストレスによる頭痛，咀嚼筋痛，クレンチング，ブラキシズム
半夏白朮天麻湯	頭痛
当帰四逆加呉茱萸生姜湯	冷え症をともなう頭痛，咀嚼筋痛，神経痛
補中益気湯	体力増強，病気への抵抗性を高める
六君子湯	口内炎，舌痛症

漢方製剤名	口腔顔面領域での使い方 （添付文書と異なる場合がある）
十全大補湯	舌痛症，体力増強，病気への抵抗性を高める
抑肝散	顔面けいれん，神経症，不眠症
五淋散	口内炎
温清飲	口内炎，舌痛症
桃核承気湯	便秘をともなう血行不良，頭痛，肩こり
調胃承気湯	口内炎
竜胆瀉肝湯	口内炎，舌痛症
抑肝散加陳皮半夏	顔面けいれん，神経症，不眠症
六味丸	口内炎，舌痛症，口渇
柴朴湯	舌痛症，神経性食道狭窄症，不安神経症
酸棗仁湯	不眠症
小柴胡湯加桔梗石膏	口内炎
清心蓮子飲	口内炎，口渇，舌痛症
三黄瀉心湯	口内炎
茵陳五苓散	口内炎
排膿散及湯	歯周炎
川芎茶調散	頭痛，三叉神経痛
麻黄附子細辛湯	頭痛，顔面痛

参考文献

1. Sakamoto E, Shiiba S, Sakamoto K, Nakanishi O, Matsumoto Y, Yoshida M, Kawahara H. Early treatment of stellate ganglion block (SGB) prevents trigeminal neuropathy (TNP) after dental procedure. International proceeding of 11 th International Pain Clinic World Society of Pain Clinicians 2004；495-499.
2. 坂本英治．7．神経因性疼痛，1 外傷性三叉神経ニューロパシー．In：仲西 修 監修，椎葉俊司 編集．歯科医師のための口腔顔面痛ハンドブック その痛みにこの処方(第1版)，京都：永末書店，2008：26-27.
3. II．症状マネジメント，（5）疼痛マネジメントのスキル，d 鎮痛補助薬の使い方．In：日本医師会 監修．がん緩和ケアガイドブック 2008年版，東京：青海社，2008：54-55.
4. 趙 基恩，上妻四郎．第5節 三叉神経痛．In：宮田 健 監修．痛みの中医診療学(第1版)，千葉：東洋学術出版社，1999：147-153.
5. 森 雄材．図説漢方処方の構成と適用 —エキス剤による中医診療—(第2版)．東京：医歯薬出版，1985.
6. 笠原正貴．歯科で使用する主な漢方薬一覧．In：坂本春生，一戸達也 編集．歯界展望別冊 Q＆A歯科のくすりがわかる本 2008，東京：医歯薬出版，2007：180-184.

8 鍼灸治療 (渋谷 鉱)

はじめに

　古代原始社会においては，細く鋭い石器を使い皮膚を切開し排膿，瀉血をして疾病の治療をしていた．治療に用いられた石器は「砭石(へんせき)」とよばれ，もっとも古い鍼器具とされる．その後，製鋼技術の発達により砭石は金属製の鍼に変わっていく．鍼灸に関する最古の教科書は「黄帝内経霊枢」(紀元前200年頃)の「九鍼十二原篇」に，砭石から発達した形状の異なる9種類の鍼についての記載がある．また，紀元前2700年頃の人骨に歯痛への鍼治療の痕跡があるというから驚きである．鍼灸は4,000年以上前の中国で誕生した世界最古の伝統医療であり，わが国には仏教伝来(538年)とともに伝わったといわれる．

1 鍼灸治療

　鍼灸治療は，東洋医学における「経絡現象」に基づき，機械的刺激である鍼治療と温熱的刺激である灸治療により，生体の機能を調整する方法である．鎮痛効果や循環改善，自律神経や内分泌機能の調節効果があり，物理療法のひとつとして多種多様な領域の疾患に応用されている．

1 鍼について

　鍼治療に使用される刺入鍼は毫鍼といわれ，種々の長さ，太さのもがあり，材質はステンレス製のものが適度な硬度・弾性を有し，安価で消毒に耐えられる．長さは4〜5cm，太さは1〜10番までが一般的に使用される．1番の鍼の太さは0.16mmで，1番増すごとに0.02mmずつ太くなっている．毫鍼のほかに皮内鍼，円皮鍼や小児鍼，ローラー鍼，切開に使用される三稜鍼などがある．刺鍼後に鍼柄部に灸をおく灸頭鍼は，鍼と灸の両効果が得られる(図1)．

2 鍼による刺激方法

　毫鍼の刺鍼法は「管鍼法」と「撚鍼法」がある．もっとも多用される「管鍼法」は江戸時代に杉山和一(1610〜1694)が草案した方法であり，鍼管とよばれる器具を用いる．鍼管の中に鍼を入れ，鍼管から少し出た鍼柄部分を指で軽く叩いて切皮(鍼先が皮膚を貫通)し，鍼管をはずして鍼を刺入していく方法である．きわめて容易に安全に鍼の刺入ができ，ほとんど無痛的な治療ができる．「撚鍼法」は中国古来の方法で，「管鍼法」と比べて手技が難しく熟練を要する．

3 鍼灸治療の特徴

　鍼灸刺激は生体の恒常性を保つように作用する．ほかに，①操作が簡単である，②適応症が広い，③経済的である，④安全である，⑤両面的良性調節作用がある(心拍が遅いときは増加作用，心拍が速いときは減少させる作用がある)などの特徴を有する．三叉神経痛患者の鍼灸治療前後における指尖容積脈波を観察した結果，左右脈波の均等化がみられている(図2)．

4 鍼灸の副作用と安全対策

　鍼灸は生体に刺激を与えて反応を引き出すことを目的としているが，生体の反応には個人差があり，刺激に過剰に反応してしまうこともある．一時的な，のぼせ，全身倦怠感，頭痛，脳貧血などの副作用を起こすこともある．鍼灸による刺激と生体の反応の相対的な関係は，複雑な要素が絡みあうので，臨床的には刺激が過剰にならないように，弱めの刺激から徐々に刺激を強めていくような個人にあった配慮

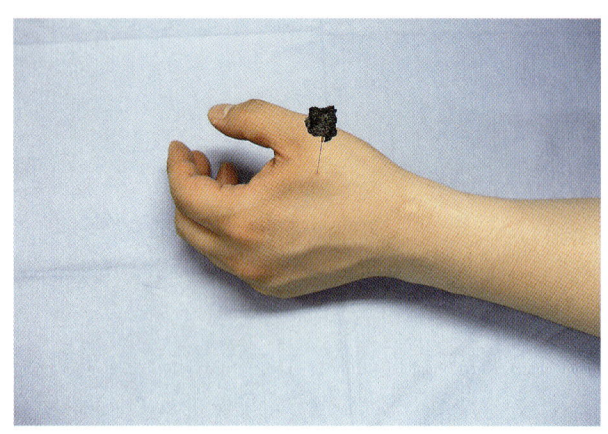

図1　合谷への灸頭鍼.

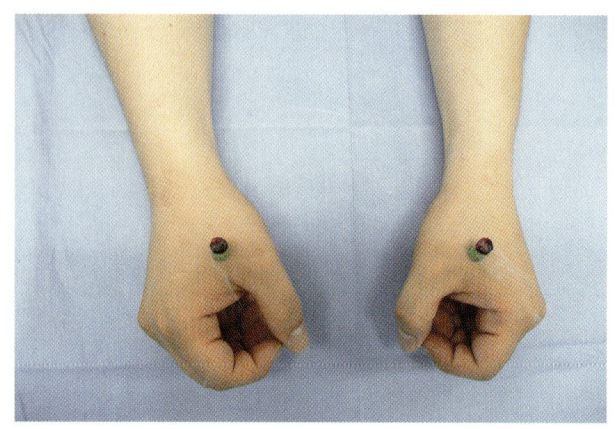

図3　左右合谷へのカマヤミニ®.

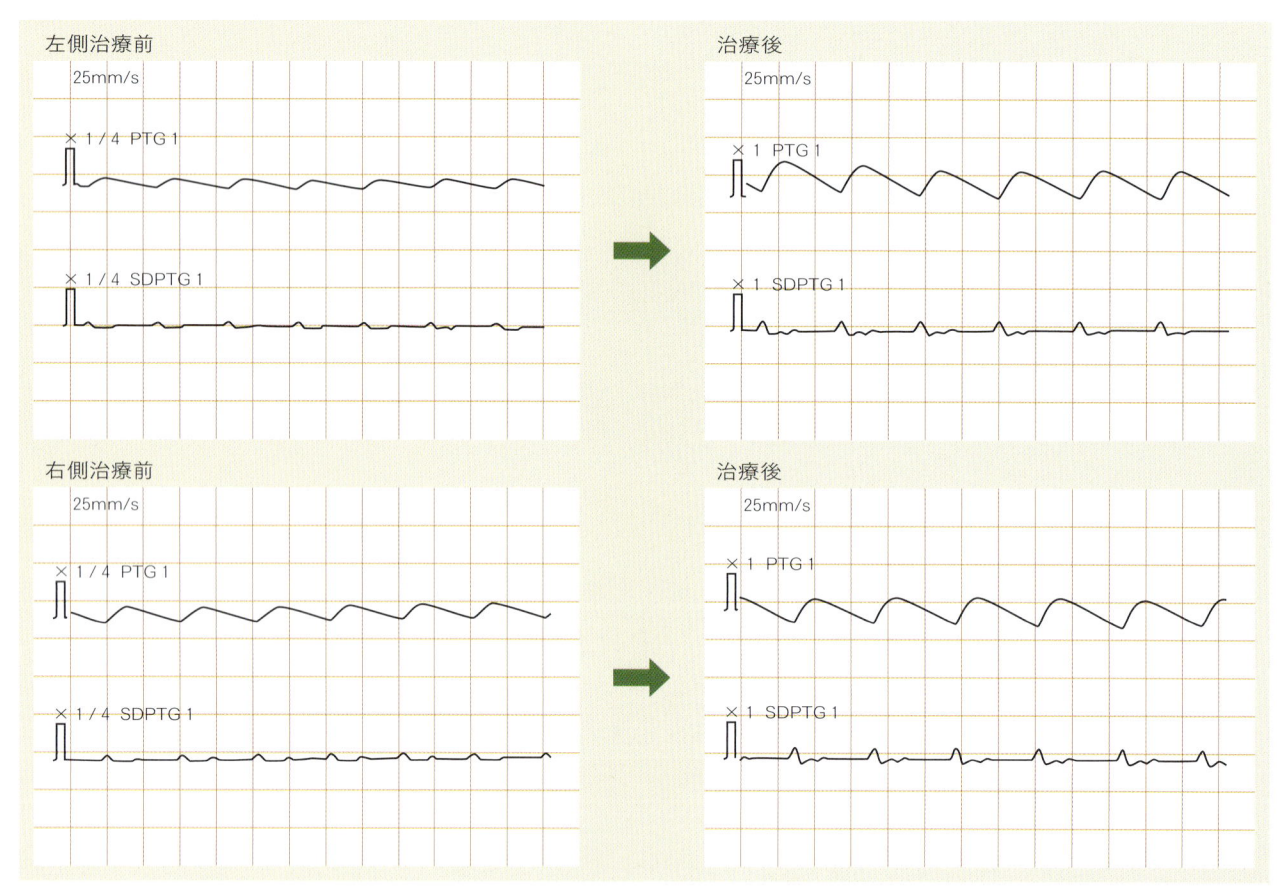

図2　三叉神経痛患者の脈波の観察．60歳女性の治療前後の変化である．上段：患側である左側の変化．脈波の平坦化が治療後には左右差がなくなっている．

が必要である．弱カマヤミニ®（図3）などの間接灸から始め，心地よさが得られたら，実際の鍼治療を行うなどの段階的な治療をすることも重要である．鍼の刺入時に，経絡に沿って放散感，だるさ，しびれ感，温感など多種多様な感覚で捉えられるものを「ひびき」という．中国医学では「得気」（気を得る）という．

感染に関しては，手指の消毒，清掃・施設管理，オートクレーブによる治療器具の滅菌による十分な対応から，また使い捨て鍼の使用から問題はない．合併症に，折鍼，気胸，神経損傷などもあるが正しい知識と技術を習得することで防止しうる．治療中は患者の体動に気をつける必要がある．

表1 鍼灸の歯科領域における適応疾患(文献4より改変引用).

WHO草案 (1996年)	・抜歯疼痛 ・術後疼痛 ・三叉神経痛 ・慢性副鼻腔炎 ・頭痛　・片頭痛　・筋緊張性頭痛
NIH合意声明書 (1997年)	鍼が有効であるという有望な結果が得られているもの ・歯科の術後痛 補助的あるいは代替的治療法として役立つ可能性があるもの ・頭痛　・線維性筋痛　・筋筋膜性疼痛
BMA報告書 (2000年)	・歯痛 ・片頭痛　・悪心・嘔吐

2 鍼灸の適応疾患

歯科領域に関係あるものを表1に示した．鍼灸の適応にWHO(1979)は43疾患，その後1996年には49疾患を発表し，現在では37疾患を挙げている．NIH合意声明書(1997)では，鍼が有効である有望な結果が得られるもの(成人の術後あるいは薬物療法時の嘔気・嘔吐，歯科の術後痛，妊娠時のつわりなど)，補助的あるいは代替的療法として役立つ可能性があるもの(薬物中毒，脳卒中のリハビリ，頭痛，生理痛，線維性筋痛，筋筋膜性疼痛，変形性関節炎，腰痛，手根管症候群，喘息など)を挙げている．BMA(英国医師会)による2000年の鍼治療に関するレポートでは，歯痛に対して鍼を使用することを指示するエビデンスがあると述べられている．

3 経絡・経穴

経絡(主要な通路は経脈，支線というべき経脈の連絡路は絡脈とよばれる)は，体表の反応を臓腑のはたらきと関連づけて線または帯状に整理したものであり，経穴(全身には365穴)は，経絡上に現れた反応点を整理したものである．経脈は血や気を循環させる基本的経絡で臓腑に関連した名称をつけられた12経脈(正経)に身体正中の前後を走行する任脈(人体前面の正中線上)，督脈(人体背面の正中線上)とを合わせた14経が基本となっている．

経絡の本態については内臓−体表反射点，体表の交感神経・感覚神経の興奮点，神経・血管の多い体表の刺激受容部，皮膚電気抵抗の低い点など諸説あるが，いまだその本態の解明には至っていない．

歯科・口腔領域で使用される代表的な経穴には，以下のものがある．

手の陽明大腸経：合谷，温溜，手三里，曲地，迎香
足の陽明胃経　：下関，人迎，大迎，頬車，足三里，
　　　　　　　　内庭，厲兌
足の少陰腎経　：湧泉，太谿，復溜，

── UNI-LASERによる経絡現象の観察(図4)

UNI-LASERを一側の合谷に10mW 40secを1回として，20secの間隔をおき10分間連続照射を行い，サーモグラフによる観察を行った．照射開始後5～10分で照射側だけでなく，反対側の合谷相当部から手指全体の温度上昇がみられた．これは，鍼治療における経絡現象の一端を思わせる(巨刺：こしの現象ともいう)．

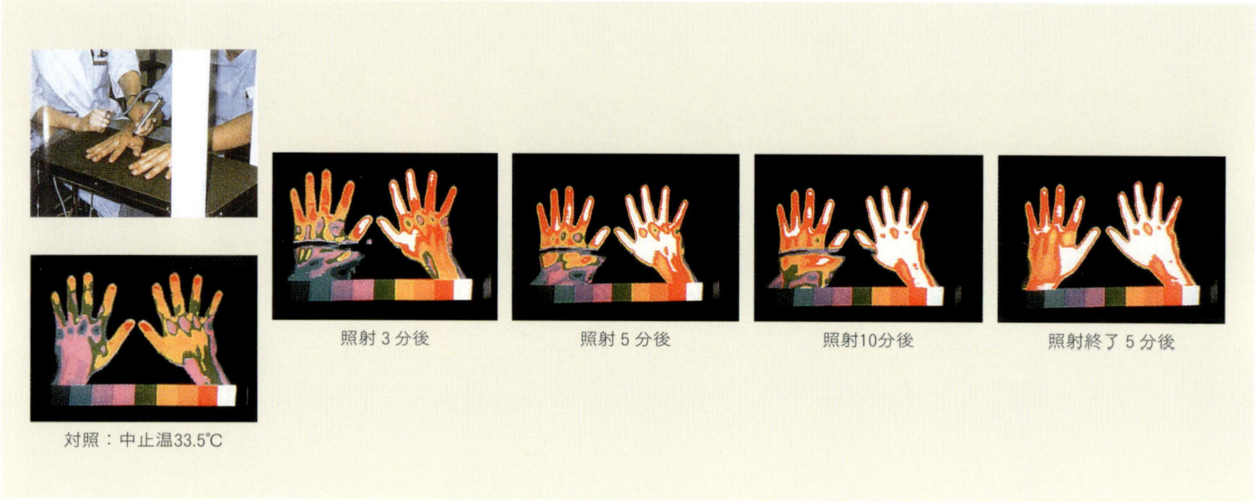

図4 ソフトレーザーの合谷への照射(10mW, 10分間連続照射).

4 鍼灸の作用機序

　鍼灸の鎮痛作用や循環改善，筋緊張の緩和などの治療効果としては，つぎのようなことが考えられている．

1 下行性痛覚抑制機構

　中脳水道周囲灰白質，中脳網様体を起点とした下行性痛覚抑制機構が，セロトニンやノルアドレナリンを介して脊髄後角や三叉神経脊髄路核において痛覚の伝達を抑制している．麻薬は，この下行性痛覚抑制系の活動を賦活し，脊髄レベルで鎮痛効果を現す．鍼の鎮痛作用も同様に考えられている．

2 内因性痛覚抑制機構

　鍼通電の高頻度刺激で発現し，中止すると消失する鎮痛効果．γ-アミノ酸(GABA)作動性の抑制介在ニューロンを介することが推測されている．鍼通電による鎮痛効果は，ナロキソンにより拮抗されることから内因性オピオイドを介することや，下垂体から分泌されるβエンドルフィンやエンケファリンの放出増加作用も認められている．

3 脊髄後角に関与した分節性の機序

　鍼通電刺激は伝達速度の速い太い有髄神経(Aβ)を介して，鋭い痛みの伝達速度の遅い細い神経(Aδ，C)よりも早く脊髄に伝わる．このAβ線維は脊髄後角内でのシナプス前抑制として，痛覚に対して抑制的にはたらき，痛みをやわらげる効果があるゲートコントロール説によるものである．

①鍼通電による疼痛閾値の上昇
　左右合谷にゴム電極，マグネット電極，鍼(日本鍼，寸3・5番)電極の三種類を用いて，パルス通電(2Hz)で刺激量は被験者が刺激を感じ始めるところから耐えられなく刺激量との中間刺激量(適刺激)で，輻射熱疼痛計装置(Hardy-中浜ペインメーター)で疼痛測定を行った．測定部位は，手三里を中心とした9か所である．その結果，コントロールに対して，ゴム電極，マグネット電極，鍼電極の順に疼痛閾値が上昇した．

②電流知覚閾値測定装置(Neurometer™)による観察
　健康成人ボランティアを対象に，左右の合谷に5分間置鍼(日本鍼，寸3・5番)し，同側のオトガイ孔付近の電流知覚閾値(CPT)の測定を行った結果，Aβ(2,000Hz)，Aδ(250Hz)およびC線維(5Hz)は

いずれも有意な上昇が観察されている．

4 その他

鍼刺激の効果に血流増加作用がある．血管拡張を起こすことで痛みの悪循環にある筋の痛みをやわらげる可能性もある．灸の作用機序には，免疫増強作用や抗炎症作用，施灸局所の皮膚血管拡張作用，heat shock protein(HSP)，血小板活性化因子の産生を促すことが考えられる．

おわりに

世界的な潮流として鍼灸治療は再び注目を集めつつある．その適応も疼痛緩和，薬物療法の副作用軽減，リハビリテーション，内科的疾患など幅広い．安全性も高くRCTなどの科学的根拠も集積しつつあり，細い鍼を通して，治りたい患者と治したい医療者との良好かつ強固な信頼を築き，疼痛軽減が可能である．鍼灸治療は，西洋医学のEBM(evidence based medicine)に対してNBM(narrative based medicine)としての性格を有しており，補完・代替医療として有用であり，歯科医師として習得されるべき治療法のひとつである．

―歯科医療(医業)における鍼灸治療に関して

歯科医師は法的に歯科医療の範囲においてのみ鍼灸治療ができる．歯科医療範囲外の疾患には無償でも鍼灸治療は許されていない．

参考文献

1. 松平邦夫, 福岡 明, 高橋一祐. 臨床歯科ハリ麻酔入門. 東京：書林, 1979.
2. 谷津三雄. 東洋医学の実際と理論. 東京：学祭企画, 1983.
3. 谷津三雄, 吉田直人, 吉村宅弘, 米長悦也, 石橋 肇, 渋谷 鉱, 落合俊輔, 坂本嘉久, 馬渡亮司, 山口秀紀, 吉井秀鑄. 歯・顎・口腔領域における東洋医学の基礎並びに臨床研究(研究課題番号63480450). 昭和63年度科学研究費補助金研究成果報告書, 1991.
4. 川嶋 朗, 山下 仁. 鍼灸治療. 臨床検査 2003；47：719-724.
5. 花輪壽彦. コア・カリキュラム時代の漢方 第13講 鍼灸医学概説. 日本醫事新報 2005；4251：21-27.
6. 青山幸生, 白畠 庸, 広門靖正, 大江容子. CRPSに対し鍼治療が著効した1症例. Pain Clinic 2007；28(1)：126-128.
7. 中澤光弘, 山口 智. Ⅱ. 運動器の痛みの治療法 3. 痛みの伝達系に働きかける治療 2) 鍼灸. Pain Clinic 2007；28：512-521.

Chapter 5

心身医学的療法

嶋田昌彦
東京医科歯科大学大学院 医歯学総合研究科 口腔機能再建学講座
疼痛制御学分野

Chapter 5

心身医学的療法

嶋田昌彦

1 診察および検査

1 診察

視診や医療面接で患者の表情や態度，行動，話し方などに異常がないか観察し，既往歴，家族歴，家族構成を聴取する．

2 検査

心理テストを行う．筆者の外来では，うつ状態の程度を把握するSDS，刻々と変化する不安状態や不安になりやすい性格傾向を測定するSTAI，自律神経性愁訴と精神性愁訴から構成され自律神経失調状態を把握するTMIを行い，心理的状態を評価している．

2 心身医学的療法の適応

インプラント治療や抜歯などの歯科口腔外科手術後に生じた「しびれ」や「痛み」は，難治性のものが多く，患者には耐えがたいものであり，症状が持続すると不安やうつ傾向など心身ともに患者が疲弊する場合がある．このような場合，心身医学的療法が奏効することがある．心身医学的療法は心理療法と薬物療法が基本とされており，患者の病態を把握して，適切な療法を組み合わせていく（表1）．もし精神症状が強く，日常生活に差しさわりがある場合には，患者ならびに家族に説明して精神科や心療内科で診察ができるように説得する．その場合でも，顎顔面

表1 心身医学的療法.

心理療法	薬物療法
一般心理療法（簡易精神療法）	抗うつ薬
自律訓練法	抗不安薬
その他	その他

口腔の痛みに関しては，歯科口腔外科において可能な限り治療を継続するように努める．

3 心理療法

1 一般心理療法

歯科医師でも心理療法について学んで，その一般的な知識をもてばできるもので，受容，支持，保証などの原則に基づいた面接法と定義される[1]．簡易精神療法ともいわれ，多くの臨床経験が必要である[2]．

受容とは，患者の訴えをあるがままに受け入れ，治療者は発言を控えて患者に自由に話をさせることである．患者は担当医に対する信頼感を抱き，心理的葛藤などの情報を提供してくれる．

支持とは，患者の訴えに対して患者の気持ちに立って理解を示すことである[2]．

保証とは，患者の身体症状の背後にどのような心理・社会的問題があるのかを明らかにして，身体症状の成り立ちを心身医学的に説明し，身体症状が改善しうることを理解させて，今より必ず好転すると保証することである[3]．

2 自律訓練法

自律訓練法は，ストレスを緩和する心理的，生理的な治療法のひとつであり，心身をリラックスさせ，不安，緊張，恐怖などを症状とする神経症や，心理的なストレスが強く影響している各種の心身症に用いられる[4]．自律訓練法は，診療室で行うと同時に，患者の自宅で毎日行うように指導する．診療室で1週間に1回，自宅で1日3回の練習を続けた結果，心身の安定が得られ，不安と痛みが軽減し，薬物療法や理学療法を終了することができた症例が報告されている[5]．

①標準練習

基本的な背景公式(安静練習)を含め，7段階の練習から成り立っている(表2)．最初に背景公式(安静練習)と第一公式(重感練習)から始めて練習法を習得していく．

②準備と姿勢

静かで精神的にくつろげる場所を選ぶ．ネクタイや腕時計などは外す，またはゆるめておく．空腹時は避け，練習前にトイレに行っておく．リラックスしやすい姿勢をとることが重要であり，眼は閉じた状態で行う(図1)．

③背景公式

落ち着いている状態を自覚する練習で，「気持ちが落ち着いている」という言葉を使う．

④第一公式(重感練習)

気持ちが落ち着いてきたら，第一公式(重感練習)を行う．右腕から始め「右腕が重たい」という言葉をゆっくりと繰り返し，「気持ちが落ち着いている」の言葉を間に挿入する．「重たい」という感覚は「力が抜け，ダラーンとした感覚」である．最後に両手の開閉と両肘の屈伸を行い，背伸びをして深呼吸をして眼を開ける．時間は3〜5分間で，1日3回行う．右腕の重量感ができるようになれば，つぎに左腕，さらに両腕両足と進んでいく．練習の日時，場所，姿勢，どの段階まで練習を行ったかを記録しておくとよい．

⑤第二公式(温感練習)

右腕から始め，左腕，両腕両足へと進めていく．

表2　標準練習(文献4より改変引用)．

背景公式(安静練習)：気持ちが(とても)落ち着いている
第一公式(重感練習)：両腕両足が重たい
第二公式(温感練習)：両腕両足が温かい
第三公式(心臓調整練習)：心臓が静かに規則正しく打っている
第四公式(呼吸調整練習)：楽に呼吸をしている(呼吸が楽だ)
第五公式(腹部温感練習)：おなかが温かい
第六公式(額涼感練習)：額が気持ちよく涼しい

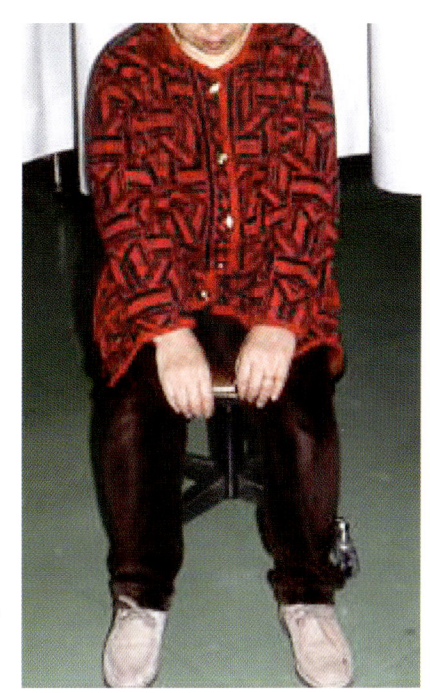

図1　自律訓練法(単純椅子姿勢)．丸椅子など，もたれかかりのない椅子に腰かける姿勢である．リラックスしやすい姿勢をとることが重要であり，眼は閉じた状態で行う．

背景公式と両腕両足の重感練習に加え，右腕の温感練習から開始する．筋緊張の低下と血流増加により「温かい」という感覚が得られる．重感練習と温感練習だけでも効果はあるが，必要ならば第三公式から第六公式まで進めていく．

⑥避けるべき症例

急性の精神病や統合失調症，精神性もうろう状態や夢遊の状態，ある種の病的状態（出血性の消化性潰瘍，心臓病，コントロール不良の糖尿病など）に対しては適用しない[6]．

3 その他

①音楽療法

心を落ち着かせる音楽を聴くことにより，疼痛緩和を期待する方法である．筆者の外来では，音楽の聴取に体感音響装置としてボディソニックフレッシュ1（オメガプロジェクト）を使用して，選曲には用意したコンパクトディスクの中から，患者が好むと考えられる曲を選んでいる[7]．疼痛が器質的要因だけでなく，心理的要因も関係していることを患者に気づかせるのに効果がある（図2）．

②疼痛教室

筆者の外来では，患者の孤立感の緩和，患者と治療者との間の心理的介入の防止，疼痛の自己管理の強化のために疼痛教室を開催している．患者が参加することにより痛みに対する正しい理解と対処法を身につけ，痛みに対して患者同士が理解し合うことにより，痛みの治療に高い効果がもたらされている[8]．

4 薬物療法

インプラント治療や抜歯などの歯科口腔外科手術後に生じた「しびれ」や「痛み」，とくに耐えがたい痛みには，薬物療法として本来，抗うつ薬などを用いるが，ここでは，心身医学的療法のなかの薬物療法として抗うつ薬，抗不安薬の使用について述べる．

1 抗うつ薬

三環系抗うつ薬（TCA），四環系抗うつ薬，選択的セロトニン再取り込み阻害薬（SSRI）および選択的セロトニン・ノルアドレナリン再取り込み阻害薬（SNRI）などが使用される．使用に際しては，効果と副作用を考慮し，さらに精神症状や身体症状を十分観察して長期に服用する場合には定期的に血液検査を行う．

①三環系抗うつ薬（TCA）・四環系抗うつ薬

三環系抗うつ薬では，主に塩酸アミトリプチリンや塩酸イミプラミンが用いられる．1日量30〜50mgから開始して，100mg程度まで漸増する．四環系抗うつ薬では主に塩酸マプロチリンが用いられる．1日量30mgから開始して75mg程度まで漸増する．両抗うつ薬とも緑内障，心筋梗塞患者（回復期），

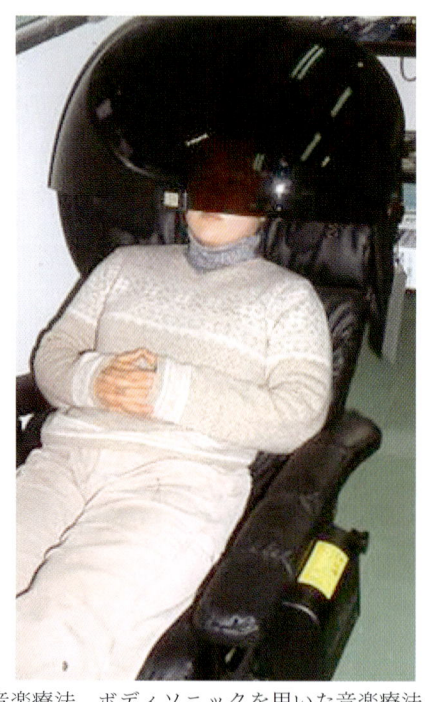

図2 音楽療法．ボディソニックを用いた音楽療法の風景．音楽を聴取することにより受動的にリラクゼーションが得られ，疼痛が緩和される．

尿閉患者には禁忌であり，口渇，眠気，便秘などの副作用を有する．なお，悪性症候群の発症による死亡例があるので，使用には十分注意する．

②選択的セロトニン再取り込み阻害薬(SSRI)

主にマレイン酸フルボキサミンが用いられる．1日量50mgから開始して，100mgまで増量する．攻撃性や衝動性が増す場合があり，精神症状を十分観察して投与する．18歳未満の患者には自殺企図の可能性があるため，原則として用いない．胃不快感，口渇などの副作用がある．その他，塩酸パロキセチン水和物などが用いられ，1日量10mgより開始して30〜40mgまで増量する．18歳未満の患者には原則として用いない．

③選択的セロトニン・ノルアドレナリン再取り込み阻害薬(SNRI)

主に塩酸ミルナシプランが用いられる．1日量30〜50mgから開始して，100mgまで増量する．尿閉(前立腺疾患)には禁忌である．18歳未満の患者への投与は自殺企図の可能性があるため原則として用いない．動悸，頭痛，眠気などの副作用がある．

2 抗不安薬

①ベンゾジアゼピン系薬物

使用上の注意は，力値と半減期を考慮し，長期間，漫然と投与しないことである．とくにエチゾラムは代表的な高力値で短時間作用の薬物であるため，依存性や耐性を生じやすく，1回1錠(0.5mg)を1日3回(1.5mg)，長期にわたり処方された場合の離脱症状は重篤であるため注意する[9]．アルプラゾラムは1回0.4mgから開始して1日3回(1.2mg)まで増量するが，依存性や離脱症状を考慮して漫然と長期投与は行わない．急性狭隅角緑内障や重症筋無力症には禁忌である．眠気，ふらつき，口渇などの副作用がある．

②その他

クエン酸タンドスピロンが用いられる．投与量は1回10mg，1日3回服用する．眠気が少なく，依存性や離脱症状を生じにくい長所があるが，効果発現まで2週間程度かかる．食欲不振，口渇，便秘，頭痛などの副作用がある．

参考文献

1. 豊福 明．歯科心身症の治療技法．In：日本歯科心身医学会 編．歯科心身医学．東京：医歯薬出版，2003：192-199．
2. 鈴木長明．心身医学的療法．In：古屋英毅，金子 譲，海野雅浩，池本清海，福島和昭，城 茂治 編．歯科麻酔学 第6版．東京：医歯薬出版，2003：541-544．
3. 原 信一郎．一般医ができる心理療法．In：末松弘行，河野友信，吾郷晋浩 編集．心身医学を学ぶ人のために 第1版．東京：医学書院，1996：143-148．
4. 佐々木雄二．自律訓練法の実際．大阪：創元社，1976：21-83．
5. 川島正人，真秀重成，芝地貴夫，戸田一雄，鈴木長明．心理的要因が大きく関与した口腔・顎・顔面痛に対する自律訓練法の応用．日本歯科麻酔学会雑誌 2001；29(2)：207-212．
6. 野村 忍．自律訓練法．In：末松弘行，河野友信，吾郷晋浩 編集．心身医学を学ぶ人のために 第1版．東京：医学書院，1996：127-130．
7. 川島正人，真秀重成，芝地貴夫，戸田一雄，鈴木長明．音楽が口腔・顎・顔面の痛みに及ぼす影響．日本歯科麻酔学会雑誌 2002；30(3)：299-304．
8. 川島正人，真秀重成，芝地貴夫，鈴木長明．慢性口腔・顎・顔面痛患者を対象とした疼痛教室の試み．慢性疼痛 2003；22：75-79．
9. 山田和男．ベンゾジアゼピン系薬剤．In：井川雅子，今井 昇，山田和男 編．OFP(口腔顔面痛)を知る 痛みの患者で困ったときに．東京：クインテッセンス出版，2005：228-236．

Chapter 6

医療事故対応

佐久間泰司
大阪歯科大学 歯科麻酔学講座

Chapter 6

医療事故対応

佐久間泰司

はじめに

しびれや痛みは患者にとって非常に辛いものである．

歯科治療や手術を契機にしびれや痛みが生じると，患者には歯科医師や医療従事者を恨む気持ちが生まれる．筆者はペインクリニックを専攻しているので，歯科治療後のしびれや痛みの患者を多数診てきたが，患者は一生続くであろうしびれや難治性の痛みを前に苦悩し，しばしば歯科医師に対する強い恨みを口にする．場合によっては，訴訟にまで発展することもある．しびれや痛みの患者に対しては，適切な対応が必要である．

歯科治療や手術を契機にしびれや痛みが生じることは，「医療事故」である．医療事故（accident in medical practice）とは，診療にともなって起きた不測の事態をいう．明らかに歯科医師に落ち度のある場合だけでなく，患者が待合室で勝手に転んだ場合のような歯科医師に落ち度のないケースも含まれる．また，身体被害だけでなく患者への説明不足や未承諾歯科治療などの精神的被害も含む．お釣りの計算を間違えるのも広い意味での医療事故である．

一方，医療過誤（medical malpractice）とは，医療事故のうち，医療従事者や医療機関に法律上の責任があるもののみをいう．医療事故のすべてが医療過誤となるのではない．医療過誤は，医療事故のうちの約3割といわれている．医療事故が起こったときは，医療過誤なのかどうかが重要なポイントになる．

1 法的責任とその対応

医療過誤，すなわち医療従事者側に責任がある場合，医療従事者や医療機関には法的責任が生じる．

法的責任は，法律によって強制される責任のことである．医療事故のうち，法的責任が生じるのは医療過誤に限られる．医療過誤の法的責任には，民事責任，刑事責任，行政処分がある（図1）．弁護士や保険会社が「責任」という言葉を用いるときは，法的責任のことのみであることに注意する．

1 民事責任

医療過誤における民事責任は，民法415条，または709条により患者が損害賠償を求めることである．

歯科医院を訪れる患者は，歯科医院と医療契約を締結している．契約というと文書に署名や捺印が必要と思われがちだが，口頭でも契約は成立する．この契約により，医療機関は医療水準に従った歯科治療を行う義務（善管注意義務　民法90条）が生じ，患者には治療費を支払う義務が生じる．民法709条は「歯科医院が医療水準に従った歯科治療（本旨に従った履行）を行わなければ，患者は損害賠償請求ができる」と定めている．これを債務不履行責任という．

一方，民法415条は「故意または過失によって患者の権利を侵害した場合，生じた損害を賠償する責任がある」と定めている．これを不法行為責任という．

民法415条と709条は時効などが異なるものの，大きな違いはなく，患者側はいずれかを選択して医療機関に責任を求めることができる．損害賠償は金銭賠償が原則で，治療費（病院への交通費，入院の付き添い料などをも含む），逸失利益（休業補償など，得ら

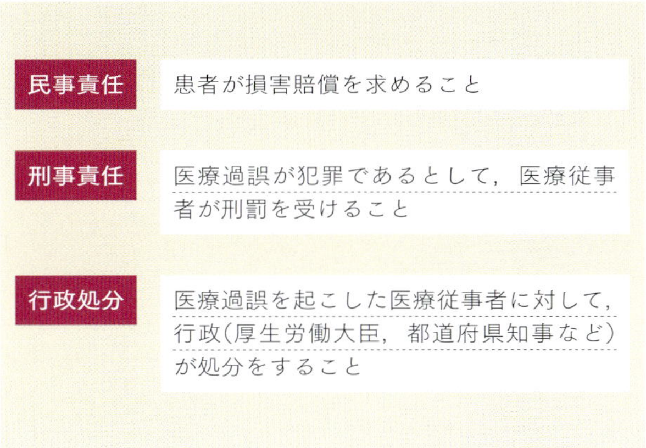

民事責任	患者が損害賠償を求めること
刑事責任	医療過誤が犯罪であるとして，医療従事者が刑罰を受けること
行政処分	医療過誤を起こした医療従事者に対して，行政（厚生労働大臣，都道府県知事など）が処分をすること

図1　医療過誤の法的責任．医療事故のうち，法的責任が生じるのは医療過誤に限られる．

れなくなった利益．専業主婦も同年代の女性の平均給与で評価），慰謝料（精神的苦痛に対する慰謝）などがある．

　民事責任は，患者側が歯科医院を裁判所に提訴することで争われるが，患者は医療過誤を起こした医療従事者個人を訴えることもできる．裁判によらずに話し合いで損害賠償額を決めることもできる．

2 刑事責任

　刑事責任は，医療過誤が犯罪であるとして，医療従事者が刑罰を受けることである．刑法211条前段は「業務上必要な注意を怠って人を死亡・傷害させた者を5年以下の懲役もしくは禁錮または100万円以下の罰金に処する（業務上過失致死傷罪）」としている．

　医療過誤に対して医療従事者に刑事責任を求めることは，平成10年以降，増えてきている．最終的に犯罪の嫌疑がないとされた事例でも，警察や検察の厳しい取り調べが心的なトラウマとなり，医療現場に復帰できなくなった医療従事者もいる．

　刑事責任は，警察や検察が捜査を行い，検察が裁判所に起訴（検察官による国家刑罰権の発動を求める訴え）することで裁判が始まり，判決によって刑罰が決まる．民事責任が歯科医院－患者という私人間の問題であるのとは異なり，あくまでも国家の刑罰権の行使であることに注意する．

3 行政処分

　行政処分は，医療過誤を起こした医療従事者に対して，行政（厚生労働大臣，都道府県知事など）が処分をすることである．

　医療過誤を行った歯科医師に対し，厚生労働大臣は，医道審議会の答申に基づき，歯科医師免許の停止または取り消しを行う．また，都道府県知事は，保険医登録の取り消しなどを行う．これらの処分は処分権者が一方的に行うことができるが，処分に不服であれば裁判に訴えることができる．

2 法的責任以外への対応

　智歯を抜歯して口唇がしびれた患者がいるとする．術前のエックス線写真で感覚障害の発症が予想され，患者に十分なインフォームドコンセントをとったうえで抜歯し，抜歯手技も医学的に妥当であるとする．これは医療事故ではあるが医療過誤ではない．したがって法的な責任は歯科医師側には一切ない．

　このような事例で患者が医療過誤だとクレームをつけてきたら，弁護士は「法的な責任はないので，患者が何かいってきたら，こちらで対処しましょう」というであろう．患者と応対する必要もないし，たとえ裁判になったとしても医療者側は勝つであろう．

　しかし，このような対応が正しい対応であろう

第1段階	健康被害による心理ダメージから回復したい
第2段階	なぜこうなったか，真相を知りたい
第3段階	謝罪をしてほしい
第4段階	二度と同じ被害がないように，再発防止をしてほしい

図2　医療事故にあった患者が考える4段階．

か？　感覚障害で苦しむ患者は，予後や原因をよく理解できず，行き場のない苦しみで歯科医師を攻撃しているのかもしれない．あるいは障害後の歯科医師の何気ないひと言で深く傷つき，その悔しさから歯科医師を攻撃しているのかもしれない．このような患者に，「きちんとインフォームドコンセントをとっているので問題ない．毅然と対応しよう．こちらに責任はないから，今後は弁護士と話をさせて直接会うのはやめよう」と対応することが，患者のためになるであろうか．

そもそも私たちは，苦しむ患者を助けるために歯科医師という職業を選んだはずである．法的責任がない医療事故でも，患者が苦しんでいるのなら，患者を救うために対応することは当然ではなかろうか．

患者が医療事故にあった場合，患者は図2の4段階のことを考えるという．

これらを踏まえた対応が必要である．

3　しびれや痛み：事前対応

医療を行う前に，起こりうる合併症について説明しておく．しびれや痛みが予想される場合は，きちんと説明し，患者に納得してもらったうえで，同意書をいただく．インフォームドコンセントというのは，単に同意書に署名捺印を求めることではなく，正しい同意（判断）ができるように詳しく説明し，納得していただく行為が含まれていることを忘れてはならない．

4　しびれや痛み：事故直後の対応

すでに述べた4段階（図2）を頭において対応する．紛争になる事例は，この4段階についての対応がまずいものが圧倒的に多い．

患者がまず考えることは「健康被害による心理ダメージから回復したい」ということである．初期対応で非常に重要なことは，患者の苦悩に共感することである．患者の苦悩に共感し，その苦悩を医療者側が十分に受け止めてあげることが大切である．患者との紛争になった事例の多くは，患者が苦悩しているのに受け止めようとせず，医療者側は悪くないという態度をとった事例が多い．法的責任がない医療事故でも，歯科医師が患者を救うために患者の心理面まで対応することは当然である．私たちはモノや動物を相手に仕事をしているのではない．

心理ダメージは予後に対する不安が大部分を占めているので，その説明をていねいに行う．この際，ついつい楽観的な説明をしがちであるが，健康被害が十分に回復しなければ，逆に患者とのトラブルの原因になるので，注意を要する．

つぎに患者が考えることは「なぜこうなったか，真相を知りたい」ということである．同じように親

知らずを抜いた人のうち「なぜ私だけが苦しまなければならないか知りたい」という願望である．患者から「なぜ私だけが」と聞かれても，医療過誤ではない限り，明確な説明はできない．「一定確率で起こる不幸な事故」としかいいようがない．しかし，それでは患者は納得しない．誠意ある態度で，ていねいに説明しなければならない．「わからないから説明できない」ではなく，「こういう理由でわかりません，ここまではわかります」と，ていねいに説明する必要がある．

3番目に患者が感じることは「謝罪をしてほしい」ということである．「自分がこれだけ苦しんでいるのに，歯科医師は謝罪すらしてくれない」と患者は感じるようになる．

ひとつの医療行為を細かく分析していくと，どこかに歯科医師側に非がある行為が見つかるものである．後で裁判で不利になるので決して謝罪はしない，と頑なな態度をとると，患者は「医療者側が自分を大切にしていない」と感じるであろう．医療者側に謝罪すべき行為が見つかれば，具体的にその部分を口に出して特定したうえで，真摯に謝罪すべきである．臨床現場で多いのは，歯科医師が十分に説明したと思っても，患者が十分内容を理解・納得していなかったことが，事故が起こってから明らかになることである．医療者側が同意書へのサインのみに目を奪われ，本来のインフォームドコンセントの意味を理解していないことによる．

なお，謝罪は落ち度を認めることであり，落ち度のないことまで謝罪する必要がないこと，謝罪してはいけないことは当然である．

4番目に患者が感じることは「二度と同じような被害が生じないように，きちんと再発防止をしてほしい」ということである．「クレームは直してほしい，期待しているからつける」ということを忘れてはならない．患者が医療者側に期待していなければ，患者は何もいわずに裁判に訴えるであろう．もし医療者側に落ち度があるのなら，きちんと対策を検討し，二度と同じ事故が起こらないように，システムを変えていくことが必要である．

これらがきちんと対応できなければ，患者との信頼関係は失われ，患者は医療者側を攻撃し始めるであろう．

Chapter 7

予防とインフォームドコンセント

髙野正行
東京歯科大学 口腔健康臨床科学講座 口腔外科学分野
東京歯科大学 水道橋病院 口腔外科

武田孝之
東京都千代田区開業・武田歯科医院

Chapter 7

予防とインフォームドコンセント

髙野正行　武田孝之

1 智歯抜歯前の対応（髙野正行）

はじめに

　智歯の抜歯は歯科臨床において多く行われているが，とくに下顎の智歯の歯根と下歯槽神経血管束が走行している下顎管とは近接していることが多く，またその舌側には舌神経が走行している．このために，下顎智歯の抜歯に際して，これらの神経に障害を与える事例がたびたび起こり問題となっている．これらのトラブルを未然に防ぐためには，どのような点に注意して，どのような手順を踏めばよいのだろうか．以下に挙げた項目の順に述べる．
1）解剖学的位置関係の確認
2）説明と同意（抜歯の必要性，後遺障害の可能性）
3）予防―適切な抜歯操作の修得

1 智歯と下顎管の解剖学的位置関係の確認

1 触診

　視診，触診は診療の基本であるが，画像診断の発達した今日，ついつい疎かになりがちである．術前に智歯周囲の組織を触診して外斜線や内斜線の走行，下顎枝の方向，舌側の骨の厚さ，第二大臼歯との位置関係などを確認，記録しておくことが重要で，手術時の粘膜骨膜弁の形成や骨除去，歯牙分割などについての大きな目安となる．

2 エックス線検査

　智歯は形態や位置異常のバリエーションが多彩なので他の抜歯に比べてもエックス線検査は重要で不可欠ある．口内法のデンタルエックス線写真で写りきらないときには，パノラマエックス線写真を用いて埋入の状態や下顎管との二次元的な位置関係を確認する．さらに智歯と下顎管が近接してその位置関係をより微細に確認する必要がある場合には，CT撮影が有用である．

3 CT検査

　CTは，智歯と下顎管の三次元的な位置関係を描出できることが特徴で，口内エックス線撮影やパノラマエックス線撮影ではわからない頬舌的な位置関係も詳細に検討することができる．また，3D画像を合成して立体的なイメージを示すことができる．さらに歯科用コーンビームCT（CBCT）を用いればより精密な画像を得ることができる（図1）．
　これらをもとに下顎骨のなかでの智歯の萌出方向，埋入部位，下顎管の位置関係などを確認することができる．
　橋爪ら[1]は，下顎智歯の抜歯後にオトガイ神経領域の異常感覚が生じた症例は，いずれも歯科用CBCTで歯根と下顎管の間に骨の介在を認めない例であったため，両者が骨を介さずに近接している場合には下顎管内容の損傷をきたしやすい，としている．

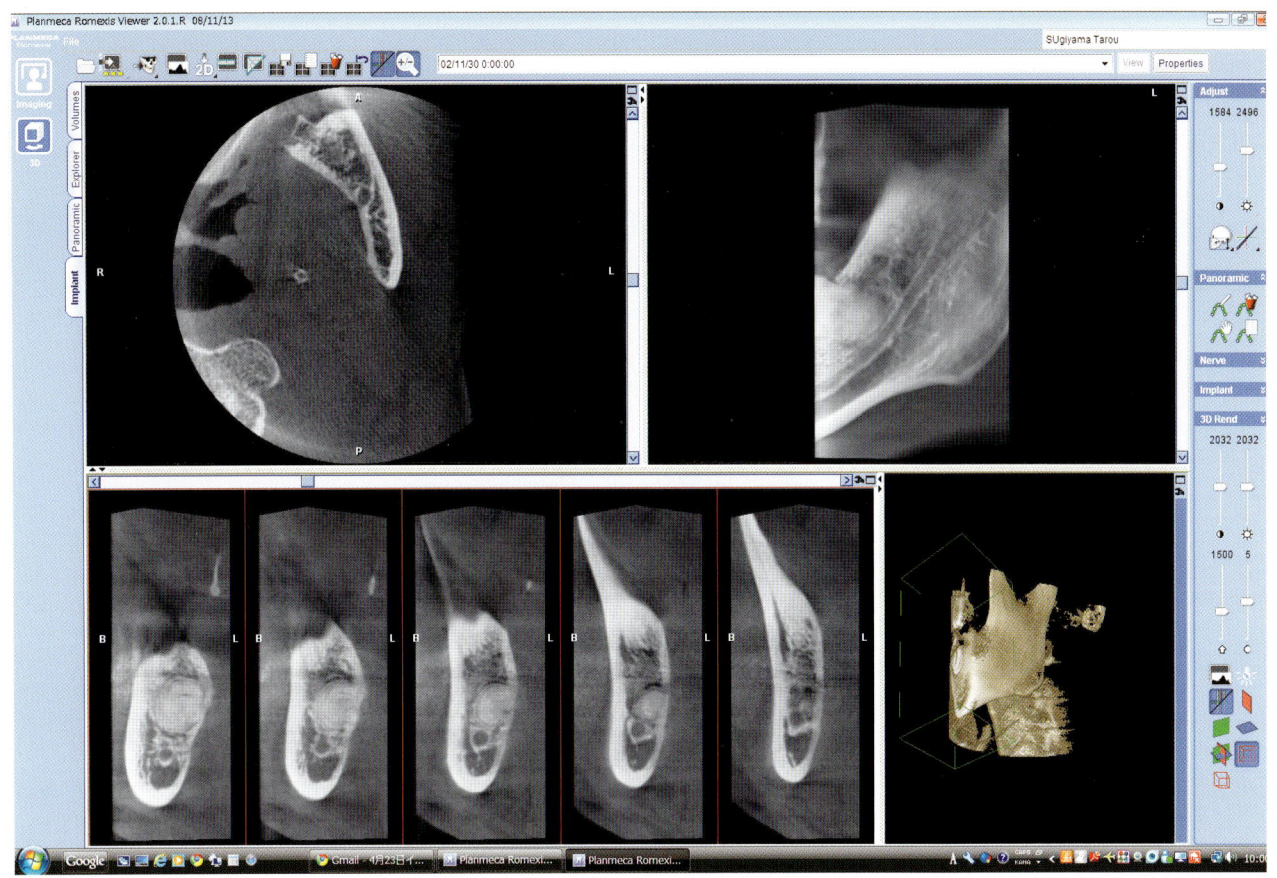

図1　歯科用コーンビームＣＴの画像．

2　説明責任とインフォームドコンセント

　抜歯などの観血処置に限らず，歯科医師が行う医療行為は患者の身体に多かれ少なかれ侵襲を加えるため，その医療行為に対して事前に患者の了承を必要とする．しかも，歯科医師よりも医学的知識の乏しい患者の承諾が有効となるためには，歯科医師が必要十分な説明により情報を提供したうえで，患者みずからの意思決定により承諾がなされる必要がある．つまり，歯科医師は事前に治療に関する説明責任を果たす義務があるといえる．

　とくに外科手術は，患者を直接傷つけることを経て治癒に至らしめるという医療行為であり，入院して全身麻酔で行う大規模な手術ばかりでなく，外来通院で行う抜歯であっても説明と同意は，口頭のものではなく詳細に文書化して記録しておくことが重要である．

　筆者の所属する部署では，抜歯や消炎手術などの小手術から顎矯正手術，悪性腫瘍切除術などの手術まで，それぞれの内容に沿った手術同意書を用いているが，抜歯については図2に示すチェックリスト式の抜歯説明書・同意書を用いて必ず術前に同意を得るようにしている．この同意書には，抜歯の必要性，手術手順，手術前後の注意事項とともに術後に起こりうる症状，不快事項などが記載されており，術者は当てはまる項目にチェックして説明を行う．説明にあたっては，たとえ麻痺などの障害の可能性は小さくても，甘い見込みをせずに障害が生じる可能性があることを伝えることが重要である．そして，具体的にその可能性が大きいか小さいか，もし障害が生じた場合にどのように対応，治療するかなどについても説明しておく．また，抜歯しなかった場合の利点・欠点など，あらゆる場合を想定して可能な限

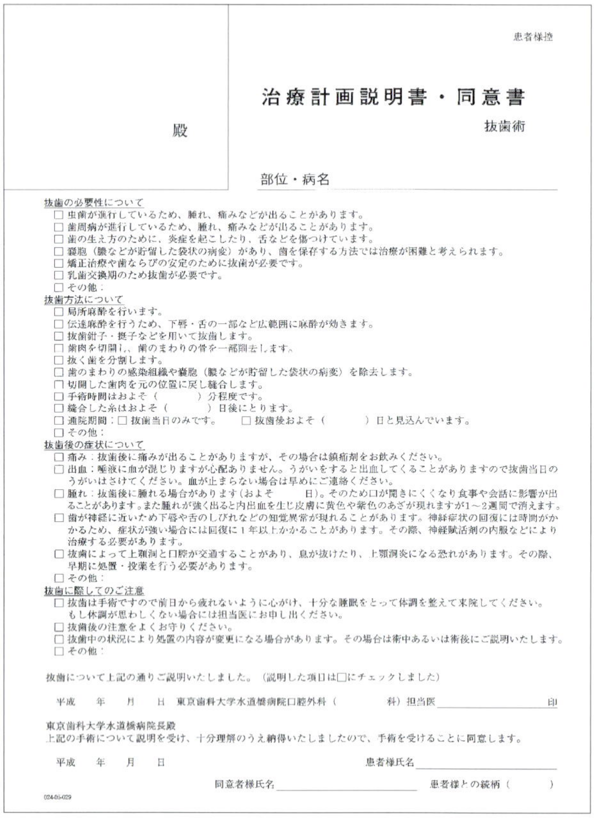

患者様控

殿

治療計画説明書・同意書

抜歯術

部位・病名

抜歯の必要性について
- □ 虫歯が進行しているため、腫れ、痛みなどが出ることがあります。
- □ 歯周病が進行しているため、腫れ、痛みなどが出ることがあります。
- □ 歯の生え方のために、炎症を起こしたり、舌などを傷つけています。
- □ 嚢胞（膿などが貯留した袋状の病変）があり、歯を保存する方法では治療が困難と考えられます。
- □ 矯正治療や歯ならびの安定のために抜歯が必要です。
- □ 乳歯交換期のため抜歯が必要です。
- □ その他：

抜歯方法について
- □ 局所麻酔を行います。
- □ 伝達麻酔を行うため、下唇・舌の一部など広範囲に麻酔が効きます。
- □ 抜歯鉗子・挺子などを用いて抜歯します。
- □ 歯肉を切開し、歯のまわりの骨を一部削去します。
- □ 抜く歯を分割します。
- □ 歯のまわりの感染組織や嚢胞（膿などが貯留した袋状の病変）を除去します。
- □ 切開した歯肉を元の位置に戻し縫合します。
- □ 手術時間はおよそ（　　　）分程度です。
- □ 縫合した糸はおよそ（　　　）日後にとります。
- □ 通院期間：□ 抜歯当日のみです。　□ 抜歯後およそ（　　　）日と見込んでいます。
- □ その他：

抜歯後の症状について
- □ 痛み：抜歯後に痛みが出ることがありますが、その場合は鎮痛剤をお飲みください。
- □ 出血：唾液に血が混じりますが心配ありません。うがいをすると出血してくることがありますので抜歯当日のうがいはさけてください。血が止まらない場合は早めにご連絡ください。
- □ 腫れ：抜歯後に腫れる場合があります（およそ　　日）。そのため口が開きにくくなり食事や会話に影響が出ることがあります。また腫れが強く出ると内出血を生じ皮膚に黄色や紫色のあざが現れますが1～2週間で消えます。
- □ 歯が神経に近いため下唇や舌のしびれなどの知覚異常が現れることがあります。神経症状の回復には時間がかかるため、症状が強い場合には回復に1年以上かかることがあります。その際、神経賦活剤の内服などにより治療する必要があります。
- □ 抜歯によって上顎洞と口腔が交通することがあり、息が抜けたり、上顎洞炎になる恐れがあります。その際、早期に処置・投薬を行う必要があります。
- □ その他：

抜歯に際してのご注意
- □ 抜歯は手術ですので前日から疲れないように心がけ、十分な睡眠をとって体調を整えて来院してください。もし体調が思わしくない場合には担当医にお申し出ください。
- □ 抜歯後の注意をよくお守りください。
- □ 抜歯中の状況により処置の内容が変更になる場合があります。その場合は術中あるいは術後にご説明いたします。
- □ その他：

抜歯について上記の通りご説明いたしました。（説明した項目は□にチェックしました）

平成　年　月　日　東京歯科大学水道橋病院口腔外科（　　　科）担当医＿＿＿＿＿＿印

東京歯科大学水道橋病院長殿
上記の手術について説明を受け、十分理解のうえ納得いたしましたので、手術を受けることに同意します。

平成　年　月　日　患者様氏名＿＿＿＿＿＿

同意者様氏名＿＿＿＿＿＿　患者様との続柄（　　　）

024-05-029

図2　抜歯の同意書の一例.

り網羅的に説明するよう心がける.

これらを説明したうえで，患者には熟慮のための十分な時間を与える必要がある．当院では同意の日付と署名をもらったうえでそのコピーを診療録に保存し，本状は患者に手渡すことにしている．判断能力が十分でない未成年者や高齢者などでは保護者や代理人に同意を得ておく．このように説明にあたっては，問題点を箇条書きに整理し，手書きの絵や図を利用するなどの工夫が必要で，また適時に改変していくべきものである．もし抜歯の同意が得られない場合には，抜歯を見合わせて保存的に対応するか，後に挙げるような二回法などの適応について検討することとなる．

1 説明事項1：下顎智歯抜歯の必要性について

智歯の抜歯の同意を得るためには，何よりもまず抜歯を行う必要性・妥当性を十分に認識してもらうことが重要である．米国のNIH(National Institutes of Health)が1980年に発表した，智歯抜歯の必要性に関するコンセンサス[2]では，数回にわたる智歯周囲炎の既往，修復不可能なう蝕，隣在歯遠心面のう蝕，歯周病，嚢胞の拡大，智歯ないし隣在歯の歯根の吸収，が挙げられている．日頃から智歯を保存した場合のリスク，抜歯したときのリスクを再検討して整理しておくことが安全に臨床を進めていくうえで大切であり[3,4]，以下に項目を挙げて解説する．

①智歯の多くは萌出異常，萌出困難を起こす

顎骨の退化により智歯の萌出率は減少し，萌出しても近心傾斜となるか水平埋伏の状態となることが多い．また，顎間皺壁部の軟組織が智歯遠心を被覆するために半埋伏の状態となり，周囲に深い歯周ポケットを形成し清掃不良となって感染巣となる．下顎智歯では正常植立が約20%のみで，その他の多くは近心または遠心に傾斜しているか埋伏している．そのうち，近心傾斜しているものが約45%，水平埋伏智歯は約10%であったとの報告がある[5]．下顎智

歯の萌出方向については，歯胚形成が歯冠部に限局している時期に，すでに近心傾斜している傾向にあり，歯根が3分の1以上形成された段階で近心に42°以上傾斜している症例は，さらに傾斜して水平に近づく，との研究報告がある．

②智歯周囲炎

智歯周囲炎とは「歯冠周囲炎の一型で，歯周炎に類似の所見を呈し，主に智歯周囲の軟組織に初発する限局性の炎症」と定義され，智歯に特有の位置的・環境的な条件から引き起こされる辺縁性歯周炎のことである．症状としては，自発痛，咀嚼時痛，開口時痛などの疼痛や歯肉・歯槽部の発赤，腫脹，排膿などである．また，開口障害や顎下リンパ節の腫大や圧痛を呈することもある．20歳前後の智歯の萌出にともなって発症することも多いが，慢性化してそれ以降に何らかの刺激により急性症状を起こすようになることもある[6]．下顎智歯に特有の位置的・環境的要因としては，萌出余地が少ないことにより頰間皺襞や頰粘膜が智歯遠心に入り込んで咀嚼歯肉がないかほとんど欠損していること，それに加えて，歯列の最後方で十分な刷掃が困難などが挙げられる．

③う蝕

位置や萌出方向の異常から清掃不良となり，う蝕になるリスクが高い．また，近心傾斜歯や埋伏智歯では隣在歯との歯間が不潔となり，う蝕を誘発する．歯髄への拡大は根管治療を必要とするが，次項にも述べるように歯内療法は一般に困難で，さまざまなリスクをともなう．

④根端性歯周炎

智歯は，植立状態や歯軸形態，また歯や根管の形態から根管処置が困難な場合が多い．具体的には，ラバーダムクランプの装着困難，デンタルエックス線写真の撮影困難，リーマーなど根管治療器具の操作困難などであり，形態的には根管口が低位で視認が困難，根管の把握が困難で湾曲が著しいなどによる．不十分な歯内療法は結果的に慢性根端性歯周炎を引き起こし，その急性転化による顎炎，顎骨骨膜炎，歯性上顎洞炎など広範な炎症を継発するリスクは高まると考えられる．

⑤顎炎

智歯周囲の炎症は急性転化して，口腔底蜂窩織炎などの重篤な急性炎症を起こす．智歯周囲炎などの智歯に関連した炎症が，ときに重篤な炎症となるのは，下顎では隣接する舌下隙，顎下隙，翼突下顎隙などに，上顎では上顎洞や翼口蓋窩，側頭下窩などに炎症が波及して重篤化するためである．また同じ理由で，抜歯手術により感染の拡大するリスクが大きい点に注意すべきである．

歯科治療においても多様な抗生物質の投与が一般的となった昨今は，軽度な感染症状は抗菌剤の投与などにより比較的短期間で消炎させることができるようになった．しかし一方で，安易な抗生物質投与は多剤耐性菌を発現させ，局所の慢性感染症の誘因となりうる．顎骨においても慢性顎炎，慢性硬化性骨髄炎などが増加傾向にあり，治療に苦慮することが多い．炎症を繰り返す智歯については，保存に連綿とせずに早期の抜歯が望ましい．

⑥囊胞形成

含歯性囊胞（濾胞性歯囊胞）の発生機序は明確ではないが，智歯部においては萌出不全による歯囊の残存により囊胞が発生すると思われる．いったん囊胞が形成されると緩徐にではあるが拡大傾向を示し，周囲の骨を圧迫吸収して骨の膨隆，隣在歯の位置異常などをきたす．さらに進行すると歯槽部に羊皮紙様感や波動が触れるようになる．

下顎埋伏智歯の遠心側に生じる囊胞はホフラート囊胞とよばれ，デンタルエックス線フィルムのみでは見つかりにくいことがあり，注意が必要である（図3）．上顎埋伏智歯部に発生した含歯性囊胞は，ときに上顎洞方向に進展拡大して，口腔内の変化がないままに洞内にドーム状の骨膨隆を形成していることがあり，見過ごされることも多い．また，ごく稀であるが，顎囊胞の囊胞上皮が癌化することがある．

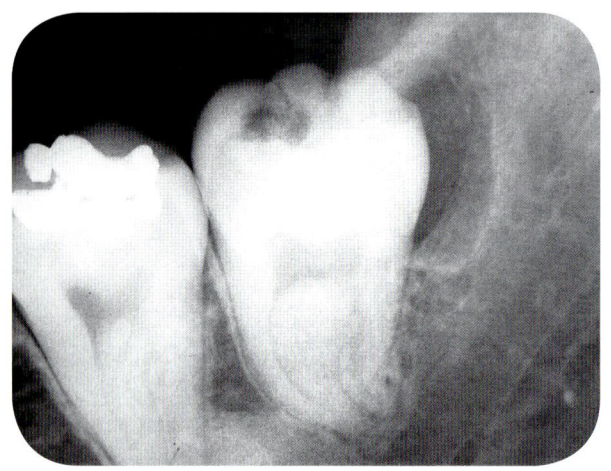

図3　ホフラート囊胞.

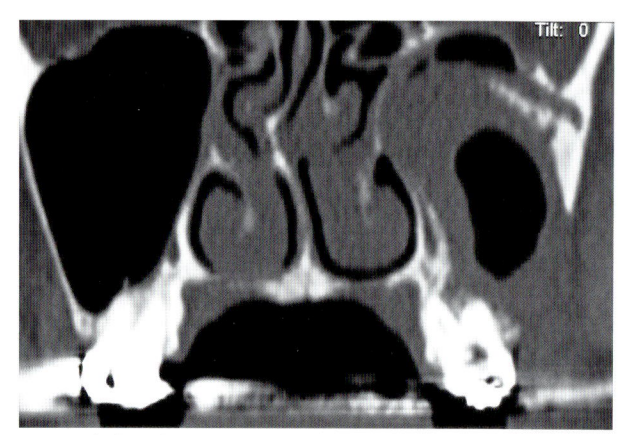

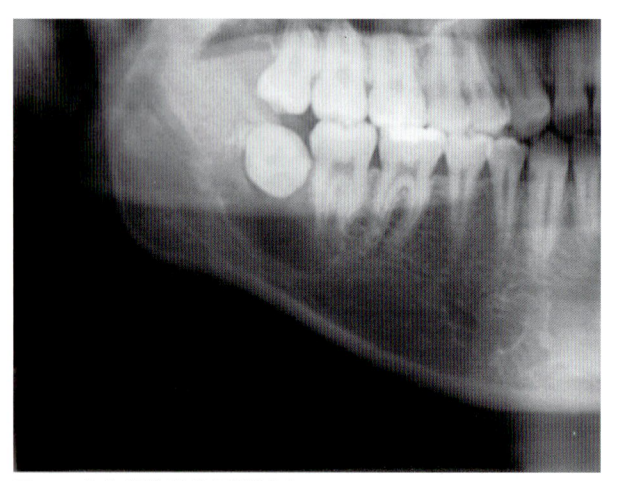

図4　囊胞の癌化.

図5　角化囊胞性歯原性腫瘍.

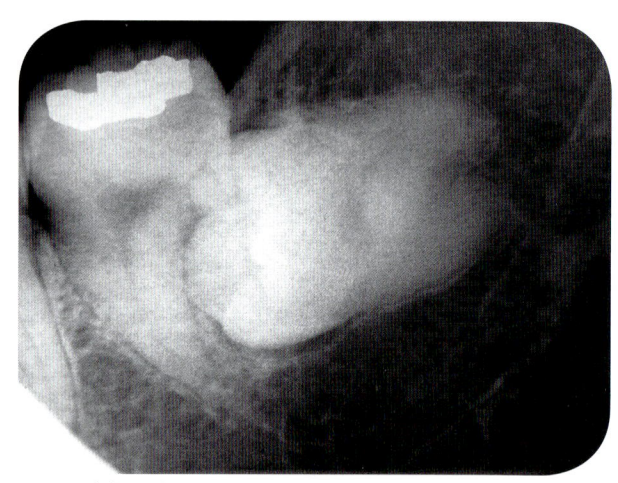

図6　歯根肥大.

この病因は明らかではないが，囊胞腔内への慢性感染が引き金になるとの説もあり，智歯部の囊胞を長期間放置するリスクのひとつといえる．また，これらのことは囊胞摘出後の病理組織学的検査の必要性を示している（図4）．

⑦腫瘍

下顎智歯部は歯原性腫瘍の好発部位でもあり，歯原性角化囊胞，エナメル上皮腫，エナメル上皮歯牙腫，エナメル上皮繊維歯牙腫などは，その多くが下顎埋伏智歯の歯冠周囲から発生する．増殖能が高く周辺に娘囊胞が存在することなどから，摘出後の再発率は高いとされている（図5）．

⑧歯根の肥大と骨性癒着

智歯の歯根は智歯周囲炎など局所の慢性炎症の影響を受けて加齢とともに骨性癒着やセメント質肥大を起こしていることが多い．また，咬合力を受けない傾斜歯，埋伏歯などは，経時的に歯根膜組織の萎縮を起こすとされる[6]．これらのことから，中高年での智歯の利用や抜歯には注意が必要である（図6）．

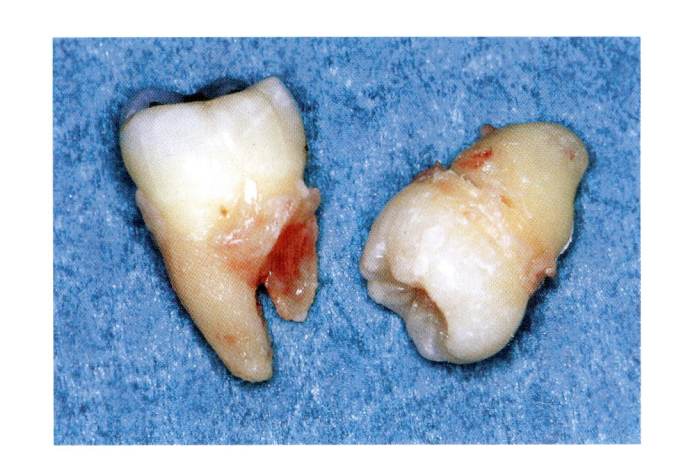

図7　埋伏智歯による第二大臼歯の歯根吸収．

⑨第二大臼歯の歯根吸収

近心傾斜や水平埋伏智歯の歯冠が第二大臼歯の歯根面を圧迫して，歯根面を吸収することがある．この原因としては，萌出力による圧迫だけでなく，局所の炎症反応や根面のう窩形成などによるものと思われるが，進行したものでは第二大臼歯の抜歯を余儀なくされる(図7)．

⑩歯列の叢生

歯列矯正の安定のために下顎智歯を抜歯する必要があるかどうかについては，NIHのクライテリアには含まれておらず，以前より議論のあるところである．これには大きく分けて，智歯の存在が永久歯列に影響を及ぼす，とするものと，無関係との報告がある[3]．古くから下顎智歯の萌出力が歯列の安定を障害して歯列不正の原因となっているのではないかといわれ，それを支持する研究も多い．しかし一方で，下顎智歯の埋伏と歯列不正はいずれも下顎歯列弓の短小化に原因するとの意見や，歯列や下顎を前方に誘導する積極的な役割を強調する意見もある[4]．しかし，先に述べたように，下顎智歯に関してはその多くが近心傾斜して萌出する傾向があり，隣在歯や下顎前歯の歯列に影響を及ぼす可能性は少なからず考えられるし，実際に下顎智歯が萌出してきてから前歯の叢生が始まったと訴える患者に遭遇することは少なくない．現時点でその歯列不正の症候がないときにも，そのリスクがあることは十分に伝えるべきであろう．

2　説明事項2：智歯抜歯と感覚神経損傷の関連

①下歯槽神経の障害

顎埋伏智歯の抜歯でのオトガイ神経障害の出現率は，専門施設においても0.4〜0.6％，歯科全体では3〜11％にも及んでおり，その障害の質を考慮すれば，けっして低いリスクとはいえない．デンタルやパノラマエックス線写真において，下顎智歯の一部と下顎管が接しているか重なっている症例では，下顎管内の下歯槽神経と智歯がきわめて近接しているか，直に接している可能性があると伝えておく[7-9]．先に述べたように，歯科用CBCTで歯根と下顎管の間に骨の介在を認めない例では，下顎管内容の損傷をきたしやすいという報告がある[5]．

検査結果をもとに，抜歯後に感覚障害の生じる可能性が高いのか低いのか，障害の生じた場合に考えられる症状，回復に要する期間などについて説明する．なかでも感覚障害の生じる可能性が高いと思われるハイリスク症例では，回復期の症状の変化や検査項目，治療方法などについても，その概要を説明しておくべきである．また，職業柄，術後の感覚障害が仕事の大きな障害になると考えられる音楽家，料理人等々には，とくに詳細な説明下の同意が必要である．

177

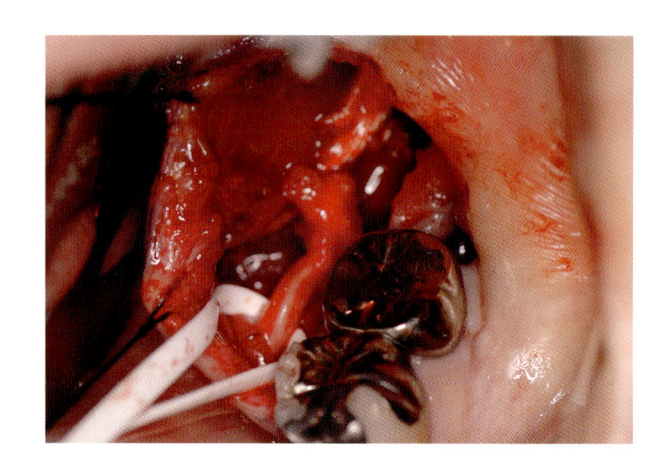

図8　智歯抜歯時に切断された舌神経.

②舌神経の障害

　舌神経は，下顎神経から分枝して翼突下顎隙前方を下行し，臼後部舌側（下顎智歯舌側）の舌下粘膜直下を経過して舌に分布している．よって，下顎孔伝達麻酔や智歯抜歯に舌側軟組織を刺激損傷することにより舌神経障害が起こる．Behniaら[10]は，新鮮死体による669例のうち14％で下顎智歯の舌側歯槽頂上を走行しており，2例では臼後三角を走行しており，残りは舌側歯槽頂の3mm下，舌側骨面の2mm内方を走行していたと述べている．

　このような点を踏まえて，舌側向きに埋入している智歯などでは，抜歯に際して舌神経に近接している可能性があり，抜歯操作や局所麻酔などにより神経の損傷をきたす可能性がある．前項と同様に障害の生じたときの症状，回復に要する期間，その際の臨床症状の変化，検査項目，治療回復のための方策などについて説明する．

3　障害の予防―適切な抜歯操作の修得

1　通法による智歯抜歯時の注意点

①下歯槽神経の障害

　抜歯時の下歯槽神経損傷の起こり方には

a．バーや手術器具による直接損傷
b．歯根による圧迫や断裂
c．抜歯窩底の骨折片による圧迫
d．抜歯による神経の露出

などが挙げられる．また，これらの誘因としては，エックス線写真の確認ミス，乱暴な抜歯操作などが挙げられる．抜歯に際しての要点は，位置関係の確認と適切な抜歯操作である．位置関係の確認は，前項でも述べているようにエックス線写真，CTなどを応用して可及的詳細な情報を把握する．また，これらの情報を患者に十分わかりやすいように説明して，抜歯をすることの同意を得ておく必要がある．実際の抜歯操作では，周囲組織やとくに下顎管内容を刺激しないような術式を選択することが肝要である．技術的な問題であり，経験によっても左右される．

②舌神経の障害

　下顎智歯抜歯時に舌障害の起こる原因としては，

a．伝達麻酔や浸潤麻酔時の注射針による損傷
b．遠心切開による切断
c．エアタービンなどの回転切削具による切断や巻き込み
d．縫合糸による神経絞扼

などが考えられる（図8）．

　予防としては，適切な麻酔操作，下顎孔伝達麻酔では二進法などを用いて，注射針を下顎枝の内面の骨に沿って進め，むやみに針先を移動しない操作を行うこと，智歯舌側歯槽部への浸潤麻酔は注意深く，そして必要以上に行わないようにすることである．

　抜歯にあたっては，遠心切開時には外斜線方向に

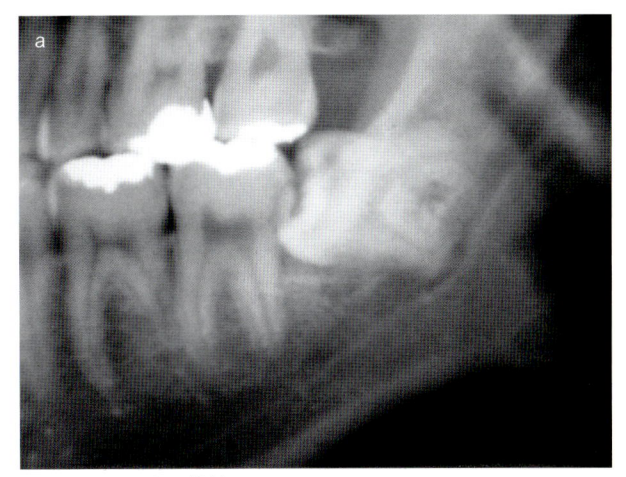

図9a　二回法，術前．

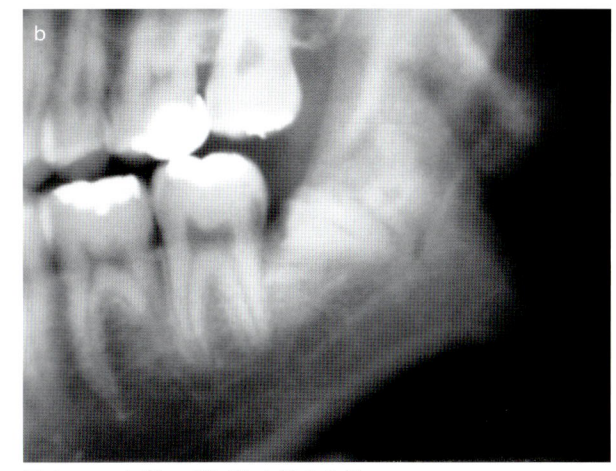

図9b　二回法，歯冠除去後3か月．

骨の上で切開線をおく．舌側に処置が及ぶ場合には回転切削器具などによって舌側の組織を損傷しないように，舌側や遠心の粘膜を十分にガードする，遠心切開部の縫合のときに必要以上に深く縫合糸を通さない，などの点に注意する．

③下顎智歯の段階的抜歯（二回法）

　水平埋伏智歯などにおいて，歯冠を削除して空隙をつくり，歯の萌出力を利用することにより歯根部を前方に移動させて歯根と下歯槽神経との距離を広げる方法である[11]（図9a, b）．欠点としては歯冠部削除による歯髄炎の併発，削除部分への食渣の停滞や歯周炎の併発などである．また，歯根が湾曲している場合や骨性癒着がある場合には，十分な効果が得られないこともある．

④矯正治療の併用

　矯正力を利用して智歯の位置や方向を変え，下顎管との距離をとったのちに抜歯をする方法が用いられることがある．

まとめ

　下顎智歯抜歯において術後の感覚障害とそれにともなうトラブルを未然に防ぐための要点は，個々の症例における智歯部の解剖学的形態を十分に把握したうえで，手術の手順や起こりうる状況を術前に十分に説明してインフォームドコンセントを得たうえで，確実な手技により抜歯を行うことである．

参考文献

1. 橋爪敦子，中川洋一，石井久子，小林薫．歯科用CTによる下顎管と下顎智歯の位置関係の観察．日口外誌 2004；50(1)：1-10．
2. NIH consensus development conference for removal of impacted third molars. J Oral Surg 1980；38：235.
3. Mercier P, Precious D. Risks and Benefits of removal of impacted third molars. Int. J Oral Maxillo. Surg 1991；21：17-21.
4. 高橋哲．智歯抜歯のEBM. In：鴨井久一，吉田直人，花田信弘 編集．EBMをめざした歯科医療．京都：永末書店，2002．
5. 樋口譲，浅海淳一，河井紀子，相賀秀樹，村上純，岸幹二．第三大臼歯の萌出に関するX線学的検討．岡山歯学会雑誌 2000；19：155-159.
6. 石上敏幸，鬼澤浩司郎，吉田廣．高齢者下顎智歯周囲炎の臨床的及びX線学的特徴．日口科誌 2002；51：43-47.
7. 野間弘康，佐々木研一 編．カラーグラフィックス 下歯槽神経麻痺．東京：医歯薬出版，2001．
8. 髙野正行，国府田英敏，松田玉枝，柿沢卓，安達康，堀田宏巳，野村貴生，近藤祥弘，吉田隆，野間智子，谷口誠，野村仰，高橋哲夫．歯科治療による外傷性知覚神経麻痺：病因，診断，対応及び処置．歯科学報 1999；99：1102-1112.
9. 髙野正行．智歯．In：宮地建夫，藤関雅嗣，野嶋昌彦 編集．リスクを持つ歯へのアプローチ．東京：ヒョーロン・パブリッシャーズ，2005：123-142．
10. Behnia H, Kheradvar A, Shahrokhi M. An anatomic study of the lingual nerve in the third molar region. J Oral Maxillofac Surg 2000；58(6)：649-651.
11. 仲井義信，和気裕之，岩城博．二回法智歯抜歯 術後知覚麻痺を回避する一方法．デンタルダイヤモンド 1994；19(12)：25-42.

2 口腔インプラント埋入手術前の対応 (武田孝之)

1 インプラント治療の目的と合併症が落とす影

　インプラント治療の目的は患者のQOLの改善にあり，命の質と量を守ることにある．歯の欠損が拡大し咀嚼機能が低下すると炭水化物主体の軟食を好むようになり，偏食傾向に陥る人が多く，その結果，壮年期においてはメタボリックシンドロームの誘発，高齢期においては低栄養となる人の頻度が高くなってきている．また，よく噛めないことは唾液の分泌量を低下させるだけでなく，脳への刺激を減少させ認知症を誘発する可能性も高くなる．

　よく噛めないことは生活習慣病と密接にかかわっており，病気のドミノ倒しの第一歩となる．それゆえ，義歯を中心とする従来の補綴法で改善できなかった点に対してインプラントを用いることにより，天然歯に近似した，より高度な機能回復を行うことは非常に有意義であり，歯の再生が臨床応用されるまでは必要悪として使用していかなければならない．

　しかし，インプラントの合併症が落とす影は，従来の補綴法と比較して患者に大きなダメージを与えてしまう．生活の質を改善するはずのインプラント治療が神経障害を起こすと，患者に生涯大きな負担を背負わすことになる．

　インプラント適用のスタートとして下顎遊離端欠損症例を多くの人が推奨する．しかし，下顎臼歯部はもっとも神経障害のリスクの高い部位であり，十分に術前検査，治療計画が行われないと，重篤な問題を引き起こしかねない．

　本稿では，主に下顎における神経障害発症の現実と予防策，および術前の患者説明のポイントについて述べる．

2 神経障害の現状

　Goodacreら[1]によると一時的なものも含めると7％に神経障害が発現していたと報告している．また，九州インプラント研究会の2005年の報告では，同様に一時的な感覚障害，しびれも含めた場合は5.9％あり，下顎管への穿孔は0.4％であった（表1）．これらのデータはＣＴによる三次元的画像診断が一般化する前のものではあるが，想像するよりも高い頻度で起こっていることに驚愕する．

　2005年5月から20か月間で東京歯科大学千葉病院口腔インプラント科に紹介患者として来院されたトラブル症例の頻度をみても，神経障害は6症例ある（図1，2）．日本各地における歯科医師会医事処理の事例においてもインプラント治療に関する神経障害の報告は後を絶たず，今後，インプラント治療の裾野が広がるにつれて神経障害発現頻度は高くなると予測されている．

　埋入手術にともなう神経損傷として，粘膜切開，剥離にともなうオトガイ神経の損傷と下顎管穿孔にともなう下歯槽神経の損傷があるが（図3），いずれも術前検査，治療計画を正確に行うことで回避できる可能性は高い．

表1　インプラントの合併症（九州インプラント研究会, 2005）.

合併症	件数	％
1．下顎管への穿孔	2	0.4
2．上顎洞・鼻腔への穿孔	14	2.5
3．止血できない出血（転医・入院）	0	0
4．感覚障害・しびれ	33	5.9
5．初期撤去（オッセオインテグレーションせず）	24	4.3
6．後期撤去	52	9.3
7．インプラント周囲炎	157	28.2
16．ポーセレンの破折	92	16.5
17．オクルーザルスクリューのゆるみ	70	12.6
合計　（その他合計20項目）	557件	100％

Chapter 7　予防とインフォームドコンセント

・神経障害	6例
・上顎洞炎	6例
・インプラントの上顎洞内迷入	5例
・インプラント周囲炎	22例
・上部構造のトラブル	19例
・その他	7例
合計	65例

図1　東京歯科大学千葉病院口腔インプラント科に紹介され来院されたトラブル症例数．2005年5月からわずか20か月間で神経障害患者は6症例あった．

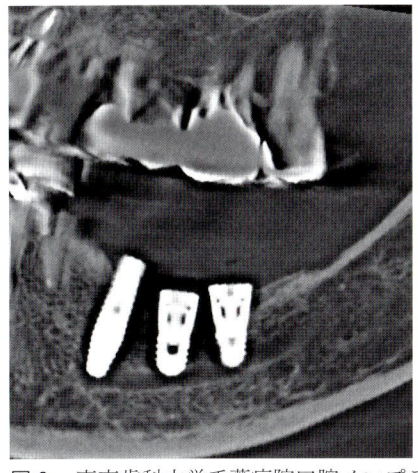

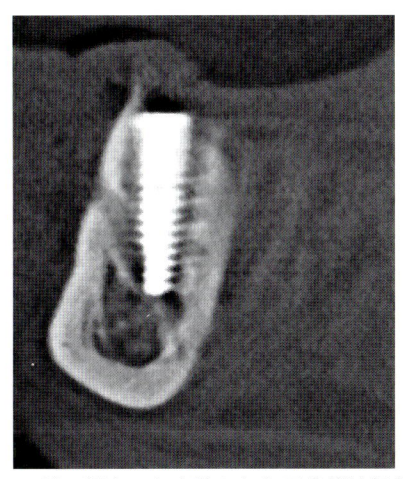

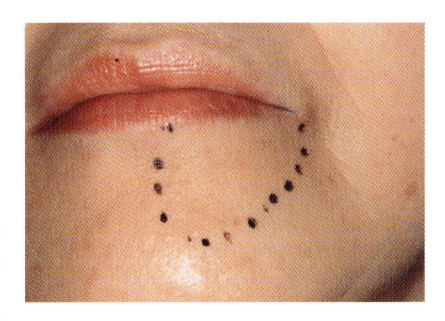

図2　東京歯科大学千葉病院口腔インプラント科に紹介され来院された下歯槽神経損傷例．下顎管穿孔による神経損傷で障害を起こしていた．

1．神経損傷
　　1）粘膜切開，剥離にともなうオトガイ神経の損傷
　　2）下顎管穿孔にともなう下歯槽神経の損傷
2．血管損傷
　　1）下顎管損傷：下歯槽動脈
　　2）下顎前歯部舌側皮質骨穿孔：舌下動脈
　　3）下顎臼歯部舌側皮質骨穿孔：オトガイ下動脈，舌下動脈
　　4）上顎結節部穿孔：後上歯槽動脈，翼突静脈叢
　　5）上顎洞穿孔：後上歯槽動脈
　　6）鼻腔底穿孔：蝶口蓋動脈
3．粘膜損傷
　　1）上顎洞穿孔
　　2）鼻腔底穿孔

図3　インプラント埋入手術にともなう重篤な偶発症（東京歯科大学口腔インプラント科矢島安朝教授による）．

181

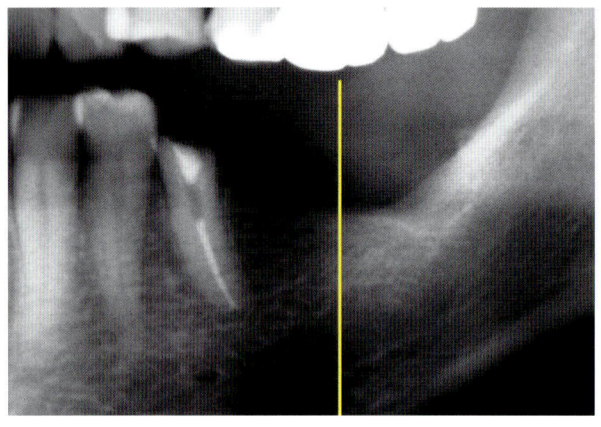

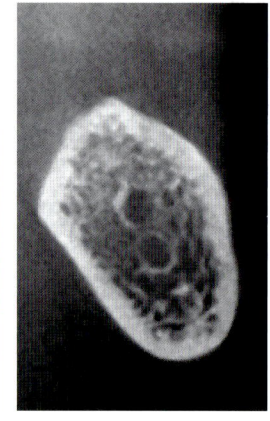

図4 下顎管が2本に分岐していた一例．パノラマエックス線写真上では，下顎管下縁は明確にわかるが上縁は不明瞭である．CBCT像にてみると下顎管が2本に分岐していた．

3 神経損傷を回避するための予防策

1 三次元的画像診断

　2010年現在，術前検査としてCT(歯科用コーンビームCT：CBCT，医科用ヘリカルCT)を使用することが必然とされてきている．

　術前画像検査を目的として撮影依頼を受けた一例を図4に示す．パノラマエックス線写真では下顎管下縁は明確にわかるが上縁はよくわからない．CBCT像にてみると下顎管が2本に分岐しており，パノラマエックス線写真のみの情報で埋入手術を行ってしまったら下顎管穿孔による神経損傷を起こしたであろう．

　図5にパノラマエックス線写真上で計測した下顎管までの長さとCBCT像上で確認した差を示す．パノラマエックス線写真上では有効骨高として第一大臼歯部に15mm，第二大臼歯部に13mmあると計測されたが，顎下腺窩の陥凹および頬側歯槽骨部の吸収による形態変化から，実際には短いインプラントを選択しないと舌側に穿孔する危険性が高くなる

ことがわかる．この現象は下顎大臼歯部では一般的である．

　この二例をみるだけでも三次元的画像診断をすべての症例で行う必要性が高いことを理解できるであろう．

　現在，CBCTと医科用CTが撮影に使用されている．開業医では個人の診療室にCTを設置できない場合も多く，実際には外部に撮影依頼をすることもある．医科用CTをフィルムに焼いて情報伝達する場合には基準平面の設定に配慮すべきであり，複数本埋入する計画時には，各々の埋入軸に垂直に画像を再構築できるようにしておかないと正確な画像を得られないことも理解しておきたい(図6，7)．それゆえ，できうるならば画像再構築(リアルタイムリスライス)を任意に行えるシステムを備えた出力を依頼するか，専用のCTソフトを準備しておくことが望ましい．

2 短いインプラントの適用（部分欠損症例における対応）

　下顎管までの骨高が限られている場合にはショートインプラントの適用が推奨されつつある．皮質骨

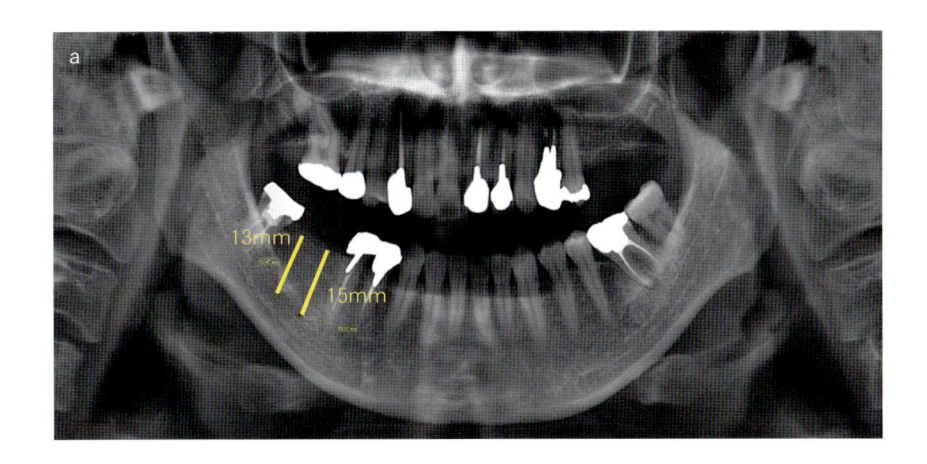

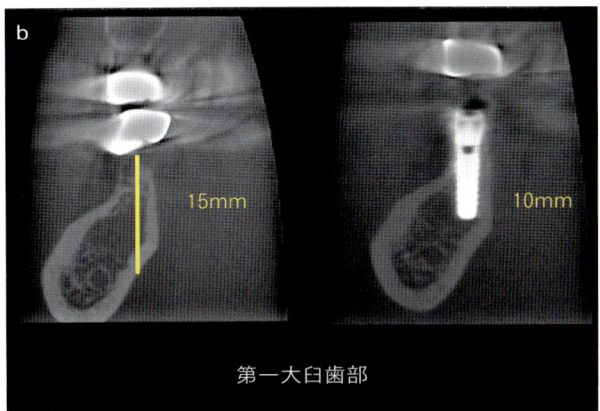

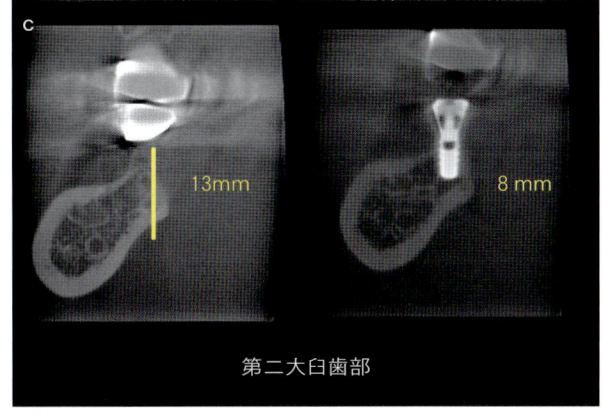

図5a-c　パノラマエックス線写真上とCBCT像上による立体画像の違い．
a：パノラマエックス線写真上では有効骨高が第一大臼歯部で15mm，第二大臼歯部で13mmあると計測された．
b, c：CBCT像上では顎下腺窩の陥凹および頬側からの歯槽骨部の吸収による形態変化から，実際には短いインプラントしか適用できないことがわかる．

として十分な厚みを有する緻密骨がある下顎骨の場合，短いインプラントを適用しても臨床結果は良好であると以前より報告されている[2]（図8）．もちろん，力を受け止める支持条件のみならず，力をかける側の条件，すなわち，パラファンクションの有無，咬合力の強さにより予後が変わることも設計段階で考慮しなければならないが，神経損傷を回避できる対応策のひとつである．

図9にオトガイ孔遠心部に6mmの長さのインプラントを適用した一例を示す．現在，治療後約4年経過であるが，骨は安定している．

インプラント埋入手術に使用するドリルはシステムによって異なるものの，先端のやじり部が0.4mm～1.0mm程度あり，実際に埋入するインプラントよりも深く形成されるため，下顎管上縁から約2mmの安全域を設けることが推奨されている．

主に部分欠損症例においてオトガイ孔遠心部にインプラントを配置する場合には，限りある既存骨を有効利用することが第一選択である．垂直的骨造成もさまざまな方法で試みられてはいるが，差はあるものの，造成骨は必ず骨吸収すると考えるべきであり，安定した長期経過例はいまだに未報告である．

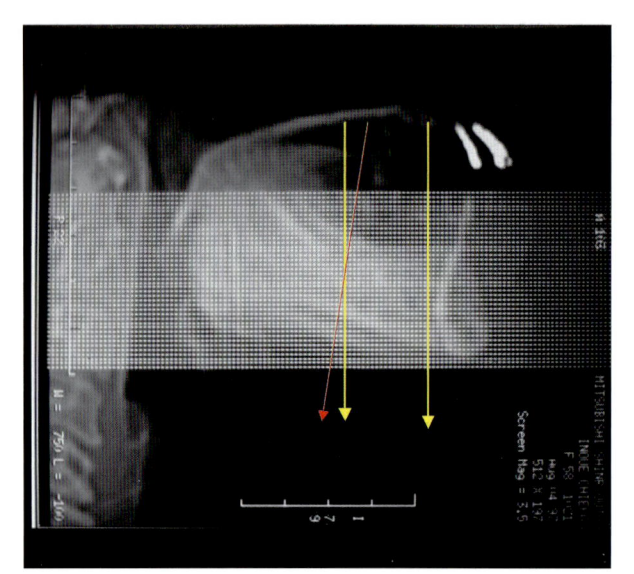

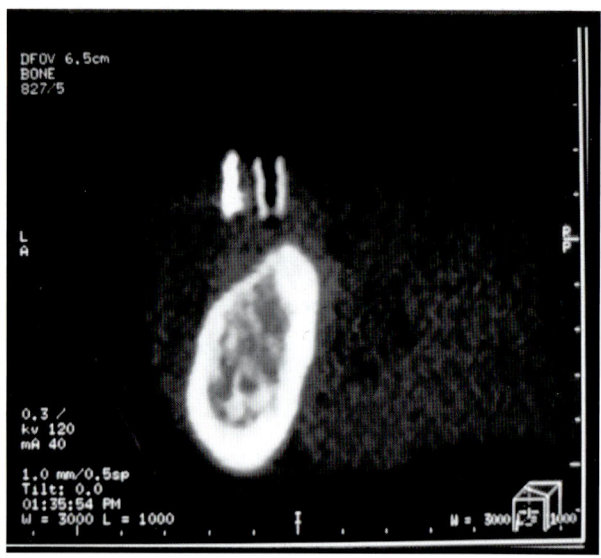

図6　医科用CT使用によるクロスセクショナル画像（フィルムに焼き付けた一例）．この出力方法では1つの基準平面に垂直な画像（図中黄色）しか得られない．もし異なる軸（赤）に埋入する場合には不正確な情報となってしまう．

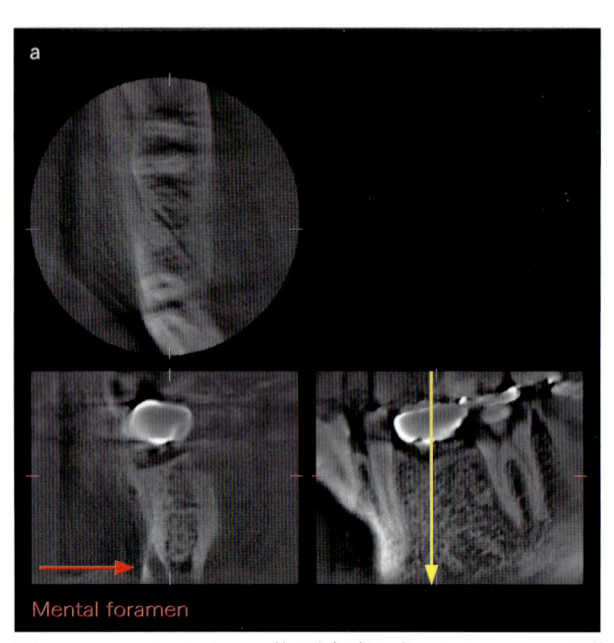

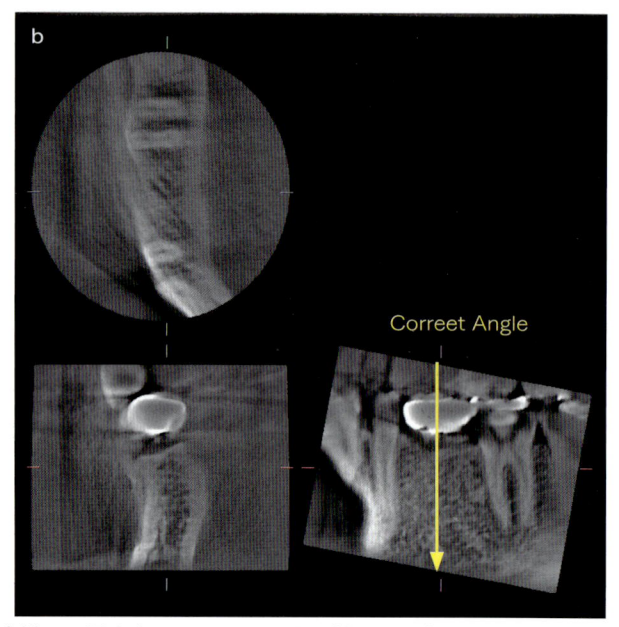

図7a, b　CBCTにおいて約5°角度を変えたリスライス画像．本症例では図中左ではオトガイ孔に対する配慮が必要だが，5°角度を変えるだけでリスクが異なってくる．

残存率（7年後）　6 mm　97.2%
（脱落：253本中7本　うち6本は上顎）

図8　ショートインプラントの臨床経過（文献2より改変引用）．皮質骨として十分な厚みを有する緻密骨がある下顎骨の場合，6 mmという短いインプラントを適用しても臨床結果は良好である．

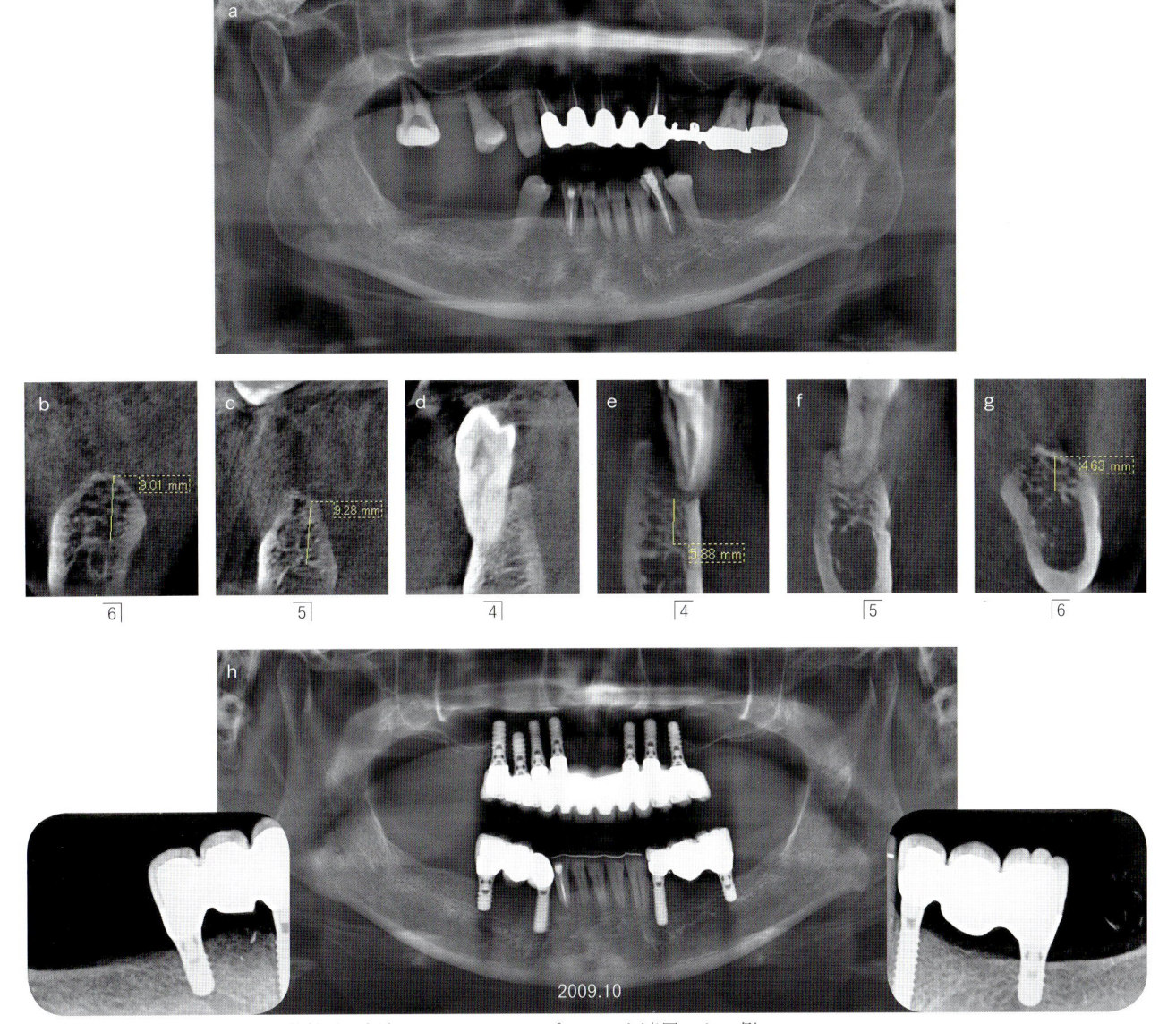

図9a-g　下顎部分欠損症例遊離端欠損部にショートインプラントを適用した一例.
a-g：術前．オトガイ孔より遠心部は骨高が非常に限られている．
h：4年後．骨レベルは非常に安定している．

3　意図的傾斜埋入（主に無歯顎症例における対応）

　下顎無歯顎に対してインプラントブリッジを作製する際，オトガイ孔間にインプラントを配置し遠心にカンチレバーを延ばす構造が古くから適用されてきた．主に対顎の上顎は総義歯であるが，実に30年以上という長期間にわたりインプラントの長期安定が確認されてきている（図10）．
　しかし，上顎が有歯顎，もしくは，インプラントブリッジの場合には可及的に遠心へのカンチレバーの長さを短縮するために，遠心部のインプラントを意図的に遠心傾斜させる埋入方法が推奨されるようになってきている（図11）．
　力学的安定を図るために既存骨を最大限有効利用する方法として利点が高いが，一方，埋入手術時のリスクは高くなる．コントラアングルが対合歯に当たり埋入角度に規制を受けやすいこと，そして，非日常的角度に埋入するために臨床感覚が乏しく，舌側に先端部が向かいやすくなる．その結果，下顎骨

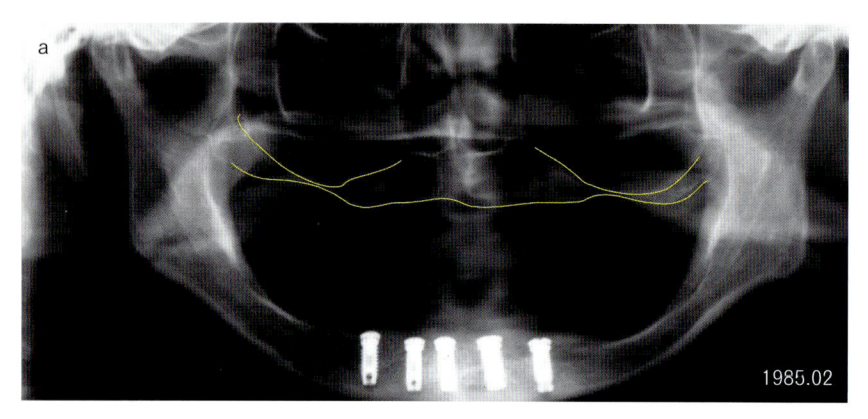

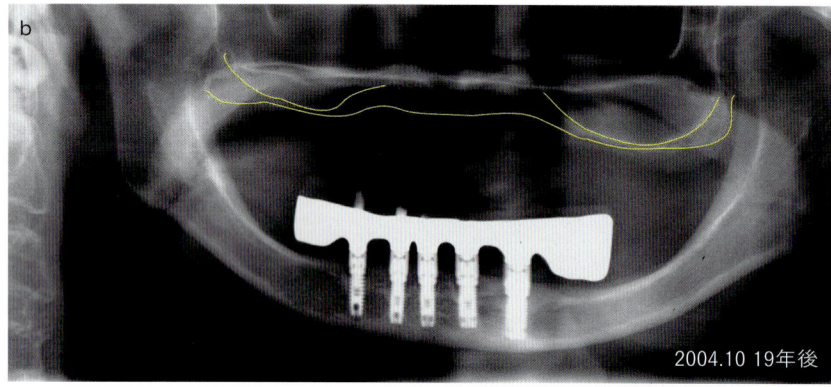

図10a, b　下顎無歯顎症例オトガイ孔間にインプラントを配置しカンチレバーを作製した一例．19年経過．インプラント支持骨は安定している．しかし，残念ながらインプラントブリッジに対合する上顎の顎堤吸収は著しく，義歯の安定が損なわれてしまった（東京歯科大学千葉病院口腔インプラント科による）．

舌側部を穿孔して動脈損傷を起こし，重篤な合併症を引き起こしかねない．

　意図的傾斜埋入を行う際には手馴れた術者が十分に準備をして行うか，もしくは，CT主導型のサージカルガイドを準備しておくことが望ましい（図12）．

4　術前の患者説明のポイント

　前述してきたように，三次元的画像診断を必ず行い，そして，綿密な治療計画の立案とそれに基づく手術，さらに，意図的傾斜埋入を行う際には術者の技量に応じた十分な準備をする必要がある．同時に患者にはインプラント治療を行う際のリスクについて重要点を説明しておかなければならない．

　一般的な注意事項に加えて神経損傷のリスクが考えられる場合に，説明時に含んでおく内容として以下の点を注意されたい．

・外科処置であるために術後の出血，腫脹，虚血などにより一時的に神経障害が出る場合もあること．

および，神経障害が発現した場合には可及的速やかに担当医に訴えること．

・骨量がきわめて乏しい場合には，術前に配慮をしても神経障害のリスクがあること．

　説明時には起こりうる可能性を伝えることは必要であるが，患者の不安を煽ることがないように事実を伝えることも重要となる．厳しい条件下で手術を計画せざるを得ないとき，筆者の診療室では，「下歯槽神経の麻痺の可能性はありますし，報告事例もあります．しかし，約30年間インプラント治療を行ってきて恒久的に麻痺を起こした方はお一人もいません」と説明している．治療前も治療後も正直に説明を加えていくことが信頼関係の構築に必要であると考える．

　インプラントは咀嚼機能の回復，主訴改善の達成度から，今後一定期間必要性の高い治療法であることは間違いない．それゆえ，安全かつ効果的に適用すべきであり，医療従事者としての責務を果たし患者のQOLの改善，維持に役立てたい．

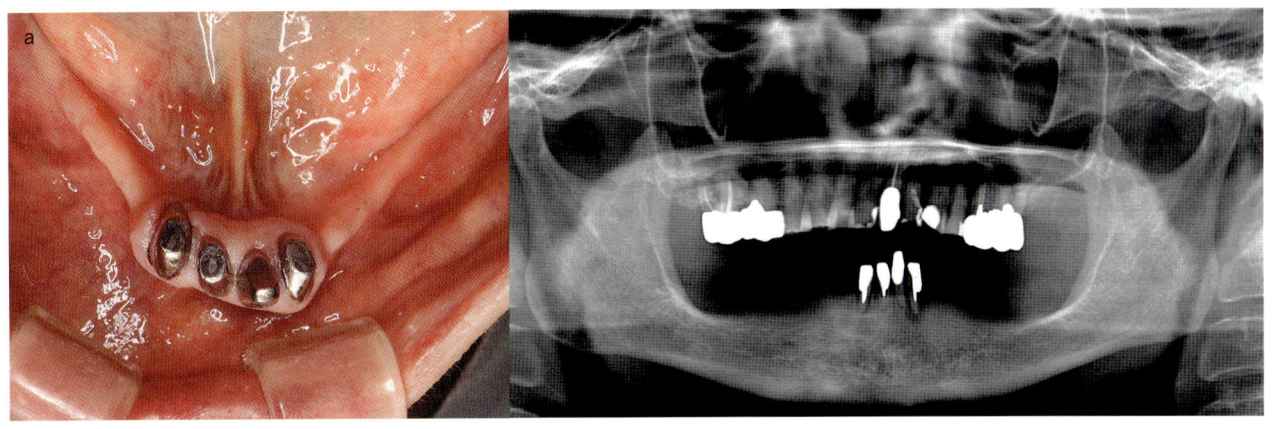

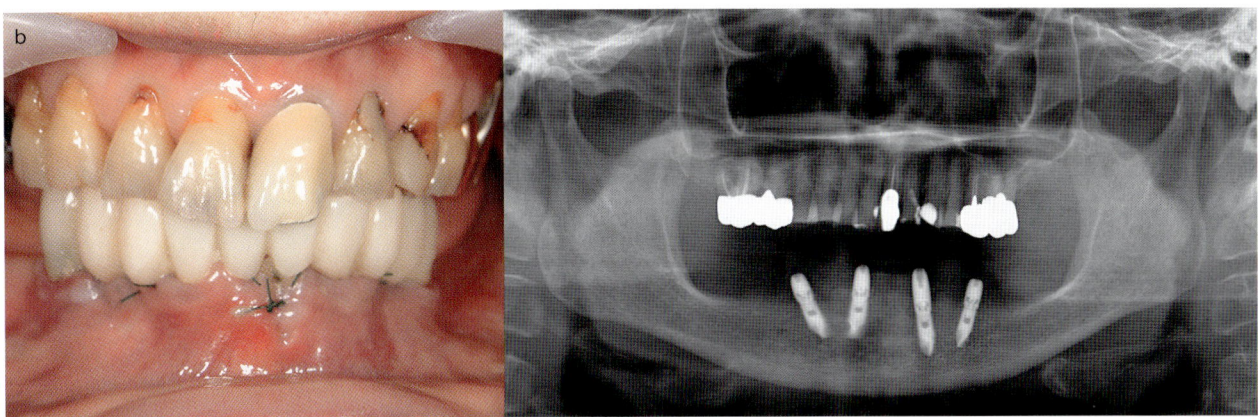

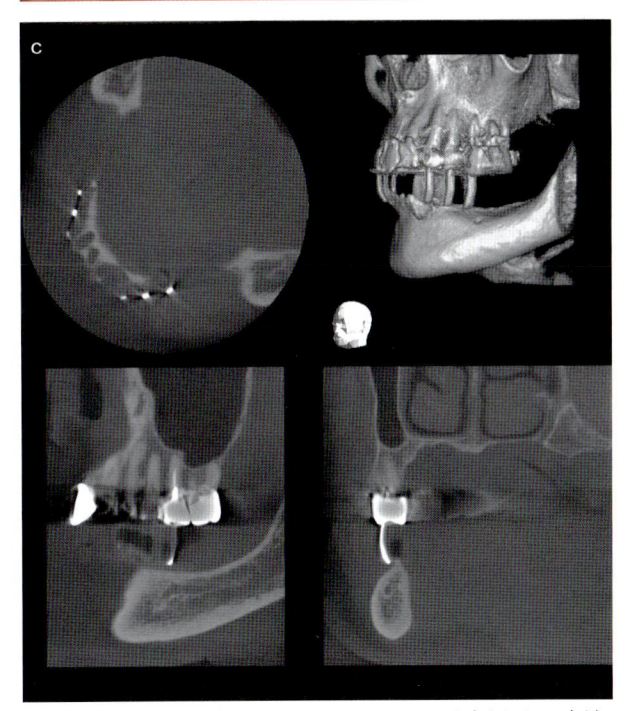

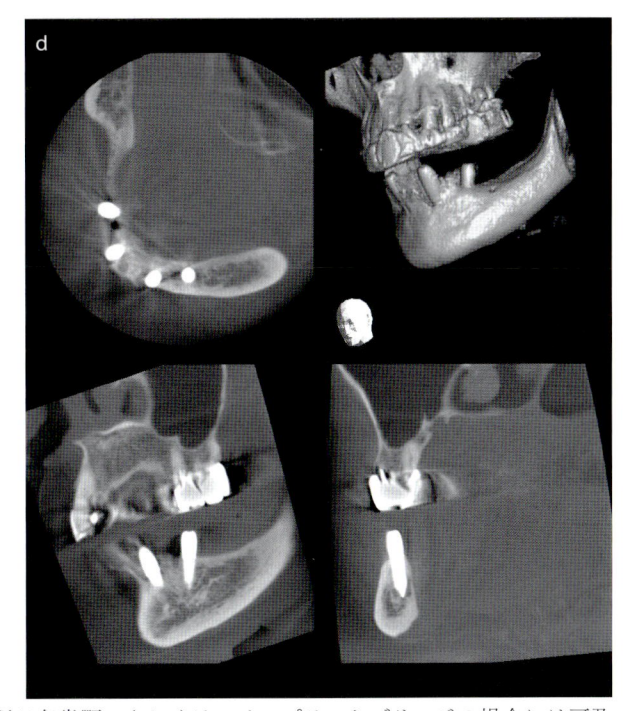

Chapter 7　予防とインフォームドコンセント

図11a-d　意図的傾斜埋入しカンチレバーを短くする方法．上顎が有歯顎，もしくは，インプラントブリッジの場合には可及的に遠心へのカンチレバーを回避するために，遠心部のインプラントを意図的に遠心傾斜させる埋入方法が推奨されるようになってきている．
a：術前．左右側ともにオトガイ孔遠心部の骨高は乏しく埋入不可能であった．
b：即時荷重直後．
c：検査時のCBCT像．
d：埋入後のCBCT像．左側遠心部傾斜埋入したインプラントは舌側寄りに位置している．

187

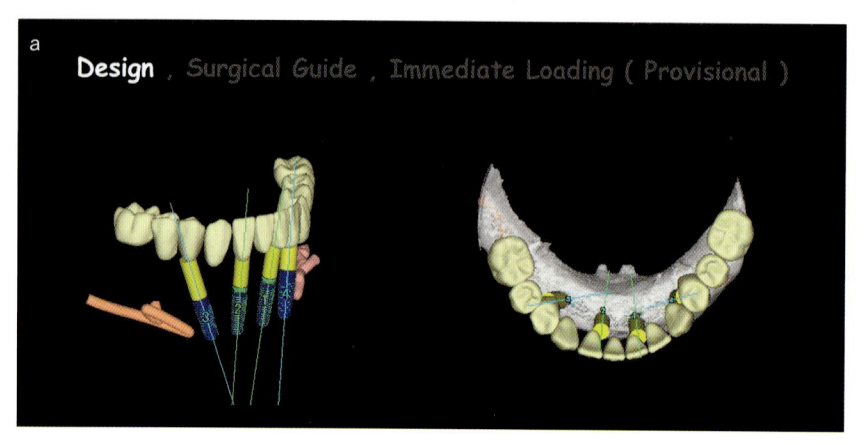

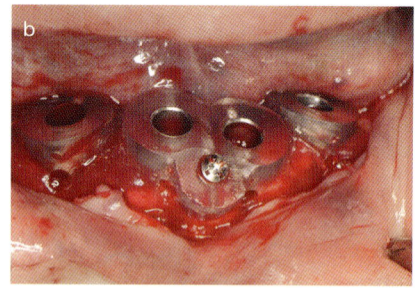

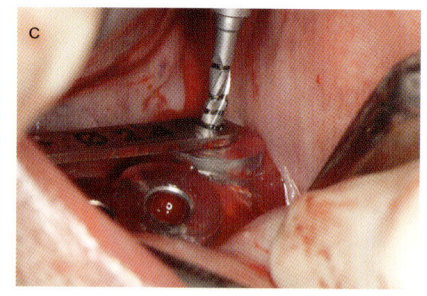

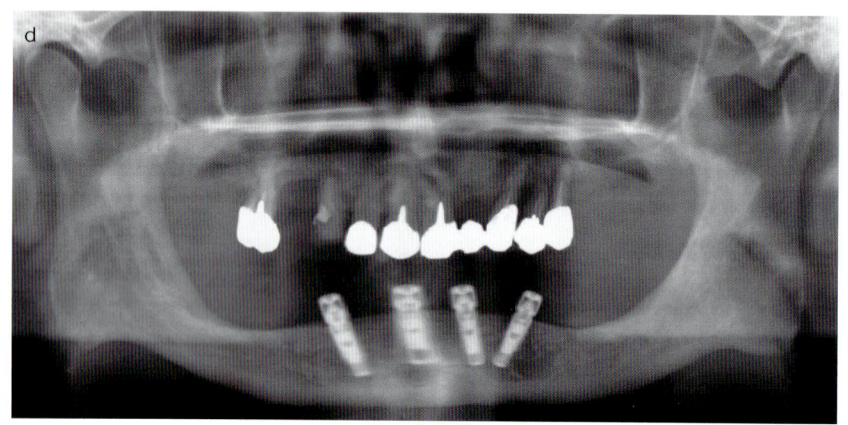

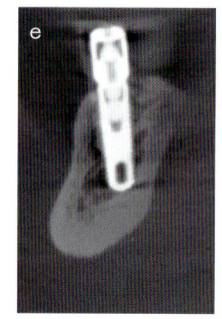

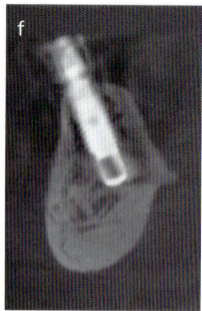

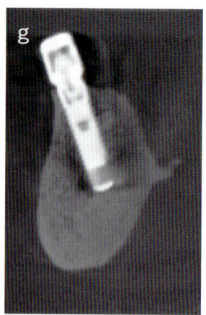

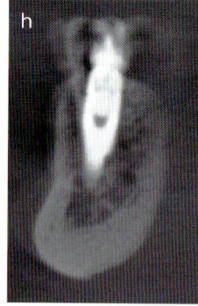

図12a-d　CT主導型のサージカルガイドによる埋入(椎貝達夫先生のご厚意による).
a：コンピューターソフトを使用した三次元的設計.
b, c：サージカルガイドを利用した切削.
d-h：埋入後のパノラマエックス線写真とCT像.

参考文献

1. Goodacre CJ, Bernal G, Rungcharassaeng K, Kan JY. Clinical complications with implants and implant prostheses. J Prosthet Dent 2003；90：121-132.

2. Ten Bruggenkate CM, Asikainen P, Foitzik C, Krekeler G, Sutter F. Short (6mm) nonsubmerged dental implants: results of a multicenter clinical trial of 1 to 7 years. Int J Oral Maxillofac Imp 1998；13(6)：791-798.

Chapter 8
歯科における感覚神経の臨床解剖

阿部伸一
東京歯科大学 解剖学講座

井出吉信
東京歯科大学 解剖学講座

Chapter 8

歯科における感覚神経の臨床解剖

阿部伸一　井出吉信

はじめに

　頭蓋腔と脊柱管の中に存在する中枢神経は脳と脊髄からなる．ここでは，さまざまな末梢からの情報を受け取ること，さらには末梢に指令を出す作業などを行う．そして末梢神経とは，中枢神経と身体のすべての臓器・組織をつなぎ，機能を円滑に行えるように制御する伝達経路である（図1）．脳から出る末梢神経を脳神経とよび，左右12対存在する（図2）．また脊髄から出る末梢神経を脊髄神経とよび，左右31対存在する．これら中枢神経と脳脊髄神経を総称して体性神経とよぶ．これとは性格が異なる末梢神経に属する自律神経系が存在する．自律神経系は交感神経および副交感神経からなる．

　感覚神経とは頭頸部，体幹，内臓などの受容体から受け取った感覚を信号として中枢神経に伝える末梢神経の総称である．知覚神経（知覚を感じ取り中枢神経に伝えるという意味），求心性神経（伝達方向が末梢組織から中枢であるため）などともよばれるが同義である．ここでは，口腔領域に関連する感覚神経について解説する．

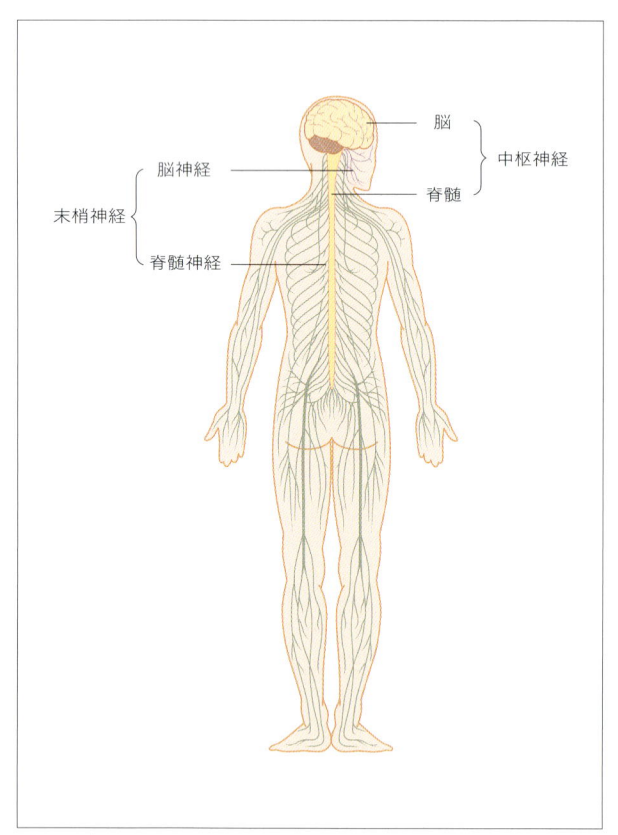

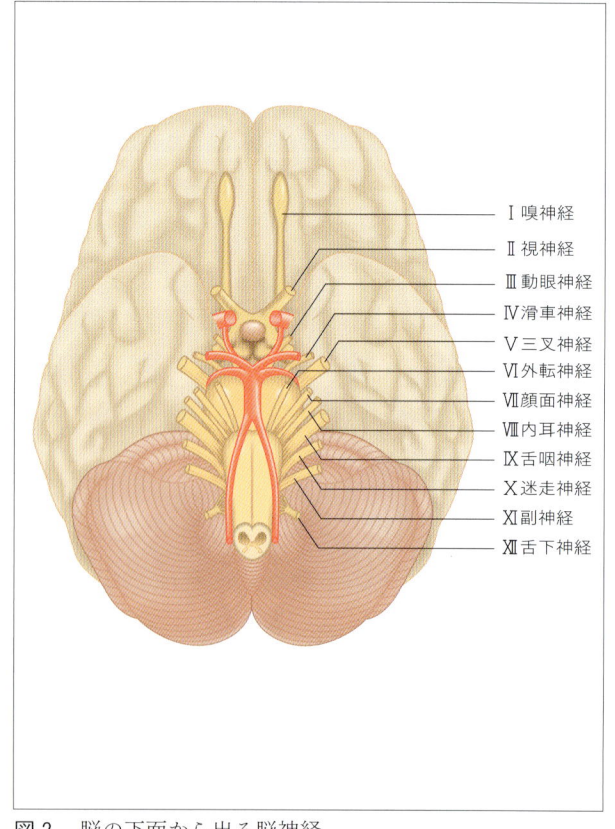

図1　身体の神経系．

図2　脳の下面から出る脳神経．

Chapter 8 歯科における感覚神経の臨床解剖

1 上顎神経

上顎神経は，三叉神経節の中央の枝として起こり，正円孔を通って頭蓋腔の外に出る（図3）．その後，翼口蓋窩に入り，翼口蓋神経と頬骨神経を出す（図4）．

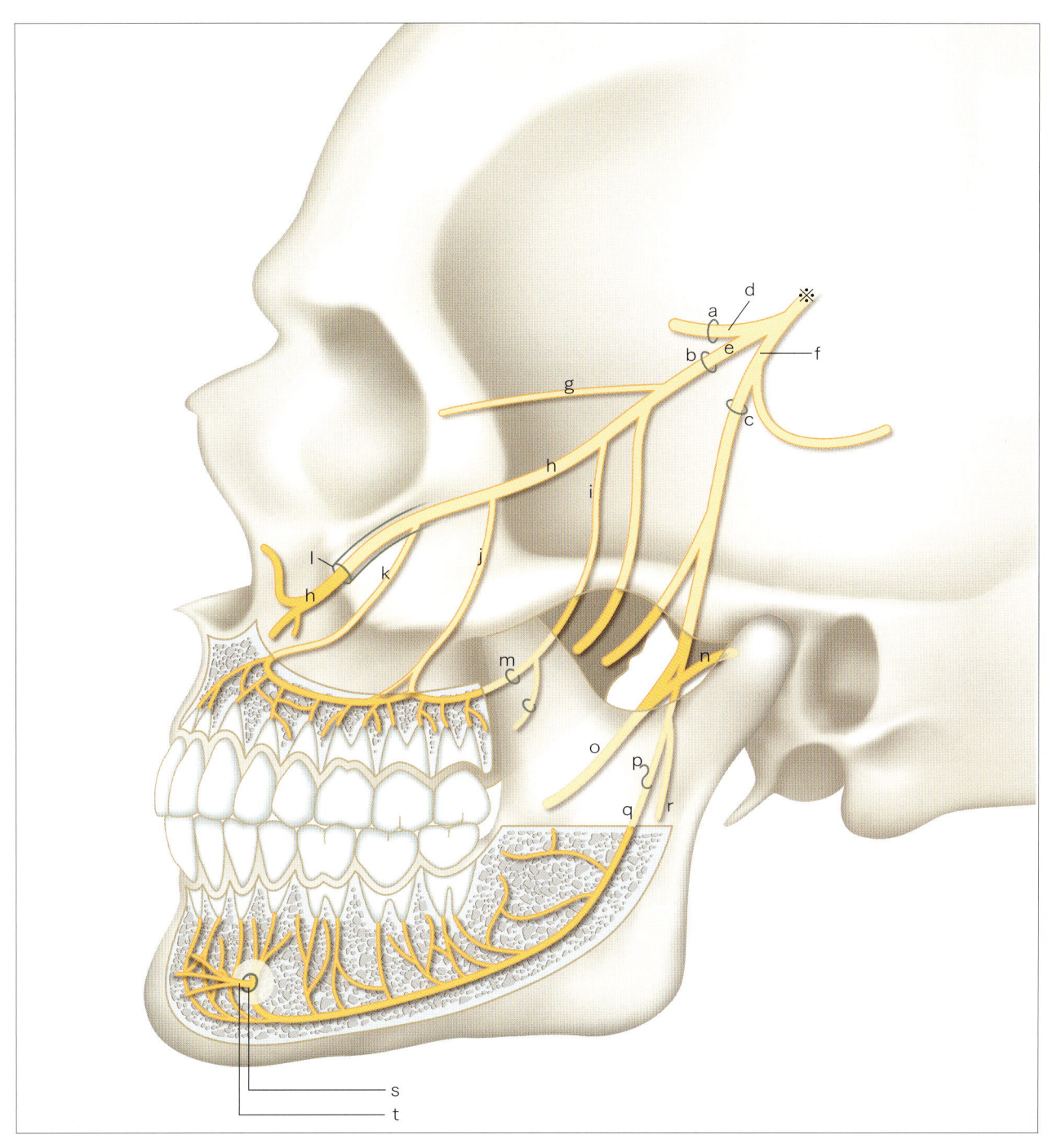

図3a-t 上顎神経と下顎神経の走行のイメージ．a：上眼窩裂．b：正円孔．c：卵円孔．d：眼神経．e：上顎神経．f：下顎神経．g：頬骨神経．h：眼窩下神経．i：後上歯槽枝．j：中上歯槽枝．k：前上歯槽枝．l：眼窩下孔．m：歯槽孔．n：鼓索神経．o：舌神経．p：下顎孔．q：下歯槽神経．r：顎舌骨筋神経．s：オトガイ孔．t：オトガイ神経．
※：三叉神経

191

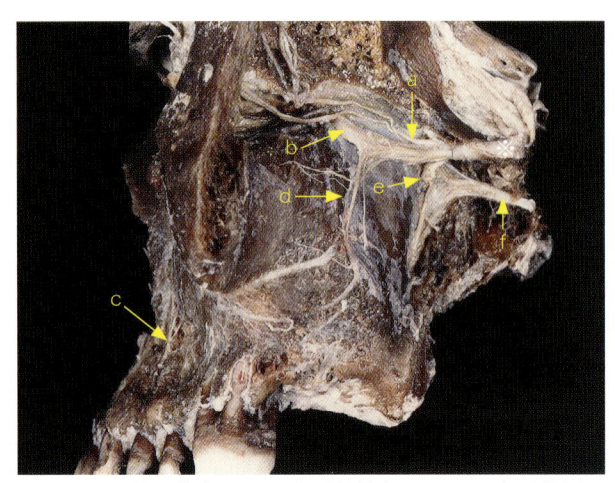

図4a-f　翼口蓋窩および上顎結節部における上顎神経の走行．a：頬骨神経．b：眼窩下神経．c：中上歯槽枝．d：後上歯槽枝．e：翼口蓋神経節．f：翼突管神経（大錐体神経）．※：上顎神経

1　眼窩下神経

　上顎神経の主枝は眼窩下神経と名前を変え，下眼窩裂を通って眼窩に入り，眼窩下壁（上顎骨上壁）にある，眼窩下溝，眼窩下管中を走り，眼窩下孔より出る（図5）．なお，眼窩下壁上の経過は，外壁のほぼ中央よりわずか後方で下壁に入り，外壁と約30°の角度で，外方へ凸湾しながら，下壁の外側を前走し，前縁の中央よりわずか内側に達する．神経の幅径は約2.7mm前後で，溝，管の約4/5を占める．そして，この経過中，歯牙に分布する3本の枝，上歯槽枝が起こる．すなわち，後方の枝（後上歯槽枝）は，眼窩に入る前，翼口蓋窩より起こり，前方の枝（前上歯槽枝）は，眼窩を出る前，眼窩下管より起こる．そして，中間の枝（中上歯槽枝）は，眼窩中で眼窩下溝より起こる（図3，4）．これらの枝のうち，後上歯槽枝は，後壁中を走る後上歯槽管中を経過し，相互に吻合し，この吻合枝より歯根に向かって多数の枝が起こり，お互いに吻合して歯根のすぐ上の骨壁中に，複雑な上歯神経叢をつくる．この神経叢より上歯枝，上歯肉枝が出て，上顎歯牙，歯肉に分布している．

①前上歯槽枝

　眼窩下管で，本管より起こる．普通1本（稀に2本）で，眼窩下孔の後方13mm，眼窩下管の後端で，眼窩下神経の外側より起こる．起始部の幅径は約1.2mmで，主幹の2/5～3/5である．起始後，本幹とほぼ並行して，または約30°前後の角度をなして眼窩下壁を前走し，眼窩下孔の外下縁付近で上顎骨前壁に達する．なお，前壁に達する前に2分することがある．そして，上顎骨前壁中を内方に横走し，次いで梨状口縁に沿って内下方に経過する．上顎骨前壁を経過中，数本の枝が分かれ，下行し，その間分枝吻合し，複雑な上歯神経叢の構成にあずかり，これより起こる細枝が，第一小臼歯より中切歯までの歯牙と歯肉に分布する（図6）．

②中上歯槽枝

　眼窩下溝で，本幹より起こる．普通1本で，眼窩下孔の後方20mm，眼窩下溝の前半部で，眼窩下神経の外側より起こる．普通単独で起こるが，ときに前上歯槽枝と同位置または共同で起始する．起始部の幅径は0.7mmで，本幹の約1/5である．起始後，約60°前後の角度で，眼窩下壁外側を前外方に向かう．そして，頬骨突起付着部付近で，顔面に出る．顔面に出現後，内下方，梨状口縁に向かって斜走または横走し，第一大臼歯を中心とした前後の位置で，頬骨突起下端の高さで，前上歯槽枝，後上歯槽枝の枝と交通し，上歯神経叢の構成に加わる．上歯神経叢よりの上歯枝，上歯肉枝が，第一小臼歯より第一大臼歯までの間に分布する．なお，中上歯槽枝が欠如する際は，第一小臼歯は前上歯槽枝，第二小臼歯は後上歯槽枝が支配する（図3，4）．

③後上歯槽枝

　翼口蓋窩で，本幹より起こる．眼窩下神経が翼口蓋窩上部を横走中，後ろ2/3で2～4本で起こる．起始後，下方または前下方に向かい，上顎骨後壁に沿って経過する．この経過の途中で分岐し，上顎結節上付近にある歯槽孔に向かう．そして，上顎結節，最後臼歯の後上部ならびに眼窩下溝入り口の下方に

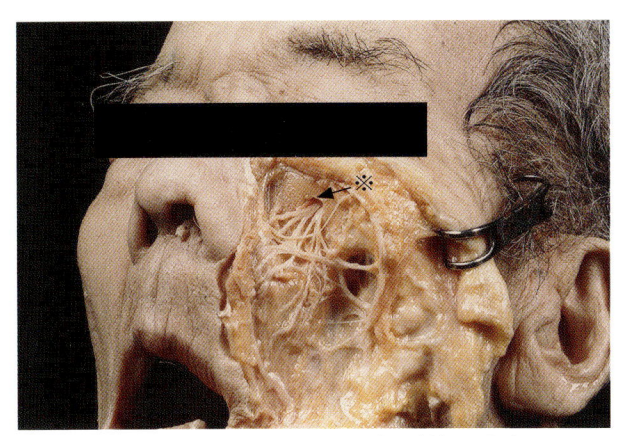

図5　眼窩下孔（※）付近における眼窩下神経の分布．

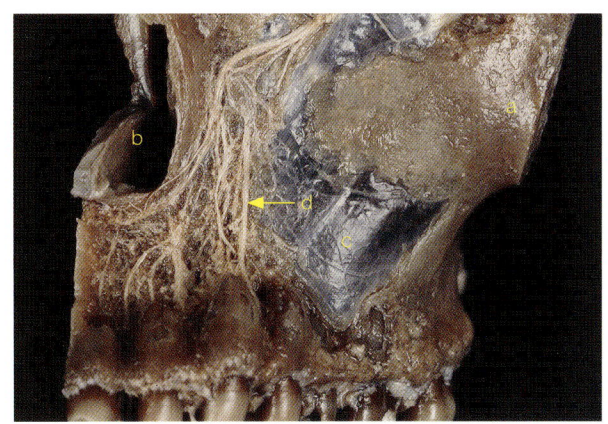

図6a-d　皮質骨を一層削除し，上顎骨内部を走行する前上歯槽枝を観察．a：頬骨突起．b：梨状口．c：上顎洞粘膜．d：前上歯槽枝．

ある5～8個前後の歯槽孔より骨中に入る．骨中に入った神経の一部は，上顎洞粘膜と上顎骨に分布するが，2～3個の歯槽孔は，後上歯槽管入口部で，この管中を通って骨壁を前走する．すなわち，歯槽縁上方約20mmで，上顎骨体後壁中を前走し，前上歯槽管と合する．前上歯槽枝，中上歯槽枝と吻合し，上歯神経叢を構成した後，これより起こる枝が下行し，主として大臼歯，一部小臼歯の歯牙ならびに歯肉にも分布する．なお，後上歯槽枝が歯槽孔に入る前に分かれた枝が，上顎骨面上をさらに下走し，上顎大臼歯頬側歯肉と頬粘膜の一部に分布する（図3,4）．

――視診と触診により，歯槽孔の位置を推定する

　神経の走行を考える場合，歯槽孔の位置を推定することは非常に重要となる．歯槽孔は上顎骨後壁上で，左右的には第三大臼歯の直上から，第二大臼歯までの間に存在し，上下的には，頬骨下稜を通り，歯槽縁に平行な線上より5mm以内上方にあり，上顎体高の中央1/3のところにある（図4）．

　そこで，示指を口腔内に入れ，第二大臼歯部より上方へ挿入し，次いで，爪床が前方へ向くように回転し，少し前方へ示指を動かすと，頬骨下稜を触れるので，この爪の尖端付近の高さに，歯槽孔が位置することがわかる．なお，指を挿入する際，開口していると筋突起が前走し，指が入りにくいので，口を閉じさせておくか，少し開ける程度にする．

④外鼻枝，内鼻枝，上唇枝，下眼瞼枝

　眼窩下孔を出た枝は，ただちに8～10本の終末枝に分かれる（図5）．そして，扇状をなして下方に放散し，鼻部，上唇，下眼瞼の皮膚に分布する．この分布範囲によって，これらの枝を，さらに外鼻枝，内鼻枝，上唇枝，下眼瞼枝に細分する．

2　翼口蓋神経節と翼口蓋神経節より出る枝

　翼口蓋神経節は翼口蓋窩の深部で，上顎神経の直下にある神経細胞の集団である．翼口蓋窩上部をほぼ水平に前走する上顎神経より分かれた枝が，まっすぐ翼口蓋窩を下走し，この枝に，上顎神経の下方2～6mmのところで，翼口蓋窩後壁をつくる翼状突起底部を貫いて，後方よりほぼ水平に前走する神経が合する部位に当たる．下走する枝のうち，この部位より上方部が翼口蓋神経，下方部は大，小口蓋神経である．そして，横走する枝は，翼突管神経である．すなわち，形態学的に，翼口蓋神経と翼突管神経が入る．翼口蓋神経節より出る枝として，眼窩枝，咽頭枝，後鼻枝，大小口蓋神経がある．

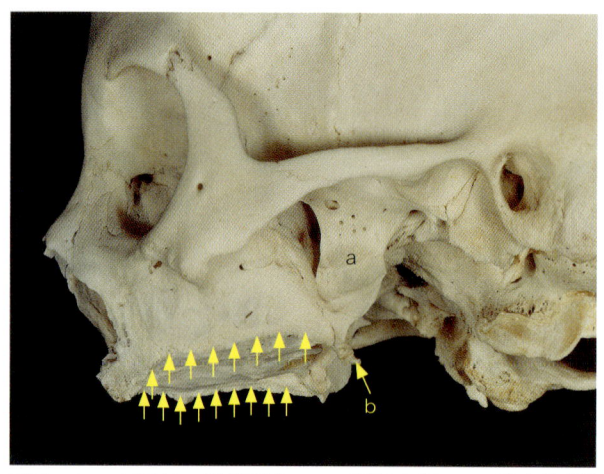

図7a, b　上顎骨の形態変化．a：翼状突起．b：翼突鈎（翼状突起内側板先端）．矢印：歯を喪失すると歯槽突起部が吸収する．

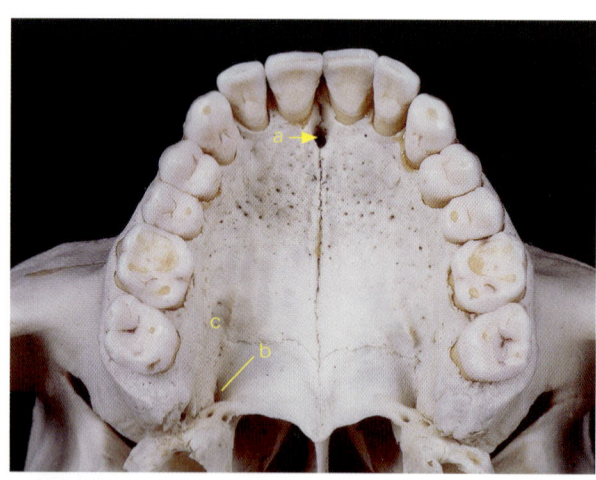

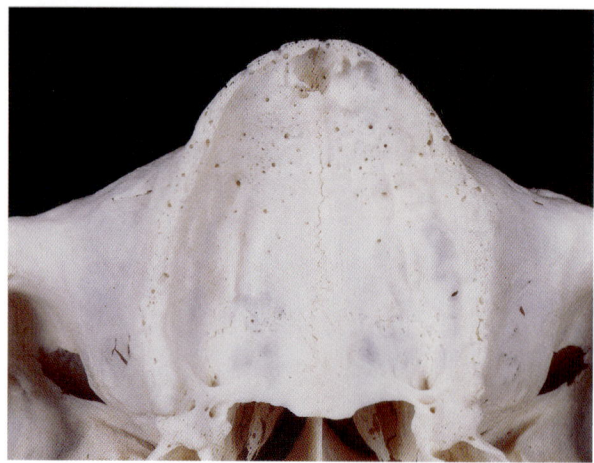

図8a-c　上顎骨を口蓋側より観察（上：有歯顎，下：無歯顎）．切歯管の出口を切歯孔とよび，その周囲が広く窩を形成するため切歯窩（a）とよぶ．ここから鼻口蓋神経が出る．また大口蓋孔（b）から出た大口蓋神経は口蓋溝（c）を前走し，鼻口蓋神経と吻合する．

①鼻口蓋神経

後鼻枝の枝で，鼻中隔後部に分布した後，このうちの1本が斜めに下前方に向かい，切歯管を通り，切歯後部の口蓋粘膜に分布し，この部で大口蓋神経の枝と吻合する．

②大口蓋神経

大口蓋管中を，同名動脈とともに下行（動脈の内側）し，大口蓋孔を通り，硬口蓋に達し，前方に転ずる．4～5本に分かれ，口蓋溝を通り，骨口蓋前部に達する．そして，硬口蓋の粘膜，口蓋腺ならびに舌側歯肉（主として第一大臼歯部より前方）に分布し，切歯孔の付近で，鼻口蓋神経と吻合する．稀に，最内側枝が弧状をなして後方に向かい，軟口蓋に分布する．

③小口蓋神経

中鼻甲介の高さで，大口蓋神経から分かれ，小口蓋管中を下行し，小口蓋孔を通り，2，3本の枝に分かれ，軟口蓋，口蓋扁桃に分布する．

―― 上顎骨の歯牙喪失後の形態変化

上顎における神経の走行についてはこれまで述べてきたとおりであるが，上顎骨は歯牙喪失後，形態が劇的に変化する（図7, 8）．

上顎骨は歯が喪失すると，下顎骨と同様に歯が植立していた部分である歯槽突起の吸収が顕著にみられる．歯槽突起の吸収が進むと，口蓋突起との高さの差がほとんどなくなり，後方では翼状突起と接する部分が若干高く残るのみで，その他の部分は翼状突起の高さよりも低くなる場合もある．歯牙喪失後，歯牙だけでなく，歯槽突起部に分布していた末梢の神経は消失する．

2 下顎神経

　下顎神経は，三叉神経節の後方の枝として起こり，卵円孔を通って頭蓋腔を出る（図3）．図9は中頭蓋窩の骨を除去し，経頭蓋的に顎関節部を観察したものである．関節円板の前方に外側翼突筋が走り，そこに下顎神経が出て，外側翼突筋を貫くように多くの枝を出すのである（図10）．そして，側頭下窩を経由し，下顎枝内面を縦走する．その間に各咀嚼筋への枝を出し，次いで頬粘膜に分布する頬神経（感覚神経），耳介側頭部の皮膚へ分布する耳介側頭神経（感覚神経），舌へ向かう舌神経（感覚神経）が分岐する．

1 舌神経

　下顎神経の起始より10〜20mm下方，頭蓋底の下方5〜10mmで，耳神経節の付近で，下歯槽神経と舌神経に分かれる．舌神経は，下歯槽神経の前内側を，しばらく密接して下行する．次いで，内側翼突筋と外側翼突筋の間を下行する．なお，外側翼突筋下縁で，耳神経節の少し下方（耳神経節と下顎孔の間の上1/3付近）で，内側翼突筋の外面で鼓索神経（顔面神経の枝）と鋭角に合する．その後，外側翼突筋の下方で，内側翼突筋外面に沿って，下方で外方に向かって経過し，顎舌骨筋の後端の付近で，内側翼突筋前縁より出て，口腔に現れる（図11）．口腔に出ると，方向を前方に変え，全体として前上方に凹湾した弓状経過をとり，顎下腺上端を通って，顎舌骨筋上面に入る．顎下腺上端を通る際，7〜10本の細枝が起こり，顎下腺のすぐ上にある顎下神経節に入る．なお，口腔に現れる口腔後端部では，舌神経は，もっとも表層で，最後臼歯の舌側の舌下粘膜の直下にある．次いで，顎舌骨筋上面に入り，顎下腺管と交叉後，舌下腺後縁に沿って，舌骨舌筋外面上を前走する．舌下部神経は口峡枝の起始のすぐ下方で起こり，下顎骨と舌下腺の間を前走し，舌下腺と舌下部粘膜に分布する（図12）．そして舌骨舌筋外面よりオトガイ舌筋外面に達し，分枝して舌筋を貫き，舌の前2/3（舌体）の粘膜に分布する．この終末枝は舌枝と称する．ここで舌前2/3の知覚（舌神経），味覚（鼓索神経）を司る（図13）．また，鼓索神経には副交感神経線維も含まれ，顎下腺，舌下腺の分泌に関与する．この際の交感神経は，星状神経節，上頸神経節を経由し，顎下腺，舌下腺に達する（図14）．

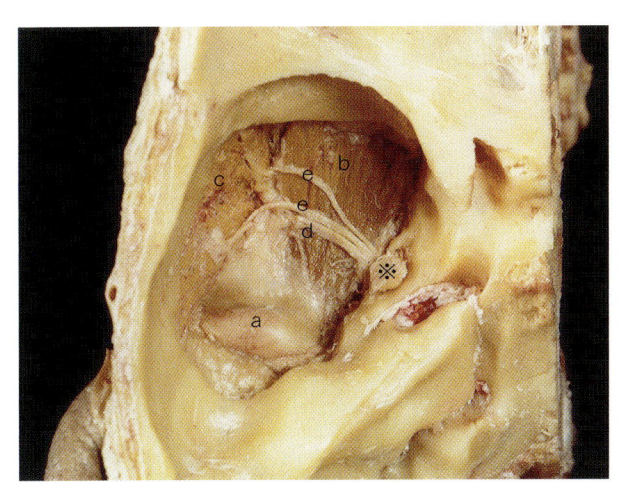

図9 a-e　顎関節部を経頭蓋的に（上方より）観察．a：関節円板．b：外側翼突筋（上頭）．c：側頭筋．d：咬筋神経（咬筋の運動神経）．e：深側頭神経（側頭筋の運動神経）．
※：下顎神経

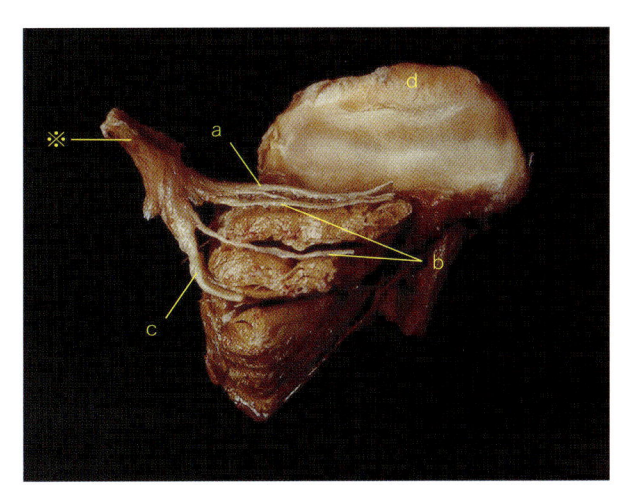

図10 a-d　外側翼突筋に進入する下顎神経（※）の分布．
a：咬筋神経．b：深側頭神経．c：頬神経．d：関節円板．

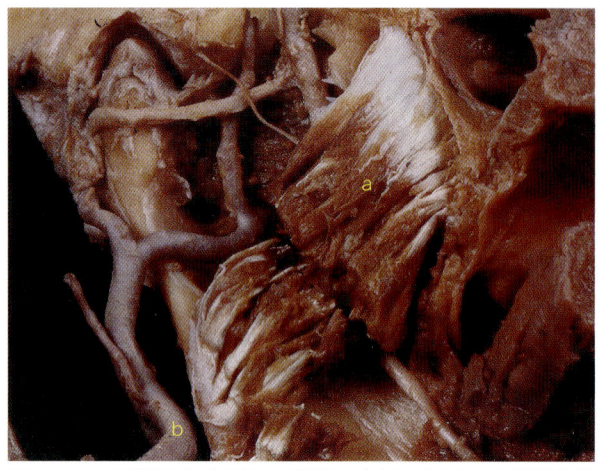

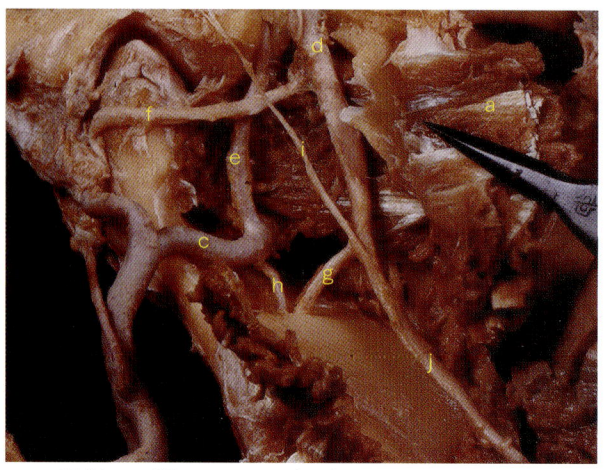

図11a-j　下顎骨を内面から観察．右図は左図の内側翼突筋を切断し，下顎枝との間のスペース（翼突下顎隙）に走行する下顎神経の分枝を剖出．a：内側翼突筋．b：外頸動脈．c：顎動脈．d：下顎神経．e：中硬膜動脈．f：耳介側頭神経．g：下歯槽神経．h：下歯槽動脈．i：鼓索神経．j：舌神経．

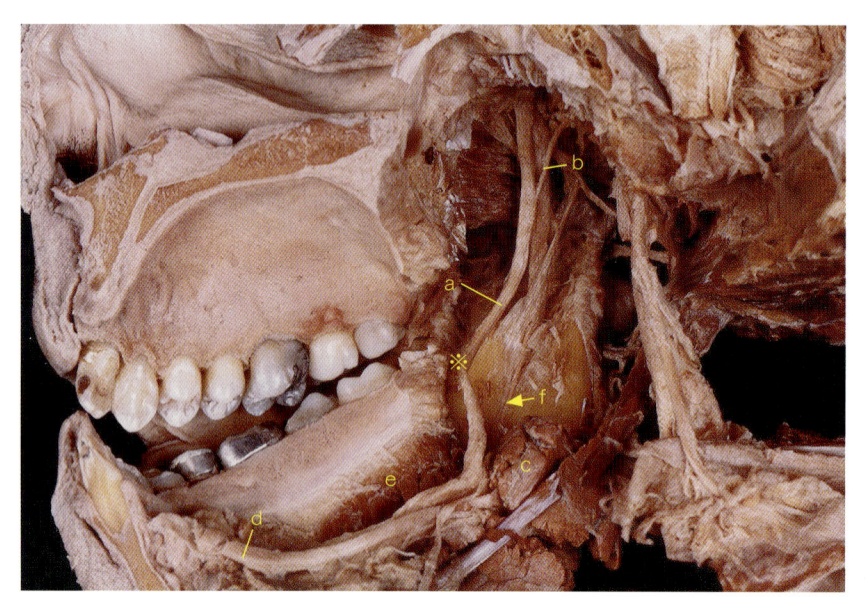

図12a-e　舌を除去し，下顎内面を観察．舌神経は下顎骨に沿うように走行する場合がある（※）．a：舌神経．b：鼓索神経．c：顎下腺．d：顎下腺管．e：顎舌骨筋．f：顎舌骨筋神経（運動神経）．

――義歯の過度な圧迫による神経症状に注意

舌神経は，ときとして，下顎骨に沿うように走行するため，義歯の過度な圧迫によって神経症状を呈することがある（図12）．

2　下歯槽神経

下歯槽神経は，下顎枝上半部内面を下行し，下顎枝内面のほぼ中央にある下顎孔に入り（図12），下顎骨体の下顎管中を前走し（図15），下顎体外面にあるオトガイ孔より出て，下唇に分布する．この経過中，多数の枝が分かれ，下顎骨，歯牙ならびに付近組織に分布する．

①顎舌骨筋神経

下顎孔に入る直前に分かれ，細い同名動脈とともに，顎舌骨筋神経溝中を前下方に進み，顎舌骨筋後縁付近より溝を出て，顎下腺上を通り，顎舌骨筋下面に分布し，さらに顎二腹筋前腹に分布する（図12）．

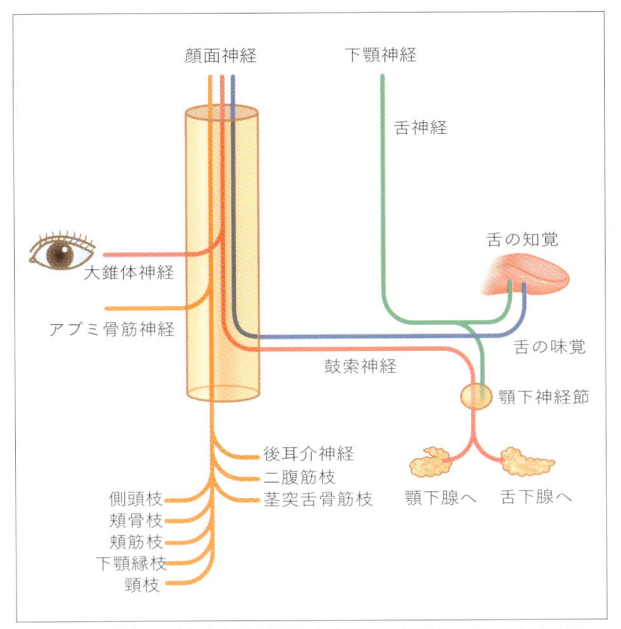

Chapter 8　歯科における感覚神経の臨床解剖

図13　舌神経と鼓索神経(顔面神経)の関係．鼓索神経は，顔面神経管から錐体鼓室裂を経由し舌神経に合する．鼓索神経には舌前2/3(舌体)の味覚を司る味覚線維，顎下腺および舌下腺の分泌に関与する副交感神経線維を含む．

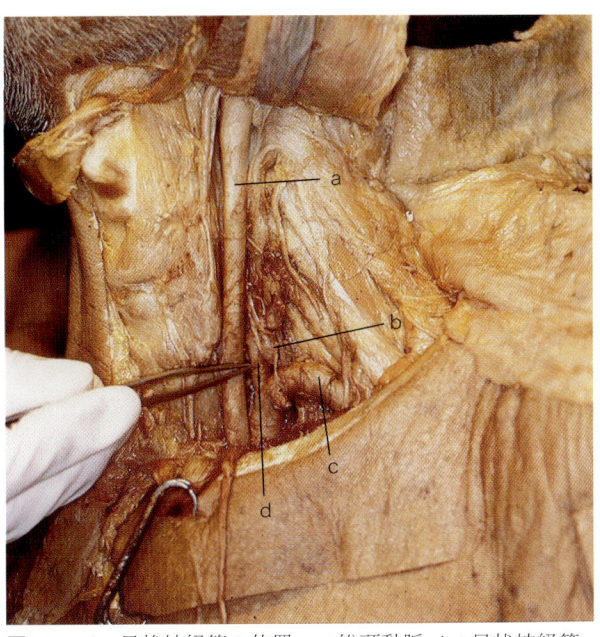

図14a-d　星状神経節の位置．a：総頸動脈．b：星状神経節．c：鎖骨下動脈．d：椎骨動脈．

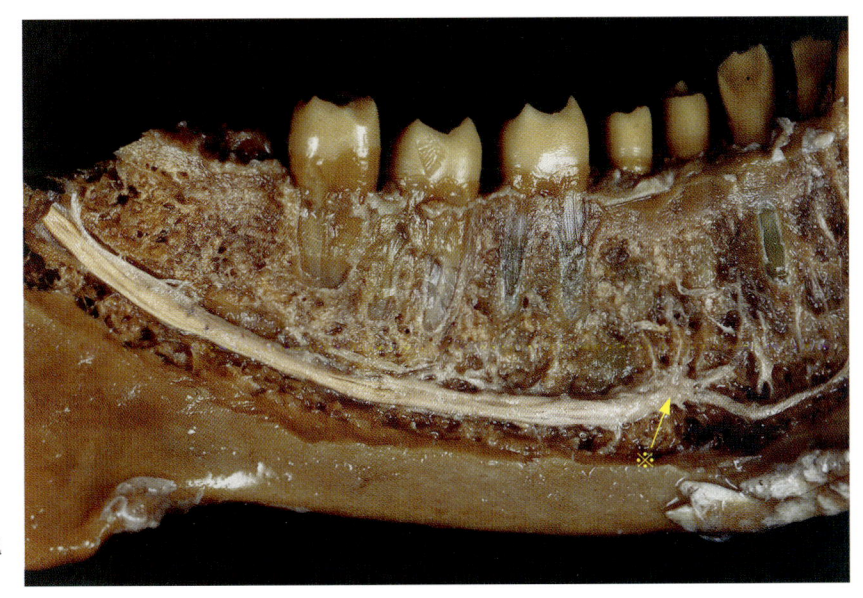

図15　下歯槽神経の走行(頰側より観察)．※：オトガイ孔相当部

②下顎孔より下顎骨中に入りオトガイ孔を出るまで

　下顎孔より下顎管中に入り，下顎管の経過と一致して顎骨内を経過する．すなわち，下顎孔より下顎底に対し，約150°の角度で下前方に向かい，第二大臼歯の歯根尖の下方約6mm前後に達する．ここで屈曲して前方に向きを変え，下顎底とほぼ平行して下顎体の下1/3のところを前走する．この際，大臼歯部までは，下顎骨舌側壁近くに走るが，それより方向を外方に向ける．そして，第一小臼歯と第二小臼歯の間で向きを後上方で外方に変え，第二小臼歯付近で，オトガイ孔より出る．この経過中，歯牙に分布する3本の下歯槽枝が起こる．すなわち，後

197

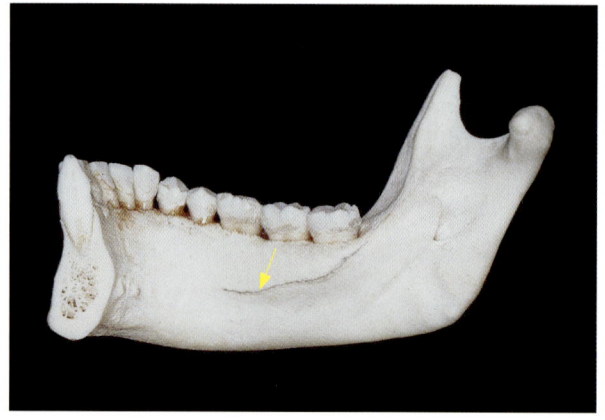

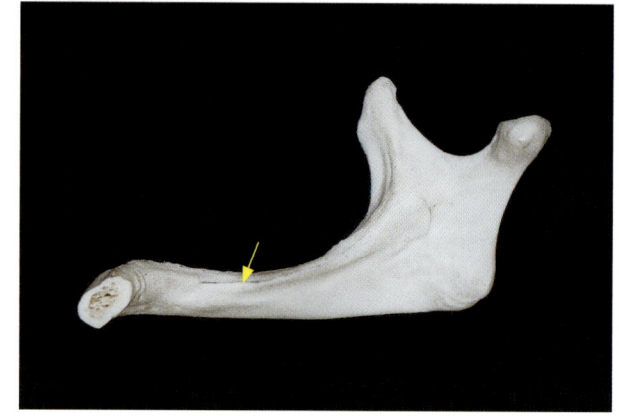

図16　下顎骨外部形態の変化（舌側．左：有歯顎，右：無歯顎）．矢印：顎舌骨筋線．

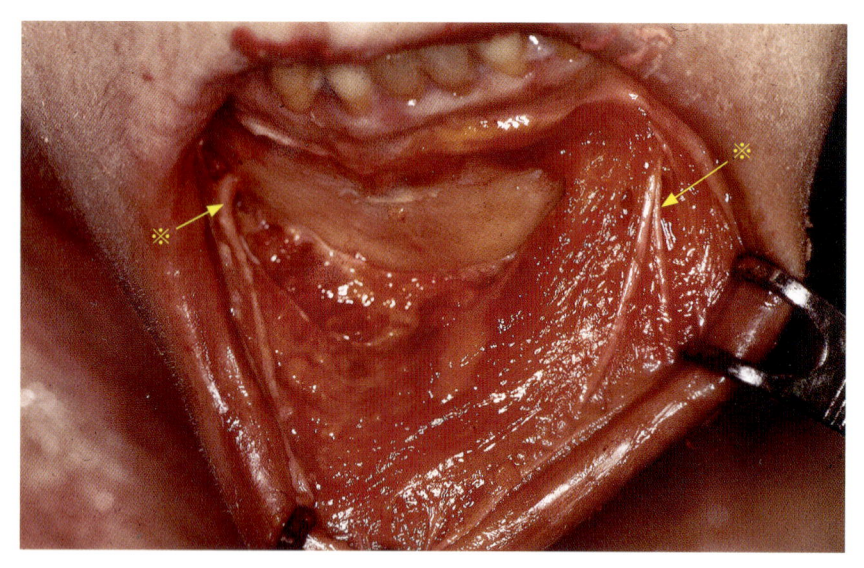

図17　オトガイ神経（※）の走行．

方の枝は臼後枝と名づけられ，下顎骨に入った直後，分枝する．前方の枝は切歯枝と名づけられ，オトガイ孔より外に出る直前に分枝する．オトガイ孔より外に出た神経をオトガイ神経とよぶ．そして，中間の枝は臼歯枝と名づけられ，下顎管のほぼ中央で起こる．これらの枝は，下顎管のすぐ上でお互いに吻合し，下歯神経叢をつくる．この神経叢より下歯枝，下歯肉枝が出て，歯牙，歯肉に分布する（図15）．

——下顎骨の歯牙喪失後の形態変化

下顎骨は歯を喪失すると，その機能の変化にともない下顎骨各部にリモデリングが起こり，外部形態が大きく変化する．とくに歯槽部での変化が著しく，骨吸収により歯槽部が消失していく．もっとも吸収した場合，前歯部ではオトガイ棘，小臼歯部ではオトガイ孔，大臼歯部では顎舌骨筋線の高さまで退縮する（図16）．

③オトガイ孔を出た後（オトガイ神経）

オトガイ孔を出た枝は，ただちに3〜4本の終末枝に分かれ，扇状をなして上方に放散し，オトガイと下唇の皮膚に分布する．これはオトガイ神経と名づけられる．この神経の枝を，分布範囲によって下唇枝，オトガイ枝，口角枝に細分する（図17, 18）．そのため，粘膜切開の際には，神経を損傷しないよう細心の注意を要する．

Chapter 8　歯科における感覚神経の臨床解剖

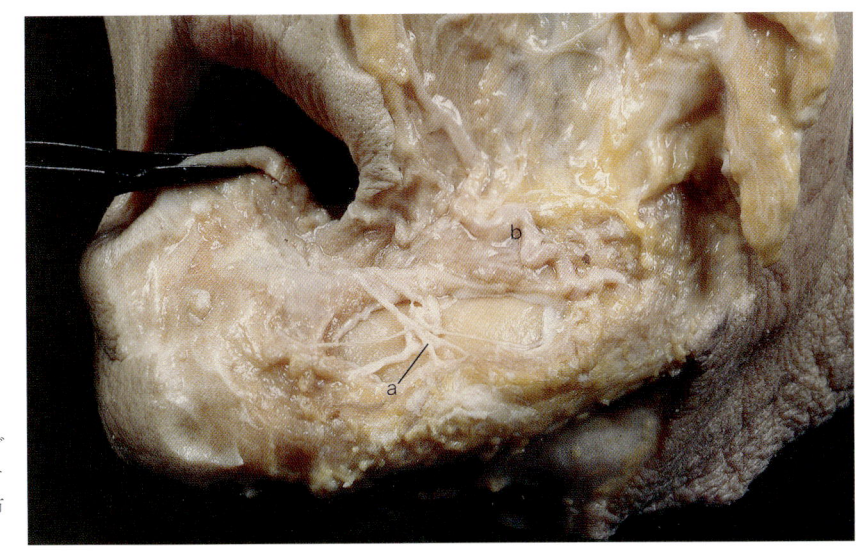

図18a,b　オトガイ神経の分布．オトガイ孔を出たオトガイ神経は，下唇枝，オトガイ枝，口角枝となり，立体的に分布する．a：オトガイ神経．b：顔面動脈．

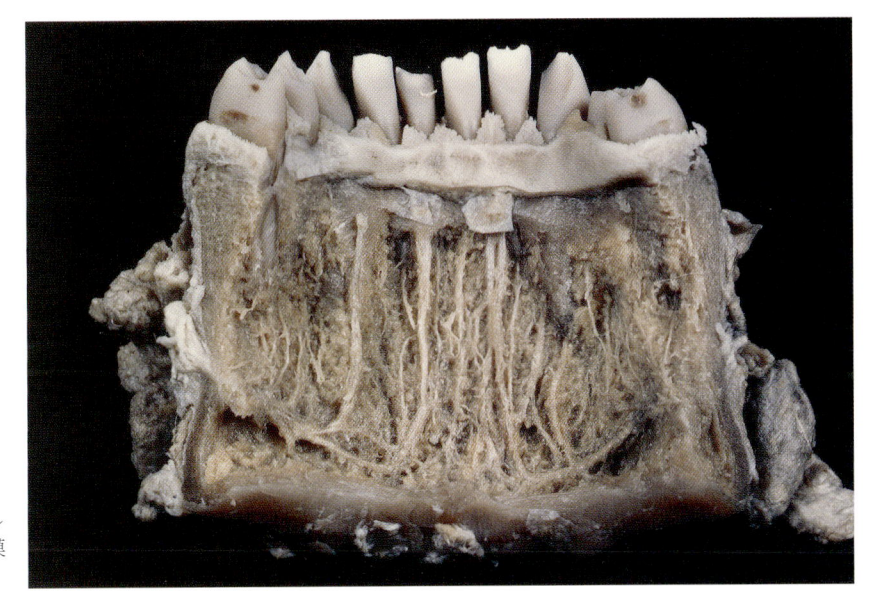

図19　両側切歯枝の分布．左右切歯枝は，ときに結合枝により吻合し，歯牙へ達した後に舌側歯槽部の小孔より出て，粘膜に分布する．

④切歯枝

1本で，主枝がオトガイ孔へ開口するため外側に屈曲する付近で分かれる．そして，主枝の延長のごとく前走する．次いで正中近くに達し，軽度に湾曲しながら屈曲して上方へ向きを変える．そして上走し，下顎中・側切歯の間で歯槽縁の直下に存在する小孔を出て，舌側歯槽突起部の粘膜に分布する．この経過中，起始部付近と屈曲部付近で扇状に分枝し，正中より犬歯，第一小臼歯まで分布する．なお，左右切歯枝の間には，しばしば結合枝があって吻合する（図19）．

参考文献

1. 上條雍彦．図説 口腔解剖学　4．神経学．東京：アナトーム社，1965：851-911．
2. 阿部伸一．日本人・外側翼突筋の走行および付着様式に関する研究．歯科学報 1992；92(10)：1349-1365．
3. 小杉憲吾，阿部伸一，井出吉信．オトガイ神経の走行形態に関する解剖学的研究 ―シリコン含浸標本を用いた三次元的観察―．歯科基礎誌 2000；42(1)：67-78．

199

Chapter 9
歯科における感覚神経の臨床生理

澁川義幸
東京歯科大学 生理学講座

市川秀樹
東京歯科大学 生理学講座
東京都立大塚病院 口腔科

Chapter 9

歯科における感覚神経の臨床生理

澁川義幸　市川秀樹

はじめに

顎顔面口腔領域は全身においてもっとも感覚が鋭く，またもっとも繊細な運動機能を有する．したがって，本領域の末梢神経障害は重大な感覚障害・運動麻痺を誘発する．図1に，下顎骨骨髄炎による左側オトガイ神経支配領域皮膚の感覚障害の症例を示す．感覚閾値の上昇は，障害を受けた感覚ニューロンの支配領域に明瞭に出現する．

Chapter 9では，末梢性あるいは中枢性の感覚障害を理解するために，ニューロン機能に関する神経生理学的な背景を概説（Chapter 9 - 1）～9 - 3））し，口腔領域における感覚機能（Chapter 9 - 4））と，その評価ならびに臨床生理学との関連（Chapter 9 - 5））を説明する．

1　感覚機能を理解するための神経機能

「神経」は，「神経細胞（ニューロン）」から構成される（図2）．ニューロンは一個の細胞で，①核や細胞内小器官の存在する細胞体，②興奮（活動電位）を伝える（伝導）軸索（神経線維），③他のニューロンあるいは効果器とシナプス連絡を行う樹状突起や軸索終末，④感覚受容器となる神経終末，からなり（図2），解剖学的な神経の走行とは，神経細胞突起としての軸索（神経線維）の通り道を示している．神経節あるいは神経核はニューロン細胞体の集合部である．ニューロンは数千～数万集合し，解剖学的な1本の神経幹を構成する（後述）．機能的に感覚ニューロンは細胞体から2本の軸索を伸ばす単極ニューロンであり，その他多くの脳や脊髄に存在するニューロンは，1本の軸索をもつ多極ニューロンである（図2）．

図1　60歳女性．乳癌術後の骨転移で化学療法中．ビスフォスフォネート投与を受けている．┌6の抜去後，疼痛や感覚異常を自覚．左側下顎骨骨髄炎（ビスフォスフォネート関連顎骨骨髄炎（BRONJ））と診断．知覚の逸脱はないものの，触覚閾値に左右差があり，感覚障害を認めた．点線は感覚障害部位を示す．

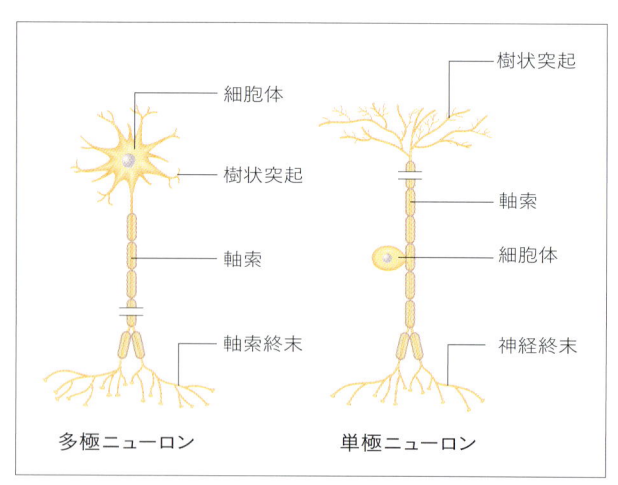

図2　ニューロンの組織学的構造（文献30より改変引用）．ニューロンの大きさは，軸索直径で数μmから数100μm，長さは，長いもので1m以上を有する大きな細胞である．

Chapter 9　歯科における感覚神経の臨床生理

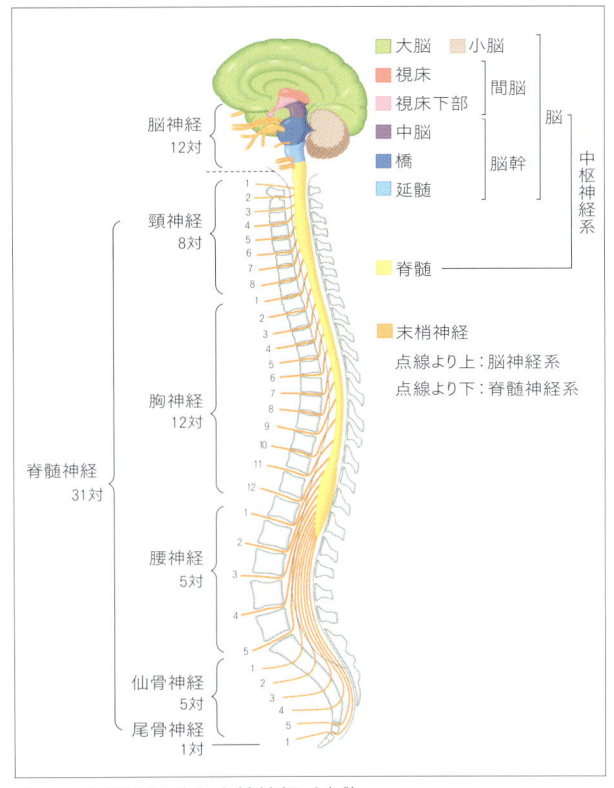

図3　中枢神経系と末梢神経系[4,31].

表1　末梢神経系の分類.

末梢神経系			
形態学的分類	脳神経　12対		
	脊髄神経31対		
機能的分類	体性神経系	体性感覚神経	
		体性運動神経	
	自律神経系	交感神経	
		副交感神経	
		内臓感覚神経	臓器感覚
			内臓痛覚

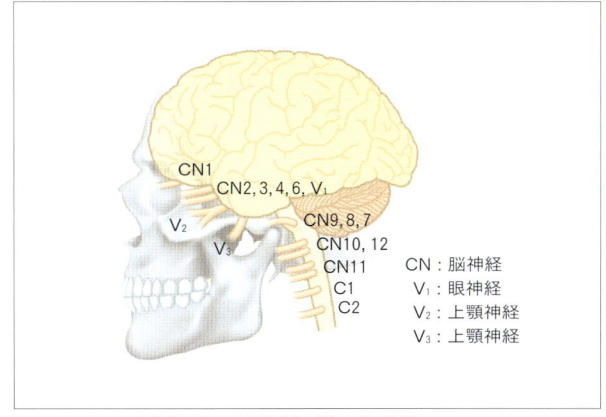

図4　脳と脳神経系と頭蓋顔面[30,4,31-33,11].

1　神経系の種類と分類：中枢神経系と末梢神経系

　神経系は，末梢神経系と中枢神経系に区別される（図3）．中枢神経系は，中枢側より①大脳・小脳，②視床，③視床下部，④中脳，⑤橋，⑥延髄，⑦脊髄に区別することができる．とくに中脳－橋－延髄を「脳幹」，視床－視床下部を「間脳」という．また，延髄から大脳までを脳として，中枢神経系を脳と脊髄に分類することもできる．

　末梢神経系は，末梢組織器官と中枢神経系を連絡し，運動・感覚機能や臓器機能調節にかかわる情報を，末梢から中枢へ，あるいは中枢から末梢へ運ぶ役目を果たす．形態学的には脳と脊髄から出る神経（図3，表1）であり，脳から出るのが脳神経で，両側で12対ある（Chapter 8 参照）．脊髄から出るのは脊髄神経で31対ある（図3）．また，末梢神経は，機能的に，①体性神経系（体性運動神経と体性感覚神経），②自律神経（交感神経・副交感神経・内臓感覚神経）に区分される（表1）．

2　体性神経系：体性運動・体性感覚神経

　頭頸部の体性運動・体性感覚は，脳神経によって支配される（図4および後述）．一方で頸部より下方の四肢・体幹の体性運動・体性感覚は脊髄神経によって支配される（図5）．脳神経・脊髄神経に含まれる体性感覚神経の皮膚支配領域は，きわめて明瞭に区別され，「皮膚分節（デルマトーム）」とよばれる（図5．顎顔面口腔の皮膚・粘膜表面感覚は，第5脳神経である三叉神経によって支配される（後述））．オトガイ神経障害（図1）による感覚障害がオトガイ部皮膚に明瞭に出現するのと同様に，たとえば，第8頸神経障害では，手指から前腕の尺側皮膚部に明瞭な感覚障害が出現する．

3　自律神経系

　末梢神経系には，自律神経系も含まれる．高位中枢である間脳・脳幹は，自律神経系によって末梢の内臓諸器官と連絡し，その機能を調節する．

203

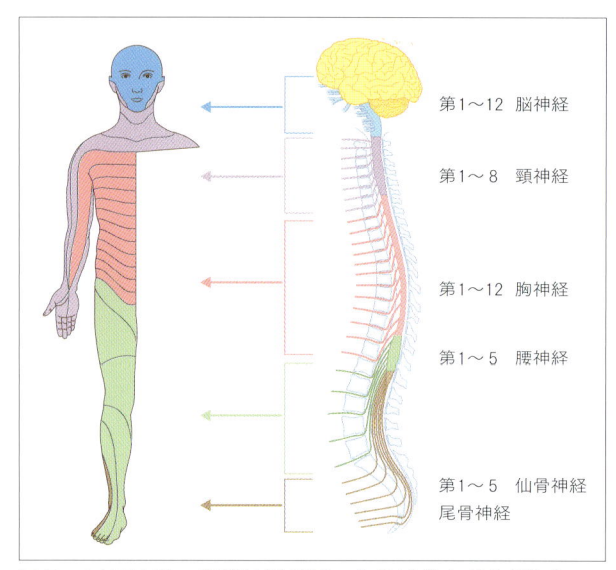

図5 三叉神経・脊髄神経領域の体性感覚皮膚分節(デルマトーム)．頸神経は頸部・上肢の，胸神経は体幹部の，腰神経と仙骨神経および尾骨神経は殿部・下肢の感覚を支配する．デルマトームは感覚神経支配領域において明瞭であるが，運動機能においては，その支配領域の区別は不明瞭である．

①自律神経ニューロン

自律神経系は，2つのニューロンで構成される．これらの接続部を交感神経節(図6)・副交感神経節(図7)という．自律神経系が支配する内臓諸器官は「効果器」という．自律神経節より末梢側(効果器側)に存在するニューロンを節後ニューロンといい，効果器と直接接続する．他方，中枢側に存在するニューロンは節前ニューロンで，中枢神経内に存在する(図6，7)．

②自律神経における伝達物質と受容体作用

節前・節後ニューロンは，放出する神経伝達物質の種類によって二種類に分けられる．

i．アセチルコリン(Ach)を放出するコリン作動性ニューロン(図6，7に緑で示す)．

ii．ノルアドレナリン(Nor)を放出する(図6に赤で示す)アドレナリン作動性ニューロン．

これらの伝達物質の受け手である受容体には，以下の2つがある(表2，図6，7下段)．

i．Achの受容体には，イオンチャネル型アセチルコリン受容体(ニコチン(N)受容体)と，代謝型アセチルコリン受容体(ムスカリン(M)受容体)がある．

ii．Norの受容体には，α1受容体，α2受容体，β1受容体，β2受容体がある(代謝型受容体)[1]．

③節前・節後ニューロンの接続と自律神経作用

コリン・アドレナリン作動性を示す節前・節後ニューロンは，以下のように接続し，交感神経・副交感神経作用を発揮する．

i．交感・副交感神経節：両神経節における節前ニューロンは，いずれもコリン作動性である．放出されたAchは節後ニューロンのN受容体に結合し，シナプス連絡する(図6，7)．

ii．交感神経節後ニューロンと効果器：交感神経節後ニューロンは，アドレナリン作動性である(図6赤線)．効果器にはα受容体(α1／α2受容体)とβ受容体(β1／β2受容体)が存在し，これらにNorが結合することで，交感神経作用が発現する．それぞれの受容体結合によって作用が発現するので，これを「α作用」・「β作用」という(図6，表2)．

iii．副交感神経節後ニューロンと効果器：副交感神経節後ニューロンは，コリン作動性であり，効果器はM受容体である．Achが結合すると副交感神経作用が発現し，これを「ムスカリン(M)作用」という(図7下段，表2)．

iv．交感神経節前ニューロンは一方で，副腎髄質にも接続する．副腎髄質のニコチン受容体にAchが結合すると，全身血行に向けてアドレナリンが放出され交感神経作用が誘発される(図6；※で示す)．

表2に，交感神経におけるα／β作用と副交感神経のM作用を示した．

④交感神経系と副交感神経系

交感神経は脊髄の第1胸神経から第4腰神経より発する(図6)．したがって，交感神経節前ニューロンは，脊髄に細胞体をおき，図6a-dで示す交感神経節で節後ニューロンと接続し効果器を支配する．

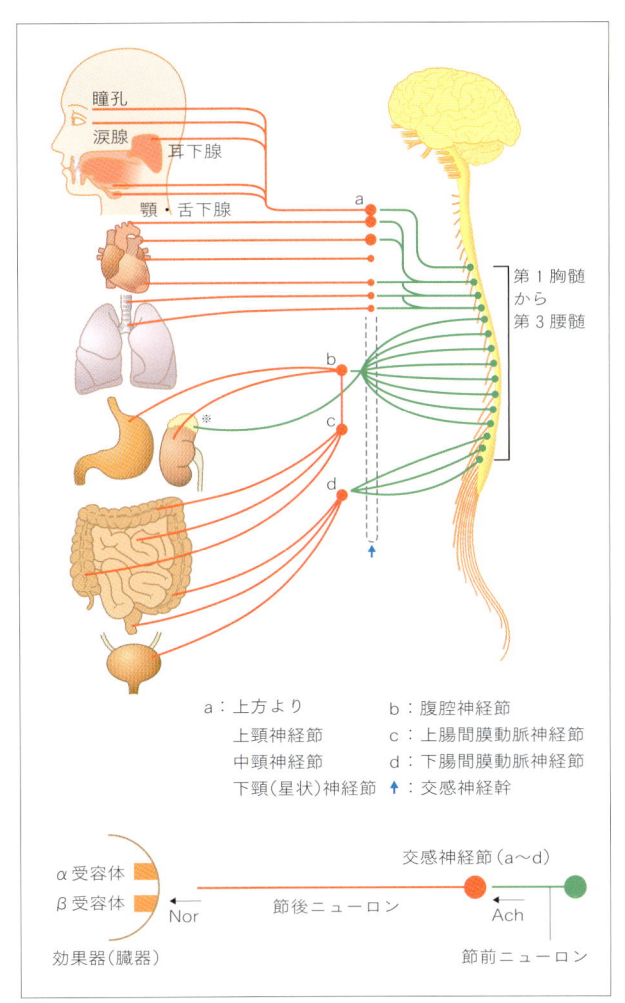

Chapter 9 歯科における感覚神経の臨床生理

図6 交感神経系（上）と交感神経節前・節後ニューロン（下）[2, 14, 30, 4, 31-35]．交感神経節は効果器より離れて（より中枢側に近く）存在する．交感神経と副交感神経の中枢側存在部位に重複はない（図6と図7の節前ニューロン細胞体存在部位を見比べよ）．交感神経は副腎を支配する．緑：コリン作動性ニューロン，赤：アドレナリン作動性ニューロン．

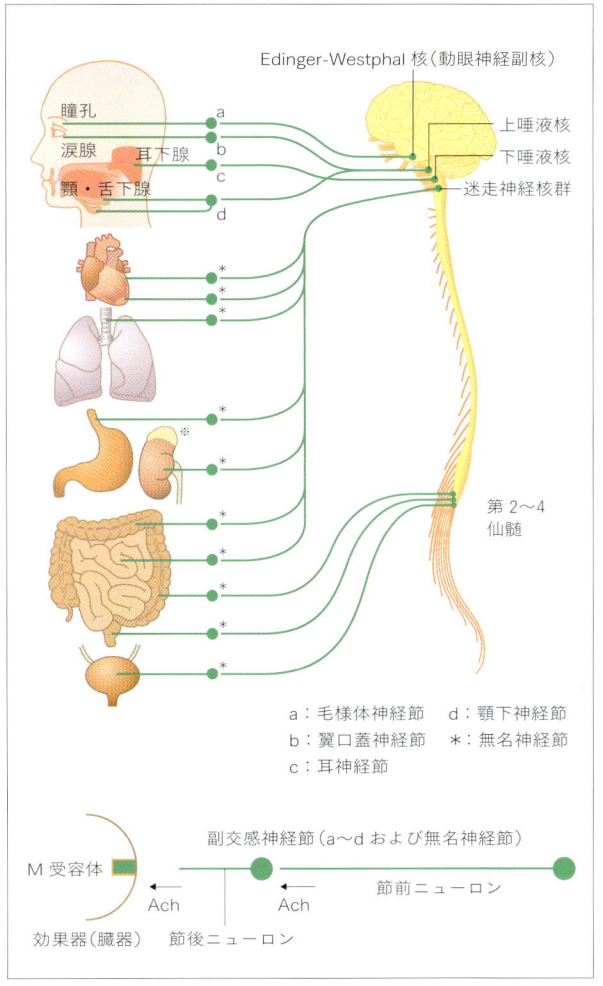

図7 副交感神経系（上）と副交感神経節前・節後ニューロン（下）[2, 14, 30, 4, 31-35]．副交感神経節は効果器内または近くに存在する．交感神経と副交感神経の中枢側存在部位に重複はない（図6と図7の節前ニューロン細胞体存在部位を見比べよ）．副交感神経は副腎を支配しない[14]．緑：コリン作動性ニューロン．

表2 各効果器に対する交感（α／β）・副交感（M）神経作用．

	交感神経作用		副交感神経作用	
	受容体	作用	受容体	作用
瞳孔　縮小	—	—	M	縮瞳
散大	α1	散瞳	—	—
唾液腺分泌	α1・β	粘稠性唾液分泌	M	漿液性唾液分泌
血管運動	α1	収縮（血圧増加）	M	拡張（血圧低下）
心機能	β1	亢進（心拍出量増加）	M	低下（心拍出量低下）
消化管運動	β2	低下	M	亢進
気管支	β2	拡張	M	収縮
肝臓	α1／β2[34, 35]	グリコーゲン分解（血糖値増加）[34, 35]	—[34, 35]	—[34, 35]
汗腺	M	発汗亢進	—	—

自律神経系は，運動時や精神的緊張時にはたらく交感神経系と，食後や精神的緊張が緩和されているときにはたらく副交感神経系に分けられる．一般的に内臓諸器官の1つ1つは，両者によって支配される（二重神経支配）が，一方の神経系がはたらいているとき，他方は抑制されており（相反性神経支配），どちらかの神経系による優位状態がつくられる．また，交感・副交感神経の作用は，逆の作用を発現する（拮抗作用）．

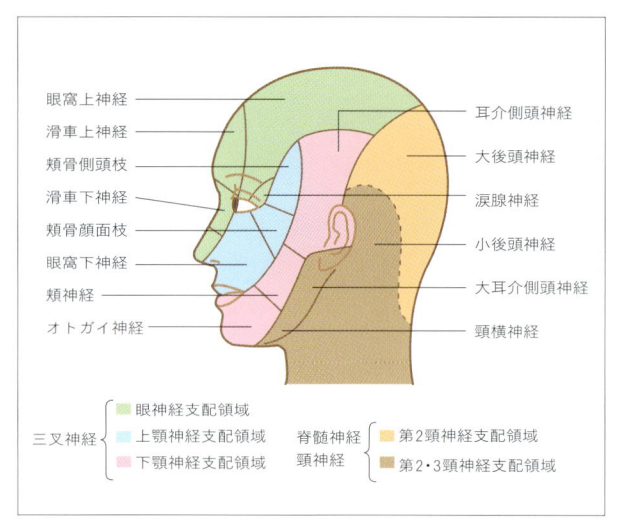

図8 顔面皮膚は，三叉神経によって支配され，その支配領域は明瞭である(Mumford, 1973を改変)．下顎縁部から下方の頸部ならびに後頭部皮膚は第2・3経神経(脊髄神経)によって支配を受けることに注意(文献2, 3より改変引用)．

一方，副交感神経は，脳神経(第3・7・9・10脳神経)と第2～4仙骨神経に発する(図7)ので，副交感神経節前ニューロンは脳神経(脳幹部)と脊髄にその細胞体をおく．図7a-dおよび＊で示す副交感神経節で節後ニューロンと接続し，効果器を支配する．

2 顎顔面口腔機能を理解するための臨床神経生理学

1 顎顔面口腔領域を支配する末梢神経系：体性神経系

顎顔面口腔領域は，主に第5脳神経である三叉神経によって支配される．三叉神経は，前額部(第一枝：眼神経)，上顎部(第二枝：上顎神経)，下顎部(第三枝：下顎神経)の感覚と運動機能を支配する．これら三叉神経における感覚ニューロンの細胞体存在部位は，三叉神経節である．よって，顎顔面口腔領域の感覚は，三叉神経節に細胞体をおく「三叉神経節ニューロン」によって支配される(表3)．

三叉神経の各枝・各感覚ニューロンによる支配領域(眼神経，上顎神経，下顎神経の支配領域)は，図8に示すように明瞭に区別される[2]．このような感覚ニューロンの分布は，顎顔面口腔領域における異常感覚や歯科口腔疾患の診断に有用である．同様に，口腔内の感覚も，上顎神経・下顎神経により支配され(舌根部は舌咽神経支配である)，その支配領域はきわめて明瞭である(図9)[3]．

2 顎顔面口腔領域を支配する末梢神経系：自律神経系

顎顔面口腔領域には，臓器としての瞳孔・唾液腺・涙腺のほか，多数の血管系が存在しており，いずれも自律神経支配を受ける(図10, 表3)．

ⅰ．頭頸部における交感神経支配：第1胸髄から発する交感神経によって支配される．交感神経節前ニューロンは，下頸(星状)神経節を通り，上頸神経節で節後ニューロンに接続する．交感神経節後ニューロン(＝上頸神経節ニューロン)は，頸動脈に絡まって頭頸部へと登り，頭頸部効果器(唾液腺や涙腺)や血管を支配する(図10)．したがって，星状神経節への可逆的・不可逆的ブロックを行うと，ブロック側の交感神経機能は失われ，副交感神経機能が優位となる(Horner徴候)．

ⅱ．頭頸部における副交感神経支配：脳神経(第3・7・9・10脳神経)に発する節前ニューロン(動眼神経副核，上唾液核，下唾液核ニューロン)が，各副交感神経節に接続し，効果器へと接続する(図10)．

ⓐ 動眼神経副核ニューロンは，毛様体神経節に接続し，縮瞳を起こす．

ⓑ 上唾液核ニューロンは，2つの副交感神経節に接続する．1つは翼口蓋神経節に接続し涙腺分泌を調節し，1つは顎下神経節に接続し顎下腺・舌下腺唾液分泌を調節する．

ⓒ 下唾液核ニューロンは，耳神経節に接続し，耳下腺唾液分泌を調節する．

このような顎顔面口腔領域を支配する体性神経系・自律神経系の支配領域と機能を表3にまとめた．

表3 末梢神経機能のまとめ[2,14,4,33,30,1,16,11].

末梢神経系		脳神経系					脊髄神経系
		三叉神経 第5(Ⅴ)脳神経	顔面神経 第7(Ⅶ)脳神経	舌咽神経 第9(Ⅸ)脳神経	迷走神経 第10(Ⅹ)脳神経	舌下神経 第12(Ⅻ)脳神経	第1〜2胸神経
体性神経系	感覚神経 (体性感覚)	顎顔面口腔のすべての感覚	なし	外耳道等皮膚感覚 舌後方1/3部・舌根咽頭部の感覚	外耳道等皮膚感覚	舌の運動にともなう感覚：舌運動感覚・位置感覚・固有感覚	体幹上部のすべての感覚
	感覚神経 (特殊感覚)	なし	舌前方2/3部の味覚	舌後方1/3部の味覚	咽頭・喉頭部の味覚	なし	なし
	体性運動神経	咀嚼・顎運動：咀嚼筋・舌骨前方でオトガイ舌骨筋を除く舌骨上筋群の運動	表情筋運動・舌骨固定：舌骨後方でオトガイ舌骨筋を除く舌骨上筋群・広頸筋の運動	咽頭部筋の運動	咽頭・喉頭部の運動	舌筋とオトガイ舌骨筋の運動	体幹上部の運動
自律神経系	副交感神経 (臓器機能調節)	なし	涙腺・顎下腺・舌下腺の分泌調節	耳下腺分泌調節	胸部・上腹部臓器の機能調節	なし	なし
	副交感神経 (内臓感覚)	なし	涙腺・顎下腺・舌下腺の臓器感覚・内臓痛覚	耳下腺の臓器感覚・内臓痛覚	胸部・上腹部臓器の臓器感覚・内臓痛覚	なし	なし
	交感神経	なし	なし	なし	なし	なし	顎顔面口腔のすべての交感神経機能調節

顎顔面口腔は三叉神経以外にも，いくつか他の脳神経支配を受ける．舌後方1/3部・舌根咽頭部粘膜は舌咽神経の支配を受け，また，外耳道皮膚は舌咽・迷走神経支配を受ける．口腔内には，特殊感覚としての味覚も存在し，これらは，顔面・舌咽・迷走神経によって舌前方から後方へ向けて支配を受ける．

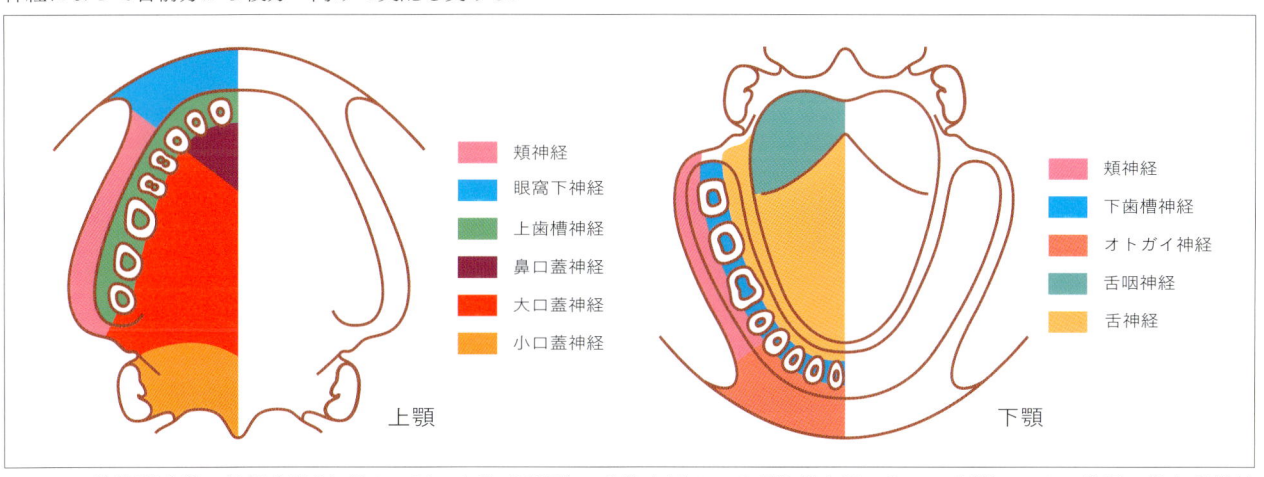

図9 口腔粘膜感覚の神経支配(文献2，36より改変引用)．舌後方部は，舌咽神経支配である．上顎における歯牙・歯肉歯槽粘膜・口唇・口蓋粘膜は，それぞれ上顎神経の枝に支配を受けるが，頬・唇側歯槽部と口蓋側歯槽部では，その支配神経の枝が異なる．一方，下顎の歯牙・歯肉歯槽粘膜・口唇・舌前2/3部は，下顎神経支配を受けるが，上顎同様に，頬・唇側歯槽部と舌側歯槽部では，支配を受ける下顎神経の枝が異なる．とくに，下顎小臼歯より後方の歯牙の頬側歯髄・歯肉は，頬神経と下歯槽神経の支配を受けており，感覚が他の部位と比較して鋭敏である．また，口角部付近より後方の頬粘膜上方と下方は頬神経支配を受ける．

3 顎顔面口腔領域からの感覚性中枢投射

①顎顔面口腔領域からの感覚性(上行性)伝導路

末梢に加えられた刺激にともなう感覚情報は，3つのニューロンを経由し大脳皮質に送られ，知覚・認知される．末梢に分布する三叉神経節感覚ニューロンを「一次感覚ニューロン」という．一次感覚ニューロンで受容された感覚情報は，二次感覚ニューロン，三次感覚ニューロンとシナプスによる接続を繰り返し，やがて大脳皮質に到達する．

顎顔面口腔領域の皮膚や粘膜の触(圧)覚(図11；青線)を担う三叉神経節ニューロンは，橋にある三叉

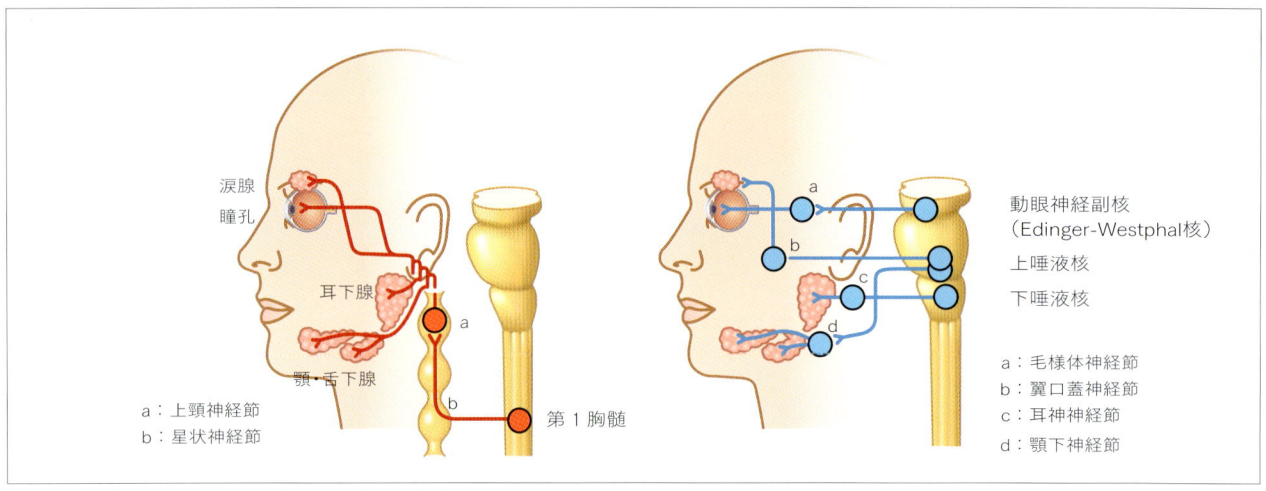

図10 頭頸部を支配する自律神経系[2,4,14,30-35]．左：交感神経系；右：副交感神経系．

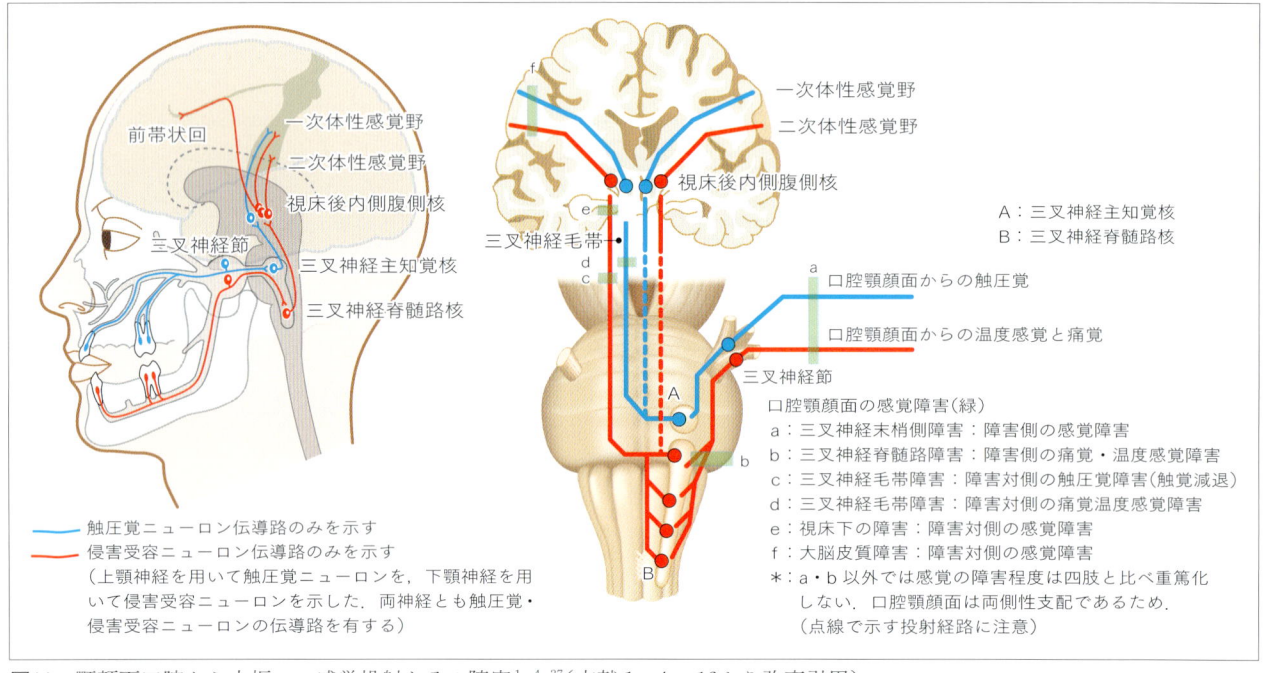

図11 顎顔面口腔から中枢への感覚投射とその障害[1,4,37]（文献1，4，16より改変引用）．

神経主知覚に，一方，痛覚と温・冷覚（図11；赤線）の一次感覚ニューロンは，橋−延髄−頸髄上部にかけて存在する三叉神経脊髄路核に接続する（これを投射という）．これら三叉神経主知覚核・三叉神経脊髄路核ニューロンは，二次感覚ニューロンとして，三次感覚ニューロンである視床（視床後内側腹側核）に接続し，結果として視床後内側腹側核ニューロンは，大脳皮質感覚野（一次体性感覚野と二次体性感覚野）に接続し，感覚の認知が行われる．これらの顎顔面口腔の末梢から中枢までの感覚性の伝導路を三叉神経視床路（および皮質視床路）という（図11）．

②顎顔面口腔領域からの感覚性伝導路の障害

図1で示したように，三叉神経の末梢側障害では，障害側皮膚に感覚障害が生じる．三叉神経視床路障害で生じる感覚障害出現を図11a−f（緑）および以下にまとめる[4]．

ⅰ．三叉神経末梢側障害：障害側のすべての感覚障害（図11a）

ⅱ．三叉神経脊髄路障害：障害側の痛覚・温度感覚

障害（図11b）

iii．三叉神経毛帯障害：障害対側の痛覚温度感覚障害（図11c）
iv．三叉神経毛帯障害：障害対側の触圧覚障害（触覚減退）（図11d）
v．視床下の障害：障害対側のすべての感覚障害（図11e）
vi．大脳皮質障害：障害対側のすべての感覚障害（図11f）

しかしながら，顎顔面口腔領域からの大脳皮質への感覚性投射経路（三叉神経視床路－皮質視床路）は，両側性である（図11，点線）[5-8]．顎顔面口腔への片側刺激は，両側の大脳皮質に投射し，結果として，より鋭敏な感覚を有すると同時に，片側の脳血管障害が生じても障害反対側の脳機能による補償機転がはたらくため，顎顔面口腔における感覚障害は生じづらい（図11f）[9]．したがって，前述のⅰ，ⅱ（図11a, b）以外の感覚障害では，その程度は軽度である．脳梗塞・脳出血・クモ膜下出血に代表される脳血管障害の既往を有する患者の治療においては，たとえ片側肢の感覚障害があったとしても，口腔領域の感覚障害は軽度であることを念頭におく必要がある．同様に，咀嚼筋を支配する三叉神経運動核も，大脳皮質からの両側性支配を受けているため，三叉神経系の上位運動ニューロン損傷が生じてもきわめて稀にしか症状を表さない[7]．

③顎顔面口腔領域からの感覚を認知する大脳皮質感覚野

感覚情報は，大脳皮質で知覚・認知される．大脳皮質がなければ，感覚は生じない．体性感覚機能にかかわる大脳皮質領域は，一次・二次体性感覚野である．一次体性感覚野では，感覚受容部位が大脳皮質表面に再現される．これを体部位再現性という（図12）．体部位再現領域が広いほど，感覚は鋭敏である．顎顔面を含めた口腔諸器官の感覚再現領域はきわめて広く，一次体性感覚野全領域の約30％を占める[5]（図12）．

一方，痛覚にかかわる主な大脳皮質の領域は，①

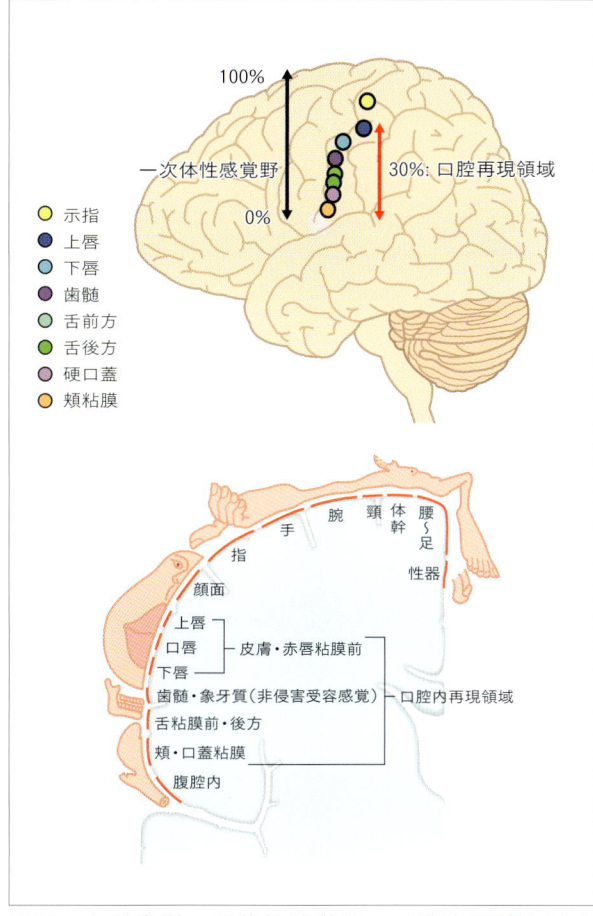

図12 大脳皮質一次体性感覚野・口腔内領域を示す[1, 5, 6, 11-13, 23, 24]（文献11，12より改変引用）．一次体性感覚野における口腔感覚再現領域の広さは，口腔内がきわめて感覚に鋭敏であることを示しており，また口腔器官と口腔機能の全身における重要性を示すものである[11,12]．上図丸点は各口腔器官の一次体性感覚野における再現部位を示す（丸の配列部が一次体性感覚野となる）．口腔再現領域は一次体性感覚野全域を100％としたとき，その30％を占める．

二次体性感覚野，②一次体性感覚野，③前帯状回などである[13]．

3 神経細胞（ニューロン）によって感覚情報は運ばれる

「神経」は，Chapter 9－1）で述べたように，細胞としての「神経細胞（ニューロン）」から構成される（図2）．ニューロンの本質的機能は，興奮（活動電位）の伝導である．局所麻酔薬は，興奮（活動電位）の伝導（末梢から中枢への感覚情報（活動電位）の伝わり）を遮断することにより，除痛作用という薬理効果を生

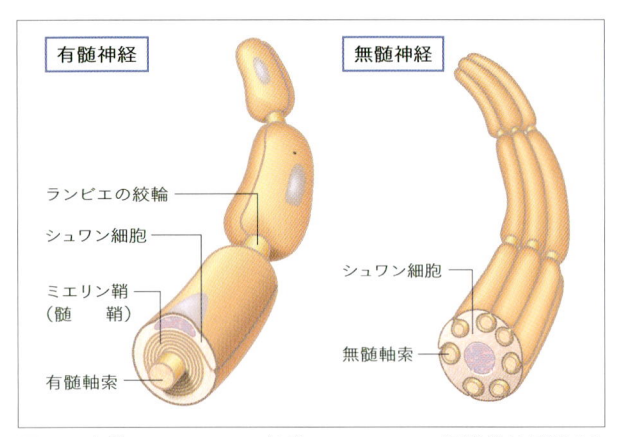

図13 有髄ニューロン・無髄ニューロンの組織学的構造（文献30より改変引用）．無髄ニューロンにもシュワン細胞が存在していることに注意．

み出し，またニューロンの切断あるいは損傷は，病理的な感覚障害を引き起こす．

1 活動電位は軸索を伝導する

末梢神経の軸索にはニューロン機能の維持にはたらく「シュワン細胞」が付属し軸索を取り巻いている（図13）．とくにシュワン細胞が軸索をシート状に取り巻く構造を髄鞘（ミエリン鞘）といい，絶縁体としてはたらく．髄鞘に包まれた軸索をもつニューロンを「有髄神経（ニューロン）」とよぶ（図13）．一方，髄鞘をもたないニューロンは無髄神経（ニューロン）である（図13）．有髄ニューロンの髄鞘は，約1 mm間隔で規則正しく配列するが[14]，その間隔部分は髄鞘に覆われておらず，電気的に絶縁されない．この部位を「ランビエの絞輪」という（図13）．

2 ニューロンにおける電気現象：活動電位の発生

ヒト体重の約60％は，体液で構成される．体液のうち40％は細胞「内」液として，20％は細胞「外」液（細胞間組織液あるいは血漿）として存在する．細胞外液は，Na^+濃度が高いが，K^+濃度は低い組成をもつ．一方，細胞内液組成はNa^+濃度が低く，K^+濃度は高い．このように，細胞内－外液間では，Na^+やK^+を含めたイオン濃度の不均等存在が生じ，各イオンは，濃度の高いほうから低いほうへと移動する性質がある（これを濃度勾配とよぶ，図14左上）．

ニューロンの静止時には，細胞膜に存在するK^+イオンの通り道であるK^+チャネルから，K^+が持続的に流出（漏洩）している．細胞内のほうがK^+濃度が高いためである．細胞内からプラスの電荷（K^+）が失われる結果，細胞内の電気量はマイナスに傾き，細胞内は「負電位」となる．これを「静止電位」とよび，その値は約−80mVほどとなる（図14左上）．

ここで，神経細胞に閾値以上の刺激を加えると（図14右上 - ①），ニューロン細胞膜上にある電位依存性Na^+チャネルの開口が生じ，細胞内への急速なNa^+流入が生じる（図14右上 - ②）．細胞内へのプラス電荷（Na^+）の流入は，ニューロン細胞内電位の急激なプラス方向への変化をもたらすと同時に，他方，細胞膜に存在している電位依存性K^+チャネルの開口（図14右上 - ③）を誘発し，K^+流出が生じる．この結果，プラス方向へ変化していた細胞内電位は，再びマイナス方向へ変化し，「スパイク」状の細胞膜電位変化が生じる．これを「活動電位（あるいは興奮）」という．

これらの現象を，刺激強度と細胞内電位の関係で今一度，みてみる（図14下）．刺激が加わると，細胞内のプラス電荷は徐々に増加し，細胞内は「陽（プラス）電位」方向へ変化する．これを脱分極（電位）という（図14下左：下段）．脱分極は，刺激強度とともに増加し，あるレベル（これを閾膜電位とよぶ）を超えたとき，活動電位が発生する．この活動電位を発生させる最小の刺激強度が閾値である（図14下左：上段）．刺激における閾値が高いニューロンほど，活動電位（興奮）は生じにくいので，「興奮性」は低いと表現する．

図14右下に，活動電位を示した．静止電位レベルである−80mVから生じる活動電位は，細胞内へのNa^+流入とK^+流出によって生じる．K^+流出による活動電位から静止電位へと戻る過程を後過分極電位とよぶ．

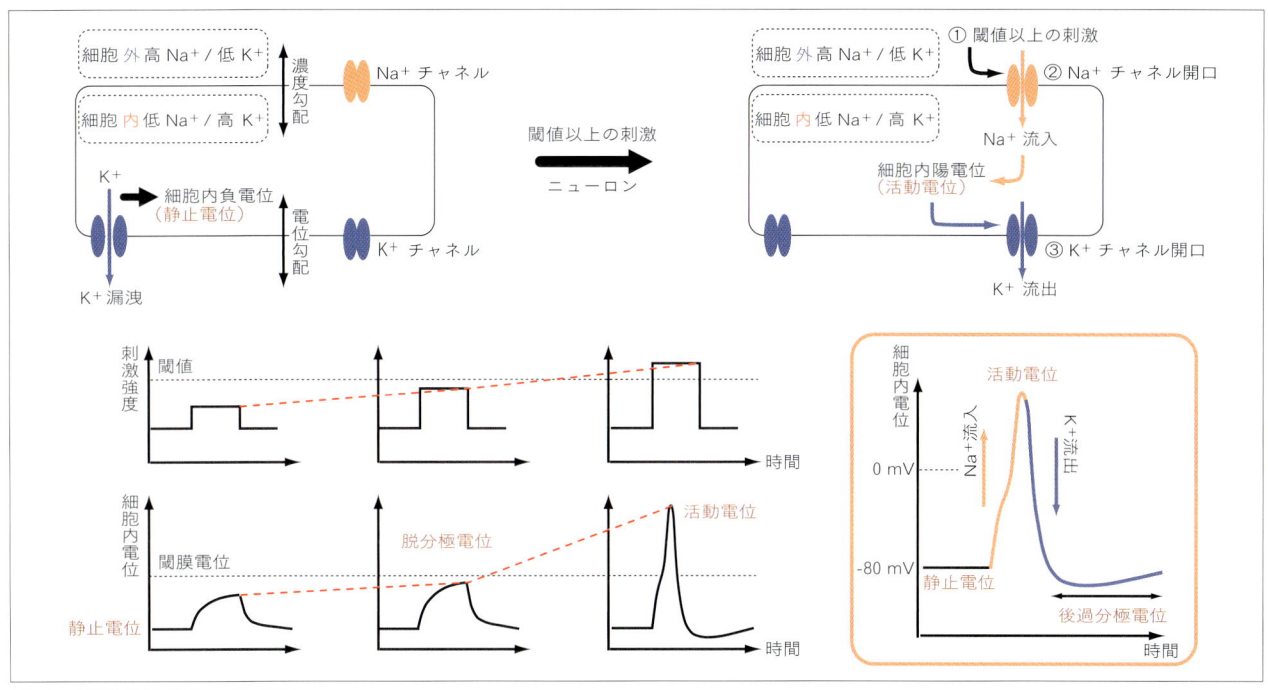

図14 活動電位発生の模式図.

図15 活動電位の伝導様式[30]. 有髄神経における跳躍伝導(左)と，無髄神経の伝導様式(右). 単一のニューロン（１つの神経細胞）において発生した活動電位の大きさはつねに一定で（全か無の法則），刺激によってその電位が増減することはない．したがって，ニューロンにおける活動電位伝導は，減衰することなく中枢あるいは末梢へと到達する．加えて，１ニューロン上の活動電位は，他のニューロンに影響を及ぼさず（絶縁伝導），また活動電位は，ニューロン上を両方向へと伝導する（両方向性伝導）特性がある．

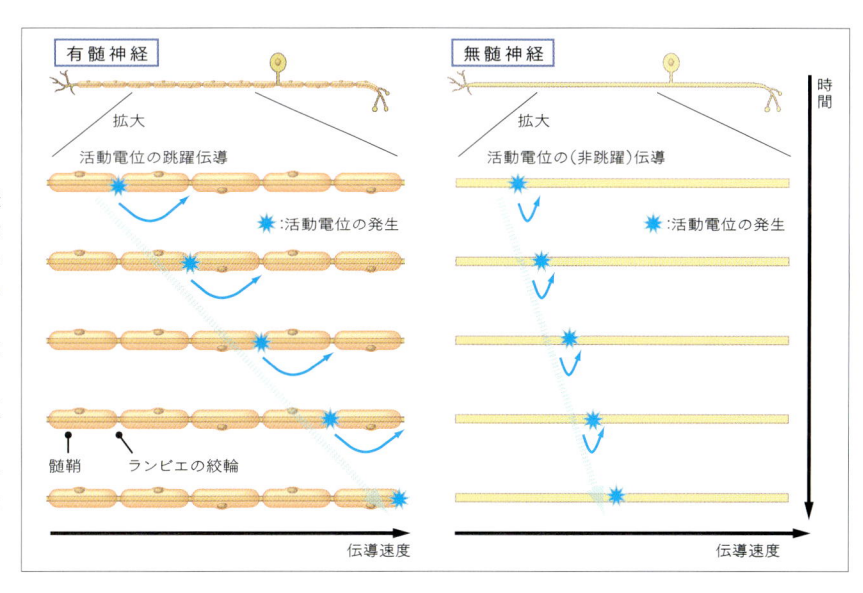

3 活動電位の伝導

　活動電位は，さまざまな情報を中枢あるいは末梢へ伝える．では，活動電位はどのようにニューロンを伝導していくのだろうか．Chapter 9 - 3) - (1)で述べたように，有髄ニューロンの軸索は髄鞘（図2，13）によって絶縁されている．したがって活動電位は，髄鞘部ではなく，ランビエの絞輪部の軸索に発生する（図13）．ランビエの紋輪に発生した活動電位は，近接する他のランビエの絞輪部に対して活動電位を発生させ，結果として，活動電位は髄鞘から髄鞘を跳ぶように伝播し，伝導していく．これを跳躍伝導とよぶ（図15）．一方，無髄ニューロンでは，髄鞘による絶縁がないため，活動電位はきわめて近接した軸索領域に，つぎつぎ発生しながら伝導していく．図15で示したように，跳躍伝導を示す有髄ニューロンのほうが，無髄ニューロンよりも，その活動電位伝導速度は速くなる．

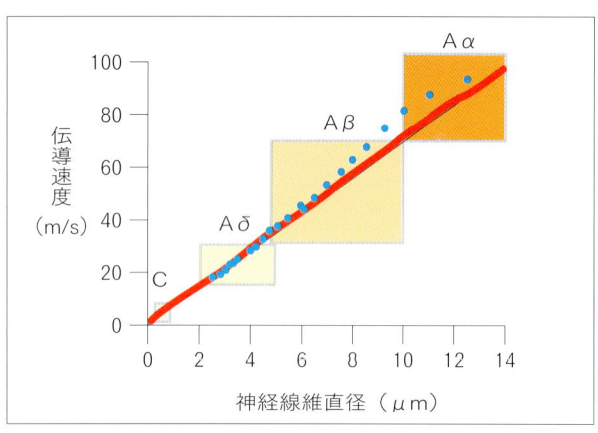

図16 伝導速度と神経線維(軸索)直径の関係．細いニューロン群ほど，活動電位伝導速度は遅い(文献38より改変引用)．

表5 ニューロンの酸素・圧迫・局所麻酔薬感受性(文献14より改変引用)．局所麻酔薬への感受性については諸説ある(著者，編者注)．

	高感受性	中等度感受性	低感受性
低酸素	B線維	A線維	C線維
圧迫	A線維	B線維	C線維
局所麻酔薬	C線維	B線維	A線維

表4 ErlangerとGasserによるほ乳類におけるニューロンの分類．

分類		機能		直径(μm)	CV(m/s)
A群	Aα線維	骨格筋運動神経線維	有髄	12〜20	70〜120
	Aβ線維	触圧覚感覚神経線維	有髄	5〜12	30〜70
	Aγ線維	筋紡錘(錘内筋)運動神経線維	有髄	3〜6	15〜30
	Aδ線維	低弁別触圧覚線維 速い痛覚線維	有髄	2〜5	12〜30
B群	B線維	交感神経節前線維	有髄	3以下	3〜15
C群	C線維	自律神経節後線維 副交感神経節前線維 温度覚線維 遅い痛覚線維	無髄	0.3〜1.2	0.5〜2

CV：活動電位伝導速度

4 活動電位伝導速度に基づくニューロン分類とその特性

　活動電位伝導速度は，神経線維の直径に比例する(図16)．そこで，ErlangerとGasserは，活動電位伝導速度に基づいてニューロンをA，B，C群に分類した(表4)．A群ニューロンは，さらにAα，Aβ，Aγ，Aδニューロンに分類され，もっとも速い伝導速度を示すのがAαニューロンである．Cニューロンだけが無髄ニューロンであり伝導速度はもっとも遅い(図16，表4)．

5 ニューロン特性の臨床生理学

　各群のニューロンは，酸素や圧迫，局所麻酔薬への感受性がそれぞれ異なる．局所麻酔薬は，軸索直径の細いニューロンから順次奏効する．したがって，局所麻酔薬によって痛覚(Aδ/Cニューロン)は速やかに伝導遮断されるが，触(圧)覚(Aβ)ニューロンは伝導遮断されにくい．臨床における局所麻酔作用機序を考えるうえで興味深い．一方で，より直径が太いニューロン(触(圧)覚ニューロン)は，直径の細いニューロン(痛覚ニューロン)に比べて神経圧迫による伝導遮断を受けやすい(表5)[14]．

4 感覚とは何か：生体恒常性を維持し制御する生体センサー

　感覚情報は刺激によって生じる生体内情報である．「体内」「体外」の環境変化(刺激)は，「生体センサー」としての感覚受容器によって感知され，感覚－知覚－認知の情報処理プロセスを経て，恒常性を維持し生体を制御するためにはたらく．生体には多くの感覚が備わっており，表6に示すように，①体性感覚，②内臓感覚，③特殊感覚に大別される．顎顔面部皮膚・口腔粘膜に生じる触圧覚・痛覚・温覚・冷覚は，表面感覚に分類される一方，歯髄や歯根膜など深部組織における感覚は，深部感覚に分類される．

　顎顔面口腔における内臓感覚(臓器感覚と内臓痛覚)は，唾液腺に生じ，唾石症にともなう唾仙痛などは内臓痛覚である．頭頸部・顎顔面口腔における内臓痛覚は，副交感神経系が担っている[1,14,16](図7，10，表3)．また，口腔領域における特殊感覚は，味覚である．

表6 感覚の種類（文献1，16より改変引用）．

感覚		感覚の内容
体性感覚	表面感覚 触（圧）覚	触覚・圧覚
	痛覚	痛み（表在痛）
	温覚	30〜42℃に対する感覚
	冷覚	10〜30℃に対する感覚
	深部感覚 位置・運動感覚	下顎の位置と運動の感覚
	自己（固有）受容感覚	閉口筋の伸展度モニター 歯根膜による咬合力のモニター
	深部圧覚	深部の圧覚
	深部痛覚	深部の痛み（深部痛）
内臓感覚	臓器感覚	飢餓感・尿便意・性感・悪心・血圧・血糖濃度
	内臓痛覚	内臓の痛覚（内臓痛）
特殊感覚	視覚	明度・色・物体・顔認知
	聴覚	音（大小高低・音色）認知
	平衡感覚	加速度の感覚，姿勢維持
	味覚	苦・酸・塩・甘・旨味
	嗅覚	臭い

※表面感覚は皮膚・口腔粘膜に生じ，深部感覚は歯髄・歯根膜・筋・骨・関節等で生じる．

特定の感覚受容器は特定の刺激エネルギーのみに対して敏感である．このような，感覚を生じさせるための特定の刺激を「適刺激」という．

1 感覚情報を脳へと運ぶ「感覚装置」

感覚情報処理は，感覚装置によって担われる．感覚装置とは，①感覚受容器，②上行性伝導路，③大脳皮質感覚野である．刺激は，感覚受容器（図17；①で示す）で受容され「活動電位」に変換される（刺激エネルギーの変換過程）．活動電位に変換された感覚情報は，顎顔面口腔領域では三叉神経視床路を中枢に向けて伝導し，大脳で認知される（図17；③で示す，Chapter 9-2)-(3)を参照）．

2 刺激を受容する感覚受容器

感覚は，刺激としてのエネルギーが感覚受容器に作用することで生じる．感覚受容器には，①一次感覚ニューロンの軸索終末が感覚受容器であるもの（体性感覚・内臓感覚および嗅覚受容器），②一次感覚ニューロンとシナプス接続する特殊な感覚上皮細胞が受容器であるもの（嗅覚以外の特殊感覚受容器）の二種に分けられる（図18）．いずれも刺激を受容すると感覚受容器に脱分極電位が生じ（「起動電位」あるい

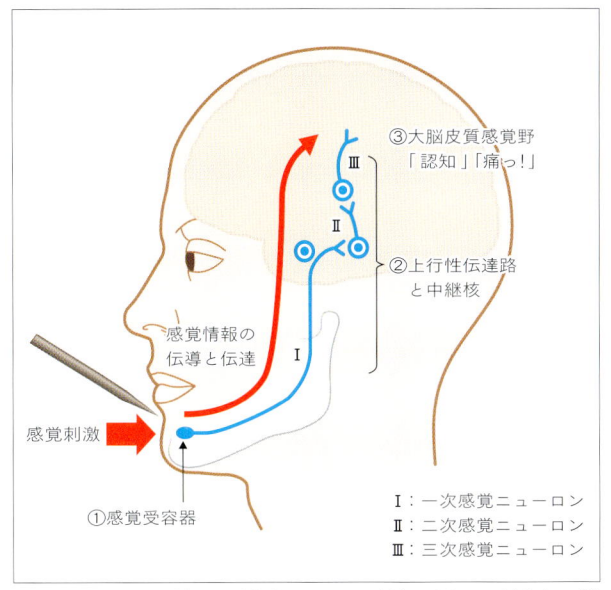

図17 感覚装置構成の模式図．三叉神経系（下顎神経）を模してある．

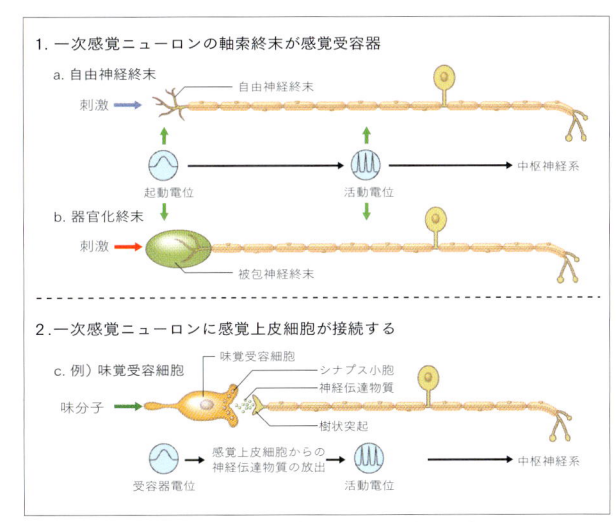

図18 感覚受容器の種類（文献30より改変引用）．

は「受容器電位」，図18），活動電位に変換される．

図19に，皮膚表面感覚受容器の模式図を示している．一次感覚ニューロンの軸索終末が，種々の構造を有する器官化終末は，その刺激に対する順応性（図20）から，圧覚をコードする遅順応性機械受容器（メルケル触盤・ルフィニ小体）と，触覚をコードする速順応性機械受容器（マイスナー小体・毛根神経叢・パチニ小体・クラウゼ小体）に分けられる．また，一次感覚ニューロン終末が特殊な構造をもたない自由神経終末（図19）は，体性感覚のすべてに関与する．

213

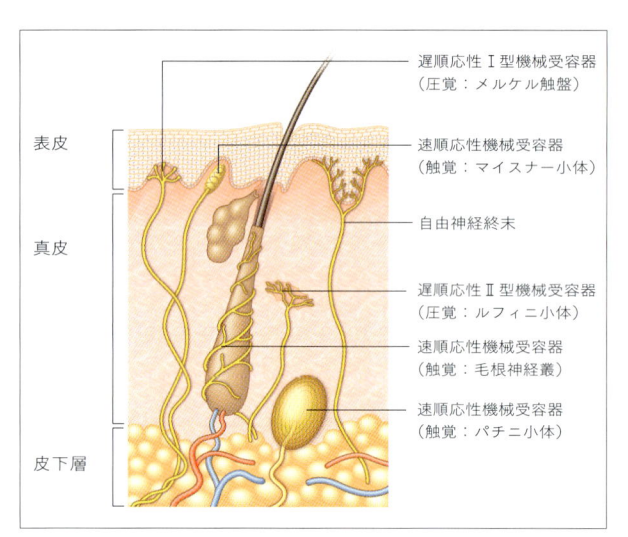

図19 皮膚感覚受容器の種類と模式図(文献30より改変引用).すべて一次感覚ニューロンの軸索終末が感覚受容器である(図18-1).

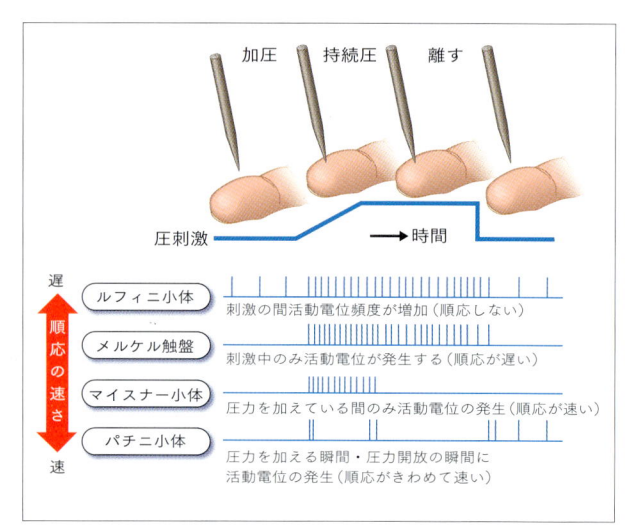

図20 順応性の模式図(文献32より改変引用).持続的刺激にともない感覚ニューロン活動電位頻度が減少していく(慣れ)ことを順応という.

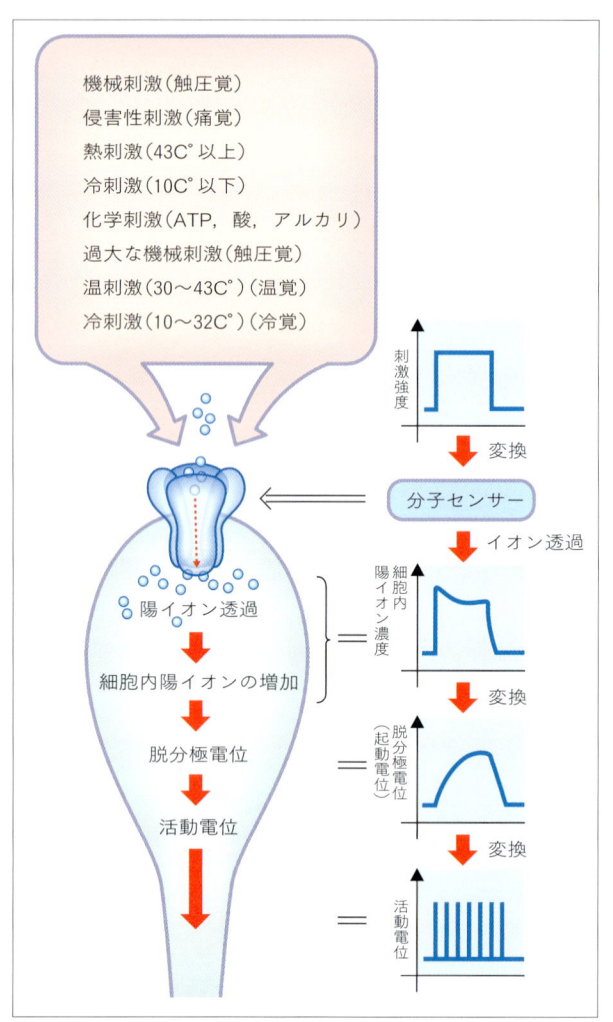

図21 刺激エネルギーの受容と神経活動への変換過程[1,16].感覚受容器の模式図.

3 感覚受容分子メカニズムと刺激エネルギー感覚情報変換過程

　感覚受容器は,どのように刺激を受容するのであろうか.刺激エネルギーは,感覚受容器の細胞膜に存在する「分子センサー」[1,17,18]によって受容される(図21).分子センサーは「受容体」であり,特定の刺激エネルギーを感知し活性化すると,刺激強度に応じて,感覚受容器内に陽イオンを透過させる.細胞内に陽イオン濃度が増加すると,感覚受容器における細胞内電位の変化(脱分極)が誘発される.この電位変化は,感覚受容器から連続する軸索に活動電位を発生させる(図21).このように分子センサーで受容された刺激エネルギーは,感覚受容器内イオン濃度,脱分極電位,活動電位に変換され,中枢へ伝導・伝達され感覚が生じ知覚・認知される.

4 分子センサーと感覚ニューロンからみた感覚の種類

　近年,多くの分子センサーが同定されている.なかでも,一般的な感覚受容分子センサーとして,transient receptor potential(TRP)チャネルファミリー[19-22]がよく知られている.また,伝導速度に基

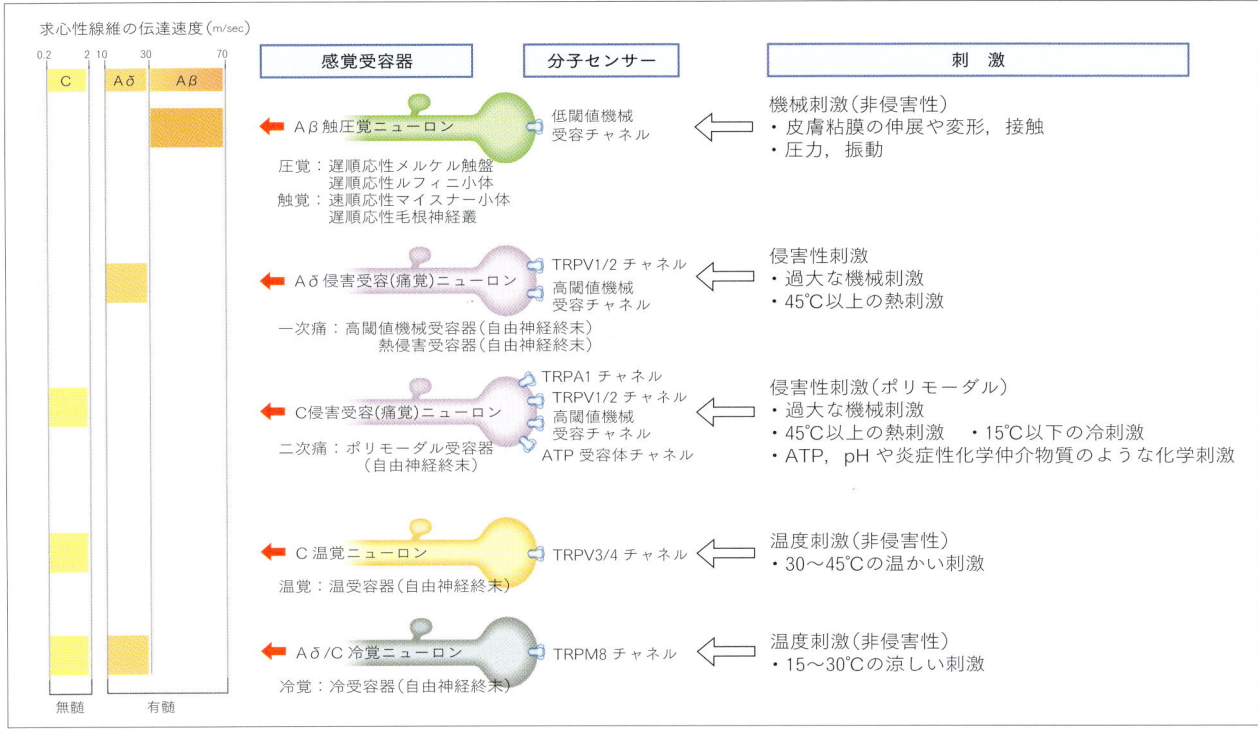

図22 刺激・分子センサー・感覚受容器・ニューロン・伝導速度の関連（文献16～18, 32, 39より改変引用）.

づいて分類されるそれぞれのニューロンは，各々の体性感覚を担っている．以下に，感覚を誘発する刺激とその分子センサー，感覚受容器の名称と，接続する一次感覚ニューロンを列記した（図22）．

i．触圧覚：非侵害性機械刺激，皮膚粘膜の伸展や変形，接触・圧力，振動等で生じる感覚である．順応性によって触覚と圧覚に区別される（前述，図19, 20）．遅順応性の圧覚受容器はメルケル触盤・ルフィニ小体で，速順応性の触覚受容器は，マイスナー小体・毛根神経叢・パチニ小体である．触圧覚刺激は，「低閾値機械受容チャネル」という分子センサーによって受容され，Aβニューロンによって，中枢へと感覚情報が運ばれる．

ii．痛覚（一次痛）：一次痛覚（一過性の速い痛み，あるいは鋭利痛）をもたらすのはAδニューロンであり，感覚受容器には二種類ある．

❶過大な機械刺激は，高閾値機械受容器における高閾値機械受容チャネルによって受容される（タイプⅠ―Aδニューロン）．

❷45℃以上の熱刺激は，熱侵害受容器にあるTRPチャネル（TRPV1・TRPV2）によって受容され鋭利痛が誘発される（タイプⅡ―Aδニューロン）[1]．これら感覚受容器は形態学的には，自由神経終末である（図19）．

iii．痛覚（二次痛）：二次痛覚（持続性の遅い痛み，あるいは鈍痛）をもたらすのはCニューロンである．過大な機械刺激，45℃以上の熱刺激，15℃以下の冷刺激，組織中ATPやpH変化，炎症性化学仲介物質のような化学刺激など，多種多様な侵害性刺激（体を脅かす刺激）は，Cニューロンに接続するポリモーダル受容器を活性化する（ポリモーダルとは「多様式」という意味である）．ポリモーダル受容器には，高閾値機械受容チャネル，熱刺激の分子センサーであるTRPV1・TRPV2，冷刺激にともなう痛みに関与するTRPA1チャネルのほか，炎症にともなう痛み（歯髄炎も含まれる）[16]を発生させる炎症性化学仲介物質の受容体など，さまざまな受容体が存在し，多様な刺激を受容し，鈍痛を生じさせる[1]．自

215

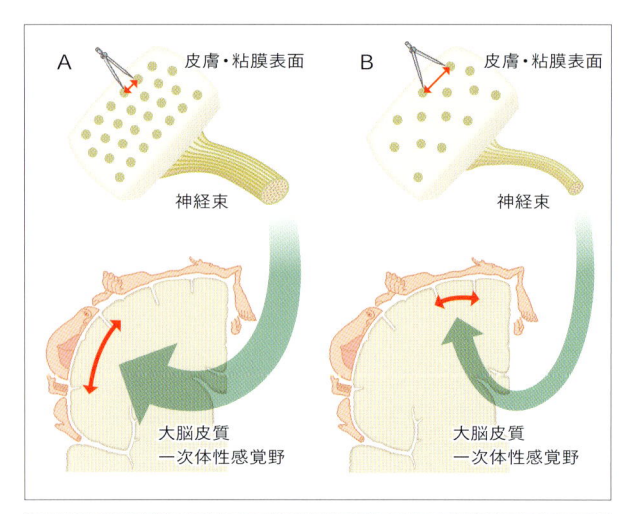

皮膚領域	A	B
感覚点数	多い	少ない
二点識別閾	小さい	大きい
受容野	狭い	広い
大脳皮質感覚領野の広さ	広い	狭い
感覚の鋭敏さ	鋭い	鈍い

図23 感覚点と感覚の鋭敏さの関連[11,12,33].

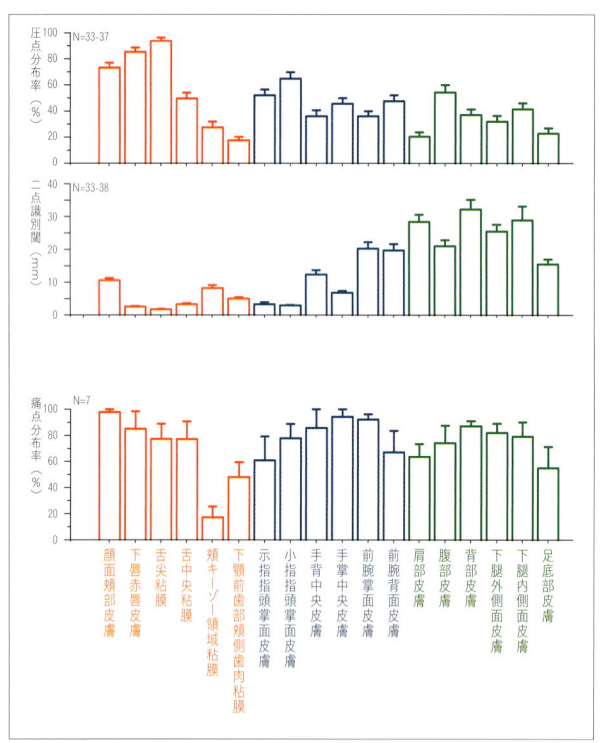

図24 体各部皮膚・粘膜領域における圧点分布率，二点識別閾，痛点分布率．圧点・痛点分布は，各皮膚粘膜領域に対して1mmずつ刺激部位を変化させながら20回刺激を行い，知覚できた割合で示している．圧覚刺激は，エバリュエーターサイズ：2.83のSWフィラメント（圧刺激強度：70mgf）を用いた．痛覚刺激は，先端直径0.01mmの針を用いた．Nは被験者数を，グラフは平均と標準誤差を示している（澁川，未公表データ）．

由神経終末である（図19）．

iv．温覚と冷覚：30〜45℃の温かい刺激（熱ではない），あるいは15〜30℃の涼しい刺激で生じる感覚である．30〜45℃の温度刺激は，Cニューロンに接続する温受容器の分子センサーであるTRPV3・TRPV4によって受容される．一方，15〜30℃の冷涼温度刺激は，Aδ・Cニューロンに接続する冷涼受容器の分子センサーであるTRPM8によって受容される．いずれも自由神経終末である（図19）．

5 感覚受容器の分布と感覚のするどさ

感覚受容器の存在する皮膚・粘膜部位を「感覚点」とよぶ．これら感覚点は独立しており，各々の感覚受容器の存在部位を触圧点・温点・冷点・痛点とよぶ．これら感覚点の顎顔面領域を含めた全身における分布密度は，痛点＞触圧点＞冷点＞温点の順である．

一方，皮膚あるいは粘膜の任意2点に対して，同時に等しい強さで圧刺激を行ったとき，2点刺激を2点と感じる最小距離を二点識別閾という．

一般的に，単位面積あたりの皮膚あるいは粘膜における，感覚点分布密度が高いほど，二点識別閾は小さくなり，より感覚は鋭くなる（図23）．このとき，1つの感覚ニューロンが受けもつ皮膚・粘膜範囲（受容野）は狭くなり，多くの感覚ニューロンが大脳皮質に投射するため，感覚情報を処理する一次体性感覚野領域の面積は広くなる．

6 顎顔面皮膚・口腔粘膜における感覚点分布

図24は，顎顔面口腔（赤），上肢（青），体幹および下肢（緑）における圧点および痛点分布密度と二点識別閾の関係を示している．顎顔面口腔，上肢，体幹および下肢の順で圧点分布密度は高く，二点識別閾は小さい．したがって，顎顔面口腔ほど感覚は鋭いことを示している．一方で，痛点分布密度は，全身で分布密度は高いが，頬粘膜キーゾー領域で痛点分布が少ない（後述）．

7 顎顔面皮膚・口腔粘膜および口腔諸器官における感覚

口腔粘膜における表面感覚は，皮膚表面感覚と同様の特徴を有するが，速順応性機械受容器である毛根神経叢とパチニ小体は存在しない．粘膜には，毛がないからである．また口腔粘膜は，他の部位と比べ，きわめて立体認知能力が高い．図19でも示したように，メルケル触盤とマイスナー小体は粘膜上皮に存在し，粘膜固有層にはルフィニ小体・クラウゼ小体が存在している．以下に，顎顔面皮膚・口腔粘膜および口腔諸器官における感覚の特徴をまとめた[2]．

ⅰ．口唇：赤唇部で感覚受容器分布密度が大きく，感覚がきわめて鋭敏な部位である（口唇外皮部にはパチニ小体・毛根神経叢が存在する）．

ⅱ．頰粘膜：比較的，感覚受容器分布密度は少ない．とくに頰粘膜中央から口角にかけての帯状の部分をキーゾーの領域といい，痛覚受容器分布密度が少なく，口腔内でもっとも痛み閾値が高い領域である（図24）．同領域は，痛み閾値が高く咀嚼時の咬傷にともなう開口反射を抑制することで，円滑な咀嚼の駆動に寄与する．

ⅲ．歯肉・歯槽部粘膜：上顎歯肉受容器分布密度は，切歯部＞小臼歯部＞大臼歯部の順で，下顎では，切歯部＜大臼歯部である．下顎臼歯部頰側歯肉は，頰神経の支配も受けているからである（図9）．歯肉頰移行部には，多くの痛覚受容器が存在する．浸潤麻酔針の刺入に先だって，十分な刺入粘膜部の表面麻酔が必要な理由である．

ⅳ．舌粘膜：舌尖部は，口腔粘膜中最大の感覚受容器分布密度をもつ．きわめて感覚が鋭敏である．

ⅴ．口蓋粘膜：感覚受容器分布密度は低いが，切歯乳頭・横口蓋ひだでは，他の口蓋部分と比べて，その分布密度は大きい．義歯作成時には注意が必要である．

ⅵ．歯髄・象牙質：体性深部感覚としての深部圧覚と深部痛覚が存在する．深部圧覚を担うAβニューロン[23]，深部痛覚における象牙質痛（一過性の速い鋭利痛）を担うAδニューロンと，歯髄痛（持続性の遅い鈍痛）を担うCニューロンが分布する[1,16]．象牙質痛は，歯牙切削などにともなう露出した象牙質表面に加えられた種々の刺激によって生じる[25-28]のに対して，歯髄痛は，歯髄障害・歯髄内炎症性反応と，それにともなう歯髄内圧の増加（すなわち歯髄炎）によって誘発される．

ⅶ．歯根膜感覚：深部圧覚，固有感覚，深部痛覚が存在する．深部圧覚の弁別能は20μm程度である．歯冠修復時の咬合調整は，この弁別能を基準に行う必要がある．固有感覚は，咬合力の調節機能である．歯根膜痛覚は，歯根膜における炎症（歯周組織炎）あるいは，歯髄炎の歯根膜波及・咬合性外傷などによって生じる．感覚受容器は歯根下1/3に多く，自由神経終末（速・遅順応性），クラウゼ小体（速順応性機械受容器），ルフィニ小体（遅順応性機械受容器）が存在する．ルフィニ小体は，歯根膜線維と直接結合し刺激方向応答特性と関与する．受容器分布密度・弁別能ともに，前歯＞小臼歯＞大臼歯である．

5 感覚障害の臨床生理と感覚機能の評価

1 Semmes-Weinstein monofilamentsを用いたvon Frey filament試験

感覚障害の程度と進行の評価には，von Frey filament試験[29]が有用である．本試験は，圧点の検出（図24）にも用いられる．

von Frey filament試験は，Semmes-Weinstein monofilamentsを用いて行う（SWテスト）．Semmes-Weinstein monofilamentsのプローブ先端には，フィラメントとしてナイロン糸がついており（図25），さまざまな刺激強度で圧覚刺激を行うことができるようになっている．これらのプローブには，刺激強度に応じてエバリュエーターサイズ（von Frey number）とよばれる番号がつけられており，以下の計算式に

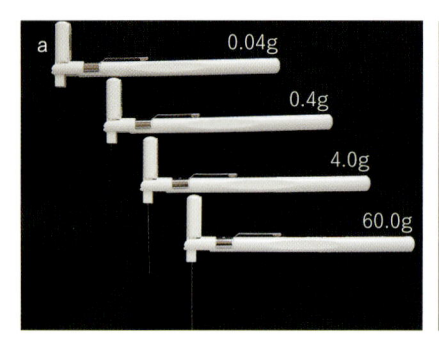

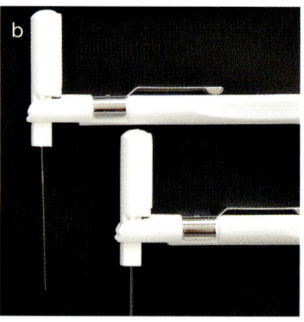

図25a, b　Semmes-Weinstein monofilaments を示す．b はプローブ先端のフィラメントの拡大．

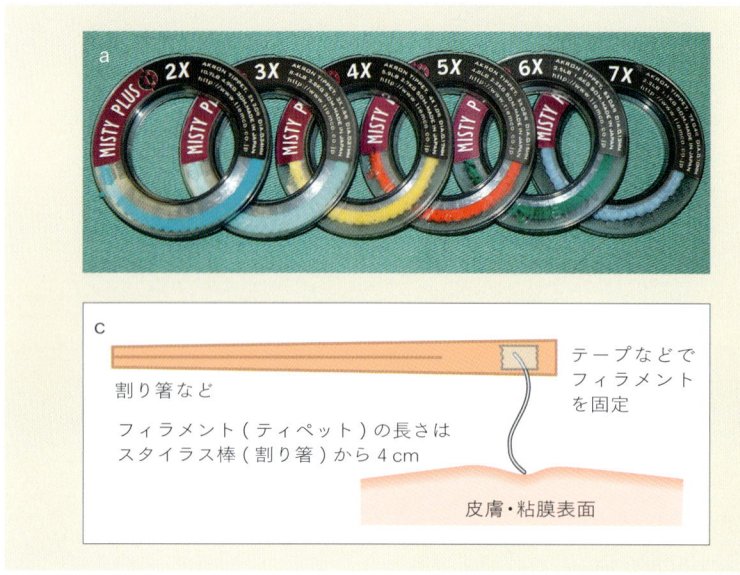

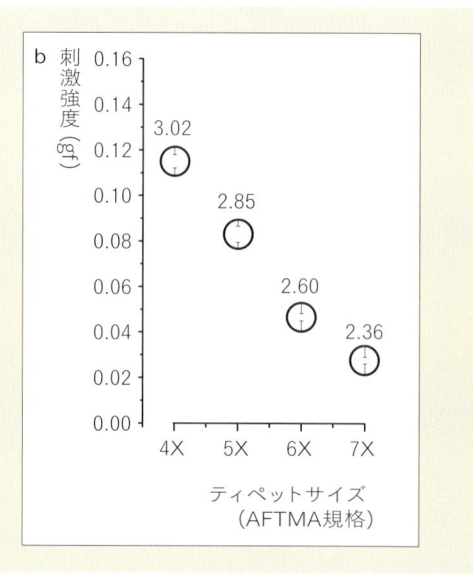

図26a-c　簡便な SW テスト用プローブの作製．a：ティムコ社製，アクロン・ミスティープラス・ティペット．b：ティペットサイズ（4X から7X）は，AFTMA（American Fishing Tackle Manufacturers Association：米国釣具製造組合）によって規格が統一されている．フライフィッシングで用いられる．平均±標準誤差を示す．2.36～3.02 の数字は，エバリュエーターサイズを示す．c：割り箸をスタイラスとした簡便なプローブ．

よって算出される；

　　エバリュエーターサイズ（von Frey number）
　　　＝[log(y)＋3.78]/0.94　[y：刺激強度（グラム重（gf）]

たとえばエバリュエーターサイズ ＝ 2.83 のフィラメントを皮膚・粘膜と並行に当て，フィラメントが曲がり始める強さで圧刺激を行ったとき，その圧刺激強度は70mg（70mgf）となる．図25は刺激強度0.04gf（40mgf）から60gf までの SW テストプローブを示す．感覚障害部位に対する圧覚刺激の知覚閾値を健側（あるいは健常部位）と比較することによって感覚障害程度を診査できる（閾値を示すエバリュエーターサイズは患側＞健側で大きくなる）．しかし，von Frey 試験の実施には，プローブ入手の点で困難である．

図26に簡便な SW テスト用プローブの作製法を示した．SW 試験に用いられる "monofilaments（モノフィラメント）" は，ナイロン糸であるため釣具店で入手が可能である．なかでも「ティペット」とよばれるモノフィラメントは，直径の太いほうから0X，1X，2X，というように国際規格が決まっている．モノフィラメント（ティペット）4cm を皮膚表面に押し付けたときの刺激強度と，ティペット太さとの関係を図26b に示す．4cm の7X ティペットの押し圧は27±0.1mgf に匹敵し，エバリュエーターサイズは2.36となる．同様に4X ティペットでの押し圧は115±0.3mgf となりエバリュエーターサイズ

表7 感覚装置の障害と，その症状.

感覚装置障害	疾患・症状
感覚受容器	
味・嗅覚受容細胞障害	味覚障害・嗅覚障害
網膜視細胞障害	視覚障害
Aδ/C ニューロン先天欠失	先天性の無痛症
上行性伝導路	
神経断裂	外傷性・局所性軸索障害（軸索変性（ワーラー変性））
神経切断	外傷性・局所性軸索切断
代謝性・虚血性・中毒性	末梢神経障害（軸索変性や節
炎症性障害，癌，感染症	性脱髄）
Aδ/C ニューロン先天欠失	先天性の無痛症
大脳皮質	
脳血管障害や脳腫瘍切除術	障害感覚野領域と一致した反対側皮膚領域の感覚障害
大脳機能障害	失認（例：触覚認知障害）

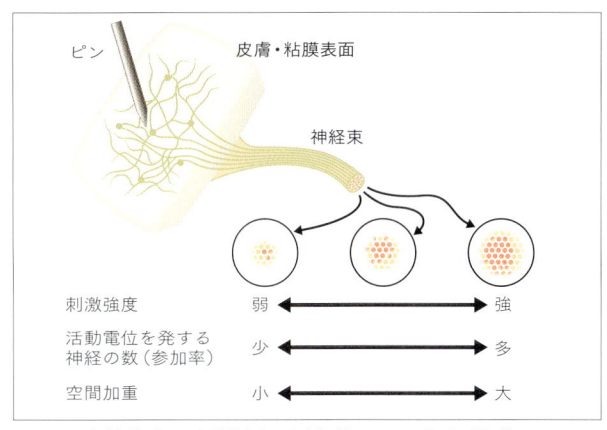

図27 感覚強度と空間的加重（文献33より改変引用）.

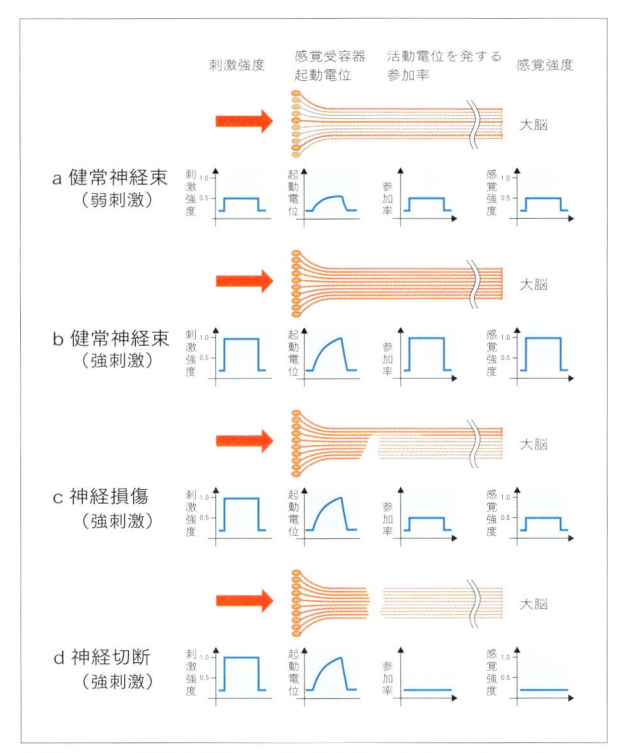

図28a-d 感覚強度は，空間符合化の度合いで決まる．

は3.02となる．したがって，これら4X～7Xティペット4cmを割り箸などのスタイラス棒に付着させることで，簡単かつ正確なSWテスト用プローブを作ることができる（ティペット商品名：「アクロン・ミスティープラス・ティペット」，ティムコ社製，日本）．

2 臨床生理からみた感覚障害と神経障害

すでに述べてきたように，感覚は感覚装置によってつくり出される．したがって，これら感覚装置の先天性・後天性障害はさまざまな疾患を誘発する．表7に示すように，痛覚受容器の先天性欠失では無痛症（遺伝性感覚性自律神経ニューロパチー）をもたらす．糖尿病合併症にともなう末梢神経障害は，上行性（感覚性）伝導路障害にともなう感覚障害をもたらす．外傷性・局所性の神経損傷もこの伝導路障害に含まれる．一方，大脳皮質の機能的障害においても感覚認知の障害が生じる（表7）．

3 神経損傷と症状を理解するための臨床生理

Chapter 9-4)-(3)，図21で感覚発現における刺激受容機構とエネルギー変換過程を述べた．しかし，これらはあくまで「単一神経細胞（ニューロン）」における現象であり，臨床症状の説明にはならない．顎顔面皮膚・口腔粘膜への刺激強度は，活動電位の発生頻度におき換えられる．一方で，刺激強度は，感覚点と接続する「活動電位を発生する一次感覚ニューロン」の数にも変換される．このとき刺激強度増加にともなって，活動電位を発するニューロン数が増加することを「参加率の増加」と表現し，これを「空間的符合化」とよぶ（図27）．参加率が高く空間的符合化が大きいほど，刺激にともなう感覚認知強度は大きくなる．図28で今一度説明すると，健常神経束（ニューロン束）では，刺激強度が増加する

219

と活動電位発生に寄与するニューロン数は増加する（参加率の増加）．結果として大脳皮質で認知される感覚強度は大きくなる（図28a, b）一方，外傷性・局所性神経損傷がある場合（図28c），刺激強度が強く参加率が高くても，軸索損傷による伝導障害によって，最終的な参加率は低下する．よって感覚強度は低下する．加えて，軸索切断（図28d）では，結果として参加率が0となるので感覚そのものは生じない．これらを踏まえたうえで「神経のしびれと痛み」を理解してもらいたい．

参考文献

1. 澁川義幸．歯髄・象牙質感覚とは何か？ ―侵害受容感覚（痛覚）と口腔の機能―．日本歯科評論 2010；70（6）：127-136.
2. 鈴木 隆．顎・口腔・顔面の体性感覚．In：中村嘉男，森本俊文，山田好秋 編集．基礎歯科生理学 第4版．医歯薬出版：2003，267-290.
3. Eijden TMGJ van, Langenbach GEJ. Anatomy of the trigeminal nerve. In：Baart JA, Brand HS eds. Local anesthesia in dentistry. Hoboken：Wiley-Blackwell, 2009.
4. Ross L, Lamperti E, Taub E. Thieme Atlas of Anatomy, Head and Neuroanatomy. Stuttgart - New York：Thieme, 2007.
5. Tamura Y, Shibukawa Y, Shintani M, Kaneko Y, Ichinohe T. Oral structure representation in human somatosensory cortex. Neuroimage 2008；43（1）：128-135.
6. Bessho H, Shibukawa Y, Shintani M, Yajima Y, Suzuki T, Shibahara T. Localization of palatal area in human somatosensory cortex. J Dent Res. 2007；86（3）：265-270.
7. Shibukawa Y, Shintani M, Kumai T, Suzuki T, Nakamura Y. Cortical neuromagnetic fields preceding voluntary jaw movements. J Dent Res. 2004；83（7）：572-577.
8. Shibukawa Y. Cortical Mechanism of Oral Sensation in Human. International Journal of Oral-Medical Science. 2009；8：65-73.
9. Lehman R, Andermann F, Olivier A, Tandon PN, Quesney LF, Rasmussen TB. Seizures with onset in the sensorimotor face area：clinical patterns and results of surgical treatment in 20 patients. Epilepsia 1994；35（6）：1117-1124.
10. Penfield W, Boldrey E. Somatic mortor and somatosensry representation in cerebral cortex of man as studied by electrical stumulation. Brain 1937；60：389-443.
11. 久保浩太郎，別所央城，田村洋平，高志潮田，加藤 隆，澁川義幸．歯髄・象牙質感覚および口腔感覚の脳における情報処理 ―神経生理学から臨床歯科医学へ―．日本歯科評論 2010；70（11）：127-135.
12. 澁川義幸，新谷益朗，加藤 隆，田﨑雅和，一戸達也，金子 讓．脳の中の口腔．日本歯科評論 2009；69（7）：39-40.
13. Matsuura N, Shibukawa Y, Kato M, Ichinohe T, Suzuki T, Kaneko Y. Ketamine, not fentanyl, suppresses pain-related magnetic fields associated with trigeminally innervated area following CO2 laser stimulation. Neurosci Res. 2008；62（2）：105-111.
14. Ganong WF 著．星 猛 訳代表．医科生理学展望 原書19版．東京：丸善，2000.
15. 真島英信．生理学 改訂18版．東京：文光堂，1986.
16. 澁川義幸，津村麻記，市川秀樹，佐藤正樹，黒田英孝，笠原正貴，一戸達也，田﨑雅和．象牙質／歯髄複合体の侵害受容機構と象牙芽細胞機能．日本歯科評論 2010；70（10）：103-114.
17. 若森 実，近藤大佑，荒木健太郎．痛覚（侵害受容）とは何か？ ―ユージノールはなぜ効くのか？―最近の分子薬理学から解き明かす―．日本歯科評論．2010；70（7）：135-142.
18. 佐原資謹．侵害受容ニューロンと末梢機構 ―痛みは1つの独立した感覚か？―．日本歯科評論 2010；70（8）：127-133.
19. 富永真琴．生体はいかに温度をセンスするか ―TRPチャネル温度受容体―．生理学雑誌 2003；65：130-137.
20. 沼田朋大，香西大輔，髙橋重成，加藤賢太，瓜生幸嗣，山本伸一郎，金子 雄，眞本達生，森泰生．TRPチャネルの構造と多様な機能．生化学 2009；81：962-983.
21. Pedersen SF, Owsianik G, Nilius B. TRP channels：an overview. Cell Calcium 2005；38（3-4）：233-252.
22. Caterina MJ, Schumacher MA, Tominaga M, Rosen TA, Levine JD, Julius D. The capsaicin receptor：a heat-activated ion channel in the pain pathway. Nature 1997；389（6653）：816-824.
23. Kubo K, Shibukawa Y, Shintani M, Suzuki T, Ichinohe T, Kaneko Y. Cortical representation area of human dental pulp. J Dent Res. 2008；87（4）：358-62.
24. Shibukawa Y, Ishikawa T, Kato Y, Zhang ZK, Jiang T, Shintani M, Shimono M, Kumai T, Suzuki T, Kato M, Nakamura Y. Cerebral cortical dysfunction in patients with temporomandibular disorders in association with jaw movement observation. Pain 2007；128（1-2）：180-188.
25. Okumura R, Shima K, Muramatsu T, Nakagawa K, Shimono M, Suzuki T, Magloire H, Shibukawa Y. The odontoblast as a sensory receptor cell? The expression of TRPV1 (VR-1) channels. Arch Histol Cytol 2005；68（4）：251-257.
26. Son AR, Yang YM, Hong JH, Lee SI, Shibukawa Y, Shin DM. Odontoblast TRP channels and thermo/mechanical transmission. J Dent Res 2009；88（11）：1014-1019.
27. Shibukawa Y, Suzuki T. Ca2＋ signaling mediated by IP3-dependent Ca2＋ releasing and store-operated Ca2＋ channels in rat odontoblasts. J Bone Miner Res 2003；18（1）：30-38.
28. Magloire H, Maurin JC, Couble ML, Shibukawa Y, Tsumura M. Thivichon-Prince B, Bleicher F. Topical review. Dental pain and odontoblasts：facts and hypothesis. J Orofac Pain 2010；24（4）：335-349.
29. Lambert GA, Mallos G, Zagami AS. Von Frey's hairs - a review of their technology and use - a novel automated von Frey device for improved testing for hyperalgesia. Journal of Neuroscience Methods 2009；177（2）：420-426.
30. Totora GJ, Derrickson B 著．大野忠夫，黒沢美枝子，髙橋研一，細谷安彦 共訳．トートラ人体の構造と機能 第2版．東京：丸善，2007.
31. Hansen JT, Koeppen BM 著．相磯貞和，渡辺修一 翻訳．ネッター解剖生理学アトラス．東京：南江堂，2006.
32. 久野みゆき，安藤哲司，杉原 泉，秋田恵一．人体の正常構造と機能 IX 神経系（2）第1版．東京：日本医事新報社，2005.
33. Hall J. Guyton and Hall Textbook of Medical Physiology 11th ed. Philadelphia：Saunders Elsevier, 2006.
34. Despopoulos A, Silbernagl S 著．佐久間康夫 監訳．カラー図解よくわかる生理学の基礎 第1版．東京：メディカル・サイエンス・インターナショナル，2007.
35. 田中千賀子，加藤隆一 編集．NEW 薬理学 改訂第5版．東京：南江堂，2007.
36. 山田 守．口腔領域における痛みの生理．歯界展望 1968；31（7）：1207-1214.
37. 岩田幸一，篠田雅路，片桐綾乃．侵害受容歯髄ニューロンと中枢機構 ―神経生理学的特性と痛み―．日本歯科評論 2010；70（9）：101-106.
38. Perl ER. Ideas about pain, a historical view. Nat Rev Neurosci 2007；8（1）：71-80.
39. Basbaum AI, Bautista DM, Scherrer G, Julius D. Cellular and molecular mechanisms of pain. Cell 2009；139（2）：267-284.

Chapter 10
歯科領域における神経損傷後治癒過程の様式

田﨑雅和
東京歯科大学 生理学講座

金銅英二
松本歯科大学 口腔解剖学第一講座
松本歯科大学大学院 歯学独立研究科 顎口腔機能制御学講座
生体調節制御学ユニット

岩田幸一
日本大学歯学部 生理学教室

篠田雅路
日本大学歯学部 生理学教室

Chapter 10

歯科領域における神経損傷後治癒過程の様式

田﨑雅和　金銅英二　岩田幸一　篠田雅路

1 神経損傷・回復の病態生理（田﨑雅和）

はじめに

　末梢神経系に外的（機械的）刺激が加わると神経線維（軸索）の変性が生じる．感覚神経線維の損傷により，感覚は麻痺し，違和感や感覚の消失が生じる．再び神経線維が再生してくると感覚は回復する．しかし，元の感覚とは異なる感覚が生じてくる．感覚は元に戻るが「感覚の質」は異なってくる．

　末梢神経系の損傷による神経線維の変性と再生に関する報告は多くなされている．しかし，感覚神経終末を対象として，その変性と再生を比べた報告は少ない．そこで，マウスの下唇粘膜に分布する感覚神経とその神経終末を対象として，感覚神経終末の形態とその応答様式ならびに再生後の組織学的変化について記し，感覚の質の違いについて述べる．

1 神経損傷による分類

　末梢感覚神経線維の機械的な損傷は病理組織学的に①一過性局在性伝導障害(neurapraxia)，②軸索断裂(axonotmesis)，③神経幹断裂(neurotmesis)の三種類に大別されている．

　一過性局在性伝導障害の臨床的な症状は，一時的な感覚の消失あるいは感覚の消失には至らないまでも，健常側と感覚が異なる感覚異常を認めるものである．感覚は比較的早期に戻り，回復後も健常側と比較して，さほど違和感などが起こらない一時的な障害である．病態生理学的には，乾燥や軽度の圧迫などによる機械的な刺激により，有髄神経線維に脱髄が生じたものと考えられる．脱髄した部位は軸索が露出し，部分的に無髄神経線維と同じ状態になったものである．しかし，有髄神経線維の髄鞘（シュワン細胞）で覆われている部位の軸索にはナトリウムチャネルが存在しないため，この部分の興奮性はきわめて悪い状態にある．その部位に口腔粘膜などの末梢から生じた活動電位（感覚情報）が伝導してきても，興奮性の低下により感覚情報は一時的に伝導の遮断あるいは伝導の遅延が生じてしまうため，一時的な感覚の消失や違和感が生じるものと考えられる．

　一方，軸索断裂と神経線維断裂は感覚情報の遮断が起こるため，感覚の消失が生じる．再び感覚は回復するが，健常側と感覚が異なる異常感覚を認めたり，場合によっては自発痛や不快な感覚が続く障害である．感覚は感覚神経線維の損傷の程度や損傷後の処置により回復の期間や障害の程度が異なるが，その多くは再び感覚が回復してくる．

　ここでは，神経損傷後に感覚障害が残る軸索断裂および神経線維断裂について，口腔粘膜の感覚神経終末を対象として，その変性および再生について記す．

2 観察部位

　観察部位はマウスの下唇粘膜全体を観察の対象とした．図1はマウス下顎切歯と下唇の矢状断であり図2は前額断を示す．観察部位は図1・2の矢印間の粘膜部である．下唇の有毛部皮膚を除去し粘膜下組織中を走行する神経要素を露出し，メチレンブ

Chapter 10 歯科領域における神経損傷後治癒過程の様式

図1 マウス中切歯部矢状断．矢印間：観察部位の口腔粘膜，HE 染色．
図2 マウス中切歯部横断．矢印間：観察部位の口腔粘膜，HE 染色．

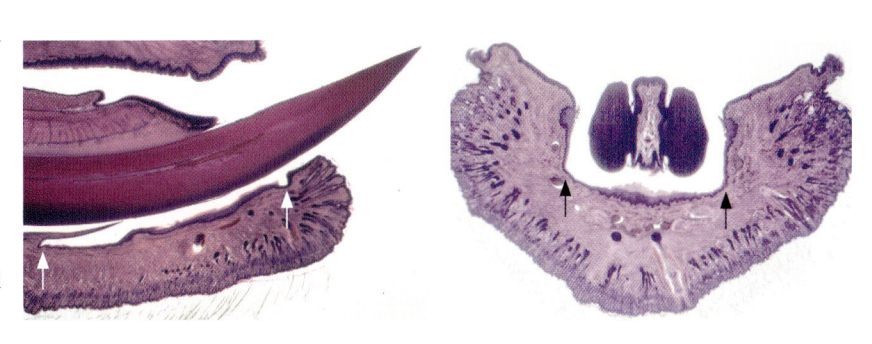

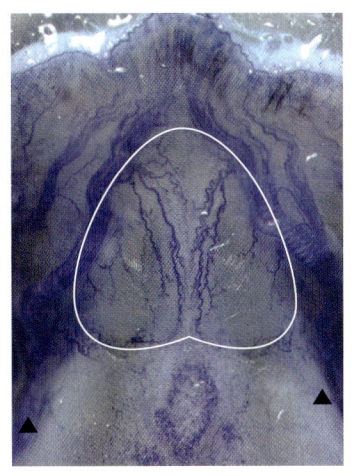

図3 マウス下唇粘膜とオトガイ神経．▲：オトガイ孔．実線内：観察部位の口腔粘膜，メチレンブルー生体染色．

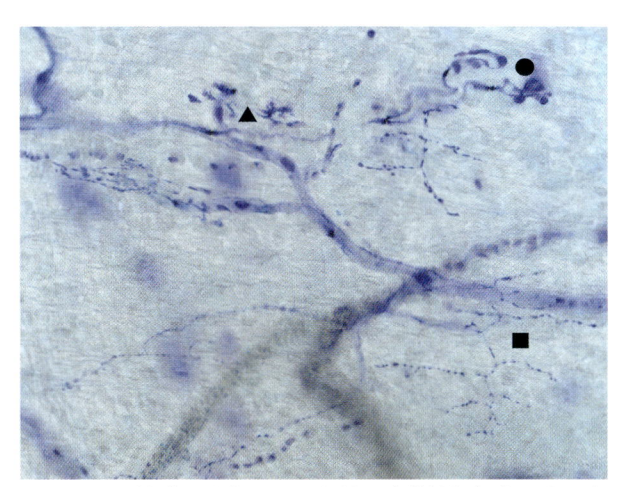

図4 下唇粘膜に分布する三種類の感覚神経終末．●：有被膜性小体，▲：非被覆性終末，■：自由神経終末，メチレンブルー生体染色．

ルー溶液で染色した写真が図3である．観察部位は図中の実線内の粘膜に相当する．オトガイ神経の多くは下唇有毛部皮膚の毛の感覚に関与しているが，その一部が口唇粘膜に分布し，実線内の粘膜の感覚に関与している．実験はオトガイ孔（矢頭）近傍で，片側のオトガイ神経を挫滅あるいは切断した．標本は下唇粘膜全体を伸展標本とするため，実験側（挫滅側，切断側）と健常側とを比較して観察することができる．

1 口腔粘膜に分布する感覚神経終末と電気生理学的応答

口腔粘膜に存在する感覚神経終末は，組織学的に分類すると数多くの種類が存在する．しかし，その特徴から三種類に大別できる．基本的に感覚神経線維の末端部が器官化しているか，否かにより二種類に分類される．さらに，器官化している感覚神経終末の終末部が被覆されているタイプ，①有被膜性小体と被膜が存在しないタイプ，②非被覆性終末とに分けられる．一方，器官化していない感覚神経終末に③自由神経終末がある（図4）．

また，電気生理学的な特徴で感覚神経終末を分類すると二種類に分けることができる．その感覚神経終末の組織学的特徴と電気生理学的特徴との関連は以下のようになる．

①有被膜性小体

有被膜性小体は感覚神経の軸索末端の周囲に数層の被膜を有する感覚神経終末である．軸索末端が単純なもの（図5 a, b, d）から複雑に分岐しているもの（図6 a, b），あるいは被膜が分岐しているもの（図6 c）などが存在する．有被膜性小体は，軸索の末端形状，小体の大きさ，被膜の状態などから単

223

図5a-d 下唇粘膜に分布する有被膜性小体．a：単純な形態の有被膜性小体（simple corpuscle），メチレンブルー生体染色．b：単純な形態の有被膜性小体，オスミウム酸染色．c：2つの有被膜性小体（矢印），トルイジンブルー染色．d：cにおける有被膜性小体の電子顕微鏡写真，中心部にミトコンドリアを多数含む軸索がみられ，その周囲を被膜が覆っている．

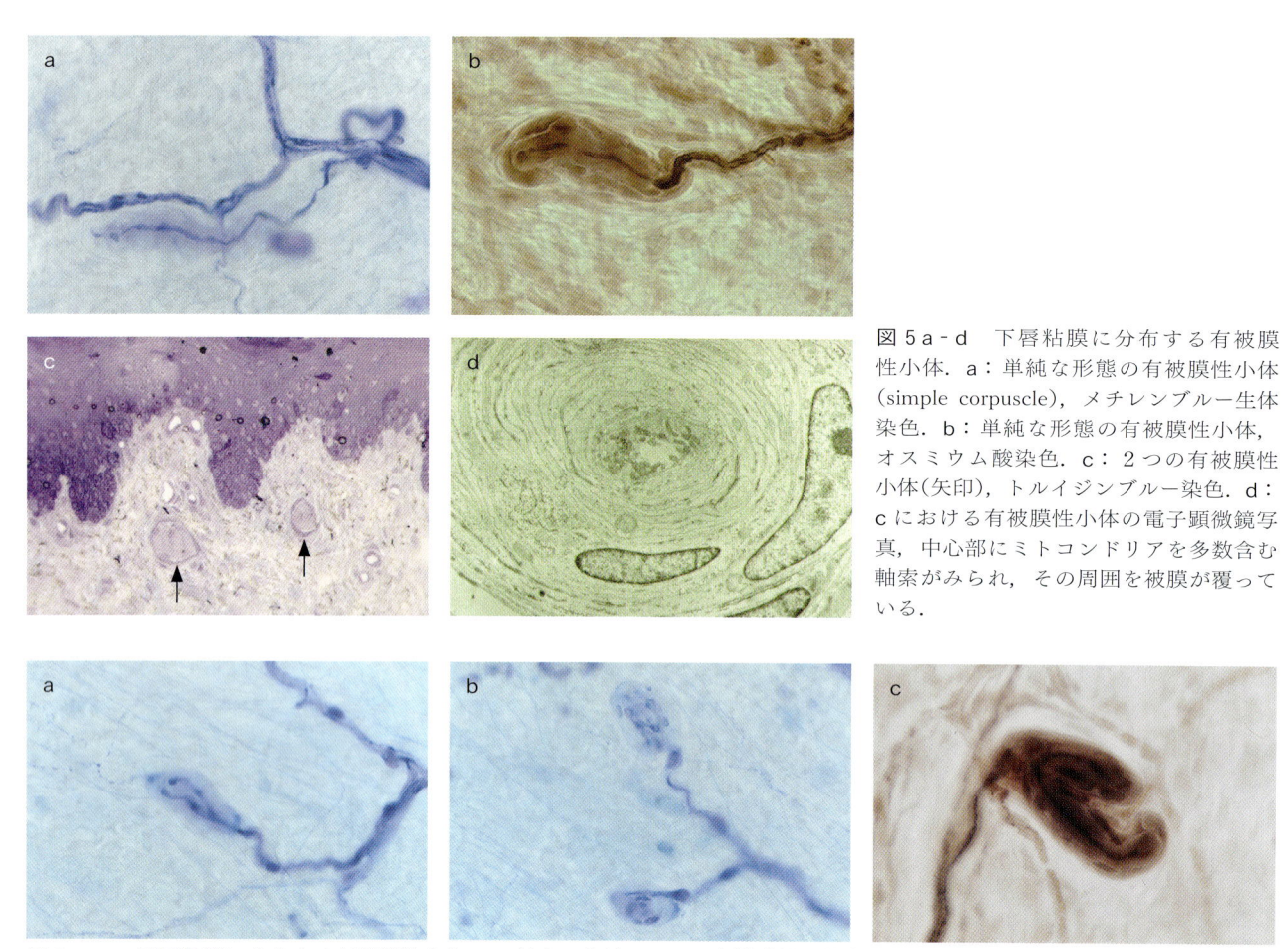

図6a-c 下唇粘膜に分布する有被膜性小体．a：軸索が分岐している有被膜性小体（branched-axon corpuscle），メチレンブルー生体染色．b：軸索が複雑に分岐している有被膜性小体（clew-like corpuscle），メチレンブルー生体染色．c：被膜が分岐している有被膜性小体（ramifying corpuscle），オスミウム酸染色．

図7 機械刺激に対する有被膜性小体の応答（上段）．下段は矩形波刺激．

純小体（simple corpuscle），ゴルジーマッオーニ小体（Golgi-Mazzoni corpuscle），スモールパチニ小体（small Pacinian corpuscle），クラウゼ小体（Krause corpuscle），マイスナー小体（Meissner corpuscle）など多様な感覚神経終末が存在する．しかし，電気生理学的にこれらの感覚神経終末の感覚情報（活動電位の発現パターン）は，すべて速順応性応答（図7）を示す．

有被膜性小体は矩形波状あるいはランプ波状の機械刺激を与えたとき，刺激が加わった時点と刺激から開放された時点の刺激の変化を感知し感覚情報を発現する．つまり，機械刺激の動きや加速度を感知し，感覚情報を発現することから，触覚を感知するものと考えられる．感覚神経の末端が器官化していることから閾値は低く，感受性はきわめて良いと思われる．有被膜性小体は弁別（定位）の良い触覚に関与する感覚神経終末である．

②非被覆性終末

非被覆性終末は軸索末端に被膜が存在せず，感覚神経終末部の軸索は複雑に分岐している．その軸索内には多数のミトコンドリアを含むため，軸索末端は膨大している．組織学的には樹枝状終末（bush-like

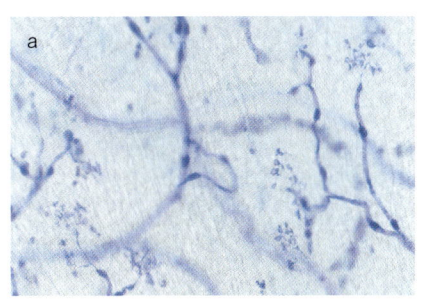

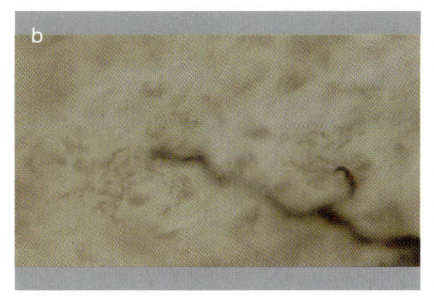

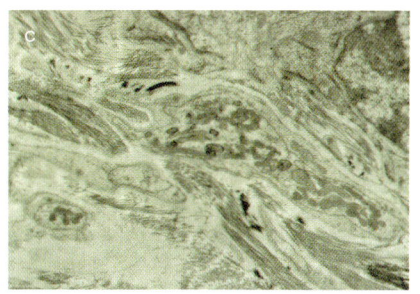

図8a-c 下唇粘膜に分布する非被覆性終末．a：メチレンブルー生体染色．b：オスミウム酸染色，オスミウムにより被膜が染色できないことから終末部に被膜が存在しない．c：非被覆性終末の電子顕微鏡写真．

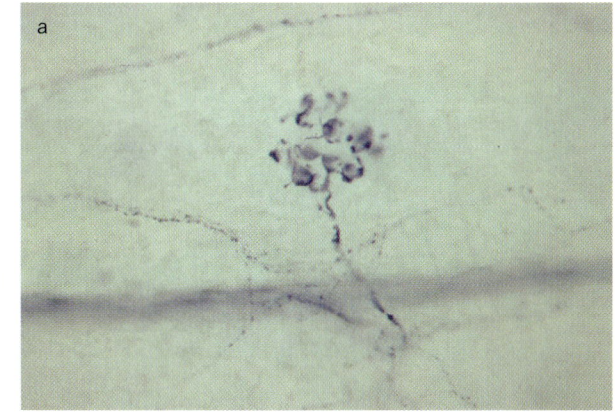

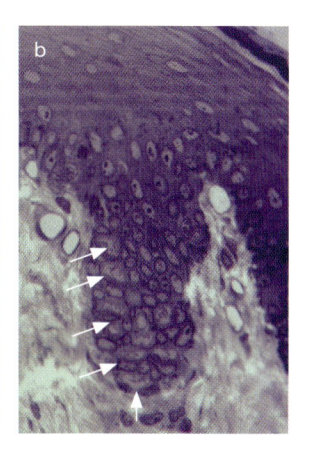

図9a,b ネコ歯肉粘膜に分布するメルケル細胞－神経終末複合体．a：感覚神経線維末端部にメルケル細胞がみられる．メチレンブルー生体染色．b：上皮稜にみられるメルケル細胞（矢印），トルイジンブルー染色．

図10 機械刺激に対する遅順応性応答（A～Eの上段）．A～Eの下段は矩形波刺激．A～Eへ刺激強度（偏位量）は増加している．
図11 下唇粘膜に分布する自由神経終末．

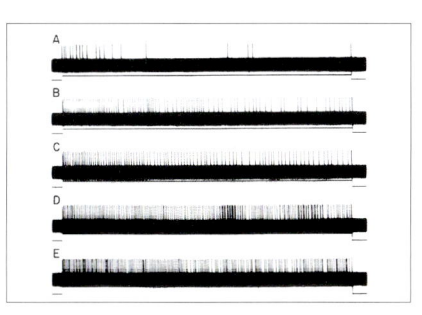

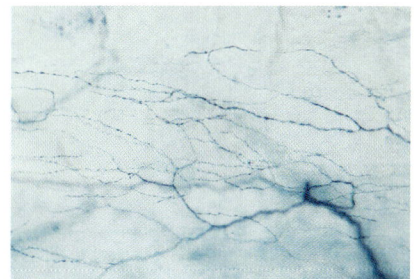

ending：図8）やルフィニ小体（Ruffini corpuscle）などがここに含まれる．また，感覚神経の軸索末端が上皮細胞の1つであるMerker細胞とシナプス結合をしているタイプのメルケル細胞－神経終末複合体（Merkel cell-nurite complex：図9）もここに含まれる．これはメルケル触覚盤ともよばれる感覚神経終末であり，マウス下唇粘膜には存在しないが口蓋粘膜に多く分布している．このタイプの感覚神経終末は遅順応性応答（図10）を示す．

非被覆性終末は矩形波状あるいはランプ波状の機械刺激を与えたとき，刺激を加えている間，感覚情報を発現する．つまり，偏位量を感知し感覚情報を発現することから，圧覚を感知するものと考えられる．有被膜性小体と同様，閾値は低く，感受性が良く，弁別（定位）の良い圧覚に関与する感覚神経終末である．有被膜性小体や非被覆性終末のように器官化した感覚神経終末の神経線維は直径が5～8μmほどの有髄神経線維により支配されている．

③自由神経終末

自由神経終末（free nerve ending：図11）は感覚神経の軸索末端が無髄となり，特別複雑に器官化した形態をとることなく，結合織あるいは上皮細胞の間隙に終止する感覚神経終末である．電気生理学的な応

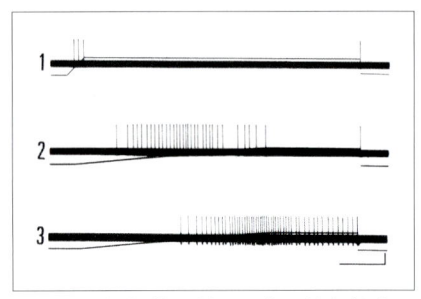

図12　機械刺激に対する自由神経終末の応答．1　速順応性応答，2　中間型，3　遅順応性応答．

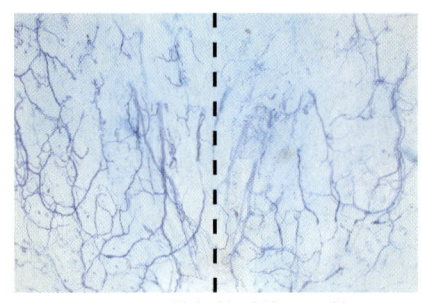

図13　オトガイ神経挫滅後1週齢の下唇粘膜．点線：正中．図左：健常側．図右：挫滅側．メチレンブルー生体染色．

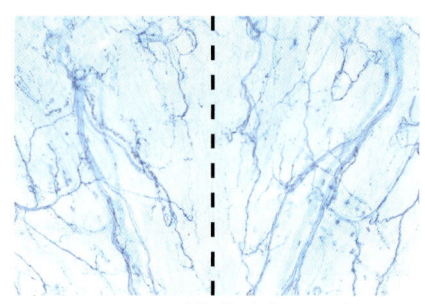

図14　オトガイ神経挫滅後3週齢の下唇粘膜．点線：正中．図左：健常側．図右：挫滅側．メチレンブルー生体染色．

答パターンは速順応性応答，遅順応性応答，あるいはそれら両者の中間型を示すものも確認されている（図12）．自由神経終末は痛覚，温・冷覚あるいは弁別（定位）の悪い触・圧覚に関与し，すべての感覚を担っている感覚神経終末である．なお，感覚神経の末端が自由神経終末である神経線維は有髄あるいは無髄神経であり，器官化した感覚神経終末を有する神経線維より細い．

2　感覚神経線維の変性と再生

　末梢神経線維に損傷が加わり，軸索断裂あるいは神経線維断裂が生じると，損傷部位より末梢側の軸索は変性（ワーラー変性）する．軸索の遺残物はマクロファージにより速やかに貪食され，シュワン細胞のみ残る．しかし，末梢神経線維は中枢神経系と異なり再生する．このとき再生軸索は損傷部位の中枢側の軸索断端からではなく，断端に近いランビエの絞輪から発芽する．そして，再生芽はシュワン細胞の表面か基底膜の内側に沿って伸長し，末梢部へ到達する．神経線維の再生には，残存したシュワン細胞と基底膜が重要となる．

　神経幹断裂のように中枢側と末梢側とで断裂部が離れている場合，再生軸索は無作為にシュワン細胞索あるいは基底膜に沿って再生する．このとき，複数の再生軸索が同一の通路を再生し，末梢に到達する．神経切断後20日目の標本では，このような多重神経支配を受ける有被膜性小体が1個体あたり3.5個と高頻度に観察できる．臨床的にこのような事実は，神経損傷後，さまざまな感覚の違和感を引き起こすものと考えられる．

1　軸索断裂（axonotmesis）における感覚神経終末の変性と再生

　軸索断裂は，神経線維束を圧迫などの機械的刺激によって生じる障害である．臨床的には下歯槽神経への根管充填剤やインプラント体などによる圧迫，あるいは下顎大臼歯などの抜歯時に生じる機械的刺激により生じるものと考えられる．軸索は変性してしまうが，シュワン細胞や神経周膜，神経上膜は維持されるので神経線維束は一見連続しているようにみえる．軸索断裂モデル標本としてオトガイ神経をオトガイ孔の部位で神経線維束を一度糸で結紮し，すぐに解いたモデルと幅1 mmのピンセットで神経束を挟み，挫滅したモデルとで観察した結果を示す．

①下唇粘膜における神経要素

　糸あるいはピンセットで神経線維束を挫滅させても，神経束は切断されることなく連続した1本の神経束のようにみえる．しかし，挫滅後1週齢の下唇粘膜（図13）の左右における神経線維の染色状態は異なっている．挫滅側（図13の右側半分）は健常側と比較し，神経線維の走行状態が乏しくなっている．これは挫滅した神経線維の軸索が一度変性し，再び再

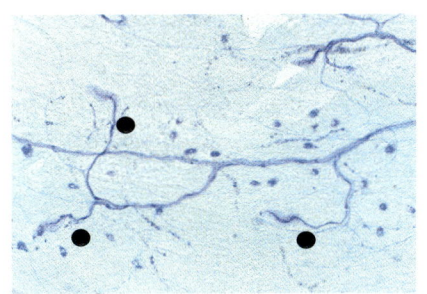

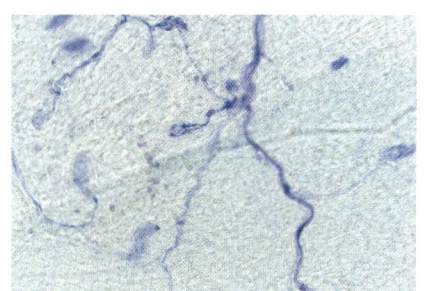

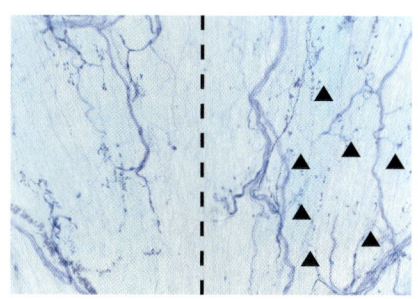

図15 比較的正常に近い形態をしている有被膜性小体(挫滅後3週齢). ●：3つの有被膜性小体は単一神経線維によって支配されている. メチレンブルー生体染色.

図16 正常とは異なる形態をしている有被膜性小体(挫滅後3週齢). メチレンブルー生体染色.

図17 オトガイ神経挫滅後3週齢の下唇粘膜. ▲：非被覆性終末. 点線：正中. 図左：健常側. 図右：挫滅側. メチレンブルー生体染色.

生してきた軸索が染まっているか，あるいは変性せずにいた軸索が染色されているためと考えられる. 変性した軸索は切断部からの距離にもよるが，再び戻ってくるにはマウス下唇粘膜では5日から10日必要である. 挫滅後3週齢になると(図14)健常側と挫滅側との相違はほとんど区別できなくなる. しかし，強拡大で感覚神経終末を観察すると，その相違は明らかである.

② 有被膜性小体

有被膜性小体を観察すると健常側と挫滅側とでは若干の形態の相違がみられる. 挫滅側の感覚神経終末(図15)を観察すると図5a，bで示すような正常のものと変わらない有被膜性小体も観察されるが，被膜内の軸索がはっきり観察できないものや，軸索が多数分岐し，きわめて複雑なものなどが観察できる(図16). 再生してきた有被膜性小体の電気生理学的応答様式は明らかにされていないが，被膜が存在することから健常側のものと同様，速順性応答をするものと考えられる. また，図15に示すように単一感覚単位に被膜内の軸索が単純なものから複雑なものまで含んでいることから，これらの順応性はすべて同一であると考えられる. しかし，個々の有被膜性小体の機械刺激(触刺激)に対する感受性(閾値)は異なるものと考えられる.

③ 非被覆性終末

挫滅側の非被覆性終末は健常側と比較すると，概ね正常な状態のものに近い形態をしている. しかし，神経終末末端の神経線維は細く，正常な神経終末のように濃く染まってこない. 非被覆性終末全体も小さい状態のものが多い(図17の▲).

④ 感覚神経終末数

オトガイ神経線維束を一度糸で結紮した後すぐに解いた実験モデルで，実験後7，14，21，ならびに28日目の下唇粘膜における器官化した神経終末数を挫滅側(結紮側)と健常側とで比較した.

有被膜性小体を比較したのが図18である. 挫滅側の平均値は健常側のそれに対し，7日目－5％，14日目－34％，21日目－63％ならびに28日目－77％の再生状態であった. 神経線維と感覚神経終末の変性は5日目までであるので，7日目の5％の回復は一度すべて変性し，再び再生してきたか，変性せずに正常のまま残存していたかのどちらかである. いずれにしても，神経線維の挫滅により，軸索は変性と再生の過程に至ることが理解できる. 実験後28日目で有被膜性小体の感覚神経終末数は3/4まで再生した. 有被膜性小体は触覚に関連することから，触覚は早期に回復するものと考えられる.

一方，非被覆性終末を比較したのが図19である. 挫滅側の平均値は健常側のそれに対し，7日目－12％，14日目－21％，21日目－39％ならびに28日目－44％の再生状態であった. 非被覆性終末の再生数は有被膜性小体と比較すると速いものの，7日目以降は遅くなり，実験後28日目でも健常側の4割程度

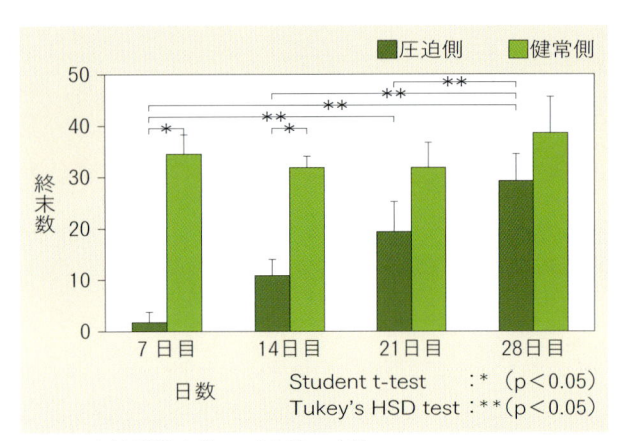

図18　有被膜性小体の再生数の変化.

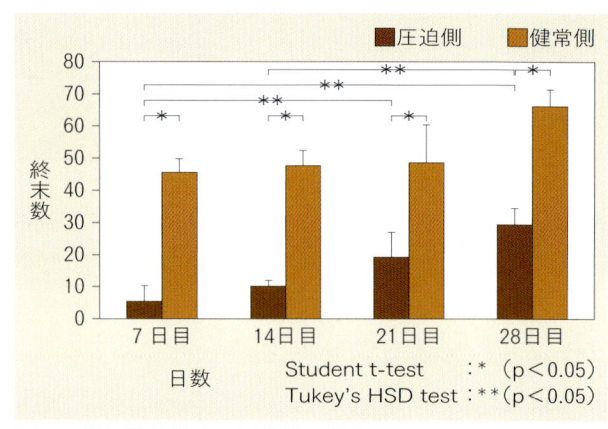

図19　非被覆性終末の再生数の変化.

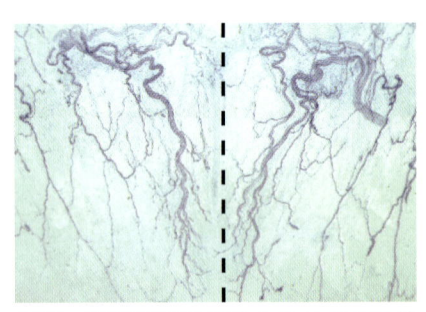

図20　神経線維切断後1日目の下唇粘膜．点線：正中．図右：健常側．図左：切断側．メチレンブルー生体染色．

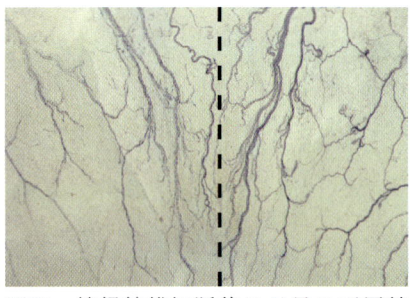

図21　神経線維切断後2日目の下唇粘膜．点線：正中．図右：健常側．図左：切断側．メチレンブルー生体染色．

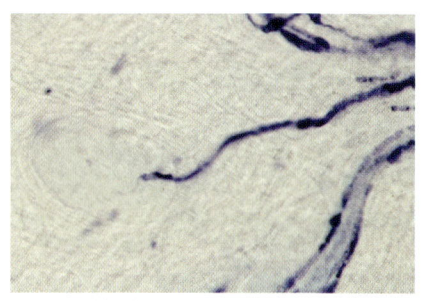

図22　神経線維切断後2日目の有被膜性小体．メチレンブルー生体染色．

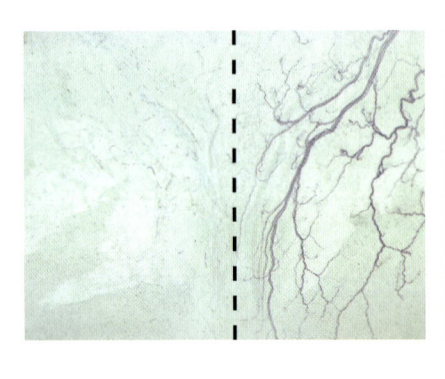

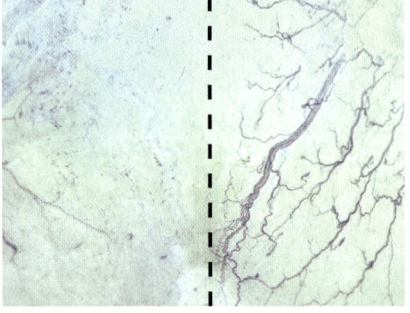

図23 | 図24

図23　神経線維切断後5日目の下唇粘膜．点線：正中．図右：健常側．図左：切断側．メチレンブルー生体染色．
図24　神経線維切断後7日目の下唇粘膜．点線：正中．図右：健常側．図左：切断側．メチレンブルー生体染色．

までしか回復してこない状態であった．図18と図19は同一標本での観察であるので，非被覆性終末の再生状態は有被膜性小体と比べると明らかに遅い(悪い)といえる．非被覆性終末は圧覚に関連することから，圧覚の回復は時間を要し，触覚に比べ悪いものと考えられる．

2　神経幹断裂(neurotmesis)における感覚神経終末の変性と再生

神経幹断裂の実験モデルとして，オトガイ孔の部位でオトガイ神経線維を鋭利なメスで切断した標本を用いた．なお，切断したオトガイ神経は切断面を合わせた状態で皮膚切開部を閉鎖したものであり，中枢側と末梢側とで神経切断面を合わせ神経上膜縫合したものとは異なる．

①感覚神経線維と有被膜性小体の変性と再生

神経線維切断後1日目(図20)と2日目(図21)の下唇粘膜に走行する神経線維束を示す．神経線維束は左側と右側とで左右差はみられない．しかし，切断後2日目(図21，図左側)の神経線維束はやや染色性

図25　神経線維切断後10日目の下唇粘膜．点線：正中．図右：健常側．図左：切断側．メチレンブルー生体染色．
図26　神経線維切断後10日目の有被膜性小体．メチレンブルー生体染色．

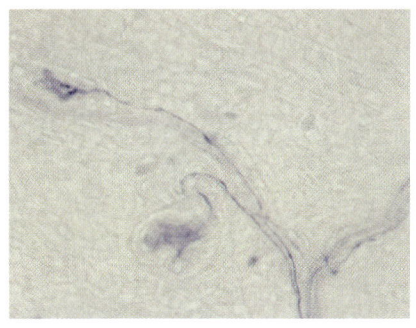

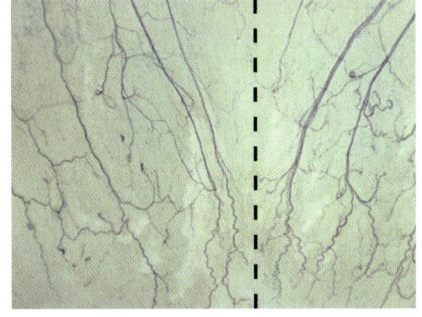

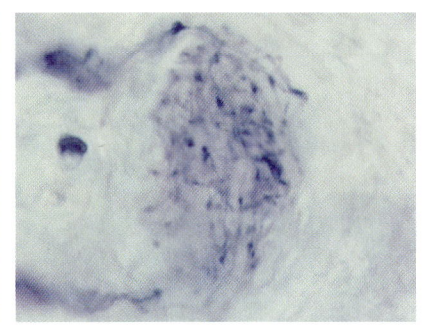

図27　神経線維切断後90日目の下唇粘膜．点線：正中．図右：健常側．図左：切断側．メチレンブルー生体染色．
図28　神経線維切断後180日目の有被膜性小体．メチレンブルー生体染色．

が悪く，変性が始まっているようにみえる．感覚神経終末部を強拡大で観察すると，有被膜性小体の軸索は染色性が悪く，末梢側から軸索の変性が始まっている（図22）．切断後2日目のすべての有被膜性小体で図22にように被膜内の軸索は消失する．2日目以降5日目までの間，感覚神経線維の軸索は破線状に断裂した状態となり，染色性は乏しくなり，変性過程を示す．

　神経線維切断後5日目での下唇粘膜の神経線維束の走行状態を示す（図23）．切断側の神経要素はまったく染色されない．マウスのオトガイ神経切断による下唇粘膜における軸索は，切断後5日目ですべて変性してしまう．切断後7日目では一部神経線維束がわずかに染色でき，一部再生が始まっていることが観察できる（図24）．しかし，まだ限局した部位のみである．このときの有被膜性小体数の再生小体数を健常側の出現数の平均と比較すると2％の回復状態であった．これは，前記した軸索断裂モデル標本（7日目，5％）と比較して回復状況は半分以下であった．

　神経線維切断後10日目でもまだ切断側の神経線維束の染色性は健常側と比較し良くない．しかし，軸索の再生は，かなり進んできている（図25）．有被膜性小体の染色性は良くないが確実に再生している（図26）．有被膜性小体の再生数は，切断後7日目から25日目頃までその再生数を増やし，その回復状況は健常側の出現数の平均と比較すると47％の回復状態であった．有被膜性小体の再生は再生が始まる7日目から25日目までのきわめて短期間で再生する状態であった．

　神経線維切断後90日目における，切断側の下唇粘膜における神経線維束の状態は，健常側と同様の染色性を示している（図27）．切断後360日目における標本もほぼ同様の染色性を示していた．しかし，有被膜性小体の再生数は健常側の出現数の平均と比較すると53％の回復にとどまり，マウス下唇粘膜では切断後4週齢，つまり再生過程に入り約3週間で生じた回復状態と大差がなかった．このことは，有被膜性小体の再生は比較的早い時期になされるものと考えられる．

　一方，再生してきた有被膜性小体の軸索末端は軸索断裂実験モデルで示したものと同様，複雑な形態をしたものが多い．図28は神経線維切断後180日目の標本であり，2本の感覚神経線維によって支配さ

れた多重神経支配の有被膜性小体である．このような有被膜性小体は，健常側においても1％弱観察されるものの，切断側ではその2～4倍観察できた．

また，オトガイ神経の切断端を中枢側切断面と末梢側切断面との間で1mm離開させた状態の標本を観察した．神経線維切断後30日目の標本で健常側と比較して，切断面を合わせたものの有被膜性小体数の回復率は52％であった．しかし1mm離開させた標本ではわずか22％であり，回復状況は悪かった．このことから切断部位における神経線維の適切な処置により，感覚神経終末数の回復程度に差が生じることは明らかである．

有被膜性小体の被膜を構成する層板細胞は神経線維切断後1～2日目ですでに萎縮が生じる．同時に細胞内小器官であるゴルジ体，粗面小胞体やミトコンドリアなどの消失が生じてくるが，切断後6か月目でも層板細胞の断片は存在している．再生している感覚神経の生長端が層板細胞と基底膜の間を伸長してくると，層板細胞のコリンエステラーゼ生産能が高まり，萎縮した層板細胞は再び元の状態に戻ってくる．このことは，神経損傷後，半年以内に適切な処置がなされると，その後のQOLを高めることになると考えられる．

②感覚神経線維直径

有被膜性小体を支配する感覚神経線維の末梢端における髄鞘の直径は神経線維切断後30日目で健常側は3.5μmに対し，切断側は1.7μmで約半分の直径であった．これは切断後180日目でも同程度の直径であった．再生してきた感覚神経線維における感覚情報の伝導速度は遅くなるものと考えられる．

③非被覆性終末

圧覚に関与する非被覆性終末の再生は，有被膜性小体に比較しきわめて悪い．神経線維切断後20日目の標本から観察できるものの，その出現数は健常側の出現数の平均値と比較し，わずか2％にすぎなかった．軸索断裂実験モデルにおける21日目の再生率が39％であったことと比較すると，きわめてその再生状態は悪い状態であった．このことから，弁別（定位）の良い圧感覚の回復は期待できないと考えられる．

④自由神経終末

すべての感覚発現に関与する自由神経終末は，出現数を算出する基準が不明瞭であるため，正確に算出はできない．しかし，標本を観察している状態から，神経線維切断後30日目には，健常側とほぼ同程度に観察できる．器官化した神経終末が再生されない領域は自由神経終末が担っている．とくに非被覆性終末の再生が悪いことから，非被覆性終末の感覚は自由神経終末が担っているものと考えられる．感覚神経が切断された部位の感覚は，主に自由神経終末が担うことになることから，一度感覚神経線維を損傷すると感覚の質は元に戻らないことになる．

自由神経終末は弁別（定位）の悪い触・圧覚の感覚のほか，温・冷覚と痛覚の受容に関係している．再生してくる感覚神経線維は細く，感覚神経終末の多くは自由神経終末として口腔粘膜に分布する．そして，それらの閾値が低く（敏感に）なったり，損傷部に神経腫が形成されたりすると，口腔粘膜に歯や舌などが接触しただけでも痛みが誘発されたり，しびれの原因となる可能性は十分考えられる．

まとめ

歯内療法的あるいは外科的処置において感覚神経線維を損傷し，軸索断裂あるいは神経線維断裂が生じたとき，損傷部位より末梢側では軸索の変性が生じる．損傷の程度が感覚神経線維の細胞体に及ばなければ，軸索はまた再生する．この軸索の再生に末梢側のシュワン細胞は重要な役割を果たしている．しかし，再生してきた感覚神経の末梢に存在した感覚神経終末は，その再生数を減少させると同時にその形態にも変化を及ぼす．このことから，臨床的には感覚が回復してきても「感覚の質」の違いが生じることになる．もし不幸にも感覚神経を損傷するよう

なことが生じたとき，再生してくる感覚神経終末の再生数は，神経切断後の処置によりかなり増減する．

このことから，適切な処置を，できるだけ早期に行うことが望ましい．

参考文献
1．Sakada S. Frontiers of Oral Physiology. Basel；Karger, 1983：1-32.
2．Seddon HJ. Three types of nerve injury. Brain 1943；66：237-288.
3　井出千束，鳥越甲順．末梢神経の再生．実験医学 2002；20：804-810.
4．髙崎義人．末梢神経再生における Schwann 細胞基底膜の役割に関する実験的研究．日口外誌 1993；39：240-253.
5．田﨑雅和．口腔機能に関する口腔粘膜の感覚神経終末．日歯会誌 2001；54(1)：17-25.
6．德田兼章．音代神経切断後の下唇粘膜部における感覚神経線維および神経終末の再生．歯科学報 1983；83：867-890.
7．南保秀行．神経修復術後の感覚神経終末の超微細構造の変化に関する実験的研究．日口外誌 1991；7：95-613.
8．正木日立．オトガイ神経切断一次縫合および二次縫合後における下唇粘膜部の感覚神経終末の再生に関する実験的研究．歯科学報 1987；87：1-27.

2 神経損傷・回復の分子生物学 （金銅英二）

はじめに

炎症や損傷などの障害を受けた際に起きる，神経系の分子レベルでの変化は，ここ20年ほどの間，遺伝子工学や分子生物学の進歩とともに多くの新しい知見が明らかにされてきた．しかし，損傷から回復に向けての分子機構については不明な点が多々ある．本稿では，神経損傷時を中心に神経回路網での分子機構について述べる．

1 中枢性感作（central sensitization）

一次求心性ニューロンと二次ニューロン間での神経伝達については図1に示すグルタミン酸やサブスタンスP（SP），brain derived neurotrophic factor（BDNF）などさまざまな神経伝達物質が関与している．これらの物質は二次ニューロン細胞膜上の受容体に結合し，イオンチャネルを直接あるいは間接的に開口する．これにより細胞内外へのイオンの出入りが生じて細胞が活性化する．一次求心性ニューロン（三叉神経節：TG）の終末と二次ニューロン（三叉神経脊髄路核：TNC）の細胞膜の間（シナプス間隙）では前述の神経伝達物質が放出され，二次ニューロン細胞膜上に存在する神経伝達物質受容体に結合し，細胞内での活性をもたらす．まず，三叉神経節ニューロン（TGニューロン）から延髄二次ニューロン（TNCニューロン）に興奮性神経伝達物質アミノ酸のグルタミン酸が放出される．このグルタミン酸は最初二次ニューロン細胞膜上の AMPA（α-amino-3hydroxy-5methyl-4-isoxazol-propionate）受容体（AMPAR）に結合し，細胞内に Na^+ や Ca^{2+} の流入を起こす．これが引き金となり，Mg^{2+} でブロックされている NMDA（N-methyl D-aspartate）受容体（NMDAR）の Mg^{2+} ブロックが外れ，大量の Ca^{2+} が細胞内に流入し，細胞の興奮を引き起こす．

慢性疼痛の状況下では，大量のグルタミン酸が

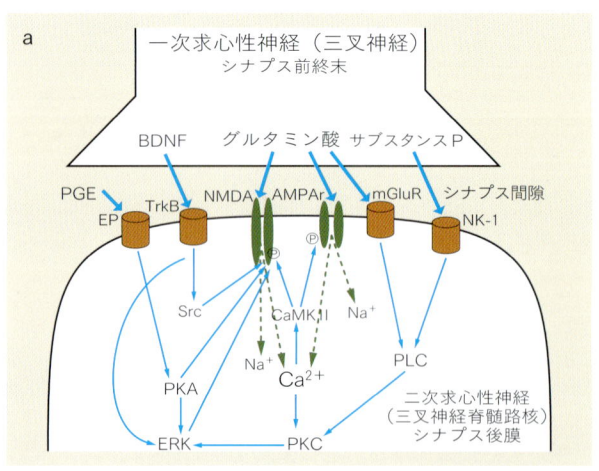

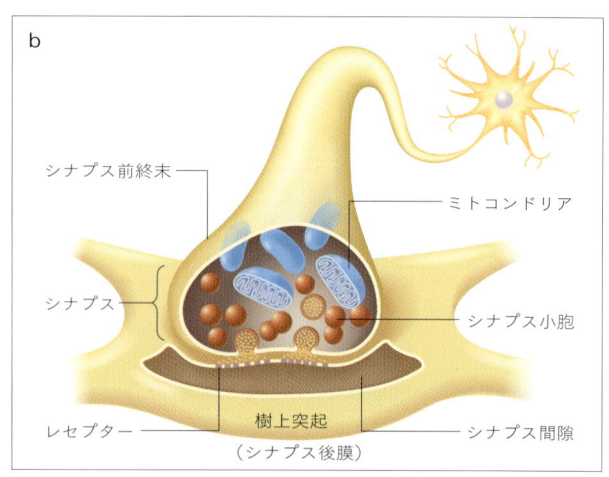

図1a, b 中枢性感作のメカニズム．三叉神経脊髄路核において三叉神経節の神経細胞からのシナプス伝達は，グルタミン酸が最初にAMPA受容体（AMPAR）と結合し行われる．痛みの刺激が継続し，大量のグルタミン酸が長時間放出されると，代謝型受容体であるmGluRが機能しAMPA受容体やNMDA受容体がリン酸化され，AMPA受容体は正常時よりも大きな電流を発生，またNMDA受容体は Mg^{2+} ブロックが外れて大量の Ca^{2+} が細胞内に流入する．細胞内の Ca^{2+} 濃度上昇が Ca^{2+} 依存性のカスケードを活性化し，延髄内での興奮性を高める．サブスタンスPやBDNFはNK-1やTrkBなどの受容体を介し，グルタミン酸受容体のリン酸化を惹起する（図1bは文献17より改変引用）．

図2　末梢性感作のメカニズム．顔面部の皮膚や歯肉などには，触圧覚などの機械刺激や温覚・冷覚に加えて，さまざまな化学的刺激が加わる．とくにブラジキニン，PGE2，ATP などの物質が B1/2，EP，P2Y などの受容体を介し細胞内情報伝達系をリン酸化し TRPV1 の閾値低下や Na^+ チャネルの興奮性を高め，一次求心性神経が過敏状態となる．

長期間放出されることにより mGluR（代謝型グルタミン酸受容体）にもはたらき，AMPA レセプターや NMDA レセプターがリン酸化され，その反応性が増強される．細胞内の Ca^{2+} 濃度が上昇し，細胞内情報伝達分子のいくつかのカスケード（MAPK：MAP kinase など）も活性化される．また，PKC（protein kinase C）や PKA（protein kinase A）などのリン酸化も知られている．ラットの足底に急性侵害性刺激（カプサイシンやホルマリンなど）を加えると脊髄後角表層の二次ニューロンで ERK1/2 のリン酸化が増強することが報告されている[1]．この活性化は刺激後2分がピークという非常に早い変化として生じる．このリン酸化を阻害するとホルマリン投与による第二相の疼痛反応（刺激後30～60分）が抑制されることより，ERK1/2 のリン酸化が疼痛の神経回路網の変化に大きく関与していると思われる．

また，サブスタンス P や BDNF の受容体（NK-1，TrkB）なども先述のグルタミン酸受容体 mGluR とともに ERK1/2 を活性化することも明らかにされた[2]．これらの反応は中枢性の感作（central sensitization）とよばれる．

2　末梢性感作（peripheral sensitization）

末梢組織で炎症などが惹起されると一次求心性ニューロンの神経終末では，ブラジキニン，プロスタグランジン E2，ATP などが G 蛋白共役型レセプター（B2，P2Y，EP2）を介して一次求心性ニューロンの PKC，PKA など細胞内情報伝達分子が活性化され，関連する分子群を調節制御している[3]．このなかでも調節制御を受ける分子として TRPV1（transient receptor potential protein V1）が注目されている．これはカプサイシン受容体（vanilloid receptor）として知られており，カプサイシンのみならず熱刺激や侵害性刺激に対しても反応することが明らかにされている[4-6]．この TRPV1 は TRP スーパーファミリーの1つであり，Ca^{2+} イオンチャネルでこの受容体の活性化により細胞内に Ca^{2+} が流入し細胞内 Ca^{2+} 濃度が上昇する．この TRPV1 の感受性（閾値低下）にプロスタグランジンやブラジキニン，ATP などが関与している（図2）．また，Na^+ チャネル（α サブユニット NaV1.8）もリン酸化を受け同一刺激に対して反応性を増強することが知られている（図2）．神経栄養因子の nerve growth factor（NGF）も TrkA を介し ERK1/2 を活性化する．

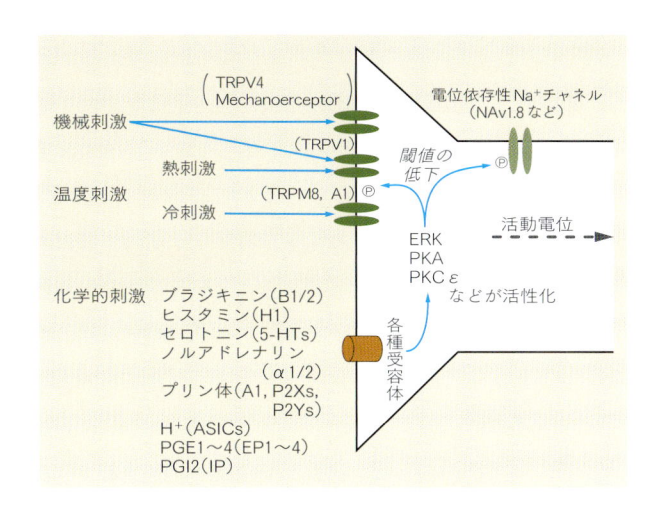

このような一次求心性ニューロンの変化によって末梢性感作を生じている．

3　損傷や炎症による細胞内の変化（遺伝子発現）

ラットの口髭部に CFA（complete freund's adjuvant）やカプサイシンなどの起炎物質を注入し炎症を発現

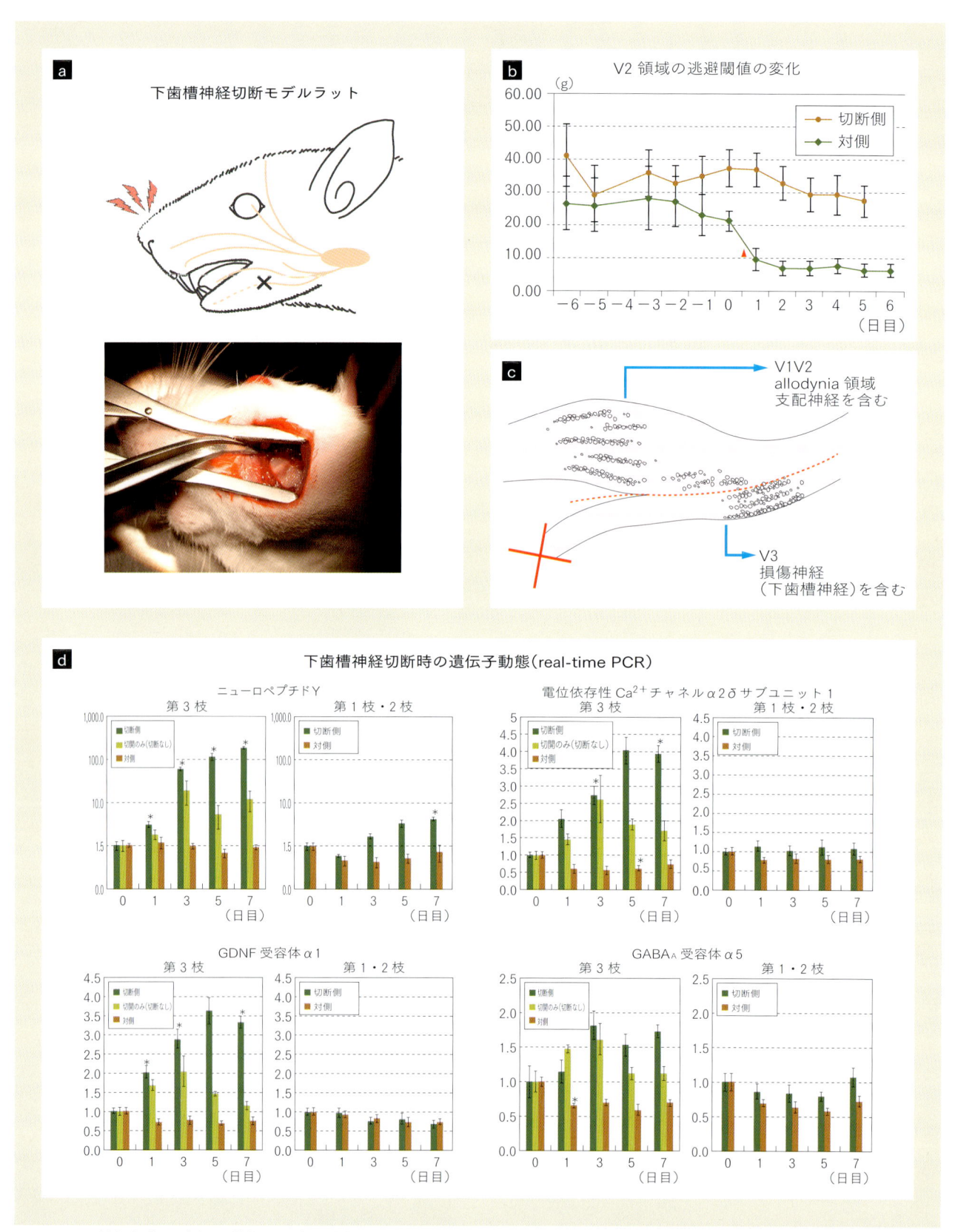

図3a-d 神経損傷と遺伝子動態．下歯槽神経切断モデル動物を作成した（a）．切断直後（0日）より口髭部の機械刺激からの逃避閾値が低下した（b）．下歯槽神経の領域（第3枝）と口髭部（第2枝）を分離し（c），遺伝子動態（real-time PCR）を調べると（d），ニューロペプチドYや電位依存性 Ca^{2+} チャネルなど直接切断された神経細胞（第3枝；切断側）で発現上昇を認めた．また，$GABA_A$ 受容体 $\alpha 5$ は切断側と切開のみの両方が発現上昇したことより，皮膚の切開による影響と考える（文献8より改変引用）．

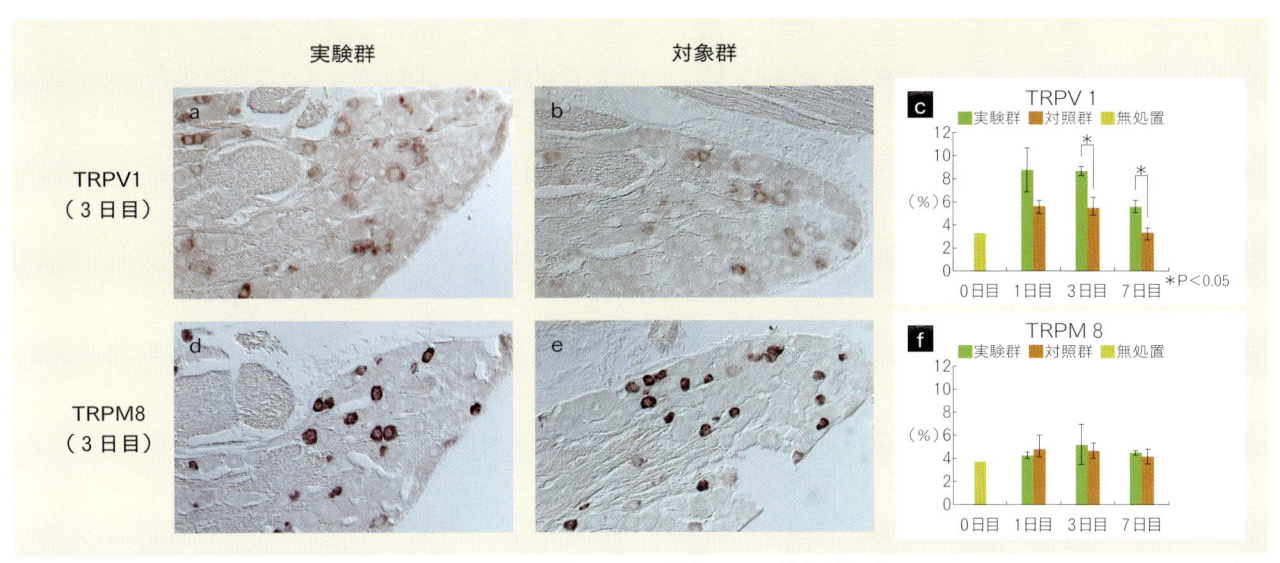

図4a-f 顎関節炎とTRPスーパーファミリー．顎関節炎モデル動物の三叉神経節細胞におけるTRPスーパーファミリー（V1とM8）遺伝子発現局在を調べた．a, b：ラット三叉神経節細胞におけるTRPV1 mRNAの発現局在．小型細胞を中心に発現．実験群はラット左側の顎関節腔にCFAを注入した顎関節炎症モデルの同側三叉神経節．対照群はラット左側の顎関節腔に生理食塩水を注入した動物の同側三叉神経節．ともに注入3日後の組織．d, e：ラット三叉神経節細胞におけるTRPM8 mRNAの発現局在．実験群はラット左側の顎関節腔にCFAを注入した顎関節炎症モデルの同側三叉神経節．対照群はラット左側の顎関節腔に生理食塩水を注入した動物の同側三叉神経節．ともに注入3日後の組織．c, f：TRPV1とTRPM8 mRNA発現細胞の割合を経日的に比較したところ，TRPV1では3日後と7日後に発現上昇をみた（文献6より改変引用）．

させたモデル動物やラットの下歯槽神経切断モデル動物において，三叉神経節や三叉神経脊髄路核での神経細胞でさまざまな遺伝子発現変化が認められる[7,8]．また経時的な変化も認められる（図3）．図3以外にもガラニン，VIP（vasoactive intestinal plypeptide），BDNFなどが発現上昇したり，サブスタンスPやCGRP（calcitonin gene-related peptide），ソマトスタチンなどは発現減少することが知られている．また，顎関節にCFAを注入し，顎関節炎を発症すると三叉神経節細胞でTRPV1チャネルの遺伝子発現細胞数の増加が認められる[6]（図4）．

4 グリア細胞と慢性疼痛

延髄や脊髄において，グリア細胞のアストロサイトやミクログリアなどの活性化が，炎症性疼痛や神経障害性疼痛などに関与していることが明らかにされている．

神経細胞が軸索切断などの障害を受けると，三叉神経脊髄路核や脊髄後角でアストロサイトやミクログリアが肥大化したり増殖することが明らかになった．さらに，この肥大化や増殖にATPやBDNFなどが関与し，p38やMAPKなどがリン酸化し，カプサイシン受容体の閾値低下などに関与していることも明らかとなった．また，活性型ミクログリアが放出するBDNFが二次ニューロンのTrkB受容体に結合し，KCC2コトランスポーター発現抑制も惹起することが知られている（詳細後述）．

一次求心性ニューロンの衛星細胞（satellite glial cell）でもMAPKの活性化や同細胞からATP・NGF放出などの報告もある．傷害された大型ニューロンを取り囲む衛星細胞でERK1/2やp38などが活性化する[9]．

235

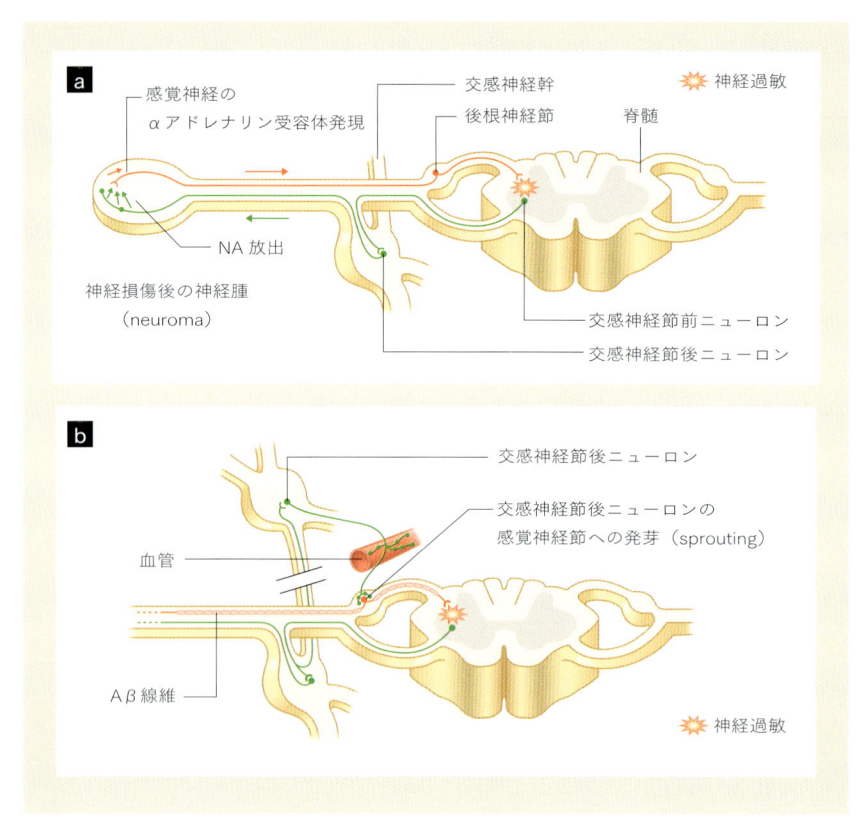

図5 a, b　慢性疼痛と自律神経．a：神経損傷部位に神経腫が形成されると同部位にα受容体が発現し，交感神経の節後線維から放出されるノルアドレナリンに対して感受性をもち，持続的な興奮を惹起し結果的に慢性痛の病態に陥る．b：交感神経の節後線維が感覚神経節細胞周囲に伸長・発芽(sprouting)し，持続的なノルアドレナリンの刺激を受け，慢性痛の病態に陥る(文献5より改変引用)．

5　自律神経と慢性疼痛

　交感神経も慢性疼痛に関係することが明らかにされている．一次求心性ニューロンが部分損傷を受けるとαアドレナリン受容体が発現し，交感神経終末より放出されるノルアドレナリンに感受性を発現するようになる．交感神経からのノルアドレナリンによる一次求心性ニューロンから二次ニューロンへの持続的な刺激より中枢性感作を惹起し，allodyniaを発現する(図5)．このような痛みを交感神経依存性疼痛(sympathetic maintained pain：SMP)という．神経損傷を受けた大型の一次求心性神経細胞では，細胞周囲に交感神経節後線維が発芽(sprouting)，basket formationするという形態学的データ報告もあるが，疑問視する意見もある．ただ，星状神経節ブロックなど交感神経の一時的な遮断で慢性痛の改善も試みられているので，交感神経系の何らかの関与は否定できない．

6　サイトカインと痛み

　炎症性サイトカインは痛みの発現や増強に関与していることが知られており，一方の抗炎症性サイトカインには鎮痛効果があることも知られている．

　最初の報告はFerreiraらによるもので，IL-1β(interleukin 1β)やTNF(tumor necrosis factor)が炎症性痛覚過敏やカラゲニン投与による疼痛に関連している報告であった[10,11]．

　さらに，CCI(chronic constriction injury)モデルで早期(1時間後)にIL-1βやTNFの遺伝子発現が認められ，TNFはCCI 1日後にピークとなり，これらのサイトカインが神経損傷初期に何らかの影響を及ぼしている可能性が示唆された[12]．その後の研究で図6のような影響が明らかにされている．

　TNFαはTNF受容体が確認されているが，これらは熱過敏や機械刺激に対してのallodyniaの発現にも関与しており，炎症と神経障害では関連する受容体のタイプも異なることも指摘されている[13]．

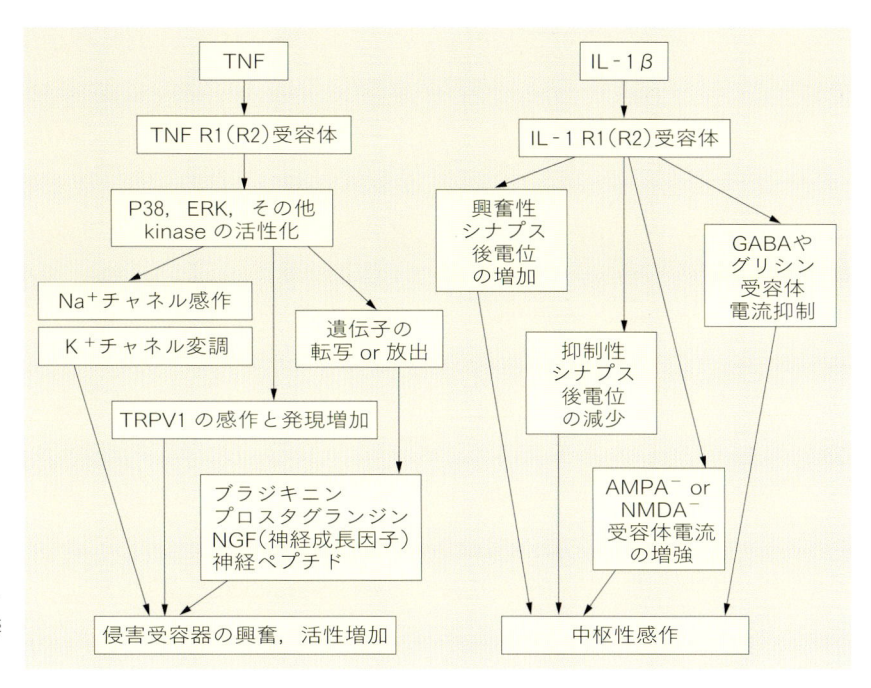

Chapter 10 歯科領域における神経損傷後治癒過程の様式

図6 神経損傷後や炎症によるサイトカイン（TNFとIL-1β）の神経伝達への影響（文献18より改変引用）．

TNF受容体はNMDA受容体やAMPA受容体などグルタミン酸受容体の増強を惹起し，炎症や神経損傷後のallodynia発症に関与していることも明らかにされた．

神経障害性疼痛の患者血漿中のTNFやIL-1β濃度上昇の報告もある．また，神経障害時に痛みを生じない患者では，抗炎症サイトカインのIL-4やIL-10の濃度が高いことも報告されている[14]．顎関節症の患者の滑液中のIL-1βやIL-6，TNFなどの上昇も報告されている．また，滑膜ではIL-1βによってIL-8やCCL5(chemokin C-C ligand 5)の発現が誘導される[15]．

7 抑制性介在神経と脱抑制（Cl⁻チャネル，KCC2コトランスポーター）

一次ニューロンから二次ニューロンに感覚情報伝達が行われる際，とくにC線維を介した脊髄後角・三叉神経脊髄路核表層（lamina I）での侵害報伝達においては，触圧覚を伝達するAβ線維の刺激を受けて抑制性の介在ニューロンから抑制性の神経伝達物質（GABA：γ-aminobutyric acid，グリシン：glycine）が放出される．この神経伝達物質は，二次ニューロンの膜上に存在する受容体に結合するとCl⁻が細胞内へ流入し過分極が生じ抑制が起きる．この際，Cl⁻のコトランスポーター（KCC2）がCl⁻やK⁺を細胞外に汲み出すことで，均衡が保たれる（図7a）．

しかし，allodyniaなどを惹起している状態では，介在神経周辺のミクログリアが損傷部位や神経から放出されるATPにより活性化され，この活性型ミクログリアから放出されるBDNFが二次ニューロンのTrkB（受容体）に結合し，その結果KCC2の発現を抑制し，細胞内Cl⁻やK⁺の濃度上昇が起き，GABAやグリシンの受容体への結合によってCl⁻チャネルが開くとCl⁻が細胞外に流出し，正常時とは逆向きの電流が発生し，これが興奮性の反応に逆転し，allodyniaなどの症状を発現することになる[16,19]（図7b）．

237

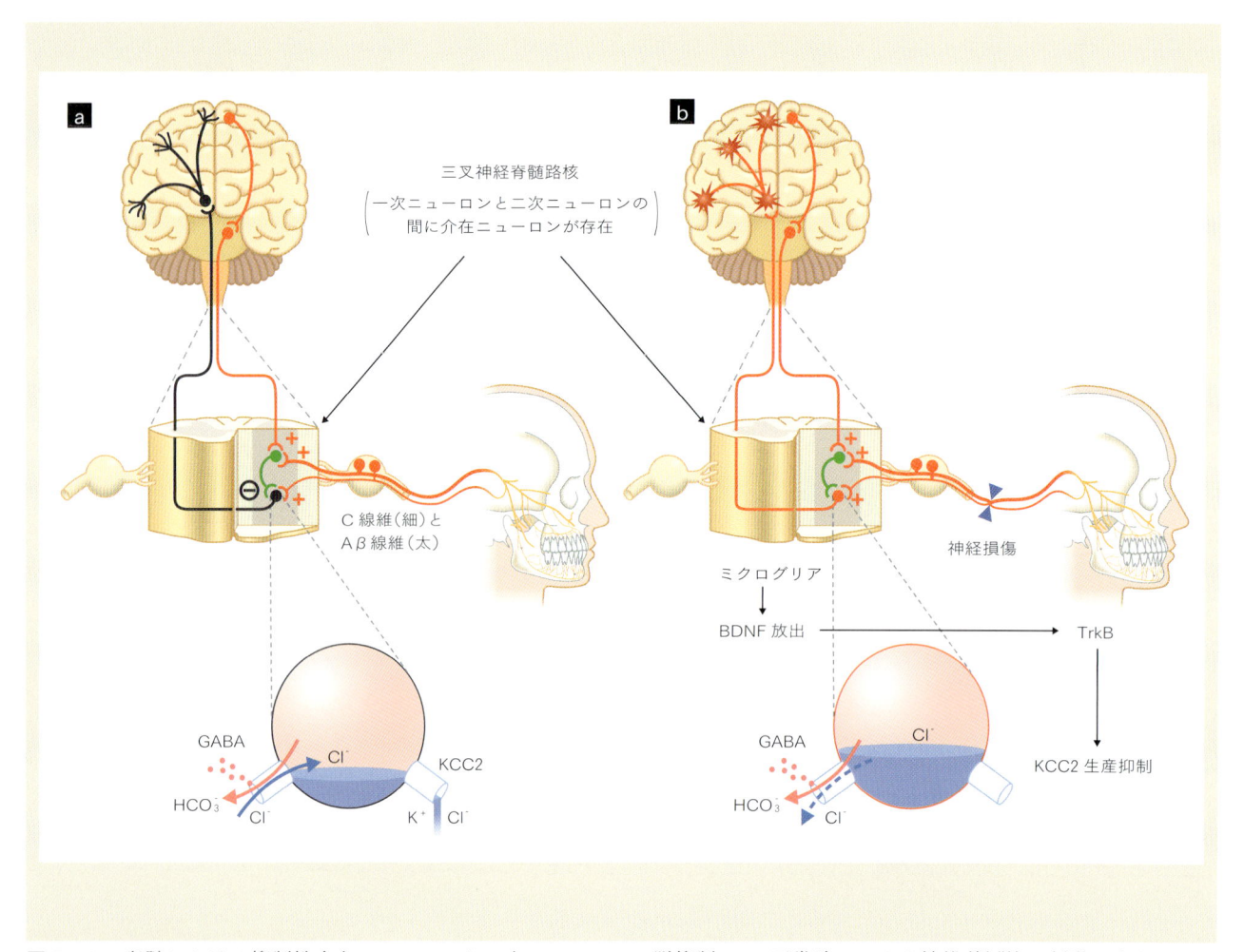

図7a, b　脊髄における抑制性介在ニューロンと二次ニューロンの脱抑制．a：正常時ではAβ線維（触覚）の刺激が介在ニューロンに達し，介在ニューロン（緑色）から二次ニューロンに向けて抑制性神経伝達物質（GABAやグリシン）が放出される．二次ニューロン側の受容体（Cl⁻イオンチャネル）が開口しCl⁻の内向きへの流入により，抑制が起きる．b：神経損傷後では脊髄のミクログリアからBDNFが放出され，二次ニューロンのTrkB受容体に結合，これによりKCC2の発現抑制が惹起される．その結果，二次ニューロン細胞内のCl⁻濃度が上昇し，介在ニューロン（茶）から放出されるGABAやグリシンなどによるCl⁻の内向き流入が逆転し（外向き），二次ニューロンが興奮状態となる（文献19より改変引用）．

まとめ

　神経が損傷や炎症などで障害を受けると一次ニューロン・二次ニューロン間で興奮性の神経伝達物質が多量に放出される．この結果，細胞内情報伝達分子が活性化し，グルタミン酸受容体などの発現上昇や閾値の低下が起き，神経伝達に長期増強を生じさせる．また，ATPなどによってミクログリアが活性化され，それにともない活性型ミクログリアから放出されるBDNFなどによってKCC2などの発現抑制が起き，その結果Cl⁻の細胞内濃度上昇が起き，Cl⁻が細胞外に流出する状態となり，抑制から興奮性の反応へと逆転し，神経伝達回路の変調が起きallodyniaなどの異常が生じる．

参考文献

1. Ji RR, Baba H, Brenner GJ, Woolf CJ. Nociceptive-specific activation of ERK in spinal neurons contributes to pain hypersensitivity. Nat Neurosci 1999；2（12）：1114-1119.
2. Ji RR, Kohno T, Moore KA, Woolf CJ. Central sensitization and LTP: do pain and memory share similar mechanisms?. Trends Neurosci 2003；26(12)：696-705.
3. Scholz J, Woolf CJ. Can we conquer pain?. Nat Neurosci 2002；5：1062-1067.
4. Caterina MJ, Schumacher MA, Tominaga M, Rosen TA, Levine JD, Julius D. The capsaicin receptor: a heat-activated ion channel in the pain pathway. Nature 1997；389(6653)：816-824.
5. 金銅英二．最新の痛み分子基盤—Capsaicin受容体を中心に—．松本歯学 2004；30（3）：219-227.
6. 田中丈也，奥村雅代，岩田幸一，姫野勝仁，時崎匡史，山田一尋，岡藤範正，栗原三郎，岩上朋代，金銅英二．顎関節炎モデルラットにおける三叉神経節細胞の遺伝子発現（TRPチャンネル群の動態）．日本疼痛学会誌 2009；24（3）：147-158.
7. Okumura M, Iwata K, Yasuda K, Inoue K, Shinoda M, Honda K, Shibuta K, Yasuda M, Kondo E. Alternation of Gene Expression in Trigeminal Ganglion Neurons Following Complete Freund's Adjuvant or Capsaicin Injection into the Rat Face. J Mol Neurosci 2010；42：200-209.
8. Okumura M, Kondo E. The effect of Gabapentin on the expression of genes in the trigeminal ganglia of inferior alveolar nerve-transected neuropathic pain model rats. Pain Res 2010；25（3）：171-178.
9. Obata K, Yamanaka H, Dai Y, Tachibana T, Fukuoka T, Tokunaga A, Yoshikawa H, Noguchi K. Differential activation of extracellular signal-regulated protein kinase in primary afferent neurons regulates brain-derived neurotrophic factor expression after peripheral inflammation and nerve injury. J Neurosci 2003；23(10)：4117-4126.
10. Ferreira SH, Lorenzetti BB, Bristow AF, Poole S. Interleukin-1 beta as a potent hyperalgesic agent antagonized by a tripeptide analogue. Nature 1988；334：698-700.
11. Cunha FQ, Poole S, Lorenzetti BB, Ferreira SH. The pivotal role of tumor necrosis factor alph in the development of inflammatory hyperalgesia. Br. J. Pharmacol 1992；107：660-664.
12. George A, Buehl A, Sommer C. Tumor necrosis factor receptor 1 and 2 proteins are differentially regulateddu ring Wallerian degeneration of mousesciatic nerve. Exp Neurol 2005, 192：163-166.
13. Zhang L, Berta T, Xu Z-Z, Liu T, Park JY, Ji R-R. TNF-alpha contributes to spinal cord synaptic plasticity and inflammatory pain: Distinct role of TNF receptor subtypes 1 and 2. Pain 2100；152：419-427.
14. Üçeyler N, Rogausch JP, Toyka KV, Sommer C. Differential expression of cytokines in painful and painless neuropathies. Neurology 2007；69：42-49.
15. Kaneyama K, Segami N, Nishiyama M, Sato J, Fujimura K, Yoshimura H. The ideal lavage volume for removeing bradykinin, interleukin-6, and protein from the tomporomandibular joint by arthrocentesis. J Oral Maxillofac Surg 2004；62：657-661.
16. Coull JA, Boudreau D, Bachand K, Prescott SA, Nault F, De Koninck P, De Koninck Y. Trens-synapticshift in anion gradient in spinal lamina I neurons as a mechanism of neuropathic pain. Nature 2003；424：938-942.
17. Bear MF, Connors BW, Paradiso MA. Neuroscience: Exploring the Brain. Baltimore: Williams & Wilkins, 1996：35.
18. Sommer C. The role of cytolcines in pain. Current Topics In Pain. Seatle WA, USA：IASP press, 2009：97&99.
19. De Koninck Y. Current Topics In Pain. Seattle：IASP press, 2009：139-164.

3 神経損傷・回復の電気生理 (岩田幸一, 篠田雅路)

はじめに

　歯科臨床では，抜歯あるいはその他の外科処置により，しばしば神経が損傷されることがある．損傷された神経は，その末梢部分が変性し，マクロファージをはじめとする，さまざまな免疫系細胞のはたらきにより処理され，最終的には消失する．一方，損傷された神経の中枢部分では神経の再生が進み，形態学的には正常の神経支配の状態に戻ると考えられている．通常，神経線維は消失するが，神経線維の周囲を取り巻いているシュワン細胞は配列がバラバラになり，その場にとどまる．さらに，配列がバラバラになったシュワン細胞は，損傷を受けた末梢神経が再生する場合に重要なはたらきを有するといわれている．すなわち，神経が再生する場合，その道筋の決定において重要な役割を担っている可能性があると考えられている．しかし，これまでの研究のほとんどが形態学的解析に終始し，機能の解析がほとんどなされていない．そこで，本稿では，これまでに報告されている再生神経に関する機能解析に的を当てて解説する．

1 歯根膜における感覚受容器の再生

　歯根膜に分布する感覚受容器のひとつであるルフィニ小体の再生に関する結果をみると，下歯槽神経損傷後，数日が経過すると歯根膜からルフィニ小体は消失する．その後2〜4週間経過すると，歯根膜内に形態学的にまったく正常なルフィニ小体が出現すると報告されている[1]．下歯槽神経が切断されると，切断部から末梢においてマクロファージが出現し，神経線維は貪食され消失する．しかし，下歯槽神経線維を取り巻いていたシュワン細胞は貪食された神経の周辺部に存在し，新たな神経線維が伸長する方向に沿って配列するといわれている[2,3]．おそらく，切断された下歯槽神経は再配列したシュワン細胞に沿って再生し，最終的には歯根膜に到達してルフィニ小体が形成されると考えられる．しかし，ルフィニ小体がいかなるメカニズムで形成されるか，神経再生後に再支配されたルフィニ小体に機能的な変化があるか，さらに再生したルフィニ小体が正常な感覚情報を中枢神経に伝えることができるかどうかについてはまったく明らかにされていない．多くの研究者が神経損傷後の再生に注目しているが，再生した神経や受容器がいかなる機能を有するかについては，まだまだ手がつけられていない状況である．

2 下歯槽神経切断後に発症する異常疼痛行動

　抜歯やその他の口腔領域の手術によって，下歯槽神経の一部あるいは全部が損傷を受けると，損傷を受けた神経が支配している口腔顔面領域およびその周辺領域にallodyniaや痛覚過敏とよばれる疼痛異常が発症することが知られている．このような痛覚異常は臨床的に頻用されているNSAIDsなどの鎮痛薬が奏功せず，治療に苦慮する場合が多い[4]．本稿では主に三叉神経損傷モデル動物を用いた基礎的な研究によって得られた多くの結果を紹介し，損傷された神経の再生過程および再生神経によって支配された皮膚領域の感覚障害の神経機構について考察したい．

　三叉神経損傷モデル動物は，図1に示すように，ラットやマウスの三叉神経を結紮，切断あるいは圧迫などの障害を与えることによって作製される[5,6]．これらのモデルを用いたこれまでの研究の多くは，神経損傷による疼痛異常の神経機構の解明を目的としており，損傷神経再生後の感覚障害や疼痛異常に

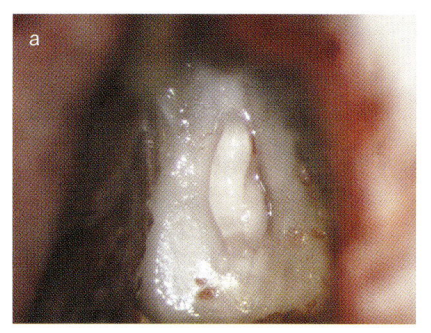

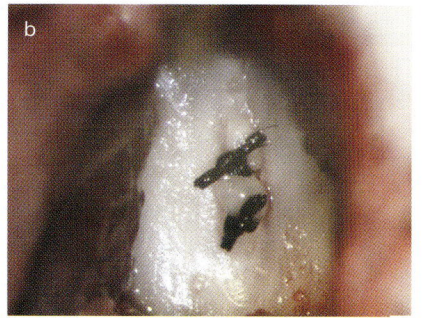

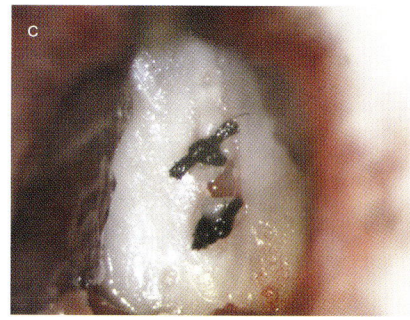

Chapter 10 歯科領域における神経損傷後治癒過程の様式

図1a-c 下歯槽神経を露出(a), 結紮(b), 切断(c).

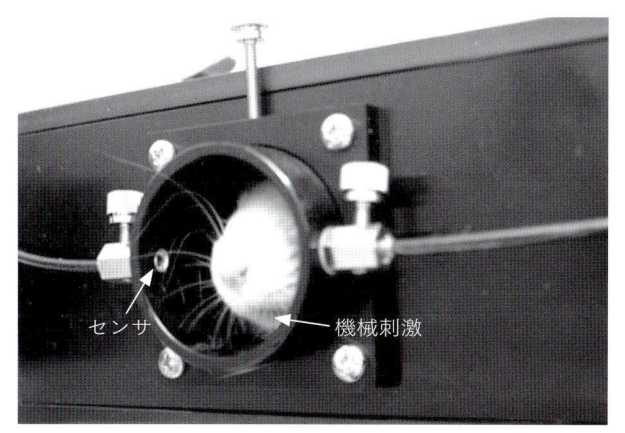

図2 ラット用行動計測箱.

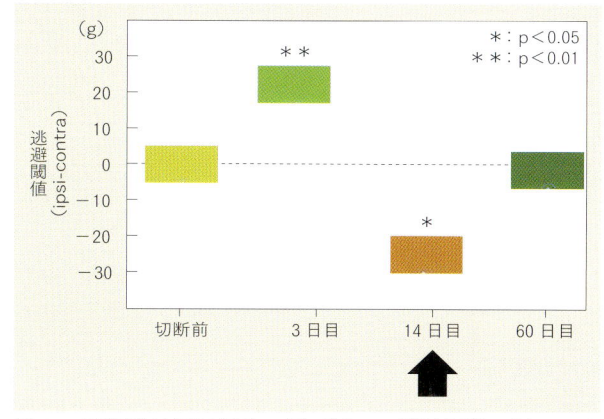

図3 下歯槽神経切断後, 顔面部への機械刺激に対する逃避閾値の経日変化.

注目した研究は非常に少ない. われわれの研究室では, できるだけ実際の歯科臨床において引き起こされる可能性の高いモデル動物として, 損傷下歯槽神経再生モデルラットを作製した[7]. 通常の歯科臨床においては下歯槽神経が完全に切断されることは稀であるが, われわれが行っているような動物実験においては, できるだけ実験系を単純化し, テクニカルなアーチファクトが入りにくい実験系を組む必要があるため, 神経全切断モデルを研究対象とした.

ラットの下歯槽神経は, 歯髄および歯根膜を支配している狭義の下歯槽神経とオトガイ部皮膚を支配するオトガイ神経の2つの神経束からなり, 別々の束を成して下顎管の中を走っている. これら2本の神経束からなる下歯槽神経を下顎角部付近で切断後すぐに下顎管の中に戻し, 切開部皮膚を縫合した. このようにして作製した下歯槽神経切断モデルラットを図2に示したような行動計測用の箱に入れ, オトガイ部皮膚にvon Frey filamentを用いて機械刺激を与える. ラットが顔面をひっこめる反射を引き起こした刺激強度を逃避閾値とし, 経時的な逃避閾値の変化を定量的に評価した.

図3に記録された逃避閾値の経日変化を示した. 下歯槽神経切断後, 3日目まではオトガイ部皮膚は感覚障害を起こしており機械刺激に対してまったく反応を示さない. 神経切断後に生じる感覚障害は, 神経損傷を受けたヒトにおいても観察される症状である. しかし, 図3の矢印で示した切断後14日目になると, 3日目とは逆に逃避閾値は切断前と比較して有意に低下した. これは切断された下歯槽神経が再生して再生下歯槽神経によるオトガイ部皮膚への再支配が起こり, この部位の機械刺激に対する逃避閾値が低下したものと考えられる. 下歯槽神経切断後の神経再生メカニズムに関するほとんどの動物研究において, 下歯槽神経切断後14日目には神経再生がかなり進んでいると報告されていることから, われわれの研究においても, この時期には十分に神経再生が進んでいると考えられる. 実験動物においては神経損傷後2〜3週間経過すると神経の再生はか

241

なり進行するが，このような再生の時間経過はヒトにおける損傷神経再生に要する時間とはかなり異なっている．臨床においては，種々の偶発事故などにより神経が損傷を受けるため，損傷時期の特定が難しい場合が多く，損傷から神経再生までの正確な時間を測定することが難しい．しかし，ヒトの場合には数か月から数年の時間経過を要するといわれている[8]．このように神経再生に要する時間はヒトとラットでは異なるが，ヒトにおいてもラットと同様に下歯槽神経損傷後，神経は再生し，オトガイ部皮膚を再支配する．すなわち，損傷下歯槽神経が再生したのち，損傷下歯槽神経再生モデルで観察されたような感覚障害がヒトにおいても発症する可能性が高いと考えられる．

3 再生下歯槽神経の電気生理学的性質

　下歯槽神経切断14日後，行動学的にオトガイ部皮膚への機械刺激に対する逃避閾値の有意な低下が認められたことから，この時期には切断された下歯槽神経が再生し，神経障害性疼痛が発症したものと考えられる．そこで，われわれは下歯槽神経切断後14日目のラットを用いて，種々の研究を行った．まず，切断した下歯槽神経が実際に再生しているかどうかを確認するため，オトガイ部皮下に神経の逆行性トレーサーであるフルオロゴールドを注入し，標識される三叉神経節細胞の数および大きさを計測した．再生した三叉神経節細胞はフルオロゴールドを取り込み，図4に示したように染色される．再生した神経節細胞の数は未処置ラットと比較して，約70％に達していた．さらに再生した神経節細胞の大きさを計測した結果，再生下歯槽神経を支配する三叉神経節細胞は，未処置ラットの神経節細胞に比べ大きいサイズのものが多く観察された（図5）．このような再生下歯槽神経を支配する三叉神経節細胞の大きさの変化には，2つの可能性が考えられる．1つは損傷を受けた下歯槽神経が再生する場合に三叉神経節細胞が膨化し形態が変化した可能性，もう1つは小型の神経節細胞が脱落し，大型の神経節細胞のみが生き残った可能性である．障害を受けた神経を支配する神経節細胞がどのような形態学的変化を示すかについては，まだまだ不明な点が多く残されている．切断された神経が再生する場合，切断部位より遠位側では，神経そのものは消失する．これは神経切断によってマクロファージが遊走し，神経線維そのものを貪食することによるといわれている．神経線維は貪食され消失するが，シュワン細胞はその場にとどまり，消失した神経線維に沿って配列する．すなわち，切断された神経が再生する場合にはシュワン細胞が必要なのである．このような観点からすると，髄鞘をもたない無髄のC線維は再生しがたいといえる．しかし，C線維はまったく再生しないかというと，そうではなく，おそらく，有髄神経線維に比較して再生能力は低いかもしれないが，再生すると考えられる．

　さて，それでは実際に再生下歯槽神経はどのような神経応答を示すのであろうか．われわれは，切断下歯槽神経再生モデルラットの再生した下歯槽神経から単一神経活動を導出し，再生した下歯槽神経の神経生理学的性質を詳細に解析した[9]．麻酔下で切断下歯槽神経再生ラットの下歯槽神経に電極を刺入すると，すぐに高い自発放電を示す神経応答が導出された．これに対して未処置ラットでは，下歯槽神経に電極を刺入しても通常ほとんど自発放電は記録されない．高頻度の自発放電は神経活動の高さを意味していることから，再生した下歯槽神経における高頻度の自発放電は再生下歯槽神経の活動性の高さを物語っていると考えられる．さらに，さまざまな刺激に対する応答性を明らかにするため，下歯槽神経切断後14日目のラットについて，受容野，とくにオトガイ神経の支配領域であるオトガイ部皮膚に機械，熱あるいは冷刺激を与え，再生下歯槽神経のスパイク応答についてさらに解析を加えた．オトガイ部皮膚に与える機械刺激強度を非侵害レベルから侵害レベルまで徐々に増していくと，記録された神経線維はすべて徐々にスパイク頻度を増加した（図6）．また，記録された神経線維の多くが有髄のAδ線維

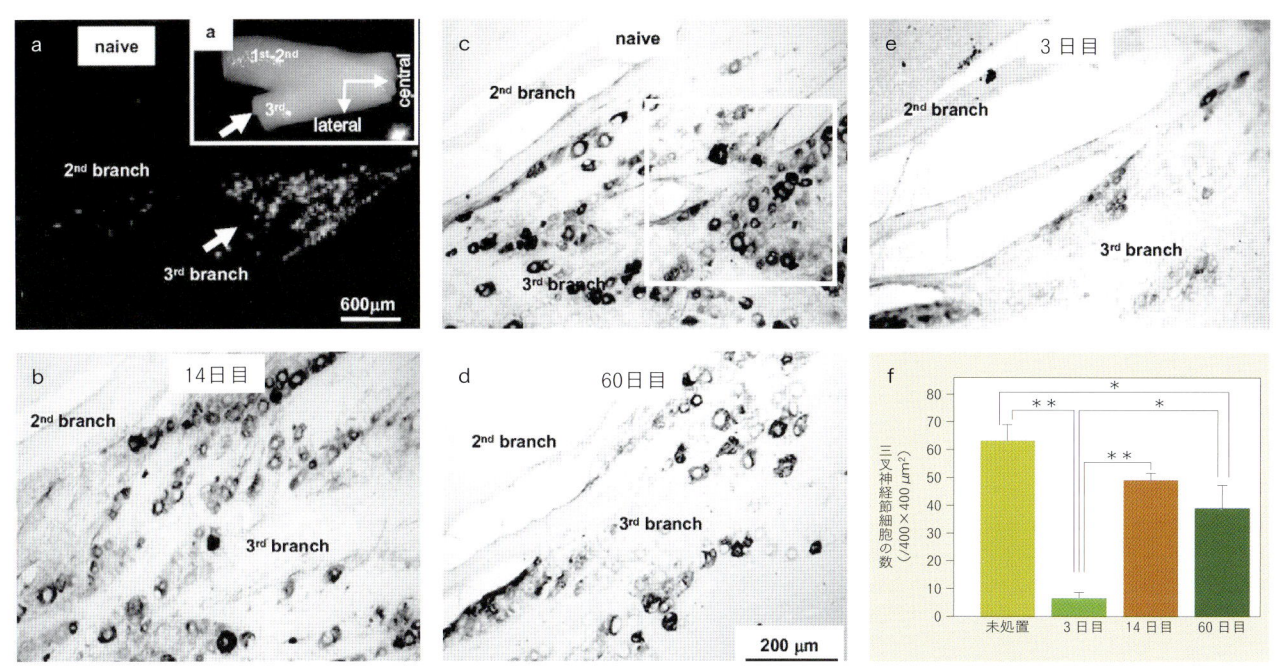

Chapter 10 歯科領域における神経損傷後治癒過程の様式

図4a-f フルオロゴールドにより標識された三叉神経節細胞(a～e). 再生した三叉神経節細胞の数(f).

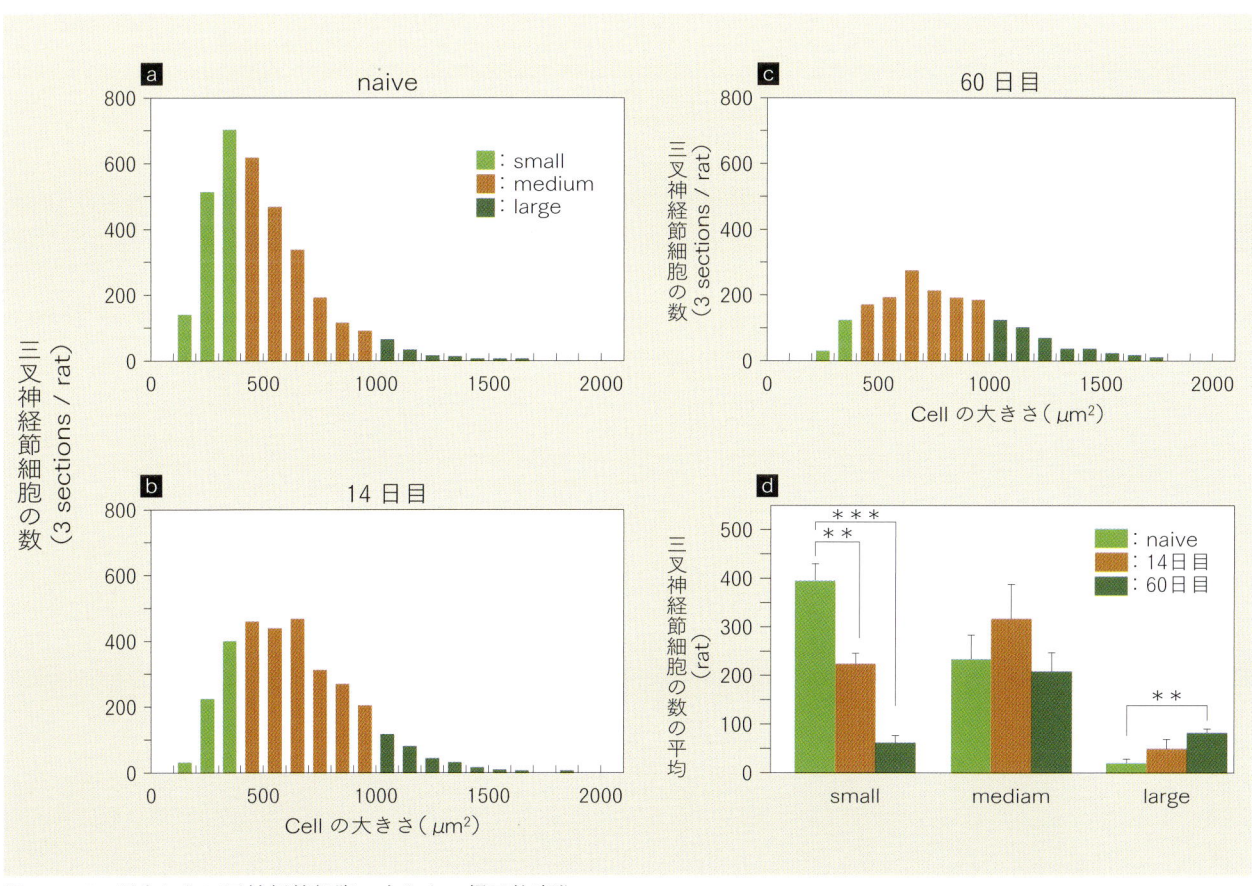

図5a-d 再生した三叉神経節細胞の大きさの経日的変化.

243

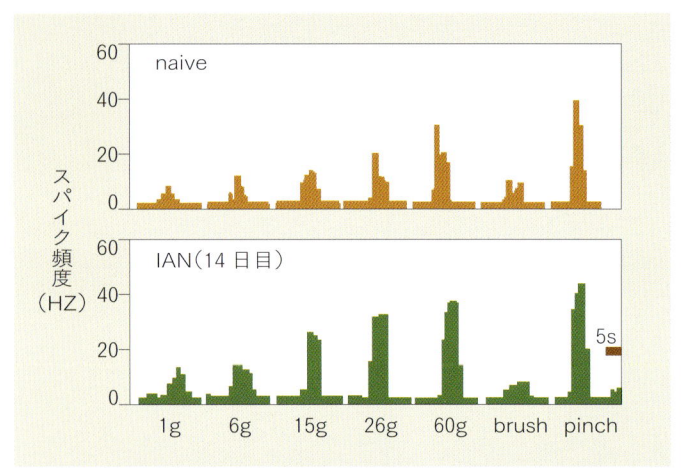

図6 下歯槽神経切断14日目のオトガイ部皮膚に機械刺激を与えたときのスパイク頻度.

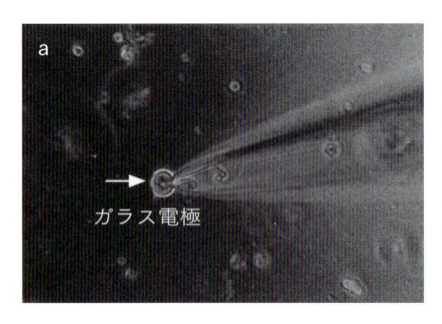

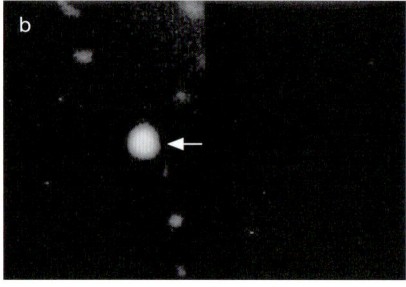

図7 a, b ホールセルパッチクランプ法. a：ガラス電極にパッチされた三叉神経節細胞. b：フルオロゴールドにて標識された三叉神経節細胞. 矢印：三叉神経節細胞.

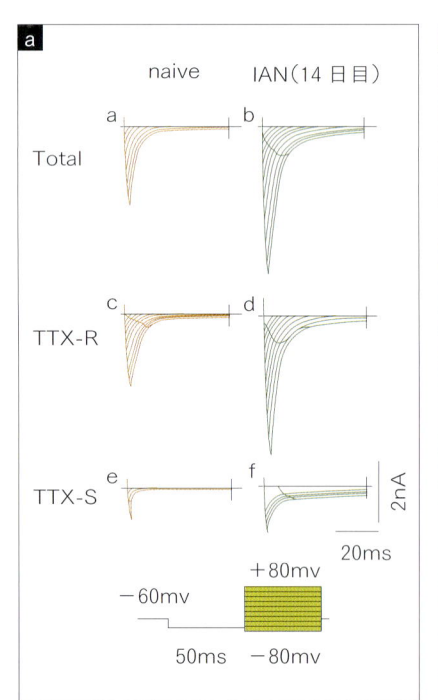

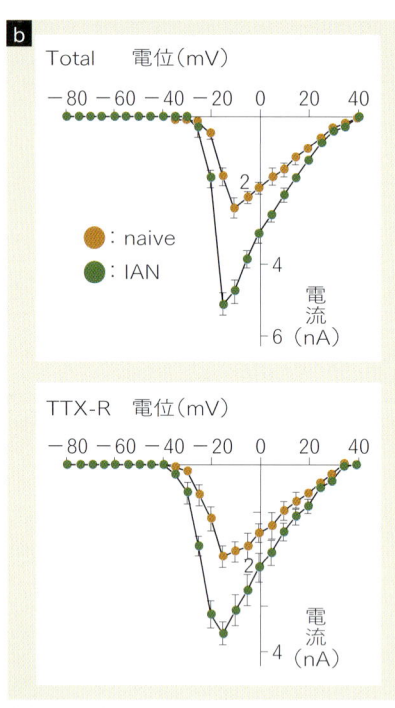

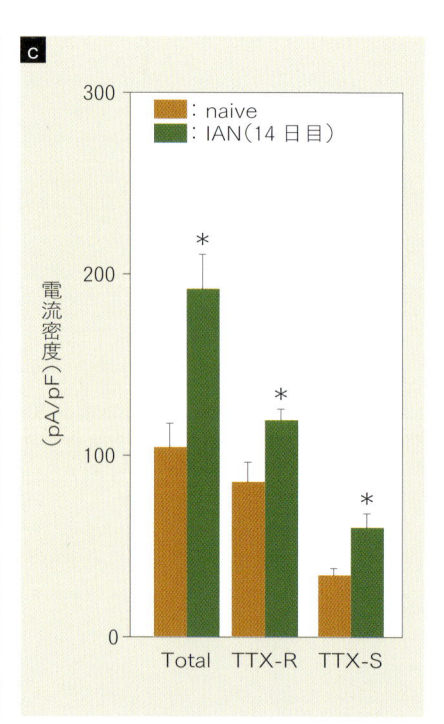

図8 a-c 再生下歯槽神経を支配する三叉神経節細胞におけるナトリウム電流の変化. a：パッチクランプ法で記録された内向き電流. b：電流－電位曲線. c：電流密度.
(TTX-R：テトロドトキシン非感受性ナトリウムチャネル, TTX-S：テトロドトキシン感受性ナトリウムチャネル)

に分類された．Aδ神経線維は，痛み誘発に関係する侵害情報伝達と冷感覚の誘発に関与するといわれていることから，われわれが検索した神経線維の多くは痛みの誘発に関与すると考えられる．またC線

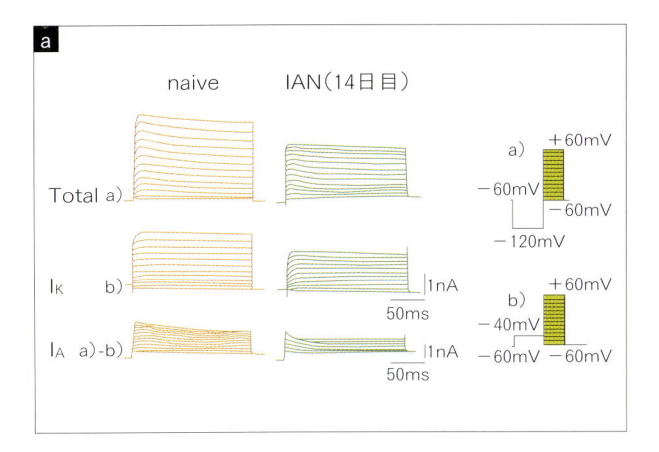

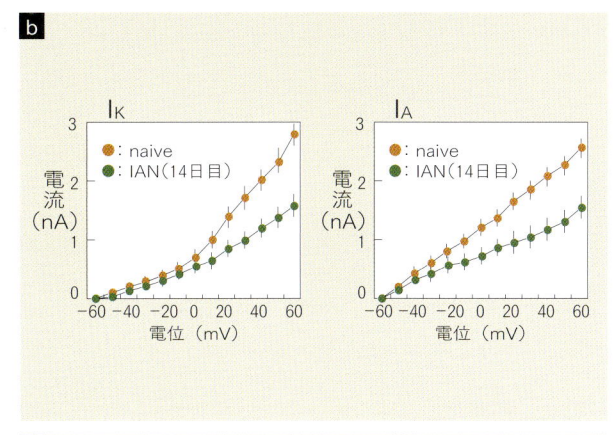

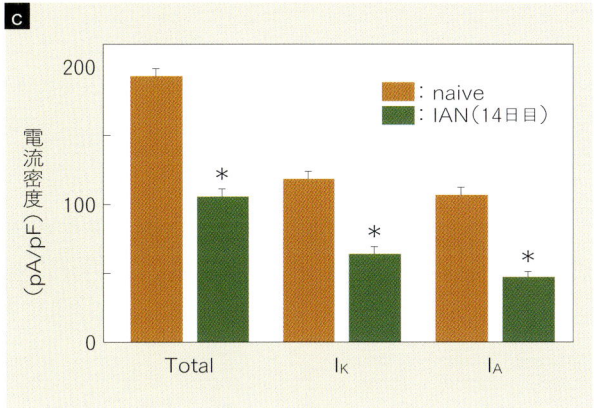

Chapter 10 歯科領域における神経損傷後治癒過程の様式

図9a-c 再生下歯槽神経を支配する三叉神経節細胞におけるカリウム電流の変化．a：パッチクランプ法で記録された外向き電流．b：電流-電位曲線．c：電流密度．

維の応答も少数検出されたが，記録されたものはすべて高い自発放電を有していたにもかかわらず，機械刺激に対しては有意に高い応答性を示さなかった．さらに，再生ニューロンの反応性変化の神経メカニズムを詳細に明らかにするため，再生下歯槽神経を支配する三叉神経節細胞におけるイオンチャネルのはたらきをホールセルパッチクランプ法を用いて解析した．このような実験を行う場合には，どの三叉神経節細胞が再生した下歯槽神経を支配していたかを可視化する必要がある．そこでオトガイ部皮下にあらかじめ逆行性トレーサーであるフルオロゴールドを注入したラットにおいて，フルオロゴールドによって標識された三叉神経節細胞をパッチクランプ記録の実験に用いた．ラットの三叉神経節細胞を取り出して酵素処理し，数時間培養を行った後，顕微鏡下で図7に示すような細胞を探し，パッチクランプ用ガラス電極を用いて神経節細胞から電気記録を行った．これまでの多くの研究により，神経細胞の活動性の高さを解析するためにはナトリウム(Na^+)あるいはカリウム(K^+)電流密度の計測が適していると報告されている[10]．そこで，われわれもこの2つの電流密度の計測を試みた．図8に示すように，フルオロゴールドを取り込んだ三叉神経節細胞において非常に大きなナトリウム電流が観察された．また，ナトリウム電流はふぐ毒であるテトロドトキシン(TTX)に対して感受性のあるTTX感受性ナトリウム電流とTTXに感受性のないTTX非感受性ナトリウム電流に分類されている．両電流とも再生下歯槽神経を支配する三叉神経節細胞において非常に大きなナトリウム電流が認められた．この結果はこれら両電流が下歯槽神経再生後の三叉神経節細胞の活動性の増加に対して，大きな役割を果たしていることを意味している．さらにカリウム電流に関しても解析を行った．図9に示すように，再生下歯槽神経を支配する三叉神経節細胞では未処置ラットに比べ，有意に小さなカリウム電流が観察された．また，

245

膜電位や電流刺激に対するスパイク発射頻度なども再生下歯槽神経が支配する三叉神経節細胞において有意な増大を認めたことから，再生下歯槽神経を支配している三叉神経節細胞においては，その興奮性が非常に大きく増加している可能性が示された．

以上の結果から，再生下歯槽神経が支配する三叉神経節細胞は細胞自身の興奮性の増大だけでなく，刺激に対する反応性も増加している可能性が考えられる．このように，末梢神経系における活動性の増強が長期間継続すると，末梢神経系は感作され，その活動が増強される．

さらにわれわれは，このような活動性の増加に対して，ナトリウムチャネルのどのサブタイプが関与するかについても，免疫組織学的手法を用いて検索した．その結果，再生下歯槽神経を支配する三叉神経節細胞においては，ナトリウムチャネルのサブタイプのうち，Nav1.8およびNav1.9の有意な変化を認めた．おそらく，再生下歯槽神経支配の三叉神経節細胞における活動性の増強には，これら2つのサブタイプのナトリウムチャネルの合成の変化が関与するものと想像される．

4 三叉神経脊髄路核尾側亜核ニューロンの電気生理学的性質

再生下歯槽神経に由来する感覚情報は三叉神経脊髄路核へ送られる．三叉神経脊髄路核は延髄の閂（オベックス）とよばれる部位を中心に吻尾側方向に長い核として左右一対存在する．また，この核はオベックスより尾側部を三叉神経脊髄路核尾側亜核(Vc)，それより吻側部が中間亜核および吻側亜核と3つの亜核に分類されている．とくに，Vcは口腔顔面領域の疼痛に対して重要なはたらきを有することが明らかにされている．この亜核はまた，構造的に脊髄後角と類似し層構造を成しているため，延髄後角ともよばれている．さらに，この領域の表層（Ⅰ‐Ⅱ層）には多くの特異的侵害受容(NS)ニューロンおよび広作動域(WDR)ニューロンが，深層（Ⅲ‐Ⅴ層）には多くのWDRニューロンが分布していると報告されている[11]．さらに，この領域に伝えられた侵害情報はNSおよびWDRニューロンを介して，視床腹側基底核群や視床内側核群などの上位中枢へ送られる．視床へ伝えられた侵害情報は大脳皮質第一体性感覚野や辺縁皮質へと伝えられ，痛みとして認知される．本稿では誌面の都合上，一次求心神経の入り口であるVcの侵害受容ニューロンに関する解説にとどめ，視床や大脳皮質に分布する侵害受容ニューロンについては他の文献を参考にしていただきたい．

Vc領域から検出される侵害受容ニューロンにはNSおよびWDRニューロンがあるが，末梢神経損傷によって著しい反応性の変化を示すものはWDRニューロンであるといわれており，WDRニューロンが神経障害性疼痛の発症に対して重要な役割を成すことが報告されている[12]．そこで，われわれは下歯槽神経切断モデルラットのWDRニューロンに注目し，その電気生理学的性質について詳細に検討を加えた．下歯槽神経切断ラットのVcから記録されたWDRニューロンのほとんどは，非常に高頻度の自発放電を有していた．これは，再生下歯槽神経において観察された自発活動と非常によく似た変化である．しかし，自発放電のパターンは特徴的で，バースト発射を示すニューロンが多数検出された．また，機械刺激に対する誘発応答は，非侵害レベルから侵害レベルまですべての刺激強度において，未処置ラットに比べて大きな反応が記録された．一方，これらの侵害受容ニューロンは，熱や冷刺激に対しては反応性の有意な低下を示した．このような結果から，再生下歯槽神経の入力を受けるVcのWDRニューロンは機械刺激に対しては感受性が増加しているが，温度刺激に対しては感受性が低下している可能性が明らかになった．温度刺激と機械刺激に対するVcニューロンの応答性の違いをさらに系統的に調べるために，MAP kinaseのひとつであるextracellular signal-regulated kinase(ERK)のリン酸化を指標に解析を行った．ERKは末梢組織に侵害刺激を与えると2分以内にリン酸化され，細胞内にリン酸化ERK(pERK)として免疫組織学的に検出することが可能である[13]．これまで，侵害刺激によって活

性化したニューロンのマーカーとしてFosタンパク発現が用いられてきた．確かに，Fosタンパク発現はニューロンの活性化マーカーとして有用であるが，刺激後1時間以上経過しないとFosの発現が検出できないため，末梢の刺激による侵害受容ニューロン活動とFos発現が機能的にどの程度一致するかわからない．これに対し，ERKのリン酸化は刺激後30秒以内にすでに開始しているといわれ，ニューロンの活性状態をより正確に反映すると考えられる．われわれは下歯槽神経切断ラットの顔面皮膚に機械および熱，あるいは冷刺激を与え，VcからC1‐C2領域に発現するpERK陽性細胞の分布様式について検索を行った．その結果，下歯槽神経切断ラットにおいて，機械刺激に対して多くのpERK陽性細胞発現を認めたのに対し，温度刺激では少数のpERK陽性細胞が観察されたのみであった．

このような機械刺激と温度刺激に対する感受性の違いはVcなどの中枢神経系に原因があるのか，あるいは再生した神経そのものが機能的な変化を起こした結果なのか，まったく不明である．しかしながら，一次求心性神経の再生様式からすると，温度感受性の無髄神経にはシュワン細胞の関与が少ないために再生能力が低く，その結果として温度感受性が低下したのかもしれない．

5 グリア細胞の動態とニューロン活動の変調

最近，末梢神経の損傷や末梢組織に炎症が起こると，神経節や脊髄あるいは延髄を含む中枢神経領域において，グリア細胞の活性化が誘導され，活性型グリアがニューロン活動を変調させる原因のひとつとなるという証拠が発表されつつある[14]．グリア細胞は神経節に存在するサテライトグリアと中枢神経系に分布するアストログリアとミクログリアに分類

されている．これら三種類のグリア細胞それぞれが，さまざまな末梢刺激によって活性化され，ニューロン活動の変調に関与すると報告され，神経障害性疼痛をはじめとする慢性疼痛の発症に関与する可能性が示されつつある[15]．三叉神経系においても，歯髄神経の侵害性刺激によるVc侵害受容ニューロンの活性化の亢進がアストログリアの活性化阻害剤によって有意に抑制されると報告され，Vcに存在するグリア細胞が侵害受容ニューロン活動の増強に何らかの形で関与する可能性が示された．

われわれの研究室でも，下歯槽神経を強く結紮した三叉神経損傷モデルにおいてVcに存在するアストログリアの有意な活性化を報告している[16]．われわれのモデルにおいて，アストログリアの活性化は神経障害性疼痛の痛覚過敏だけを抑え，allodyniaに対しては影響を示さなかった．また，下歯槽神経切断後再生モデルにおいてもVcに存在するアストログリアの活性を観察しているが，その詳細な機能についてはまったく不明である．

おわりに

本稿では神経再生後の異常感覚に焦点をあて，現在までに明らかになっている神経機構について紹介した．神経組織は損傷後ある程度時間が経過すると神経突起を伸ばし，形態学的には再生する．しかし，受容野は再生神経によって再支配を受け，再生神経は形態学的には正常な構造を示しているのに，機能的にはしばしば異常な反応を示す．神経再生のメカニズムに関しては多くの研究者が精力的に研究を進めているが，再生後の機能変化に関してもより詳細な研究が必要であると考える．実際の臨床においては損傷を受けた神経を再生させることも重要であるが，再生した神経の機能に関しても見守る必要がある．

参考文献

1. Youn SH, Maeda T, Kurisu K, Wakisaka S. Growth-associated protein-43 (GAP-43) in the regenerating periodontal Ruffini endings of the rat incisor following injury to the inferior alveolar nerve. Brain Res 1998；787：41-48.

2. Wakisaka S, Atsumi Y, Youn SH, Maeda T. Morphological and cytochemical characteristics of periodontal Ruffini ending under normal and regeneration processes. Arch Histol Cytol 2000；63：91-113.

3. Scholz J, Woolf CJ. The neuropathic pain triad: neurons, immune cells and glia. Nat Neurosci 2007；10：1361-1368.

4. Grotz KA, Al-Nawas B, de Aguiar EG, Schulz A, Wagner W. Treatment of injuries to the inferior alveolar nerve after endodontic procedures. Clin Oral Investig 1998：2：2：73-76.

5. Imamura Y, Kawamoto H, Nakanishi O. Characterization of heat-hyperalgesia in an experimental trigeminal neuropathy in rats. Exp Brain Res 1997；116：97-103.

6. Iwata K, Imai T, Tsuboi Y, Tashiro A, Ogawa A, Morimoto T, Masuda Y, Tachibana Y, Hu J. Alteration of medullary dorsal horn neuronal activity following inferior alveolar nerve transection in rats. J Neurophysiol 2001；86：2868-2877.

7. Saito K, Hitomi S, Suzuki I, Masuda Y, Kitagawa J, Tsuboi Y, Kondo M, Sessle BJ, Iwata K. Modulation of trigeminal spinal subnucleus caudalis neuronal activity following regeneration of transected inferior alveolar nerve in rats. J Neurophysiol 2008；99：2251-2263.

8. Owen ER, Dubernard JM, Lanzetta M, Kapila H, Martin X, Dawahra M, Hakim NS. Peripheral nerve regeneration in human hand transplantation. Transplant Proc 2001；33：1720-1721.

9. Nakagawa K, Takeda M, Tsuboi Y, Kondo M, Kitagawa J, Matsumoto S, Kobayashi A, Sessle BJ, Shinoda M, Iwata K. Alteration of primary afferent activity following inferior alveolar nerve transection in rats. Mol Pain 2010；6：9．

10. Tsutsui Y, Ikeda M, Takeda M, Matsumoto S. Excitability of small-diameter trigeminal ganglion neurons by 5-HT is mediated by enhancement of the tetrodotoxin-resistant sodium current due to the activation of 5-HT（4）receptors and/or by the inhibition of the transient potassium current. Neuroscience 2008；157；683-696.

11. Dubner R, Bennett GJ. Spinal and trigeminal mechanisms of nociception. Annu Rev Neurosci 1983；6：381-418.

12. Iwata K, Tsuboi Y, Shima A, Harada T, Ren K, Kanda K, Kitagawa J. Central neuronal changes after nerve injury: neuroplastic influences of injury and aging. J Orofac Pain 200；18：293-298.

13. Noma N, Tsuboi Y, Kondo M, Matsumoto M, Sessle BJ, Kitagawa J, Saito K, Iwata K. Organization of pERK-immunoreactive cells in trigeminal spinal nucleus caudalis and upper cervical cord following capsaicin injection into oral and craniofacial regions in rats. J Comp Neurol 2008；507：1428-1440.

14. Pack AK, Pawson LJ. Neuroglial Modulation in Peripheral Sensory Systems. Neuroscientist 2010（in press）.

15. Milligan ED, Watkins LR. Pathological and protective roles of glia in chronic pain. Nat Rev Neurosci 2009；10：23-36.

16. Okada-Ogawa A, Suzuki I, Sessle BJ, Chiang CY, Salter MW, Dostrovsky JO, Tsuboi Y, Kondo M, Kitagawa J, Kobayashi A, Noma N, Imamura Y, Iwata K. Astroglia in medullary dorsal horn (trigeminal spinal subnucleus caudalis) are involved in trigeminal neuropathic pain mechanisms. J Neurosci 2009；29：11161-11171.

Epilogue 今後の課題

　本書の最後にあたり，歯科における「しびれと痛み」の今後の課題について，いくつかの点から考えてみたい．

課題1　歯科医師自身に神経障害性疼痛という病態の存在を知らせること

　まず，何よりも重要なことは，歯科治療時の神経損傷は抜歯やインプラント手術ばかりでなく，根管治療や局所麻酔などあらゆる歯科医療の場面で発現する可能性があること，そしてそのうちの一部の症例では「しびれ（感覚脱失や感覚低下）」だけでなく，そこから「痛みや異常感覚」を発現して患者を長期間にわたってさらに苦しめるということを，広く歯科医師自身に認識してもらうことである．歯科医師がこのような病態について無知であれば，患者は早期の治療開始のチャンスを失い，苦痛から開放される可能性がきわめて小さくなる．
　歯科治療後に神経障害性疼痛に基づく長引く痛みがあるにもかかわらず，エックス線検査や視診などで何の異常も認められないために「気のせい」であるとか「もう少し様子をみましょう」ということがないように，さまざまな機会を通じて，痛みを専門としている歯科医師が一般の歯科医師自身に，神経障害性疼痛という病態の存在を知らせることが喫緊の課題である．

課題2　臨床に還元できる研究を進めること

　現在，しびれや痛みのメカニズムに関する研究は相当な進展を遂げ，遺伝子レベルでも研究が進んできている[1-3]．さまざまな新しい治療法が開発されつつある．これらの高度な研究成果には目を見張るものがある．しかし，それでもなお，神経障害性疼痛克服への道のりは「日暮れて道遠し」の感が否めない．その理由は，痛みには病態論的な原因に加えて，それを修飾する患者の情動因子が複雑に絡み合うために，メカニズムの単純な解釈とそれに基づく画一的な治療法が成立しないからである．痛みの治療には患者の苦悩を共感的に受容したうえでの，全人的な対応が必要となる．
　したがって，しびれや痛みのメカニズムに関する多方面からのアプローチは，動物モデルや細胞・分子レベルでの科学的研究によってさらに発展するであろうが，これに加えて，患者の情動変化をも対象とした全人的研究を推進し，それらの総合的な成果を臨床に還元する体制づくりが必要であると考えられる．痛みに関する多施設共同研究も今後の重要なポイントになるであろう．

課題3　「しびれや痛み」の予防，診断および治療のガイドラインを策定すること

　「しびれや痛み」は主観的な感覚であるために，治療の標準化はなかなか困難なことである．しか

しそれでもなお，「しびれや痛み」の予防・診断・治療のガイドラインを，できるだけ早期に策定する必要がある．ガイドラインの存在は，歯科医師や国民に「しびれや痛み」という病態の存在を知らしめ，より多くの人に注意を喚起できるからである．平成22年度の日本歯科医学会プロジェクト研究において，「非歯原性歯痛の診断・治療ガイドラインの策定に関するプロジェクト研究」がテーマのひとつとして採択されているということから考えても，歯科における「しびれや痛み」の予防や診断，治療がますます重要になってくることは明らかである．

今後，関連する学会が協力し，多施設共同研究の成果をもとに「しびれや痛み」の予防，診断および治療のガイドラインを策定していく必要がある．

課題4　歯科保険医療のなかで「しびれや痛み」の治療を給付対象として認めてもらうこと

「しびれや痛み」の治療はしばしば長期間にわたり，時間のかかる困難な医療行為である．ところが，残念なことに「しびれや痛み」の治療に関する保険医療上の給付範囲はきわめて限られている．場合によっては，治療のかなりの部分を歯科医師側の負担で行っていることもある．しかし，これでは医療行為として成立しないし，「しびれや痛み」で苦しんでいる患者の治療機会を奪うことにもなりかねない．

したがって，関連する多くの学会が日本歯科医学会や日本歯科医師会と協力し，場合によっては医科の関連学会などにも協力を要請して，厚生労働省や関連諸機関にはたらきかけて，歯科保険医療のなかで「しびれや痛み」の治療を給付対象として認めてもらえるように努力していく必要がある．

まだまだ多くの課題があるであろうが，もっとも重要と思われる4つの課題について述べた．歯科領域において「しびれや痛み」が重大な問題であるということが，すべての歯科医師の共通の認識となり，多くの患者の「しびれや痛み」が少しでも軽減されるように，今後のこの領域の研究と教育と臨床が発展することを期待している．

東京歯科大学 歯科麻酔学講座　**一戸達也**

参考文献
1．花岡一雄 編集．ペインクリニック Vol.30 別冊春号：神経障害性疼痛の基礎と臨床Ⅰ．東京：真興交易医書出版部，2009．
2．花岡一雄 編集．ペインクリニック Vol.30 別冊秋号：神経障害性疼痛の基礎と臨床Ⅱ．東京：真興交易医書出版部，2009．
3．特集：痛みと遺伝子多型．麻酔 2009；58(9)：1084-1142．

索　引

和　文

ア

アストログリア ……………………………………… 247
アストロサイト ……………………………………… 235
アセチルコリン(Ach)の受容体 …………………… 204
圧迫 …………………………………………………… 212
アドレナリン作動性ニューロン …………………… 204
アミトリプチリン塩酸塩 …………………………… 131

イ

イオンチャネル型アセチルコリン受容体(ニコチン(N)受容体) ……………………………………………… 204
異常感覚 ………………………………… 24, 129, 130
異常痛覚 …………………………………………… 130
異常疼痛行動 ……………………………………… 240
一次感覚ニューロン ……………………………… 207
一次体性感覚野 …………………………… 209, 216
一次痛覚 …………………………………………… 215
異痛(allodynia) ………………… 33, 96, 130, 237
遺伝子 ………………………………………………… 17
意図的傾斜埋入 …………………………………… 185
医療過誤 …………………………………………… 166
医療事故 …………………………………………… 166
インフォームドコンセント …………… 21, 168, 173

ウ

運動神経障害 ……………………………………… 24

エ

衛星細胞(satellite glial cell) …………………… 235
鋭利痛 ……………………………………………… 215
エバリュエーターサイズ(von Frey number) …… 218
エファプス(ephapse) …………………………… 17, 24
炎症性サイトカイン ………………………………… 98
延髄後角 …………………………………………… 246

オ

横口蓋ひだ ………………………………………… 217
オトガイ孔 ………………………………………… 197
オトガイ枝 ………………………………………… 198
オトガイ神経 ……………………………………… 198
オピオイド鎮痛薬 ………………………………… 133
温罨法 ……………………………………………… 23
温感覚 ………………………………………… 33, 216
温点 ………………………………………………… 216
温度感覚 …………………………………… 102, 105
温度刺激装置 ……………………………………… 98

カ

開口反射 …………………………………………… 217

索　引

介在ニューロン	237
外傷性・局所性神経損傷	220
外傷性三叉神経ニューロパシー	127
外傷性神経腫	142
下顎管	139
下顎神経	195
顎舌骨筋神経	196
下行性疼痛抑制系	131
下歯槽神経	177, 178, 196
下唇枝	198
下唾液核ニューロン	206
活動電位	209, 210, 211, 213, 214
ガバペンチン	132
カプサイシン	134, 233
カプサイシン受容体（vanilloid receptor）	233
加味逍遙散	151
ガラニン	235
カルシトニン遺伝子関連ペプチド（CGRP）	26
カルバマゼピン	132
眼窩下神経	192
感覚再現領域	209
感覚受容器	212, 213
感覚障害	208
感覚上皮細胞	213
感覚神経	190
感覚神経終末	223
感覚神経終末数	227
感覚神経障害	24
感覚神経線維直径	230
感覚性（上行性）伝導路	207
感覚性投射経路（三叉神経視床路－皮質視床路）	209
感覚装置	213
感覚脱失	129
感覚・痛覚定量分析装置	110

感覚低下（hypoesthesia）	96, 129
感覚点	216
感覚鈍麻	33
患者の苦悩に共感	168
カンチレバー	185, 186
顔面神経	207

キ

キーゾーの領域	217
キセノン光	143
起動電位	213
頬神経	217
行政処分	167
頬粘膜	217
頬粘膜キーゾー領域	216
局在性伝導障害（neurapraxia）	15, 27, 28, 126, 222
局所麻酔薬	134, 212
近赤外線照射	23

ク

空間的加重	97
空間的符号化	219
矩形波電流刺激	104
クラウゼ小体（Krause corpuscle）	213, 217, 224
グリア細胞	247
グリシン（glycine）	237
グルタミン酸	112, 232
クロナゼパム	132

ケ

桂枝加朮附湯	150

253

刑事責任 167
桂枝茯苓丸 151
ケーブルグラフト法 141
ケタミン 112, 133
ケモカイン 98
幻歯痛 28
顕微鏡下神経修復手術（micro-neurosurgery） 139

コ

高閾値機械受容器 215
高閾値機械受容チャネル 215
抗うつ薬 162
口蓋粘膜 217
効果器 204
口角枝 198
交感神経 124, 204
交感神経依存性疼痛（sympathetic maintained pain：SMP）
 236
交感神経作用 205
交感神経節後ニューロン 204
口腔内ステント療法 134
口腔粘膜感覚 207
広作動域（WDR）ニューロン 246
高磁場（3.0Tesla）MRI 115
後上歯槽枝 192
口唇 217
興奮（活動電位） 209, 210
固有感覚 217
コリン作動性ニューロン 204
ゴルジーマッオーニ小体（Golgi-Mazzoni corpuscle） 224

サ

サージカルガイド 188
再生下歯槽神経 242
再生軸索 226
再発防止 169
細胞外液 210
細胞内液 210
細胞内情報伝達分子 233
嗄声 126
サテライトグリア 247
サブスタンス P 26, 232, 235
参加率 219, 220
三環系抗うつ薬（TCA） 130, 162
三叉神経 206, 207
三叉神経運動核 209
三叉神経視床路 208, 213
三叉神経主知覚 208
三叉神経脊髄路核 208, 246
三叉神経脊髄路核尾側亜核 27, 246
三叉神経脊髄路障害 209
三叉神経節細胞 242, 243, 244, 245
三叉神経節ニューロン 206
三叉神経末梢側障害 208
三叉神経毛帯障害 209
三次感覚ニューロン 207
酸素 212

シ

歯科用コーンビーム CT（CBCT） 172, 182
歯科用コーンビーム CT の画像 173
時間的加重 97
四逆散 150

軸索	19
軸索終末	213
軸索切断	220, 235
軸索損傷	220
軸索断裂(axonotmesis)	27, 28, 97, 126, 222, 226
軸索反射	26
歯根膜感覚	217
視床下の障害	209
視床後内側腹側核ニューロン	208
歯髄	217
歯髄炎	217
歯髄痛	217
歯肉・歯槽部粘膜	217
しびれ	129
斜角筋椎骨三角	124
謝罪	169
自由神経終末(free nerve ending)	213, 223, 225, 230
十全大補湯	151
樹枝状終末	224
手術用顕微鏡	139
受容器電位	213
受容体	214
シュワン細胞	17, 210, 230, 240
障害変性	15
上顎神経	191
小口蓋神経	194
上行性伝導路	213, 219
上唾液核ニューロン	206
ショートインプラント	182, 184
触圧覚	215
触圧点	216
自律訓練法	161
自律神経	190, 203, 205, 236
侵害性刺激	96, 215

侵害受容ニューロン	246
侵害性疼痛	26
鍼灸治療	153
神経移植術	136
神経感覚障害	24
神経幹断裂(neurotmesis)	27, 28, 97, 126, 222, 226, 228
神経減圧術	136
神経再生	17, 19, 241
神経細胞(ニューロン)	202
神経腫	17, 24, 230
神経修復手術	136, 139
神経周膜	138
神経周膜縫合	139
神経腫除去手術	23
神経障害性疼痛(ニューロパシックペイン)	19, 25, 26, 126, 242
神経上周膜縫合	139
神経上膜	138
神経上膜縫合	139
神経成長因子	17
神経ペプチド	26
神経縫合術	19, 23, 136
神経縫合法	139
深部圧覚	217
深部感覚	212
深部痛覚	217
心理テスト	160

ス

髄鞘(ミエリン鞘)	19, 210
スモールパチニ小体(small Pacinian corpuscle)	224

3D Volume Rendering MR Neurgraphy(3DVR-MRN)
.... 115

セ

正弦波電流刺激·· 103
静止電位·· 210
星状神経節·································· 124，197，205，206
星状神経節近傍照射·· 146
星状神経節ブロック························· 23，124，236
脊髄神経·· 203
舌咽神経·· 207
舌下神経·· 207
節後ニューロン·· 204
切歯枝··· 198，199
切歯乳頭·· 217
舌神経··· 178，195
節前ニューロン·· 204
舌粘膜·· 217
説明責任·· 173
前上歯槽枝·· 192
選択的セロトニン・ノルアドレナリン再取り込み阻害薬
.... 163
選択的セロトニン再取り込み阻害薬············· 163

ソ

臓器感覚·· 212
象牙質·· 217
象牙質痛·· 217
速順応性機械受容器·· 213
疎経活血湯·· 150
組織血流量·· 126
ソマトスタチン·· 235

タ

第1〜2胸神経·· 207
大口蓋神経·· 194
退行性変化··· 19
大耳介神経·· 141
代謝型アセチルコリン受容体(ムスカリン(M)受容体)
.... 204
体性感覚·· 212
体性神経系·· 203
大脳··· 213
大脳感覚野··· 27，28
大脳皮質感覚野······································· 208，213
大脳皮質障害··· 209
タイプⅠ—Aδニューロン······································· 215
タイプⅡ—Aδニューロン······································· 215
体部位再現性··· 209
多極ニューロン·· 202
脱髄···222
脱分極(電位)··································· 210，214
段階的抜歯(二回法)··· 179
単極ニューロン·· 202
単純小体(simple corpuscle)················· 223，224

チ

チアミラール··· 112
遅順応性機械受容器·· 213
中間亜核·· 246
中上歯槽枝·· 192
中枢神経··· 190，203
中枢性感作(central sensitization)··················· 232
跳躍伝導·· 211
直線偏光近赤外線·· 143

ツ

痛覚（一次痛） 215
痛覚（二次痛） 215
痛覚過敏（hyperalgesia） 96, 130
痛点 216

テ

低閾値機械受容チャネル 215
低出力レーザー 143
定性感覚検査 97
ティペット 218
定量筒 102
デキストロメトルファン臭化水素酸水和物 133
テトロドトキシン（TTX） 245
電気刺激装置 98
電気歯髄診 102
電気生理学的検査 104
伝導速度 212
伝導路障害 219

ト

同意書 173
動眼神経副核ニューロン 206
当帰四逆加呉茱萸生姜湯 150
疼痛異常 240
逃避閾値 241
特異的侵害受容（NS）ニューロン 246
特殊感覚 212
ドラッグチャレンジテスト 111, 131
鈍痛 215

ナ

内臓感覚 212
内臓痛覚 212
ナロキソン 112

ニ

二次感覚ニューロン 207
二次体性感覚野 209
二次痛覚 215
二点識別 33
二点識別閾 101, 216

ネ

熱刺激 104
熱侵害受容器 215

ノ

脳神経 203
濃度勾配 210
ノルアドレナリン（Nor）の受容体 204

ハ

パチニ小体 213
発芽（sprouting） 236
パロキセチン塩酸塩水和物（パキシル®） 132
半夏厚朴湯 150

ヒ

鼻口蓋神経 194
皮質視床路 208
非侵害性刺激 96, 215
非ステロイド抗炎症薬 134
ビスフォスフォネート関連顎骨骨髄炎（BRONJ） 202
ビタミン B_{12} 23
非被覆性終末 223, 224, 227, 230
腓腹神経 141
皮膚分節（デルマトーム） 203
被包神経終末 213
白虎加人参湯 150
表面感覚 212
ピンプリック 98

フ

フェントラミン 111
副交感神経 204
副交感神経作用 205
副交感神経節後ニューロン 204
副腎皮質ステロイドの投入 23
負電位 210
ブラジキニン 233
プレガバリン 131, 132
プレドニゾロン 129
プロスタグランジン 233
分子センサー 214
吻側亜核 246

ヘ

ペプチド 98

変性（ワーラー変性） 15, 98, 226
ベンゾジアゼピン系薬物 163

ホ

法的責任 166
補中益気湯 151
ホフラート嚢胞 175
ポリモーダル受容器 215

マ

マイスナー小体（Meissner corpuscle） 213, 217, 224
末梢循環障害 24
末梢神経 190, 203
末梢神経機能 207
末梢性感作（peripheral sensitization） 233

ミ

ミクログリア 235, 247
民事責任 166

ム

無髄神経 210
無髄ニューロン 211
ムスカリン（M）作用 204
無痛症（遺伝性感覚性自律神経ニューロパチー） 219

メ

迷走神経 207
メキシレチン 112, 133

索　引

メ
メコバラミン 129
メルケル触盤 213, 217

モ
毛根神経叢 213
モルヒネ 112

ヤ
薬理学的疼痛機序判別試験 111

ユ
有髄神経 210, 211
有被膜性小体 223, 227

ヨ
翼口蓋神経節 193
四環系抗うつ薬 162

ラ
ランビエの絞輪 210

リ
立効散 150
リドカイン 112, 133
リン酸化 ERK（pERK） 246

ル
ルフィニ小体（Ruffini corpuscle） 213, 217, 225, 240

レ
冷感覚 33, 216
冷点 216

ワ
ワーラー変性 15, 98, 226

欧　文

A
after sensation 型 106
allodynia（アロディニア） 33, 96, 130, 237
AMPA（α-amino-3hydroxy-5methyl-4-isoxazol-propionate）
受容体（AMPAR） 232
ATP 233, 235
axonotmesis 27, 28, 97, 126, 222, 226
Aαニューロン 212
Aβニューロン 212, 215, 217
Aγニューロン 212
Aδニューロン 212, 215, 216, 217

B
brain derived neurotrophic factor（BDNF） 232, 235

259

C

CBCT ·· 172, 182
CCI(chronic constriction injury) ···························· 236
CCL5(chemokin C-C ligand 5) ································ 237
CFA(complete freund's adjuvant) ························· 233
CGRP(calcitonin gene-related peptide) ················ 235
Chassaignac 結節 ·· 124
Cl⁻チャネル ··· 237
CPT ··· 103
CT 撮影 ··· 21
C ニューロン ································· 212, 215, 216, 217

D

dysesthesia(ディセステジア) ············· 33, 97, 106, 130

E

ephapse ·· 17, 24
extra cellular signal-regulated kinase(ERK) ········ 246

F

Fos タンパク ··· 247

G

GABA(γ-aminobutyric acid) ·································· 237

H

Horner 徴候 ·· 126
Hospital Anxiety and Depression Scale(HAD) ········· 112

I

hyperalgesia(痛覚過敏) ··································· 96, 130
hyperpathia ·· 97
hypoesthesia ·· 96

I

IL-1β(interleuikin 1β) ·· 236
IL-4 ··· 237
IL-6 ··· 237
IL-8 ··· 237
IL-10 ·· 237

K

K⁺ ·· 237
KCC2コトランスポーター ·································· 235, 237

M

MAPK:MAP kinase ·· 233, 235
mGluR(代謝型グルタミン酸受容体) ······················· 233
monofilaments(モノフィラメント) ····························· 218
MR Neurography(MRN) ··· 114

N

Na⁺チャネル(αサブユニット NaV1.8) ··················· 233
nerve growth factor(NGF) ································ 17, 233
neurapraxia ·················· 15, 27, 28, 97, 126, 222
neuropathic pain ·· 25
neurotmesis ············· 27, 28, 97, 126, 222, 226, 228
NMDA(N-methyl D-aspartate)受容体(NMDAR)
·· 112, 232
NRS(neumeric rating scale) ··························· 100, 110

P

p38 235
paresthesia（パレステジア） 33, 97, 106
phantom tooth pain（幻歯痛） 28
PKA（protein kinase A） 233
PKC（protein kinase C） 233

S

Semmes-Weinstein monofilaments 217
State-Trait Anxiety Inventory（STAI） 112
summation 型 106
surgical exploration 136
SW テスト 33, 217, 218

T

thermoanesthesia 105
thermohyperesthesia 105
thermohypesthesia 105
TNF（tumor necrosis factor） 236
TNFα 236
TNF 受容体 236
transient receptor potential（TRP）チャネルファミリー
 214
TrkB 受容体 235

TRPV1（transient receptor potential protein V1）
 215, 233
TRPV2 215
TRPV3 216
TRPV4 216
TRP チャネル 215
T-SEP（三叉神経体性感覚誘発電位） 104

V

VAS（visual analogue scale） 100, 110
VIP（vasoactive intestinal plypeptide） 235
von Frey filament 98, 103
von Frey filament 試験 217, 218

α

αアドレナリン受容体 236
α受容体 204
α1 受容体 204
α2 受容体 204

β

β受容体 204
β1 受容体 204
β2 受容体 204

【編者略歴】

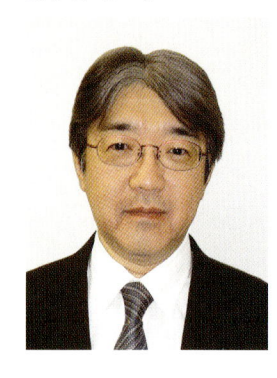

福田謙一 （ふくだ　けんいち）

東京歯科大学口腔健康臨床科学講座歯科麻酔学分野准教授
東京歯科大学水道橋病院歯科麻酔科・口腔顔面痛みセンター科長
歯学博士
一般社団法人日本歯科麻酔学会指導医・専門医・認定医

＜略歴＞
1990年　東京歯科大学卒業
　　　　東京歯科大学歯科麻酔学講座助手
1994年　東京大学医学部麻酔科医員
1997年　米国 UCLA Harbor Medical Center 麻酔科客員研究員
2004年　東京歯科大学水道橋病院歯科麻酔科・口腔顔面痛みセンター科長
2006年　東京歯科大学口腔健康臨床科学講座歯科麻酔学分野助教授
2007年　東京歯科大学口腔健康臨床科学講座歯科麻酔学分野准教授
現在に至る

＜主な研究テーマ＞
アデノシン三燐酸の鎮痛作用，鎮痛関連遺伝子多型研究，歯科恐怖症の心拍変動解析，口腔顔面痛の臨床研究

＜主な著書＞
『歯科麻酔学 第7版』　医歯薬出版　2011年（分担著）
『医師・歯科医師のための口腔診療必携』　金原出版　2010年（分担著）
『カラーグラフィックス 下歯槽神経・舌神経麻痺 第2版』　医歯薬出版　2010年（分担著）
『実地医家のための痛み読本』　永井書店　2001年（分担著）
『「日本歯科評論」増刊　最新・歯科局所麻酔ハンドブック』　ヒョーロンパブリッシャーズ　2001年（分担著）

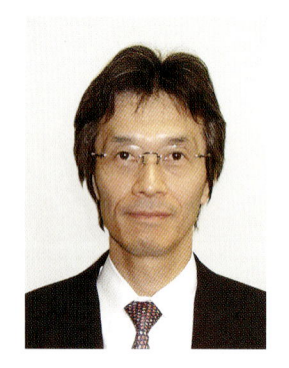

一戸達也 （いちのへ　たつや）

東京歯科大学水道橋病院長
東京歯科大学歯科麻酔学講座教授
歯学博士
一般社団法人日本歯科麻酔学会指導医・専門医・認定医
一般社団法人日本障害者歯科学会指導医・認定医
一般社団法人日本老年歯科医学会指導医・認定医

＜略歴＞
1981年　東京歯科大学卒業
1985年　東京歯科大学大学院歯学研究科修了
　　　　東京大学医学部付属病院分院麻酔部医員
1986年　東京歯科大学歯科麻酔学講座講師
1991年　東京歯科大学歯科麻酔学講座助教授
1992年　米国 UCLA Harbor Medical Center 麻酔科客員研究員
2002年　東京歯科大学歯科麻酔学講座教授
2010年　東京歯科大学水道橋病院長
　　　　学校校法人東京歯科大学法人主事
現在に至る

＜主な研究テーマ＞
全身麻酔時の口腔組織血流量の制御，静脈内鎮静法時の自律神経活動および運動機能の変化，局所麻酔薬添加血管収縮薬の循環作用，新しい局所麻酔法の開発，星状神経節ブロック後の神経機能の変化

＜主な著書＞
『歯科麻酔学 第7版』　医歯薬出版　2011年（編集・分担著）
『カラーグラフィックス 下歯槽神経・舌神経麻痺 第2版』　医歯薬出版　2010年（分担著）
『口腔解剖学』　医歯薬出版　2009年（分担著）
『スペシャルニーズデンティストリー　障害者歯科』　医歯薬出版　2009年（分担著）
『月刊「歯界展望」別冊　Q＆A歯科のくすりがわかる本2008』　医歯薬出版　2007年（編集・分担著）
『口腔外科マニュアル 第4版』　南山堂　2006年（分担著）

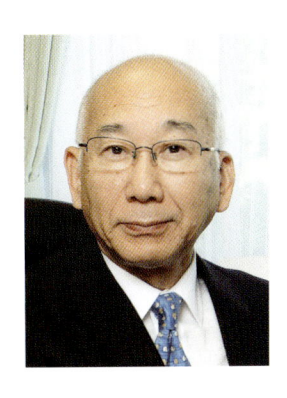

金子　譲　（かねこ　ゆずる）

東京歯科大学名誉教授
慶應義塾大学医学部非常勤講師
学校法人東京歯科大学理事長
歯学博士
一般社団法人日本歯科麻酔学会専門医

＜略歴＞
1964年　東京歯科大学卒業
1968年　東京歯科大学大学院歯学研究科（口腔外科学専攻）修了
　　　　東京大学医学部麻酔学教室（山村秀夫教授）に内地留学
1981年　フロリダ大学歯学部客員助教授
1987年　東京歯科大学歯科麻酔学講座教授
1992年　Anesthesia Progress: Editorial review board
1994年　日本歯科麻酔学会理事長
1995年　東京歯科大学大学院歯学研究科科長
1998年　慶應義塾大学医学部非常勤講師
　　　　東京歯科大学水道橋病院長
1999年　第11回日本臨床モニター学会会長
2000年　International Association for Dental Research 歯科麻酔学グループ会長
2002年　東京歯科大学副学長
2003年　財団法人日本救急医療財団心肺蘇生法委員会委員
2004年　東京歯科大学学長
　　　　第26回日本麻酔・薬理学会学術大会会長
2005年　第9回日本医療ガス学会学術大会会長
2006年　国際歯科麻酔学連合（IFDAS）会長　第11回学術大会会長
2007年　アジア歯科麻酔学会連合（FADAS）会長　第1回学術大会会長
2010年　International Sedation Task Force，World SIVA 委員
2011年　Lead guest editor : International Dental Journal（Special issue）
　　　　一般社団法人臨床ゲノム医療学会理事
　　　　学校法人東京歯科大学理事長
　　　　東京歯科大学名誉教授
現在に至る

＜主な研究テーマ＞
局所麻酔薬添加薬（アドレナリン，フェリプレシン）の麻酔効力と呼吸循環への影響，静脈内鎮静法の呼吸循環への影響，歯科患者の全身管理，歯科治療時の全身的偶発症

＜主な著書＞
『歯科麻酔学　第7版』　医歯薬出版　2011年（監修・分担著）
『ハンドブック歯科の局所麻酔 Q&A』　医歯薬出版　2006年（著）
『計る・観る・読む　モニタリングガイド　－安心・安全な歯科治療のために－』　医歯薬出版　2004年（編集・分担著）
『臨床麻酔学全書（下巻）』　真興交易医書出版部　2002年（分担著）
『Pain and Anxiety Control in the Dental Office』　Saunders　2001年（分担著）

歯科におけるしびれと痛みの臨床
歯科治療による神経損傷後の感覚神経障害　その対応とメカニズム

2011年12月10日　第1版第1刷発行

編　　者　福田　謙一／一戸　達也／金子　譲
　　　　　ふくだ　けんいち　いちのへ　たつや　かねこ　ゆずる

発 行 人　佐々木　一高

発 行 所　クインテッセンス出版株式会社
　　　　　東京都文京区本郷3丁目2番6号　〒113-0033
　　　　　クイントハウスビル　電話 (03)5842-2270 (代表)
　　　　　　　　　　　　　　　　　 (03)5842-2272 (営業部)
　　　　　　　　　　　　　　　　　 (03)5842-2279 (書籍編集部)
　　　　　web page address　http://www.quint-j.co.jp/

印刷・製本　サン美術印刷株式会社

©2011　クインテッセンス出版株式会社　　　禁無断転載・複写
Printed in Japan　　　　　　　　　　　落丁本・乱丁本はお取り替えします
　　　　　　　　　　　　　　　　　　ISBN978-4-7812-0235-8　C3047

定価はカバーに表示してあります